ME 機器保守管理マニュアル　改訂第 3 版

—臨床工学技士の業務を中心として—

Published by Nankodo Co., Ltd., Tokyo, 2009

ME機器保守管理マニュアル

臨床工学技士の業務を中心として

改訂第3版

監修――公益財団法人 医療機器センター
編集――渡辺 敏・小野哲章・峰島三千男

南江堂

◆ 執筆者（執筆順）

都築　正和	つづき　まさかず	元(財)日本国際医学協会会長
小野　哲章	おの　のりあき	滋慶医療科学大学院大学医療管理学研究科・医療安全管理学専攻教授
渡辺　　敏	わたなべ　さとし	北里大学名誉教授
峰島三千男	みねしま　みちお	東京女子医科大学臨床工学科教授
金子　岩和	かねこ　いわかず	東京女子医科大学病院臨床工学部技士長
海老沢秀夫	えびさわ　ひでお	東京女子医科八千代医療センター血液浄化室
石森　　勇	いしもり　いさむ	東京女子医科大学病院臨床工学部
芝田　正道	しばた　まさみち	東京女子医科大学東医療センター血液浄化室
横井　　良	よこい　りょう	豊済会下落会クリニック臨床工学技士課主任
本間　　崇	ほんま　たかし	医療法人社団善仁会本部安全管理本部部長
小野　淳一	おの　じゅんいち	川崎医科大学附属病院 ME センター
大濵　和也	おおはま　かずや	埼玉医科大学病院血液浄化部
松金　隆夫	まつがね　たかお	医療法人財団松圓会法人本部
中園　和子	なかぞの　かずこ	豊泉会丸山病院臨床工学室
岩本ひとみ	いわもと　ひとみ	天神会古賀病院 21 臨床工学課統括課長
百瀬　直樹	ももせ　なおき	自治医科大学さいたま医療センター臨床工学部技師長
加納　　隆	かのう　たかし	滋慶医療科学大学院大学医療管理学研究科・医療安全管理学専攻教授
白井　康之	しらい　やすゆき	虎の門病院臨床工学部副部長
戸畑　裕志	とばた　ひろし	九州保健福祉大学保健科学部臨床工学科教授
白井　敦史	しらい　あつし	北里大学病院 ME センター部主任
松井　　晃	まつい　あきら	恩賜財団母子愛育会総合母子保健センター臨床工学科臨床工学技士長
原　　直哉	はら　なおや	(株)マルコ在宅事業部部長
小森　恵子	こもり　けいこ	東海大学医学部付属病院診療技術部臨床工学技術科
野村　智之	のむら　ともゆき	北里大学病院 ME センター主任
髙倉　照彦	たかくら　てるひこ	亀田総合病院 ME 室長
宮地　哲也	みやじ　てつや	帝京大学医学部附属溝口病院 ME 部係長
鈴木　廣美	すずき　ひろみ	順天堂大学医学部附属順天堂医院臨床工学室技士長
堀内　邦雄	ほりうち　くにお	工学院大学先進工学部機械理工学科准教授
塚尾　　浩	つかお　ひろし	東京工科大学医療保健学部臨床工学科
権田　正樹	ごんだ　まさき	元徳洲会東京西徳洲会病院
廣瀬　　稔	ひろせ　みのる	北里大学医療衛生学部医療工学科臨床工学専攻教授
太田　康夫	おおた　やすお	(株)ニデック医療機器開発部担当部長
長嶋　泰史	ながしま　やすし	(株)エムエムアンドニーク技術部部長
高柳　修平	たかやなぎ　しゅうへい	(株)エムエムアンドニーク東京支店取締役営業部長
佐藤　安治	さとう　やすはる	HOYA (株)ME 機器センターセンター長
秋保　昌宏	あきほ　まさひろ	日立アロカメディカル(株)製品開発部
木村　範秀	きむら　のりひで	ボストン・サイエンティフィックジャパン(株)
高橋　　進	たかはし　すすむ	瑞穂医科工業(株)習志野工場技術部電気設計課課長

序　文

医用工学の進歩によって研究開発された多くのME機器が臨床現場に導入され，効率的かつ安全な医療の遂行に多大な貢献をしている．とくに，医療の中でME機器の果たす役割は増大し，ME機器がなければ医療を実施できないと言っても過言ではない．

従来，わが国ではME機器を管理する専門の医療職種が存在せず，医師や看護師が本来の業務に加えて機器の管理まで行っていたが，昭和62年に臨床工学技士が誕生し，その業務を担当するようになった．当初は臨床工学技士の絶対数が少なく，ME機器の包括的な管理が行われる施設は多くなかったが，臨床工学技士誕生後約20年を経た現在，有資格者数も増え（平成21年5月現在26144名），臨床工学技士（臨床工学部門）によってME機器を包括的に管理する医療施設が増えつつある．

本書初版は，臨床工学技士が臨床現場でME機器の管理を容易に行えるようにするため，関係する各種ME機器の保守管理に関する基本的な知識や技能をまとめ，1990年に刊行された．6年後の1996年に改訂第2版が刊行されたが，それから13年が経過し，この間，ME機器そのものの質と量が，またME機器を取り巻く環境が変化してきていること等を考慮して，改訂第3版を刊行することになった．

本書では，個々のME機器について，その目的，構成と仕組み，使用前の準備と始業点検，使用中の注意，トラブル処理，使用後の整理と終業点検，消毒・滅菌，定期点検，参考文献を解説すると同時に，付録として，ME機器に関係する関係指針，法令，通知，日本工業規格を載せた．

平成19年の医療法改正により，医療機器の保守点検・安全使用に関する体制を確保するため，医療施設は医療機器安全管理責任者を配置し，医療機器の保守点検に関する計画の策定及び保守点検の実施，従業者に対し医療機器の安全使用のための研修等を行うこととなった．本書はまさに時宜を得た刊行であり，医療現場でのME機器の適正な管理に多大な貢献をするものと思う．

なお，本書に記載したME機器の各事項は，基本的な知識や技能について解説したものである．機器の種類や臨床現場での状況に応じて本書を適宜活用され，それぞれの施設でのME機器を用いた医療が安全かつ効果的に実施されることを望むものである．

2009年5月

編集者

目　　次

第4章 循環補助代行装置 139

第5章 呼吸療法装置 185

第6章 ICU・手術室関連機器 ―― 253

付 録 361

索 引 405

序　章

1．医療を取り巻く流れの変化

わが国の医療をめぐって大きな変化がみられる．明治初期に欧米の近代医学を導入し追いつけ追い越せの政策をとって近代化を進めてきたことは，他の科学技術，法制，教育，その他の文化事業などにみられる状況と同様であった．すべてにわたって第二次世界大戦による大幅な遅れを経験したが，関係者の努力と国の施策などによってその後の急速な回復があり，現在では明治初期における欧米諸国との百年以上もの差を取り戻し，部分的には先進諸国を凌駕して指導的立場に至った分野もある．

しかし，ハードウェアについては実績をあげている分野が多いが，ソフトウェアつまり組織運営や人的組織をいかに形成するかなどの問題については，きわめて不十分な点が多いといわざるを得ない．本書が取り扱っている医療機器の保守管理の問題はまさにこのソフトウェアの問題の一つである．

医療においては安全性を重んじる姿勢をより重視しなければならない．このことは，患者のことをまず考える医療，いいかえれば患者とともに歩む医療を常に心に保つことといえる．インフォームドコンセントを重視することも重要である．わが国において最近法制化された製造物責任法（PL 法）もこのような考え方の表れである．しかし一方では，医療の進歩を考えると「安全と進歩の調和」にも意を用いなければならない．

もう一つの流れとして，医療のみでなく，医療・福祉・保健を統合した一つの概念として考える必要性も生じてきた．このことから訪問診療，在宅医療，在宅福祉などにも今後視点を据える必要がある．

最近の医療をめぐる情勢はめまぐるしい変化をみせている．まず医療の根本については，患者重視の姿勢をとることがすべての医療従事者に要請されている．また，あくまで患者サイドに医療に関して納得が得られるまで説明を行ってから，そのうえで必要な医療を行うこと，つまり「インフォームドコンセント」が不可欠のものとなった．この点に意を注ぐことは，臨床工学技士にとっても揺るがせにできない．また，医療制度全般についても根本的に検討することの必要性が叫ばれている．これはわが国全体の経済財政事情との関連から起こる医療財政の見直し問題とも密接に関係している．新しい施設を建設する際，財政措置として PFI（Private Finance Initiative）手法を採用することがみられるようになってきた．これらの諸問題についても臨床工学技士諸兄は関心を持つ必要がある．

2．医療機器・設備の高度化と保守管理の重要性

医療機器と医療用設備は現代の医療を支えるいくつかの柱の一つで，その中でもきわめて重要な部分を成している．現代の医療，ことに高度医療は医療機器・設備の支援なしには行うことができないといってもよい．

医療機器が高度になればなるほど，その臨床応用にあたっては，それらの機器・設備類を適正かつ安全に使いこなしていくことが要求される．医療機関（病院，診療所など）においては，これらME機器の信頼性・安全性を確保しながら使用していくことが重要である．

信頼性確保とは，医療機器がその本来の診療目的にかない，かつ設計どおりの診療機能を発揮することであり，一方，患者およびその他の使用者（医療従事者など）に危険が及ばないよう，つまり安全に使用するために必要な状況を設定することが安全性確保である．この両者は互いに密接な関係にあって，機器の設計開発，承認の申請，許認可の取得，製造・出荷，そして医療機関にそれらが購入される段階までは，製造および販売に際しての法制は薬事法，日本工業標準化法などに基づいてかなり体系的に整備されてきた．しかし，後半部分すなわち使用者の手に引き渡されてからの使用体系等については，必ずしも十分であるとはいえない状況にある．

医療機関（病院，診療所など）においてこれら医療機器の安全性・信頼性を確保しながら使用していくためには，「機器の保守管理」すなわち定期点検と予防的保守管理（プリベンティブメンテナンス）を行うことがきわめて重要である．

従来は，機器は故障が起きたら必要な修理を行って使用できる状態に回復させることで足りると考えられてきた．しかし，航空機，列車などのように，いったん事故が起こったときに生命に大きな危険性を伴う高度な機器については，適正な保守管理を一定期間ごとに行い，かつ部品交換や必要な回収を予防的に行って，重大事故につながらないようにすることが重要視されるようになった．このような考えに基づく予防的保守管理（プリベンティブメンテナンス）が実行され，効果をあげるようになった．この傾向はさらに多くの機器・設備に及び，定期点検と予防的保守管理が一般に普及し，高度の機器・設備類がその性能を正確かつ設計どおりに発揮できるようになった．たとえば，一般のビルディングで使用されるエレベータ，エスカレータおよび自動車などはその典型である．しかし，医療機器についてはこのような一般的な高度機器類に適用されている保守管理と定期点検の思想はまだ徹底しているとはいいがたい．少し極端にいえば，故障した機器を修理するということでよいのではないか，故障もしていない機器を点検し部品を交換したりすることは費用のむだ遣いではないか，といった声が聞かれたこともある．しかし，このようなことでは，今日の高度に発達した医療機器を使いこなすことはできない．したがって，一般の高度機器に行われている保守管理の考え方を医療機器にも取り入れていく必要がある．

さて，医療機器の保守管理および点検は，次のような観点から分類することができる．すなわちその第一は，点検内容を医療機器の機能からみたものであり，この観点から分類すると，①外観点検，②作動点検，③機能点検，④安全性点検，⑤故障時の点検，などとなる．

第二に時期的，あるいは時間的観点からの分類が考えられる．これは，①始業点検，②終業点検，③定期点検，などに分類される．

本書の具体的内容は，これらの分類に沿って述べられている．

3．臨床工学技士の役割と本書の趣旨

1987（昭和62）年6月に成立し，1988（昭和63）年4月から施行されている臨床工学技士法は臨床工学技士の業務内容を次のように規定している．すなわち，医師の指示により，生命維持管理装置の操作およびそれらの保守管理を行うことである．

生命維持管理装置とは，「人の循環，呼吸，代謝の機能の一部を代替えし，または補助する装置をいう」と定義されている．

生命維持管理装置の具体例は業務指針に出てくるが，今後の医療機器の進歩と発展によって，まったく新しい機器が誕生することも予想される．

臨床工学技士の業務指針は生命維持管理装置を対象としたものであり，巻末参考資料に示すように操作に関係した部分を中心に業務指針が厚生省健康政策局（当時）医事課長［1988（昭和63）年9月13日作成］より各都道府県保健衛生主管部局医務担当課長あてに通知されている．本書は，その業務指針の中では基本的事項のみが述べられている生命維持管理装置の保守点検について，どのような点に留意すればよいのか，また実際にどのようにして保守管理・点検作業を実施すればよいかを述べている．

また，読者が必ずしも臨床工学技士に限定されていないことも考慮し，臨床工学技士の業務内容に直接含まれていない装置等に関しても，重要と思われるものについて解説してある．なお本書は，現場における業務を規定するものではなく，むしろ手引きのための入門書として，現場に適した形で活用していただくことを目的として構成したつもりである．

これまでに述べてきたような種々の観点から，医療機器の保守管理についてその基本的事項を具体的に解説したのがこのマニュアルであり，使用にあたっては，次の「本書の活用方法」を参考にして，有効かつ適切に活用していただきたい．本書が臨床工学技士をはじめとする多くの方々の参考になれば幸いである．

4．本書の活用方法

本書は臨床工学技士等の医療関係者が医療現場において，生命維持管理装置の保守管理・定期点検を行うのに必要な知識を，この分野を専門とする関係者が分担，執筆したものである．

内容的には，生命維持管理装置を使用するにあたり，以下の点を中心として，その方法，注意点，その他の参考事項などについてまとめてある．

① 使用前の準備と始業点検（機器を使用開始する前に行う点検）

② 使用中の注意（測定値，メータ類，接続状態等のチェック）

③ 使用後の整理と終業点検（機器の使用を終了する際に行う点検）

④ 定期点検（たとえば，3，6，12ヵ月ごとに行う点検）

なお，使用中に行う一般的な点検については，装置が身体に接続された状態で，機器に対して身

体に影響を及ぼすようなことが行われるのであれば，それは法令上は，「装置の操作」という考え方となるので留意する必要がある．こうしたことからも，臨床工学技士法をはじめ関係の法令については，十分熟知し，医師にしか行えないこと，医師の指示の下に臨床工学技士，看護師の行うことなどをはっきりと区別して，業務を整理しておくことが基本的に重要である．

また，本文の各所に「滅菌と消毒」に関する記述があるが，これらの方法，使用薬品については現場レベルで必ずしも統一されていないため，記載された事項は，参考とすべき具体例を示すものであることを念のため申し添えたい．

以上の趣旨をよく理解して，医療職としての責務を十分に自覚し，勉学および実務に本書を有効に活かしていただきたい．

最初に述べたように医療をめぐる情勢は大きく変化しつつあり，また医療技術は革新的に常に進歩を遂げている．本書もこれらの諸点をみつめつつ改訂を加えていく必要がある．したがって，今回の改訂についてもさらに次の変更を求められることは，近い将来に予想されよう．

参考文献

1) 都築正和：近代病院における医療技術者．人工臓器 **4**: 321, 1975
2) 日本ME学会CE基本問題研究委員会：クリニカルエンジニアリングに関する調査研究中間報告書，1981
3) 都築正和：手術部とクリニカルエンジニアリング．医科器械学 **51**: 487, 1981
4) 日本ME学会・日本医科器械学会合同クリニカルエンジニアリング委員会(編)：クリニカルエンジニアリングに関する調査研究報告書，Ⅱ，Ⅲ，1982–1983
5) 都築正和：米国および世界におけるクリニカルエンジニアリングの現状をめぐって―AAMI第19回年次大会から．医科器械学 **54**: 491, 1984
6) 都築正和：我が国におけるクリニカルエンジニアリングの歴史と現況．病院設備 **29**: 253, 1987
7) 都築正和：臨床工学技士法の成立経過とその内容について．医科器械学 **57**: 531, 1987
8) 厚生省健康政策局医事課(編)：臨床工学技士法と義肢装具士法の解説，中央法規出版，東京，1988
9) 小野哲章，峰島三千男，堀川宗之ほか(編)：臨床工学技士標準テキスト，金原出版，東京，2002
10) 厚生省健康政策局医事課：臨床工学技士業務指針，2002
11) 特集：ME機器チェッカーを使いこなそう．Clin Eng **4**: 704, 1933
12) 特集：学会認定医にチャレンジ．Clin Eng **6**: 468, 1995
13) 特集：臨床工学技士誕生10年，手術部と臨床工学技士．Clin Eng **8**: 278, 1997
14) 特集：活躍する臨床工学技士―過去・現在・未来．Clin Eng **16**: 664, 2005
15) 森下正之ほか：医療・福祉PFI，日刊工業新聞社，東京，1999

1

ME 機器の
保守管理体制

I　医療機器安全管理責任者

1999年の手術患者取り違え事故などの医療事故の頻発を受けて，厚生労働省は，医療法を改正し，病院・診療所の医療安全への取り組みを強制化・義務化する方向性を示してきた．その結果，病院には「医療安全管理者」の任命，「医療安全管理委員会」の開催を義務付けた．この流れの中で，2007年4月に施行された第5次医療法改正では，院内感染対策体制，医薬品に係る安全確保体制に加えて，医療機器に係る安全確保体制の整備が義務付けられた（**図1**）．

その具体的な方法を示した通知「医療機器に係る安全管理のための体制確保に係る運用上の留意点について」が厚生労働省医政局より出ている．その概要を以下に示す．

(1)　医療機器安全管理責任者を配置する．

その資格としては，「医療機器の適切な使用方法，保守点検の方法等，医療機器に関する十分な経験及び知識を有する常勤職員であり，医師，歯科医師，薬剤師，助産師，看護師，歯科衛生士，診療放射線技師，臨床検査技師又は臨床工学技士のいずれか」としている．また，「なお，医療機器の適切な保守を含めた包括的な管理に係わる実務を行う事ができる者であること」としている．

(2)　その業務は，病院等の管理者の指示の下に，医療安全管理委員会と連携して，次の実施体制を確保することである．

① 従業者に対する医療機器の安全使用のための研修の実施
② 医療機器の保守点検に関する計画の策定および保守点検の適切な実施
③ 医療機器の安全使用のために必要となる情報の収集，その他の医療機器の安全使用を目的とした改善のための方策の実施

(3)　研修の内容は，次のようなものを含む．

① 医療機器の有効性・安全性に関する事項
② 医療機器の使用方法に関する事項
③ 医療機器の保守点検に関する事項

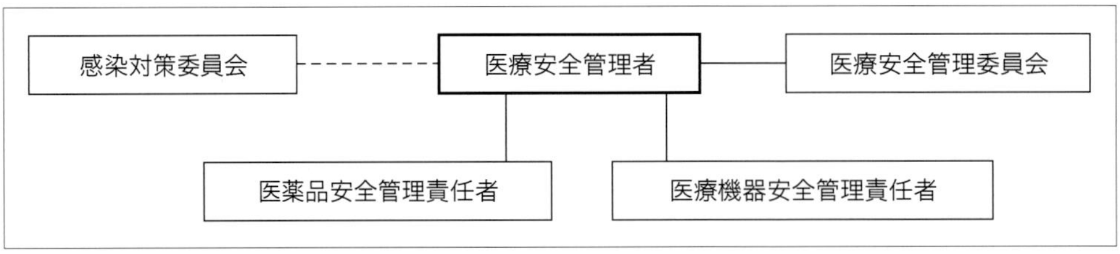

図1　病院内医療安全管理体制

④ 医療機器の不具合等が発生した場合の対応に関する事項

⑤ 医療機器の使用に関してとくに法令上遵守すべき事項

(4) 医療機器の保守点検に関する計画の策定

添付文書に記載されている保守点検に関する事項や製造販売業者からの情報をもとに点検項目や周期を決めて計画を作成する．とくに，保守点検が必要と考えられる医療機器として，次のようなものが指定されている．

① 人工心肺装置および補助循環装置

② 人工呼吸器

③ 血液浄化装置

④ 除細動装置（自動体外式除細動器；AEDを除く）

⑤ 閉鎖式保育器

⑥ 診療用高エネルギー放射線発生装置（直線加速器等）

⑦ 診療用放射線照射装置（ガンマナイフ等）

(5) 医療機器の保守点検の適切な実施と記録

医療機器安全管理責任者は策定した保守点検実施計画に基づき，保守点検を実施する体制を整え，実施する（外部委託も認められる）．保守点検の実施の際，医療機器名，製造販売業者名，型式，型番，購入年，保守点検年月日，保守点検項目，保守点検者名等を記録する．また，機器を修理した場合も，修理の記録（年月日，修理の概要および修理者名）を残す．

(6) 保守点検の実施状況等の評価

医療機器の特性を踏まえつつ，保守点検の実施状況，使用状況，修理状況等を評価し，医療安全の観点から，必要に応じて操作方法の標準化等，安全面に十分配慮した医療機器の採用に関する助言を行うとともに，保守点検計画の見直しを行うこと．

(7) 医療機器の安全使用のために必要となる情報の収集

医療機器安全管理責任者は，医療機器の添付文書，取扱説明書等の医療機器の安全使用・保守点検等に関する情報を整理し，その管理を行う．また，医療機器の不具合情報や安全性情報等の安全使用のために必要な情報を製造販売業者等から一元的に収集するとともに，得られた情報を当該医療機器に携わる者に対して適切に提供すること．

II　ME 機器の保守管理体制と臨床工学技士の役割

1．病院の医療機器保守管理体制

医療機器安全管理責任者が法制化される以前から，中規模病院以上では，臨床工学技士を中心とした医療機器の保守管理体制は整備されてきた．しかも，医療機器安全管理責任者の資格要件として「医療機器の適切な使用方法，保守点検の方法等，医療機器に関する十分な経験及び知識を有する常勤職員」ならびに「なお，医療機器の適切な保守を含めた包括的な管理に係わる実務を行う事ができる者であること」が謳われていることを考えると，現状，それに一番近い距離にある職種は臨床工学技士ということになる．ここでは，臨床工学技士を中心とした保守管理体制の望ましいあり方を提示する．

2．臨床工学部門の役割

臨床工学技士の業務範囲は，その定義から「人の呼吸・循環・代謝に係る生命維持管理装置の操作および保守点検を業とする者」とされていることを考えると，第一義的に，生命維持管理装置の操作を通して，他の職種と共同して患者の治療を補助していくことである．このことを「臨床技術提供」と呼ぼう．一方，二義的には，工学的知識を駆使して，生命維持管理装置を含めた ME 機器の保守点検も重要な任務である．これを「工学技術提供」と呼ぼう．どちらも，ME 機器を使用した医療を「正しく，安全に遂行する」ために不可欠な業務である．

工学技術提供業務は，保守点検だけに限定されるものではなく，またそれで十分なものでもない．本来は，ME 機器のライフサイクル（導入–運用–保守–廃棄）の各ステージで最適な管理をすることが，臨床工学技士の工学技術提供業務である．安全使用・適正使用のためには，導入段階で性能・安全性の高い，その施設にあった機種を選択すべきであり，また，設備との整合性の確認や設備・整備の提言なども時に必要である．運用段階では，日常的なトラブル処理に加えて，定期的な保守点検管理は欠かせない．また，ME 機器の原理・構造を理解している医療従事者として，他の医療従事者への安全使用の指導・教育は保守点検以上に重要である．さらに，故障時の点検や修理依頼と修理検収の管理も重要である．これらを組織的に行えるのは，やはり，臨床工学部門（ME 部門）が第一といえるであろう．すなわち，改正医療法が求めている「医療機器に係る安全管理のための体制確保」は，臨床工学部門が実施することを暗に念頭においているといっても過言ではないだろう．

3．他部門との協調

病院のME機器は非常に多様であり，関係する診療科・医療従事者も多様である．その意味では，全病院的な安全管理は，臨床工学部門だけではできない．しかし，そのノウハウは臨床工学部門に蓄積されていると考えるのが順当であろう．そこで，法の要求する「医療機器安全管理」は，臨床工学部門が他の部門と協調し，人とノウハウを提供し実施していく体制を作るべきであろう．幸い，臨床工学技士の業務は，ほぼ全病院的に広がっており，他の部門および他の医療職種とよい関係が築かれている場合が多い．このネットワークを使って，いくつかの部門に実施責任者を任命してもらって，その部門で専用に使われる機器については，その部門に分担してもらう体制も必要であろう．そのうえで，臨床工学部門で，医療機器安全管理に係る情報の一元化，管理方法の定式化を図るのが，最も望ましい姿と考える．

なお，「医療機器安全管理責任者」をどの職種にするかは，それぞれの医療機関の事情で決定すればよい．管理権限を重視するなら，責任ある医師でもよいし，医療機器を一番扱う部門としての看護部門の責任ある看護師でもよい．また，医療機器を専門的に扱う臨床検査部門や放射線部門の責任者という選択肢もあるだろう．しかし，医療機器安全管理者一人で膨大かつ多様な医療機器を管理できるわけがない．これは，臨床工学部門の長がなっても同じことである．医療機器安全管理責任者が，医療機器に関係する全部門の職員から成る「医療機器安全管理委員会」を組織し，必要な役割分担ができる体制を作らなければ法の要求は満足できない．その場合でも，医療機器安全管理の中心的役割は臨床工学部門や臨床工学技士が担うべきであろう．

図2に，臨床工学部門を中心にした望ましい医療機器安全管理体制を示す．

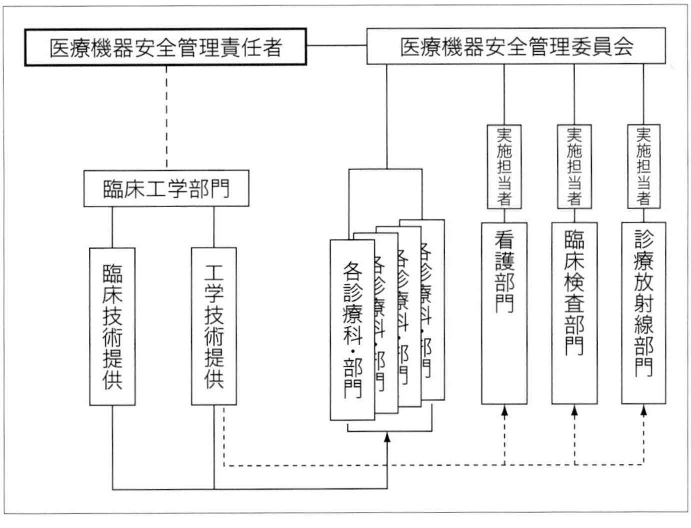

図2　臨床工学部門を中心とした医療機器安全管理体制の一例

III 点検の心得

機器の点検には，日常的な点検（始業・終業点検），定期的な点検（定期点検），故障時の点検（故障点検）があるが，それぞれ，機器の状態を目でみる目視点検と測定器を使った定量点検が必要である．

点検をする場所にもよるが，点検者が基本的に守らなければならないルールがある．服装や言葉遣いは社会常識上当然のこととして，機器点検の専門家としての平常からの心がけが重要である．ここでは，これら点検時の基本的な心得等について述べる．

1．一般事項

1．服装・身だしなみに注意する

点検者はとかく服装が汚くなったり，身だしなみに気が行き届かなかったりしやすい．病院は患者にとって生活の場であることを念頭において，他人に不快感を与えないようにするのが，社会人としての最低の条件である．

2．言葉遣いに注意する

日常点検や故障点検のように，患者のいる場所（病室や廊下など）で点検をしなければならないことが多いが，このとき，ひとり言やその場の医療従事者等との言葉のやりとりには十分注意を払って，患者や家族に不安感や不快感を与えないようにしなければならない．

とくに，機器の作動状態について「危険」「ダメ」「おかしい」「狂ってる」などの言葉は使わないようにしたい．患者は「自分は危険な機械につながれているのか」などと不安になる．また専門用語で「接地線抵抗が高い」「漏れ電流が規定値を超えている」などと表現するのも患者・家族等の不安は同様である．患者のいる環境ではあまりしゃべらないほうがよいことが多い．

3．態度に注意する

患者は直接の医療関係者以外に関与されることを避けたがるのが普通である．また，病室もある意味で患者の生活の場であり，したがって点検のため以外に，不必要に患者をみつめたり，部屋を見回したりしてはいけない．また，機器の周りのものを動かすときには，ひと言断る配慮が必要である．さらに，部屋にはいるときのノックや入室目的を知らせることなどは，社会的な常識である．

4．機器をよく知る

当然のことであるが，点検を行うには点検する対象機器の構造や性能などをよく知らなければならない．知らないと，機器を壊したり，十分な点検ができなかったり，点検後の使用再開までに時間がかかったりする．

5．後片づけをきちんとする

点検後，機器を完全に元の状態（ツマミやスイッチの設定やコードの接続など）に戻すことが必要である．このため，点検開始前に元の状態を記録しておく習慣をつけるとよい．決して，やりっぱなしにしない．また，点検場所の汚れ等もきれいにしておかなければならない．なお，点検用測定器の整理もきちんとして，次回の測定に支障のないようにしておく．

2．安全上の配慮

1．患者から点検対象機器を取り外す

点検時，機器には余分な電圧がかけられたり，安全装置が外されたりすることがある．このため，患者が機器に接続されていると，患者が危険になることがある．患者の身体の安全な状況を医師に確保してもらったうえで，機器を患者から取り外し，安全な状態で点検を行わなければならない．

2．他の機器への影響を考える

点検対象機器が他の機器(たとえば記録器やコンピュータなど)に接続されていて，それらが切り離せない場合がある．点検のために加える電圧の影響や，電流の経路などを検討してから点検にとりかからないと，他の機器の破壊や不具合の原因になることがある．とくに，設備の点検では，設備に接続されたすべての機器への影響，とりわけ患者の安全への影響をあらかじめ考えておかなければならない．また，点検用測定器から高周波などを発振させる必要がある場合は，付近の機器（電波利用機器や高感度機器）への影響を考えなければならない．

3．電源供給を停止するときは

機器点検の必要上，一部の場所を停電させるときには，当然ながら，その影響を受けるところには，速やかに知らせ，必要な措置（他から電源を供給するなど）をとってから点検する．テーブルタップを抜くときには，それにつながれている機器はすべて「停電状態」になることに注意しなければならない．また，点検中に誤って電源をショートさせ停電状態になってしまった場合には，すぐ関係部署に連絡し，適切な措置を講じてもらう．これは，常に考えておかなければならない問題で，あらかじめ手順を決めておく必要がある．

4．点検者の安全を考える

点検者自身の安全は自分で守らなければならない．とくに，機器に高電圧を負荷する場合には注意しなければならない．また，機器から高電圧や高エネルギーが放射される場合は，その危険性に十分な注意が必要である（除細動器，電気メス，レーザメスなど）．なるべくゴム手袋や保護メガネ等を着用する．

3．その他の注意点

1．点検用測定器を熟知する

点検者は，点検用測定器の原理，取り扱い等を熟知しなければならない．誤操作による点検不良は論外としても，機器操作に不慣れであると，患者や機器操作・管理者に不安感を与える．

2．点検用測定器の精度管理に努める

点検用測定器が不正確では点検の意味がなくなる．必要なキャリブレーションや調整を行って，常に最良の状態にしておく必要がある．とくに，点検は経時変化をとらえることが重要であるので，点検用測定器は長期に安定な動作が要求される．使用頻度にもよるが，1〜2ヵ月に1度以上は行いたい．

3．警報音を発する場合は予告する

点検の必要上，機器から警報音や信号音を発するときには，あらかじめ周囲（患者や医療関係者）に予告し，驚かせることのないよう配慮しなければならない．

4．測定値等は記録する

測定年月日，測定値，測定状態などはチェックリストにその場で書き込む．機器の点検は経過（履歴）が大切である．このため，記録は不可欠である．

2

安全性点検

医用機器を使用するにあたって，患者および操作者等の安全性の確保は，すべての機器に共通する重要な問題である．このための点検を安全性点検と呼ぶ．

医用機器の安全性点検の項目は，医用機器のほぼ全体に共通する安全項目と，個々の機器の個別の安全項目が考えられる．

共通項目については方法や判定法がほとんど同じと考えられるので，個々の機器の中で個別に述べるより，共通的にまとめておいたほうが便利である．そこで，ここでは共通項目として，電気的安全性点検と医療ガスの安全性点検の2点について，主要項目とその測定法を述べる．

I　電気的安全性点検

人体は電気に弱い．わずかの電流でビリビリ感電し，時にはそれによって心室細動を誘発し，死亡することもある．このため，機器の電気的安全性の点検は重要である．また，機器の中には設備側の安全手段（たとえば「接地設備」）に依存するものもあるため，病院電気設備の電気的安全性の点検も重要である．

1．機器の点検

機器の電気的安全性点検の項目としては，漏れ電流（漏電）と接地線抵抗（アース線抵抗）が主要なものである．

A　漏れ電流等の種類と許容値

医用電気機器の漏れ電流等は，JIS T 0601-1「医用電気機器—第1部：安全に関する一般的要求事項」に規定されているが，これによると，**図1**に示すように分類され，**表1**に示すように許容値が定められている．

以下に，それぞれの漏れ電流等の詳細を示すが，患者漏れ電流-Ⅱは，信号入出力部が機器の外装・接地から絶縁されていないとショートして危険であったり，機器が破壊されることがあるので，後述する個別漏れ電流測定方法には含めないこととした．また，患者漏れ電流-Ⅲは，測定時，誘導コードに100 Vの商用交流が直接かかるので点検者自身が危険になることがある．細心の注意が必要である．

1．接地漏れ電流

クラスⅠ機器の保護接地線（保護アース線）を流れる漏れ電流．一般機器の場合，正常状態で0.5 mA，電源導線の1本が断線した状態の単一故障状態で1 mAと規定

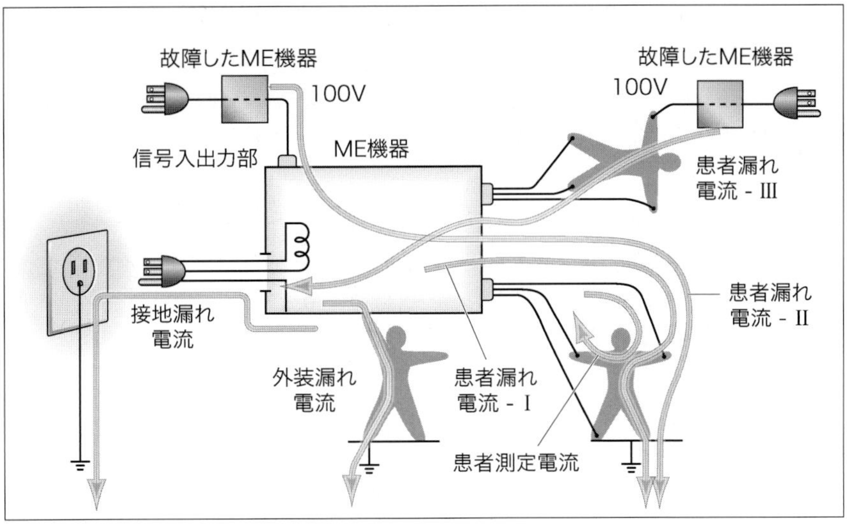

図 1　漏れ電流等の種類

されている．

なお，特殊な機器および移動形機器は一般機器の 5 倍，永久設置形機器は一般機器の 10 倍の許容値が規定されているが，これらは特殊な計測に属するのでここでは省略する．

2.　外装漏れ電流

機器の導電性の外装（ケース）から，これに触れた人（患者や操作者など）を通って大地（アース）に流れる漏れ電流．B 形，BF 形，CF 形装着部すべてで，正常状態で0.1 mA，保護接地線が断線した状態の単一故障状態では 0.5 mA と規定されている．

3.　患者漏れ電流−Ⅰ

機器から，患者に接続した誘導コード等を介して患者に流れ込み，大地に流れる漏れ電流．B 形，BF 形装着部では，正常状態で 0.1 mA，保護接地線が断線した状態の単一故障状態では 0.5 mA と規定されている．一方，CF 形装着部では，正常状態で 0.01 mA，保護接地線が断線した状態の単一故障状態では 0.05 mA と規定されている．

なお，患者漏れ電流−Ⅰには直流の許容値も規定されており，すべての形で CF 形装着部の交流の許容値と同じ値が採用され，交流より厳しい規定になっている．直流は微小電流でも電気分解によって刺激性物質が生成されるために，厳しい規制値となっているのである．

表1　連続漏れ電流および患者測定電流の許容値　（単位：mA）

電流	B形		BF形		CF形	
	正常状態	単一故障状態	正常状態	単一故障状態	正常状態	単一故障状態
接地漏れ電流 一般機器	0.5	1*1)	0.5	1*1)	0.5	1*1)
注*2)および注*4)に従う機器	2.5	5*1)	2.5	5*1)	2.5	5*1)
注*3)に従う機器	5	10*1)	5	10*1)	5	10*1)
外装漏れ電流	0.1	0.5	0.1	0.5	0.1	0.5
患者漏れ電流 患者漏れ電流-I 機器→装着部→患者→大地 直流 交流*5)	 0.01 0.1	 0.05 0.5	 0.01 0.1	 0.05 0.5	 0.01 0.01	 0.05 0.05
患者漏れ電流-II 他の機器→ 信号入力部・信号出力部 →患者→大地	—	5	—	—	—	—
患者漏れ電流-III 他の機器→ 患者→装着部→大地	—	—	—	5	—	0.05
患者測定電流 直流 交流*5)	 0.01 0.1	 0.05 0.5	 0.01 0.1	 0.05 0.5	 0.01 0.01	 0.05 0.05

注　*1)：**接地漏れ電流**に関する唯一の**単一故障状態**は，電源導線の１本の断線である．
*2)：**保護接地**した接触可能部分がなく，他の**機器**への**保護接地**接続手段をもたず，かつ，**外装漏れ電流**および**患者漏れ電流**（該当する場合は）に関する要求事項に適合する**機器**.
例　シールドした電源部をもつコンピュータ．
*3)：**工具**を使用しなければ緩められないように電気的に接続した**保護接地**を用い，かつ，**工具**を使用しなければ取り外せないように特定の場所に機械的に締め付けるか固定することによって永久的に設置することが指定されている**機器**.
例　• X線発生装置，透視撮影台，治療台のようなX線設備の主要部分．
• 無機質の材料で絶縁したヒータをもつ**機器**.
• 無線周波干渉防止に関する要求事項に適合するため，本表の第1行に示した値より大きい**接地漏れ電流**をもつ**機器**.
*4)：移動形X線装置および無機質の絶縁材料で分離した絶縁をもつ移動形**機器**.
*5)：本表に規定した**患者漏れ電流**および**患者**測定電流の交流成分に関する最大値は，その電流の交流成分だけに関係するものである．

4.　患者漏れ電流-II

機器の信号入出力部に接続された外部機器が故障して，信号入出力部に商用交流（100 V）がかかってしまったときに，患者に接続した誘導コード等を介して患者に流れ込み，大地に流れる漏れ電流．B形装着部の単一故障状態のみ定義されており，5 mAと規定されている．

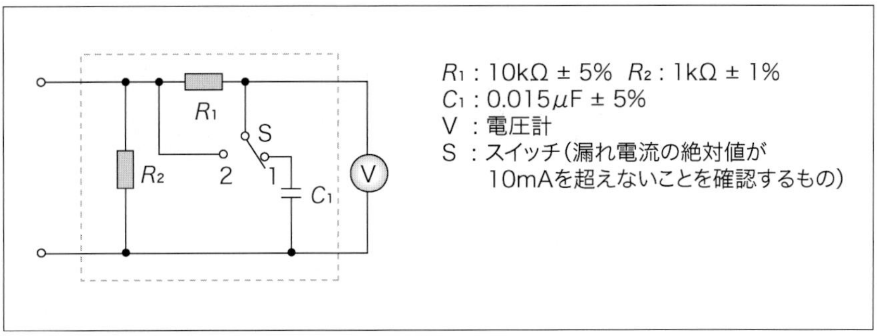

図 2　測定用器具（MD）

5.　患者漏れ電流−Ⅲ

患者に接続された他の機器が故障して，患者に直接，商用交流（100 V）がかかってしまったときに，患者に接続した誘導コード等を介して，機器に流れ込み，接地線を介して大地に流れる漏れ電流．B 形装着部はこのような状態に対する保護機構はないので，この漏れ電流は BF 形装着部，CF 形装着部に対してのみ定義される．また，この状態は正常状態ではないので単一故障状態のみ規定されている．BF 形装着部では，単一故障状態では 5 mA，CF 形装着部では，単一故障状態では 0.05 mA と規定されている．

6.　患者測定電流

接着部の部分間（たとえば心電計の右手誘導と左手誘導の間）に流れる電流で，生理的な効果を意図しない電流．具体的には，インピーダンスプレチスモグラフィで測定のために人体に流す電流（交流）や，増幅器のバイアス電流（直流）を指す．患者漏れ電流−Ⅰと同様に，患者測定電流にも交流の許容値と直流の許容値がある．それぞれの許容値はすべての形で患者漏れ電流−Ⅰと同じである．

Ⓑ 漏れ電流等の測定用器具

1.　漏れ電流等の測定用器具

JIS T 0601-1 では，漏れ電流等の測定には**図 2** のような測定用器具（MD）を使うことになっている．この回路のスイッチ S を 1 側にしたときは，1 kΩ の代表的人体抵抗に漏れ電流を流し，この両端の電圧を，10 kΩ の抵抗と 0.015 μF のコンデンサとで作る RC 高域遮断フィルタ（低域通過フィルタ）を通して高感度電圧計で測定し，この電圧を 1 kΩ で割って漏れ電流を求める．人体は 1 kHz 以上の高周波に対しては，周波数に比例して感電しにくくなるという特性を持っており，これより漏れ電流規制値が高周波で緩和されていることを，測定方法に反映させたものである．

なお，1 kΩ を流れる電流の実際値は最大でも 10 mA を超えてはいけないことになっており，この確認のため，スイッチ S を 2 側にすると RC 高域遮断フィルタが外

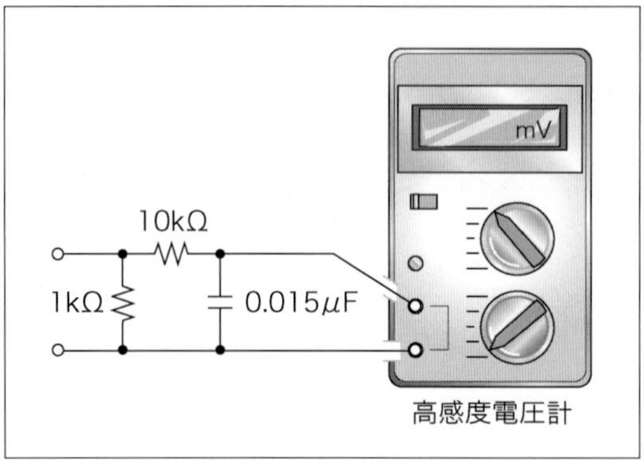

図 3　漏れ電流等の測定用器具（MD）

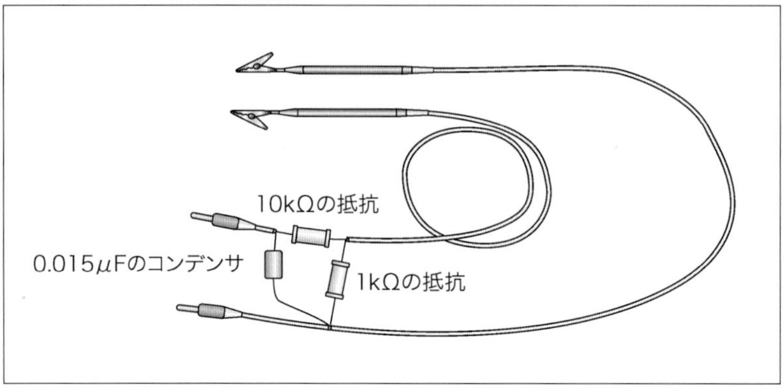

図 4　測定用リード線

れ，1 kΩ に流れる全電流を測定することができる．なお，ここではスイッチ S は省略した簡易型の測定用器具として，**図 3** の器具を使うこととする．

2.　実際の測定器

JIS T 0601-1 では DC～1 MHz の周波数特性を持つ，入力インピーダンス 1MΩ 以上で真の実効値指示型の電圧計を使うことになっているが，この仕様に合った電圧計は非常に高価でそろえるのはむずかしい．入力インピーダンスが 1 MΩ 以上で，200 mV 程度以上の感度を持つ電圧計であれば使えるので，以下の説明では比較的手にはいりやすいディジタルテスタを用いた方法を示す．

まず，テスタのリード線に**図 3** に示した CR をはんだづけしたものを用意する（**図 4**）．テスタ棒の先端にはワニグチクリップをつけておくとよい（もしくは，短いワニグチクリップ付きリード線を 2 本作っておく）．

これらの抵抗は，ワット数は小さくてもかまわないが，できるだけ精度のよいものを選ぶ．コンデンサは無極性のもので耐圧は 250 V くらいのものがよい．

ディジタルテスタを用いた漏れ電流等の測定用器具の全体構成を**図 5** に示す．

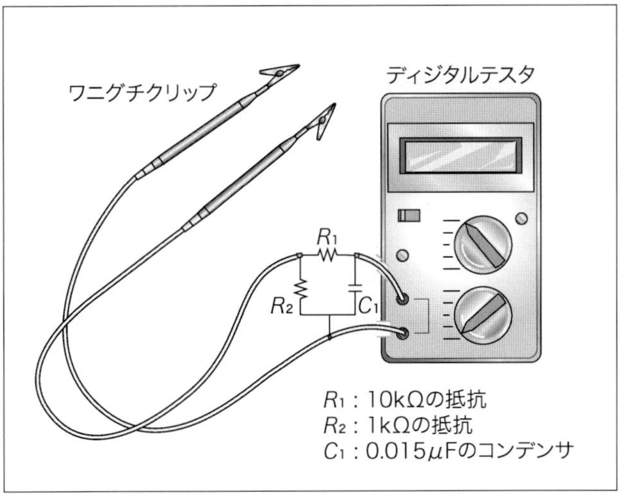

図 5　漏れ電流等の測定用器具（MD）の全体構成

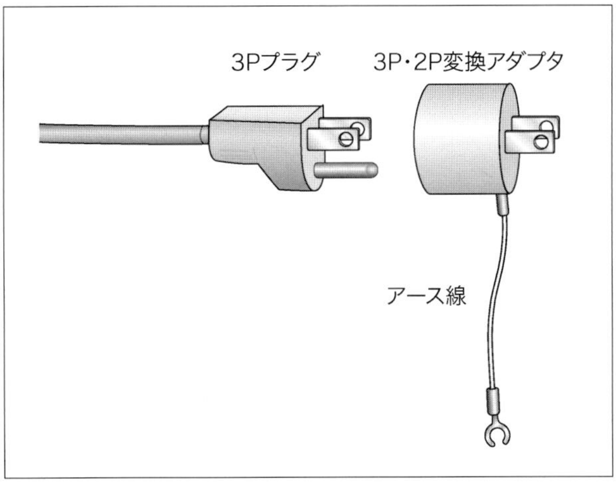

図 6　3P･2P 変換アダプタ

ディジタルテスタは ACV（交流電圧測定）のモードにし，レンジは最高（このディジタルテスタでは 200 mV フルスケール）にセットする．測定用端子に**図 4** の測定用リード線を差し込む．これで測定器の準備は完了である．以下，MD という場合はこの構成の漏れ電流等の測定用器具（**図 5**）を示す．

3．その他，必要な器具

3P プラグの機器（クラスⅠ機器）を 3P コンセントに差し込んでしまうと，接地線を流れている接地漏れ電流は測定できない．また，外装漏れ電流や患者漏れ電流の単一故障状態（アース線が切れた状態）での漏れ電流も測定できない．そこで，**図 6**

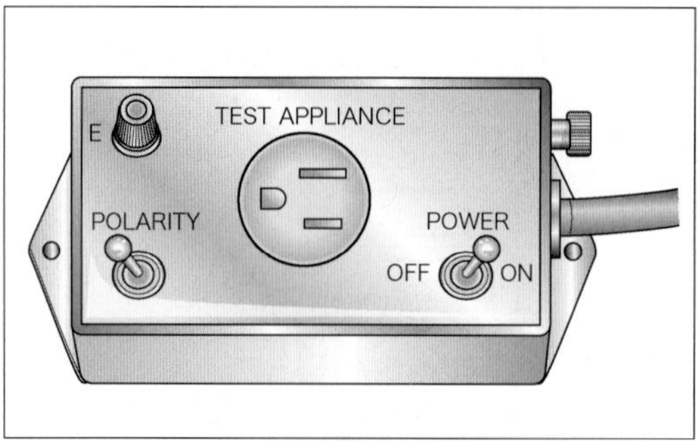

図7　電源極性切り替えボックス

のような3P·2P変換アダプタを用いて，アース線を外せるようにする．

なお，漏れ電流は電源の極性を変えると変わる．極性を変えて大きいほうの値をその機器の漏れ電流とすることになっている．**図7**に示したような切り替えボックスが市販されている．しかし，これがなくても，後述するように3P·2P変換アダプタの向きを変えて電源コンセントに差し込めば，極性切り替えはできる．

このほか，クリップ付きリード線，長いアース線，ドライバなどがあると便利である．

4.　漏れ電流測定用ボックス

以下の測定を容易にするため，**図8**に示すような漏れ電流測定用ボックスを作っておくと便利である．

図中の「測定端子」のGは機器の保護接地端子（アース端子）へ，RFは機能接地端子へ，Pは患者誘導コードへ，Cは機器の金属外装へつなげる端子である．

被測定機器の3Pプラグは図中央の3Pコンセントに差し込む．

S_1は電源極性切り替え用，S_2は電源導線の一方の断線の模擬用（接地漏れ電流の単一故障用），S_3は被測定機器の接地の断線模擬用（その他の漏れ電流の単一故障用），S_4は漏れ電流の種類の選択用（Gは接地漏れ電流，RFおよびP_1～P_5は患者漏れ電流-Ⅰ，Cは外装漏れ電流）である．

T_1，T_2にはディジタルテスタなどの高感度電圧計を接続する．

Ⓒ 接地漏れ電流の測定

3P機器（クラスⅠ機器）の場合は，**図9**のように，3P·2P変換アダプタを用いて，変換アダプタのアースリード線と壁面アース端子のあいだにMDを挿入する．

読みは交流（AC）mVレンジで読み，この値を1 kΩで割って，漏れ電流値を求める．すなわち，mVレンジの表示を，そのままμAに読み変えればよい（たとえば20 mVと表示されたなら，漏れ電流を20 μAと読みとる）．なお，以下の測定ではとくにことわらない限り，測定用テスタの測定レンジは交流（AC）とする．

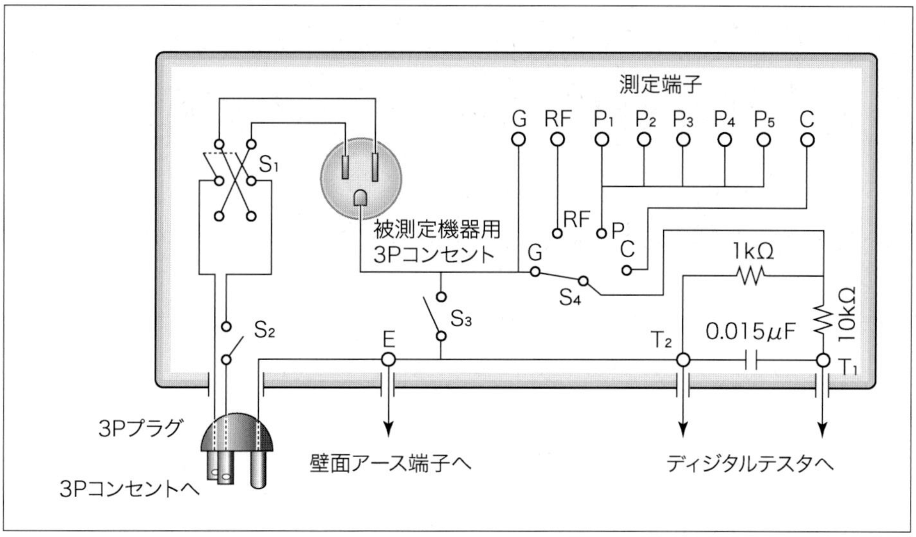

図 8　漏れ電流測定用ボックス

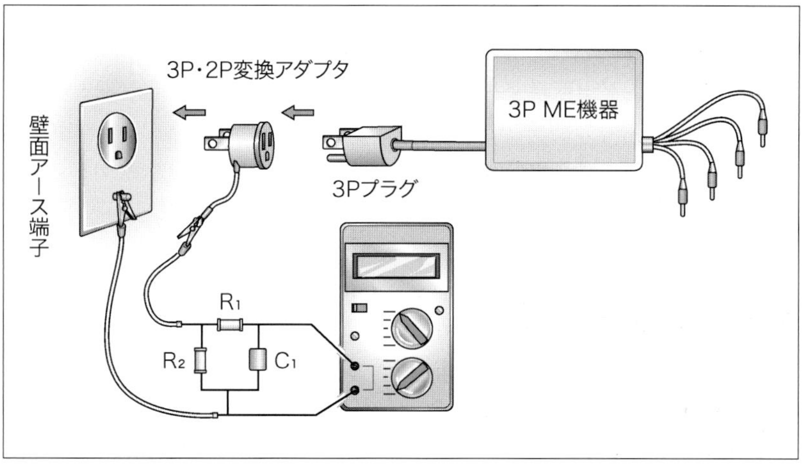

図 9　3P 機器の接地漏れ電流の測定法

電源プラグの向きを逆にすると漏れ電流値も変わる．**図 7** のようなボックスを使うと簡単であるが，3P·2P 変換アダプタの差し込む向きを変えることによっても正極性，逆極性と切り替えることができる．両極性の値を記録しておき，大きいほうをその機器の漏れ電流値とする.「外装漏れ電流」「患者漏れ電流」の場合も同じである．なお，3P·2P 変換アダプタも最近のものは**図 6** のように 2 枚の刃の一方が幅広になっており，壁面コンセントも，一方のみが幅広なため逆には接続できないことがある．この場合は OA 機器用の 3P·2P 変換アダプタを使用するか，または前述の切り替えボックスが必要となる．

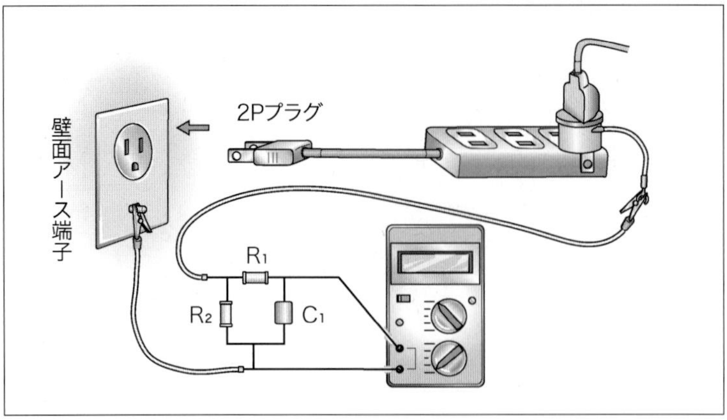

図 10　電源導線の 1 本が断線した状態での接地漏れ電流の測定

3P コンセントのみでそばに壁面接地端子がない場合は，3P コンセントのアース穴にちょうどはいるプラスドライバを差し込んで，これを壁面接地端子として利用する．

次に，単一故障状態での接地漏れ電流を測定する．この場合，電源導線の片方を断線状態にしなければならないので，**図 10** のように，2P テーブルタップを利用し，機器側のプラグ（変換アダプタを含む）の極刃のうち一方のみ差し込み，機器アース端子と壁面アース端子とのあいだに漏れ電流測定器を挿入して測定する．外に出ているプラグの足には 100 V で出ているので，感電には十分注意する．

一般機器では正常状態で 0.5 mA 以下，単一故障状態で 1 mA 以下であればよい．

D　外装漏れ電流の測定

機器の外装（ケース）から漏れる電流が外装漏れ電流で，アースがしっかり接続されているときは普通ゼロである．そこで，アース線を外した状態（これを一つの故障が起きた状態，すなわち単一故障状態という）を人為的に作って測定する．MD の一端を機器の金属外装部（金属ケースや金属ビスなど）に接触させ，一端は壁面接地端子に接続し測定する．3P プラグ機器の場合は 3P·2P 変換プラグをつけ，そのアース線はどこにも接続せずにブラブラさせておく（**図 11**）．測定値はほぼ接地漏れ電流の正常状態と同じくらいである．

なお，正常状態の外装漏れ電流は，**図 11** で機器のアースを壁面アース端子に正しく接続した状態で測定すればよいが，これは，ほぼゼロである．

外装漏れ電流は，電源極性を変えて 2 度測定し，大きいほうを記録する．

測定値の読み方は接地漏れ電流の場合と同じである．また，良否の判定は**表 1** に従うが，単一故障状態で 0.5 mA 以下ならばよい．

一方，外装がすべてプラスチックや絶縁塗料でおおわれている場合は，**図 12** のように，絶縁外装に人が手のひらで触れたことを想定して 20 × 10 cm 以上の金属箔

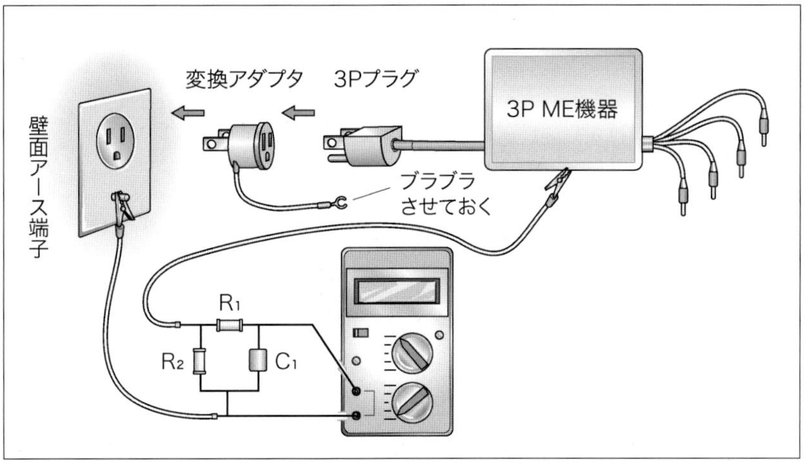

図 11　3P 機器の外装漏れ電流（単一故障状態）の測定法

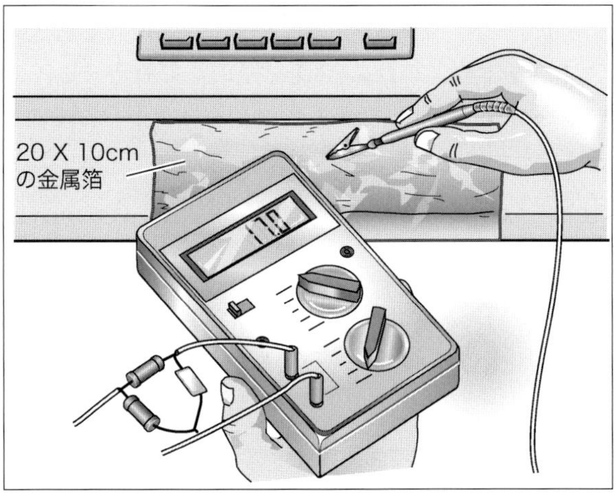

図 12　絶縁外装の外装漏れ電流の測定法（金属箔を貼り付ける方法）

（台所流し台のすきま用ののりつきアルミ箔がよい）を貼り付けて，これと壁面接地端子とのあいだに MD を挿入して外装漏れ電流（単一故障状態）を測定する．この図では 17 μA を示している．絶縁外装の内側金属と金属箔との静電結合（コンデンサが形成される）による漏れである．

Ⓔ 患者漏れ電流-Ⅰの測定

患者漏れ電流-Ⅰは，機器から患者に漏れていく電流で，この測定が一番大切である．

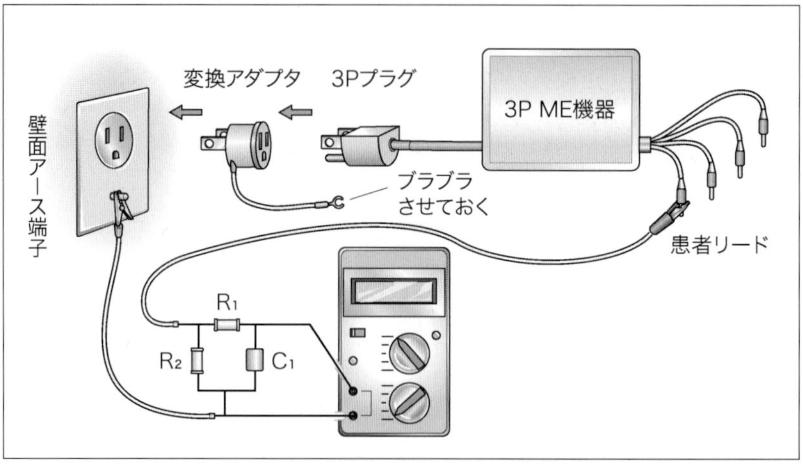

図 13　3P 機器の患者漏れ電流-Ⅰ（単一故障状態）の測定法

図 13 のように，患者リード（心電計の誘導コードや血圧計の血圧トランスデューサなど）と壁面アース端子とのあいだに MD を挿入して測定する．これらの図は，単一故障状態（アース線断線の状態）であるが，アースを正しく接続すれば（正常状態）ほぼゼロになる．

測定は，測定用テスタの交流（AC）レンジと直流（DC）レンジの両方で行う．交流レンジでは，B 形・BF 形装着部では，**表 1** に示すように，正常状態 0.1 mA，単一故障状態 0.5 mA 以下，CF 形装着部では，正常状態 0.01 mA，単一故障状態 0.05 mA 以下でなければならない．直流レンジでは，すべての形で，正常状態 0.01 mA，単一故障状態 0.05 mA 以下でなければならない．これらは，電源極性を変えて測定し，大きい方の値を記録する．

なお，JIS T 0601-1 では，複数の患者リードがある場合は，B 形装着部の場合はすべての患者リードを 1 点に接続した状態で，BF 形装着部の場合は，同じ機能を持つ患者リードは 1 点に接続した状態で，CF 形装着部の場合は各患者リードを別々に測定することになっている．この規定は，患者漏れ電流-Ⅰ，-Ⅱ，-Ⅲおよび患者測定電流に適用される．

Ⓕ 患者漏れ電流-Ⅲの測定

装置部にのった電源電圧によって流れる漏れ電流が患者漏れ電流-Ⅲで，**表 1** に示すように，装着部がフローティングされた，BF 形装着部，CF 形装着部のみ定義されている．

この測定は危険であるので十分な注意が必要である．また，**図 14** に示すように測定用ボックスを作っておく必要がある．

図 14 に示すように，測定用ボックスを介して F 形絶縁装着部に，交流 100 V を

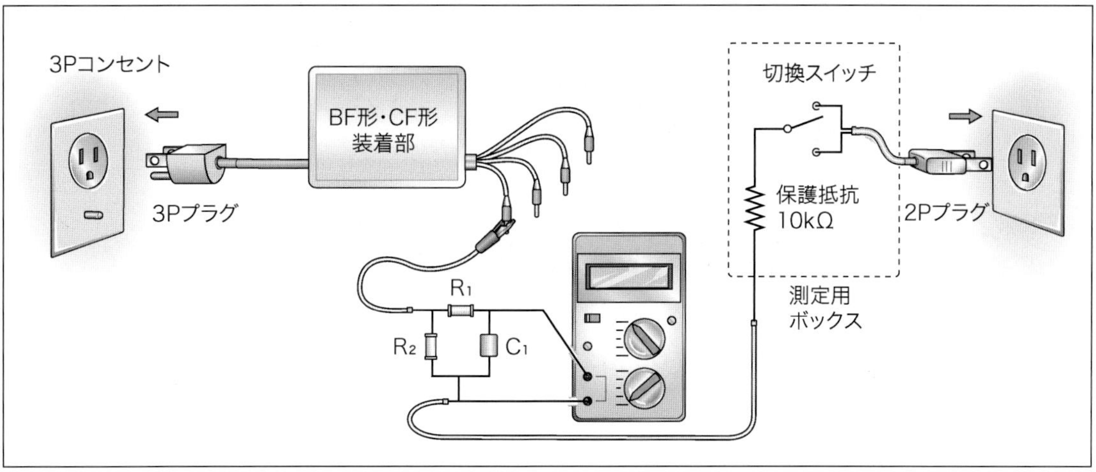

図 14　患者漏れ電流–Ⅲの測定法

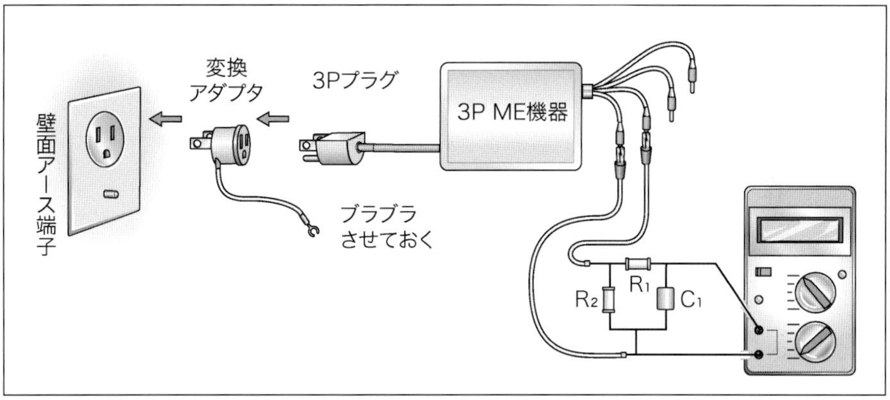

図 15　3P 機器の患者測定電流（単一故障状態）の測定法

保護抵抗 10 kΩ（最大流入電流を10 mA 以下に抑えるための抵抗）を通して加える．この状態で患者回路に流入する電流を MD で測定する．

装着部に 100 V の交流がはいってくるのは故障状態であるので，この測定は単一故障状態のみである．

BF 形装着部は 5 mA 以下，CF 形装着部は 50 μA 以下でなければならない．

Ⓖ 患者測定電流の測定

装着部部分間に流れる電流が患者測定電流であるが，交流と直流では規制値が違う．

図 15 のように，漏れ電流測定器の 2 つの測定端子を機器の装着部の 2 つのリード

線（心電計なら右手リードと左手リード）につなげて測定する．測定器は交流（AC）レンジと直流（DC）レンジに切り替えて読む．交流は患者漏れ電流-Ⅰと同じ規制値だが，直流はすべての形で，正常状態で0.01 mA，単一故障状態で0.05 mA以下でなければならない．

2．保護接地線の点検

Ⓐ 保護接地回路の抵抗の規格

医用電気機器の電気的安全性は，基礎絶縁（電源一次側と患者回路や機器外装との基礎的な絶縁）によって保たれている．しかし，この絶縁が壊れると感電事故が起きる．そこで，医用電気機器では，さらにもう一つの保護手段を持って，基礎絶縁と合わせて二重安全にしておかなければならないことになっている（JIS T 0601-1）．もう一つの保護手段によって，機器はクラスⅠ，クラスⅡ，内部電源機器の3種に分類されているが，保護接地（いわゆるアース）をとることによって二重安全を達成しているクラスⅠ機器がもっとも一般的である．

クラスⅠ機器では，基礎絶縁が劣化したり，破壊されたときにも，漏れ電流を安全にアース（大地）に逃がすことによって安全性を保つようになっているわけで，アース線は「マサカのときの命綱」である．

JIS T 0601-1では，医用電気機器のアース線（保護接地線）について次のように規定している（少しかみくだいて）．

1）　3Pプラグの機器の電源プラグのアースピンと機器の金属ケースとのあいだは，0.2 Ω以下でなければならない．

2）　単線のアース線の抵抗は，0.1 Ω以下でなければならない．機器から抜き差しできる3P電源コードの中のアース線も同様である．

これらの規定は，アース線が安全に漏れ電流を逃がしてくれる十分低い抵抗を持つこと，ショート事故が起こったときにもアース線が熔断しないことを意図して作られている．

なお3Pプラグとは俗称で，正式には「接地極付2極プラグ」であるが，一般にはこの俗称が使われている．また，3Pのプラグのついた機器も3P機器と呼ばれる．

Ⓑ 保護接地（アース）端子の目視点検

機器のアース端子，3Pプラグのアースピンの状態を目でみて手でさわって検査する．極端にサビついていたり，グラグラになっていないか調べる．アースコードや電源コードの被覆が破れたり，単線のアース線の取りつけチップがちぎれたり極端に変形していないか調べる．アースコードに大型アースクリップを使っている場合，クリップのバネが弱くなっていたりユルユルになっていないかも調べる．

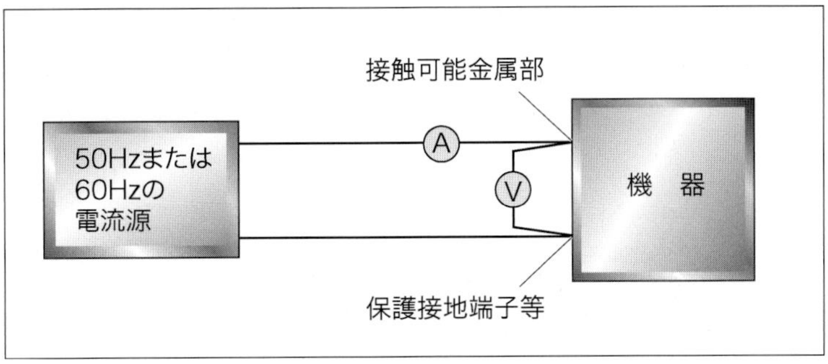

図 16　保護接地回路の抵抗値の測定回路例

電源コンセントが一般家庭と同様に 2P コンセント（アースピン差し込み口のないもの）しか設備されていない病院では，いわゆる 3P·2P 変換アダプタ（19 頁**図 6** 参照）が使われている．この変換アダプタを使用すると，「アースが不完全になりやすい」「抜けやすくなる」等の問題が生じるのでなるべく使いたくないが，使用せざるを得ない場合は，次のような点検と安全対策が必要である．

1）変換アダプタのアース線が壁面アース端子に接続されていることを確認する．

2）壁面接地端子に接続しにくい，変換アダプタの短いアース線は，アースクリップ付きの長い線に取り変える．

Ⓒ 保護接地線（アース線）の導通試験

通常，現場で行うアース線の電気的チェックは，市販のテスタによる導通チェックで十分である．テスタは針式のアナログテスタがよい（導通試験にはディジタルテスタよりアナログテスタのほうが使いやすい）．

テスタは抵抗測定レンジにし，×1 の最低レンジに合わせる．2 本のテスタ棒の両端を接触（ショート）させ，ゼロ調整ツマミで指針が 0 Ω を指すように調整する（0 Ω までいかない場合は内部電池が消耗しているので取り替える）．準備ができたら，測定するアース線の両端にテスタ棒をしっかりと接触させ，テスタの指針がほぼ 0 Ω を示すか確認する．このとき，アース線を振ってみて，針が突然無限大（∞）を示したら，途中で断線しかかっていることになる．

機器に取りつけられた 3P プラグのアースピンと機器の接地端子（なければ機器の金属ケースや止めビスなど）とのあいだの導通をテスタで試験する．

Ⓓ 保護接地線（アース線）抵抗の測定

アース線は，中の芯線 1 本だけでつながっていてもテスタで試験すると導通があることになる．これを見破るには低抵抗試験が必要である．

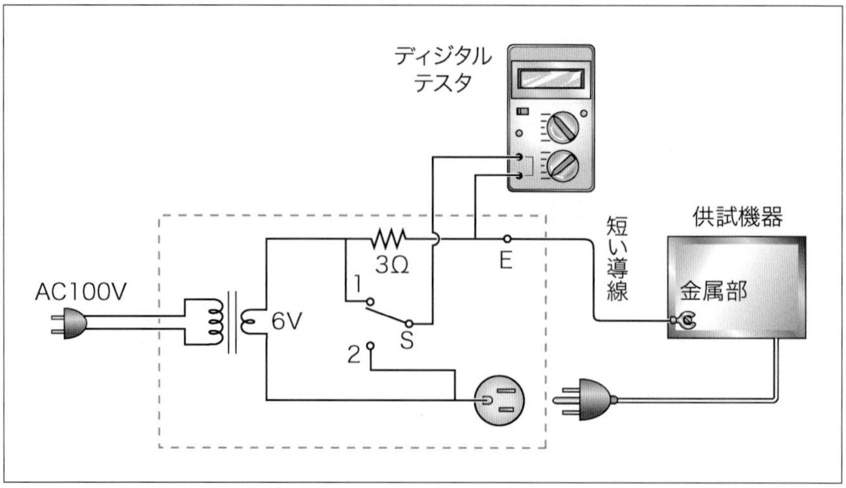

図 17　簡易保護接地線抵抗チェッカ

JIS T 0601-1には，「無負荷時の電圧が6Vを超えない，周波数50Hzまたは60Hzの電流源から25Aかまたは機器の定格電流の1.5倍の電流の内どちらか大きいほうの電流値（±10%）を少なくとも5〜10s間，保護接地端子，電源ソケットの保護接地刃（保護接地端子）または電源プラグの保護接地刃と，基礎絶縁の不良時に生きになるおそれのある各接触可能金属部との間に流す」とある．25A以上の大電流を流せば，芯線数本でしかつながっていない線は熔断してしまう．この測定で，アースの基準値で述べた値以下ならば合格ということになる．

しかし，この方法はかなり大がかりな試験用電源装置が必要で，病院では容易になし得ない．そこで，次に，病院でもすぐ作れる簡易チェッカを紹介しておく．

Ⓔ 簡易保護接地線抵抗チェッカ

図 17 に示すような測定ボックスを作り，クラスI機器の保護接地回路（アース回路）のチェックをする．

図の回路は，交流6Vから保護接地回路（図の場合は，クラスI機器の3Pプラグの接地ピンから，機器金属外装部分まで）に電流を流し，その両端の電圧をディジタルテスタ（AC電圧測定レンジ）で測定し，これを3Ω（15W用）の両端の電圧と比較し，保護接地回路の抵抗を求めるものである．

スイッチSが1側のとき，ディジタルテスタの読みをV_1（V），2側のときの読みをV_2（V）とすると，保護接地回路の抵抗R_xは，

$$R_x = 3 \times \frac{V_2}{V_1}\ (\Omega)$$

となる．たとえば，**図 17** でディジタルテスタが，スイッチSが1側で4.5V（トランスの巻線抵抗が1Ωであった場合）を示し，2側で0.18Vを示すとすれば，

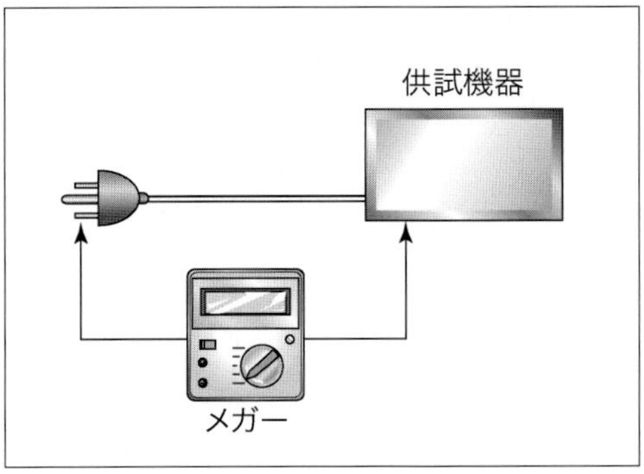

図 18　メガーによる絶縁抵抗測定

$$R_x = 3 \times \frac{0.18}{4.5} = 0.12(\Omega)$$

ということになる．

なお，金属外装と結ぶ導線は太く短いものにし，機器への取りつけも十分接触抵抗が小さくなるように配慮しなければならない．

また，3P 電源コードが取り外しできる場合は，電源コネクタ部のアース端子部を E 端子に導線で接続して測定する．

なお，この回路は例であり，電圧は 10 V 以下ならいくらでもよく，また，抵抗 3 Ω も，トランスの電流容量で決めればよい．

判定は，JIS に準じて，単線のアース線や取り外しのできる 3P 電源コード内のアース線は 0.1 Ω 以内，機器に固定された 3P 電源コードの場合は，アースピンと金属外装間が 0.2 Ω 以内であればよしとする．

3．その他の電気的安全性点検

Ⓐ 絶縁抵抗の測定

JIS T 0601-1 には，絶縁抵抗に対する規定はとくにないが，一般機器の規格によくみられるので測定法を示しておく．

測定にはメガー（絶縁抵抗計）が必要である．**図 18** に示すように，機器の電源プラグの電源受刃と機器外装とのあいだにメガーの測定端子を接続して測定する．

測定値の規定はないが 10 MΩ 以上を正常とし，これ以下であったらメーカに詳細な点検を依頼する．なお，メガーを使用するにあたっては端子に 500 V 以上の高電圧が出ているので，取扱いには注意を要する．

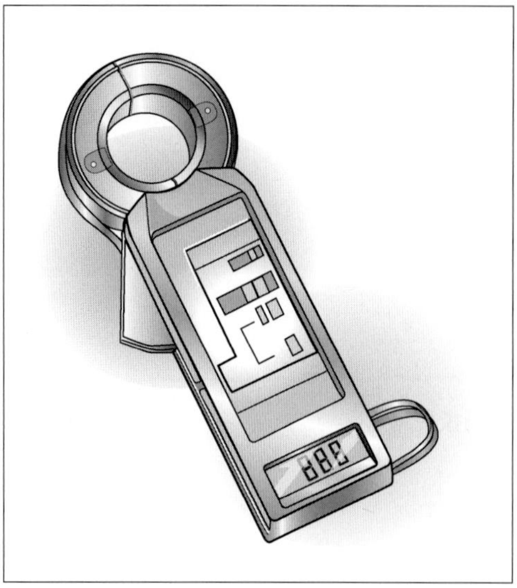

図19　クランプ式電流計

Ⓑ 消費電力（電流）の測定

多数のME機器を同時使用するICU·CCUや手術室では，機器の使用電力の総計がその部屋の電力容量以内におさまっていることが重要である．限度を超えると，設備の過電流遮断器（ヒューズやブレーカ）が作動して停電になり，重要な生命維持管理装置が停止し，大きな事故につながるおそれがある．

まず，すべての機器の銘板に書かれている定格電力（定格電流）を調べ記録する．その総計が，その部屋の電源容量を超えていないか調べる．一般に，銘板には最大値以上の表示がしてあることが多いので，総計が部屋の電源容量いっぱいでも，実際は80%以下のことが多い．

機器1台1台の実際の消費電力は，使用状態における電源コード電流（消費電流）を調べる．この目的のためには，**図19**に示すようなクランプ式電流計が適している．

クランプ式電流計は1本の導線内の電流を，その線を検出部にはさむことによって，回路を遮断しなくても測定できる便利なものだが，これで電源電流を測定するには，**図20**のような測定用のアダプタを作り，電源導線の1本のみをはさめるようにする．

供試機器は出力等を最大にして動作させて測定し，その機器の最大消費電力(電流)を求める．

以上のME機器の電気的安全性試験の結果は，**表2**のようなチェックリストにまとめて保管しておくと機器の劣化過程が追跡できる．

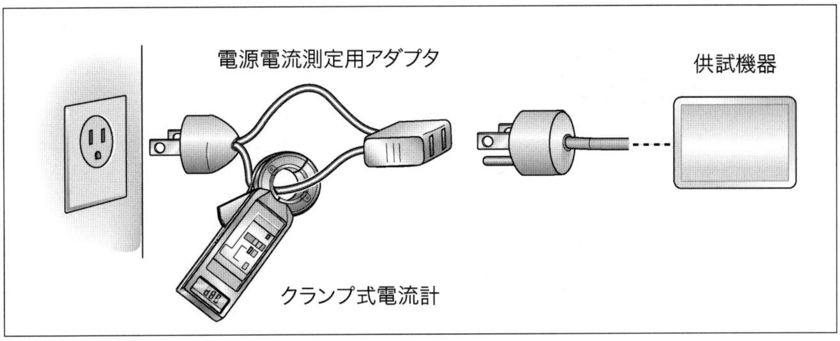

図 20　クランプ式電流計による機器消費電流の測定回路

表 2　ME 機器漏れ電流等チェックリストの例

病　院

機　器　名		モ デ ル 名		メ ー カ 名	
使 用 場 所		特 記 事 項(購入時期・その他)			
測定年月日		測　定　者		備　　考	

A．漏れ電流（単位：μA）

電源 ＼ 項目	正常状態		単一故障状態		（備　考）
	正極性	逆極性	正極性	逆極性	
接 地 漏 れ					
外 装 漏 れ					
患 者 漏 れ					

B．絶縁抵抗（DC　　　V）

外 装 —— 電 源	MΩ	——	MΩ

C．接地線

形　　式	3P プラグ（一体型，取外し型），3P・2P 変換アダプタ，単線	
接地線抵抗	mΩ　（長さ　　　　m）	
備　　考		

D．特記事項

4．電気設備の点検

クラスⅠ機器は（医用）3P コンセントのある部屋でなければ使えない．また，追加保護接地や等電位接地のための（医用）接地端子も必要である．

また，手術室や ICU･CCU では，非接地配線（フローティング電源）を設備しているところも多い．

さらに，停電のときも重要な生命維持管理装置への電源供給を確保するために非常電源の設備も重要である．

これらの定期点検は，病院の電気主任技術者の仕事であるが，ME 機器周りの電気設備には特別な注意が必要で，JIS T 1022「病院電気設備の安全基準」も定められているので，これらを理解し，必要最低限のチェックはできるように心がけておいたほうがよい．

そこで，ここでは点検すべき項目と，その簡易チェック法を示す．

Ⓐ コンセントの点検

1．状態の目視点検

コンセントの状態（汚れ，変形，破損，黒こげ，腐食等）を目視検査する．著しい不良状態にあるものは「使用禁止」にし，病院の電気設備担当者に連絡し，早急に取り替えてもらう．

2．保持力点検

コンセントに機器の電源プラグを差し込んだ場合，コンセントの受刃のバネが弱くなって抜けやすくなっていることがある．重要な機器のプラグが使用中に抜けてしまうと重大な事故になる．このため，コンセントのプラグ保持力（抜けにくさ）の点検は重要である．

JIS T 1021「医用差込接続器」によると，医用コンセントの保持力は 15～60 N（1.53～6.12 kgf）と定められている．

測定は，**図 21** のように，供試コンセントに保持力テスト用プラグを差し込み，これにバネばかりをつけて引っ張り，抜ける直前のバネばかりの読みを記録する方法で行う．専用の測定器も市販されている．

なお，前述の 3P･2P 変換コネクタをつけた状態でも測定するとよい．一般の 2P コンセントの JIS では保持力は10～60 N（1.02～6.12 kgf）と定められている．

1～1.5 kg の力で抜けてはいけない．ゆるすぎたり，きつすぎたりするコンセントは取り替えなければならない．

なお，接地極刃の保持力は安全上重要であるので，**図 21** のテスト用 3P プラグの電源用ピンを外した，接地ピンだけにしたものを使って，接地極刃のみの保持力も測定するとよい．

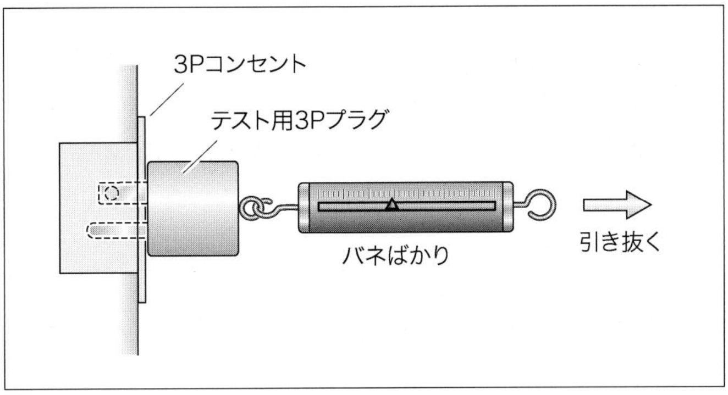

図 21　コンセントの保持力試験法

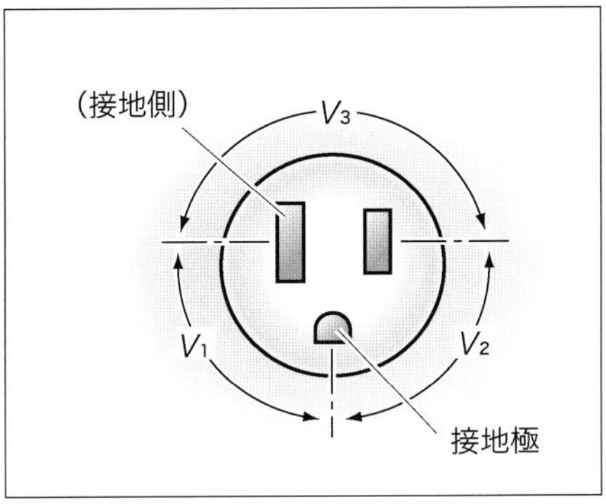

図 22　コンセントの電圧測定

3. 電源電圧

コンセントの電源配線の仕方もJISに定められているが，電源電圧（100 V用，200 V用など）や接地方式（片側接地配線方式や非接地配線方式）によって違う．そこで，正しい配線方式を知り，設備がそのとおりになっているか調べておく必要がある．また，設備の修理や改修後には正しい配線がされているか点検する必要がある．

ここでは，コンセントの極刃間の電圧を測定して点検する方法を示す．

図 22 のような 100 V 用の 3P コンセントの電圧は，図に示すように V_1, V_2, V_3 の各値を測定する．

わが国の 100 V 用配線のもっとも一般的な方式は片側接地配線方式で，**図 22** の左側の幅広の電源極刃は接地されている．正常の場合，$V_1 \fallingdotseq 0$ V(0〜5 V)，$V_2 \fallingdotseq 100$ V，$V_3 = 100$ V になる（配線の仕方によっては $V_1 = 100$ V, $V_2 = 0$ V となることがある．これは故障とはいえないが，改修したほうがよい）．接地刃が接地されていない（内部で接地線が切れている）と，$V_1 \fallingdotseq 0$ V，$V_2 \fallingdotseq 0$ V，$V_3 = 100$ V と計測される．停電状態では当然すべて 0 になる．

手術室やICU, CCUでは，絶縁トランスを使って，電源極刃の両方を接地から浮かした（フローティングした）非接地配線方式（フローティング電源）が使われることが多い．この場合の各極間の電圧は，$V_1 \fallingdotseq 10 \sim 50$ V，$V_2 \fallingdotseq 10 \sim 50$ V，$V_3 \fallingdotseq 100$ V になる（$V_1 \fallingdotseq V_2$ である）．接地刃が接地されていないと，$V_1 \fallingdotseq 0$ V，$V_2 \fallingdotseq 0$ V，$V_3 = 100$ V になる．停電状態では，すべて0になる．フローティングが劣化してくると $V_1 \not\fallingdotseq V_2$ になってくる．

4. 絶縁監視装置の点検

非接地配線方式の電源コンセントには絶縁（フローティング）の度合を監視するために絶縁監視装置（アイソレーションモニタと呼ばれる）が付属している（もしくは，他の場所に設置されている）．絶縁が不良になると警報を発する．この機能をテストするために絶縁監視装置には，テストボタンが付属しているので，毎日1回このボタンによって動作を確認する．

絶縁監視装置の定量的な動作試験は電気主任技術者のような専門家に依頼して年2回以上行う．

5. テーブルタップの点検

現場ではコンセントの数より使用機器の数が多いことがあるので，あまり好ましいことではないが，テーブルタップがよく使われる．乱暴に扱われたり，水がかかったりして状態がわるくなっているものが多い．コンセントに準じて点検（目視点検，保持力点検）を行う．

一般に市販されているテーブルタップはほとんど2Pであるが，3Pプラグ機器を使う場合は，3Pテーブルタップが必要である．この場合，前述の機器の点検と同様に接地線抵抗の点検が必要である．

B 接地端子の点検

1. 状態の目視点検

接地端子の外観や機械的特性を目と手で点検する．外観点検としては，汚れ，変形，破損などに注意して点検する．機械的特性としては，端子のねじ締め部の締めつけ強さと回転性を点検する．著しく不良状態にあるものは「使用禁止」にし，電気設備担当者に連絡し，早急に取り替えてもらう．

2. 接地端子間の導通

JIS T 1022では，医用室の保護接地端子は，その室の接地センタ（接地の中心）に0.1 Ω以下の電線で結ぶことになっている．この抵抗を測定するのはむずかしいし，測定のために設備の接地線に電流を流すと，その接地系につながれた機器を介して患者に悪影響を与えかねない．

そこで，日常点検としては，その室の接地端子間の導通をテスタで試験すればよい．3Pコンセントの接地極刃も設備側の接地端子であるので，複数の3Pコンセン

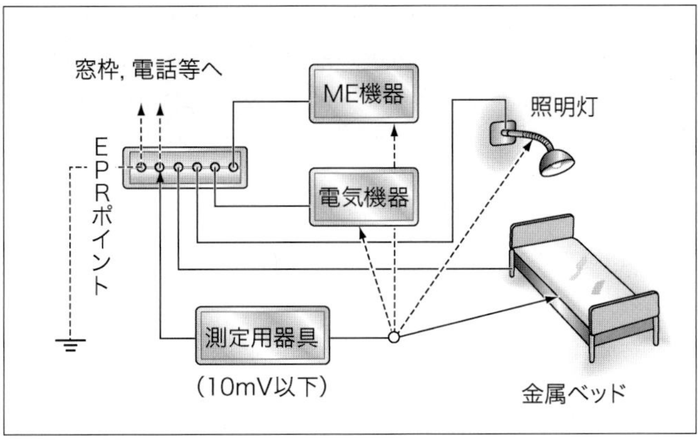

図 23　EPR システムの試験
（測定用器具は 17 頁の**図 2** のものを使う）

トの接地極刃間の導通もテスタで試験する．

テスタによる導通試験は on–off 検査で，表示される値が接地線の抵抗を表しているわけではない（測定リード線の抵抗と接触抵抗が加算されている）．

3. 等電位接地設備の点検

ミクロショックによる心室細動の発生を防止する設備が「等電位接地設備」である．これは，患者の周囲の患者がふれ得る範囲にあるすべての金属部分を 0.1 Ω 以下の導線で接地センタに接続した設備である．こうすることによって，患者周囲のすべての金属部は接地センタの電位になるので，各点間の電位差はほぼ 0 になる．そこで，これを「等電位接地」というのである（EPR システムともいう）．2 点間に電位差がない（等電位である）ならば，この間を導体で結んでも電流は流れない．すなわち，この設備の中では患者に電流が流れることはないので，マクロショックはもとよりミクロショックも起こらない．

この設備で各接地された金属間が等電位であるかどうかを試験するのが等電位接地設備の点検である．

実際には，**図 23** のように，電圧測定器で基準点（普通は接地端子）と測定点とのあいだの電圧を測定する．測定用器具は 18 頁の**図 3** に示した機器の漏れ電流を測定する測定用器具と同じものを使う．

測定値は，10 mV 以下でなければならない．これは，人体の抵抗を 1 kΩ（心臓に電極を挿入した状態を想定した抵抗）としたとき，人体に流れる電流を 10 μA（＝10 mV/1 kΩ）以下に抑えることができる電位差で，これによりミクロショックによる心室細動（約 100 μA で発生）も防止できるわけである．

II　医療ガスの安全性点検

1．医療ガスの基礎

A 医療ガスとは

医療に用いられるガスにはいろいろなものがあるが，その中でもとくに重要なものとして次のようなものをあげることができる．

1．酸素，亜酸化窒素（笑気），圧縮空気

これらは酸素療法，吸入療法，麻酔などに用いられているが，その中でも酸素はもっとも重要な医療ガスである．

2．窒　素

外科用手術機器の駆動源として用いられている．

3．吸　引

体内に貯留した分泌液などを吸引するときに用いられている．

4．二酸化炭素

呼吸中枢を刺激する作用があるため，呼吸刺激目的で用いられたことがあるが，最近では腹腔鏡手術や冷凍手術で使用されることが多い．

B 医療ガスの特性

1．酸素，液化酸素

① 分子式 O_2，分子量 32，ガス比重 1.105（空気＝1）
② 気体は無色，液体は淡青色
③ ボンベ内には気体の酸素が充塡されているため，ボンベ内圧力により残量を知ることができる．
④ 化学的に活発で大部分の他の元素と結合する．
⑤ 支燃性である．
⑥ 酸素濃度，酸素分圧が高くなると物質の燃焼性を増加させる．
⑦ 水との共存下では金属の腐食を促進する．

2．亜酸化窒素（笑気）

① 分子式 N_2O，分子量 44.01，ガス比重 1.53（空気＝1）
② 無色の気体
③ ボンベ内には液体の笑気が充填されているため，ボンベ内圧力から残量を知ることはできない．
④ ボンベ内の残量はボンベの重さから知ることができる．
⑤ 1 kg の液体の笑気は室温（20℃）大気圧下で約 540 L の気体の笑気になる．
⑥ 支燃性である．
⑦ 高温では分解して酸素を遊離する．
⑧ 麻酔作用を有する．

3．空気（圧縮空気）

① 自然界に存在する空気をコンプレッサで圧縮し，清浄化（除塵，除湿，除菌，除油）したものをいう．
② 1 気圧下乾燥状態の組成は酸素 20.93％，窒素 78.10％，炭酸ガス 0.03％，その他のガス 0.94％である．
③ 最近では，液化酸素と液化窒素を気化混合して空気に似た組成（酸素22％，窒素78％）にした混合ガス（合成空気ともいわれる）も使われている．
④ 合成空気では，コンプレッサで作られる圧縮空気にみられる大気中の粉塵，水分，細菌，有害ガス（SOx, NOx, CO など）やコンプレッサ自体から発生する油，フッ化物，カーボンなどの粒子は含まれていない．

4．窒素，液化窒素

① 分子式 N_2，分子量 28.01，ガス比重 0.967（空気＝1）
② 無色，無臭
③ 支燃性，可燃性なし．
④ 外科用手術機器の動力源として用いられる．

5．二酸化炭素

① 分子式 CO_2，分子量 44，ガス比重 1.524（空気より重い）
② 気体は無色，無臭である．
③ ボンベ内では液体として存在する．
④ 不燃性である．
⑤ 呼吸中枢を刺激する作用がある．
⑥ ボンベから大気中に放出された際に，断熱膨張と気化熱で冷却するため，冷凍手術に用いられる．
⑦ 腹腔鏡手術時の気腹術に使用される．

6. 吸　引

① 医療ガス配管で供給される吸引の圧力は－40.0～－66.6 kPa（－300～－500 mmHg）である（水封式）.

② 分泌液などを吸引する際には，医療ガス配管の中に吸引物がはいらないように注意する.

C 医療ガスに関する法律，規格，通知

1. 薬事法

薬事法は，医薬品，医薬部外品，化粧品および医療機器の品質，有効性および安全性の確保のために必要な規制を行っている．この法律で，医薬品として規定されている医療ガスに，酸素，亜酸化窒素，二酸化炭素，窒素および上記の混合ガスと酸化エチレンがある．医療用空気，医療用ヘリウム，医療用酸素濃縮空気および医療用吸引は薬事法では医薬品として規定されていない.

2. 高圧ガス保安法

高圧ガス保安法は，高圧ガスによる災害を防止するため，高圧ガスの製造，貯蔵，販売，移動その他の取扱いおよび消費，ならびに容器の製造および取扱いを規制し，高圧ガスの定義を，常温において，圧縮ガスの場合その圧力が 1 MPa（10 kgf/m^2）以上，および液化ガスの場合，その圧力が 0.2 MPa（2 kgf/m^2）以上のガスとしている．したがって，この定義に該当する医療ガスはすべて，高圧ガス保安法で規定されることになる.

3. 日本工業規格

a. JIS T 7101-2006「医療ガス配管設備」

患者の治療のために使用される酸素，酸素濃縮空気，亜酸化窒素（笑気），医療用空気(治療用空気，手術機器駆動用空気，非治療用空気)，二酸化炭素，窒素，吸引，麻酔ガス排除等，医療用圧縮ガス用，吸引用，呼吸装置用，手術機器駆動用および麻酔ガス排除用に医療施設に設ける医療ガス配管設備において，適正な医療用圧縮ガスの連続供給，吸引の連続吸気および麻酔ガスの排除を確実にするために，その設計，設置，据付，表示，性能，記録，試験・検査および竣工図の基準について規定している．それらには，供給設備，送気配管，制御機器，監視・警報設備，配管端末器，および異なるガスまたは同じガスの異なる標準送気圧力間で互換性を持たせないことに関する事項が含まれている.

b. JIS T 7111-2006「医療ガスホースアセンブリ」

医療用酸素，医療用亜酸化窒素，治療用空気，ヘリウム，医療用二酸化炭素，キセノン，手術機器駆動用空気，手術機器駆動用窒素，一酸化窒素/窒素の混合ガス，吸引などの医療ガスを 1,400 kPa 未満で使用するときに用いるホースアセンブリのホース，およびホース両端に備えるコネクタとして，各ガスとの交差接続を確実に防ぐね

じ式ガス別特定のNISTコネクタおよびDISSコネクタについて規定している．

c．JIS B 8246-2004「高圧ガス容器用弁」

内容積150L未満の高圧ガスの容器に使用する弁について規定しているが，この規格では，ガス充塡口の形式が「おねじ」の容器ではガス充塡口の寸法がガス別に示されている．また，ガス充塡口が「ヨーク形」の容器では，充塡口接続具のピンホールの寸法と位置がガス別に示されている．

4．健康政策局長通知

「医療の用に供するガス設備の保安管理について」（平成5年10月5日健政発第650号）

本通知は，昭和63（1988）年7月15日に出された厚生省健康政策局長通知「診療の用に供するガス設備の保安管理について」（健政発第410号）が，医療法，医療法施行令などの改正，医療ガス配管設備および医療ガスホースアセンブリの日本工業規格制定に伴い改正され，平成5（1993）年10月5日に出されたものである．本通知には，後に述べるような医療ガス安全・管理委員会および医療ガス保守点検指針についての説明がある．

D 医療ガスの供給方法

医療ガスは次の2とおりの方法で供給されている．

1．中央配管方式

医療施設の決められた場所に医療ガスの供給源を設置し，そこから各部所に設けられた配管を介して医療ガスを供給する方式をいう．

a．定置式超低温液化ガス貯槽による供給装置（CE）

医療ガスの液化したものを貯蔵するタンク，それを気化させる蒸発器，圧力調整器および制御装置から構成され，ここから各部所に設けられた配管を介して医療ガスが供給される．普通，液化酸素および液化窒素に用いられている．

b．マニフォールド

複数の容器［可搬式高圧ガス容器ガス（ボンベ）または可搬式超低温液化ガス容器］から医療ガスを集め1本にまとめて供給する装置のことで，ここから各部所に向けて設けられた医療ガス配管を介して医療ガスが供給される．複数の容器は第一供給と第二供給の2つに分けられ（分けられたものをバンクという），両者間に両バンクの切り替え装置がつけられていて，片方のバンクが空になるともう一方のバンクから自動的にガスが供給される仕組みになっている（**図24**）．

c．圧縮空気供給装置（エアコンプレッサ）

これにより圧縮空気を作り，配管を介して供給される．

d．吸引供給装置

これにより吸引力を作り，配管を介して院内各部門に供給される．

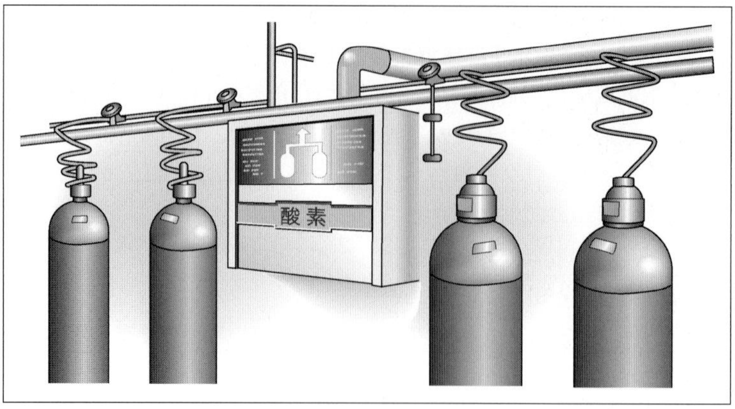

図 24　マニフォールド

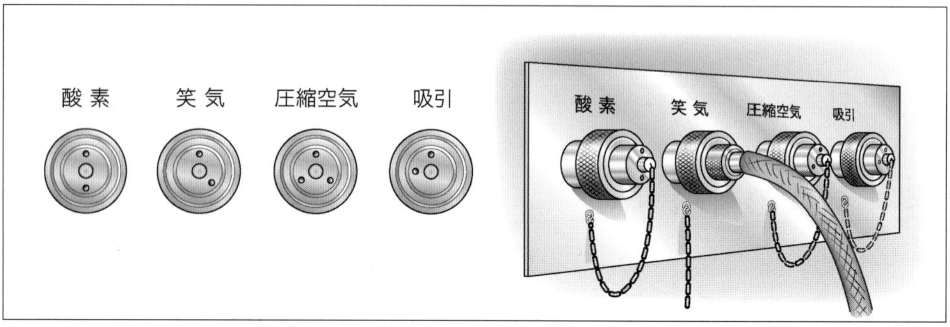

図 25　医療ガス配管設備の壁取付式配管端末器

e．配管端末器（アウトレット）

上記の医療ガス供給源から配管を通して供給される医療ガスの院内各部門での取り出し口をいい，**図 25** のような壁取付式（シーリングコラム，ウォールユニットに類するものを含む）とホース取付式（天井つり下げ式，天井巻き上げ式など）がある．医療ガスを使用する際には，配管端末器に麻酔器や人工呼吸器のホースアセンブリのアダプタプラグを接続するが，その場合に誤接続が起こらないように下記のようにガス別特定になっている．

酸素，笑気，圧縮空気などの医療ガスは**図 25** に示す配管端末器の中央の口より供給されるが，この中央の口の周りには 2〜3 個の小さな孔があいていて，ここにホースアセンブリのアダプタプラグのピンがはいるようになっている．その孔の位置および数が医療ガスの種類により異なっているのがピン方式である．これ以外に配管端末器での誤接続を防止する機構としてシュレーダ方式があるが，これは配管端末器とホースアセンブリとの接続部の口径が医療ガスにより異なっているものをいう．

f．ホースアセンブリ（耐圧管）

医療ガス配管設備の配管端末器やボンベから麻酔器や人工呼吸器へ医療ガスを供給

表 3　ガス別特定コネクタの方式一覧

ガス ＼ 形式	治療用ガスおよび吸引					駆動用ガス	
	酸素	亜酸化窒素	空気	吸引	二酸化炭素	空気	窒素
ピン方式	○	○	○	○			
シュレーダ方式	○	○	○	○			
DISS コネクタ					○		○
NIST コネクタ						○	

［本表は JIS T 7101-2006「医療ガス配管設備」に記載されている表を基に作成した．もとの表に規定されている麻酔ガス排除用のコネクタについては省略した］

DISS（diameter-index safety system）**コネクタ**：ガスの種別ごとに異なる直径のはめ合いを用いてガス別特定を確保することを目的としたおす・めす一対のねじ式接続用具

NIST（non-interchangeable screw-threaded **コネクタ**：ガスの種別ごとに異なる直径のはめ合い，かつ，異なる右ねじまたは左ねじの結合によって，ガス別特定を確保することを目的としたおす・めす一対の接続用具

するフレキシブルなホースをいい，両端には医療ガスの種類によって特定の接続用具が設けられていて医療ガスの誤供給を予防している．配管端末器とホースアセンブリとの接続用具には**表 3** のような方式がある．なお，麻酔器，人工呼吸器などとホースアセンブリとの接続用具には，DISS コネクタと NIST コネクタがあり，それぞれガス別特定になっていて，医療ガスの誤供給を予防している．

2.　個別方式

患者または医療機器のそばに移動式の医療ガス供給源を置き，そこから医療ガスを供給する方式をいい，医療ガスの供給源としては次のようなものがある．

a.　ボンベ（高圧ガス容器）

この中には医療ガスが気体または液体の状態で，高い圧力で満たされている．中のガスは圧力調整器にて出力圧が一定になるように減圧調整してから使用する（**図 26**）．

b.　エアコンプレッサ

移動式の小型のエアコンプレッサで圧縮空気の配管設備のない部所で，圧縮空気が必要になった際に用いられる．

E　医療ガスの持つ危険性

医療ガスの安全性を確保・維持するためには，医療ガスの持つ危険性をよく理解し

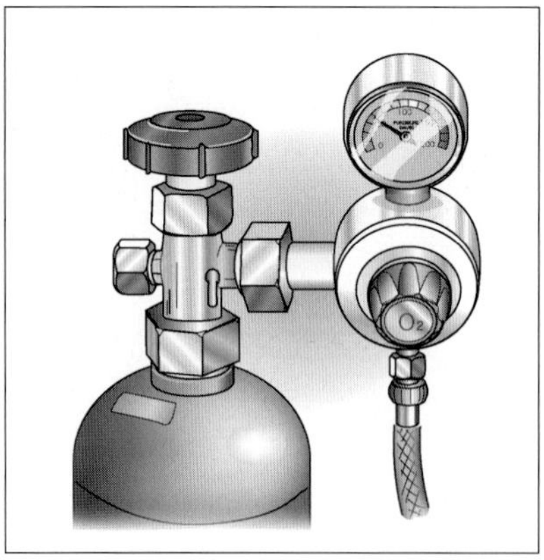

図 26 ボンベと圧力調整器

ておく必要がある．医療ガスの持つ危険性としては次のようなものがある．

1. 物理的性質によるもの

a. 高圧エネルギーによる危険性

粗暴な取扱いや環境温の上昇によりボンベの安全弁が作動して高圧ガスが噴出することがある．圧力調整器を麻酔器などに取りつける際に正しいパッキンを使用しないで油などを使用すると燃焼事故を起こすことになる．また，圧力調整器を急激に開閉すると圧力計部が破損することがある．

b. ボンベの重さによる危険性

ボンベは重いため，転倒により人身，建物などの障害が起こることがある．また，ボンベが転倒したとき，ボンベのバルブが開いて高圧ガスの噴出が起こることがある．

2. 化学的性質によるもの

支燃性のある酸素，笑気による燃焼事故の毒性および可燃性による事故，閉鎖環境下での窒素，二酸化炭素の大量噴出による酸素欠乏事故などがあげられる．

3. 医療ガスの供給設備におけるトラブル

供給設備への医療ガス供給忘れ，間違った医療ガスの供給，医療ガス供給時の誤操作，圧縮空気供給装置や吸引供給装置の不適切な保守，医療ガス配管の誤接続（交差接続），医療ガス配管工事（増設，改築）後の不適切な試験・検査などによるトラブルがあげられる．

4. 医療現場での人為的ミスによるトラブル

医療ガスに使用される配管端末器，ホースアセンブリ，圧力調整器，流量計などの不適切な保守点検と間違った使用，警報装置の見落とし，異常発生に対する対応の遅れ，ボンベの不適切な取扱いなどによるトラブルがあげられる．

2．医療ガスの安全性確保の実際

医療ガスは適正な医療を遂行するためには絶対必要であるが，すでに述べたようにいろいろな危険性を含んでいる．このような医療ガスの危険性を防止して，その安全性を確保するためには，院内の一部門，一職種がいかに努力しても容易ではなく，院内関係部門，関係職種が協力して病院全体が一丸となって努力する必要がある．ここでは昭和63（1988）年7月15日に出された「厚生省健康政策局長通知」［平成5（1993）年10月5日改正］をもとに，医療ガスの安全性確保を維持する方法について述べる．

Ⓐ 医療ガス安全・管理委員会の設置

医療施設内での医療ガス設備の安全管理をはかり，患者の安全を確保することを目的として，医療ガス安全・管理委員会を作る．この委員会は医師（麻酔科，ICU，CCU，手術部などを担当する医師）または歯科医師，薬剤師，看護師，臨床工学技士，事務職員などから構成され，定期的に委員会を開催して下記のような業務を行い，医療施設内での医療ガスの安全性を維持するように努める．

Ⓑ 安全装置・警報装置の設置

安全でかつ信頼のおける医療ガスの供給を維持するための安全装置，警報装置を設ける．

① 医療ガスの予備供給設備または緊急用供給設備を設け，通常の供給システムに異常が生じて適正な医療ガスの供給が不可能になったときに，迅速に医療ガスの供給が行えるようにする．

② 医療ガスの供給異常を知らせる警報装置を中央監視室だけでなく，医療ガスの使用頻度が多い手術室，ICU，CCUなどにも警報装置を設置して，医療ガスの供給異常の早期発見に努める．

Ⓒ 設備の保守点検

医療ガス設備の保守点検を行い，その安全性・信頼性を確保し，同時にその記録を保存する．医療ガス設備の中には配管端末器，ホースアセンブリ，警報の表示盤，供給源設備があるが，供給源設備は専門の職員により保守点検が行われるため，ここでは配管端末器，ホースアセンブリ，警報の表示盤について述べる．

1. 日常点検

これは日常使用している配管端末器およびホースアセンブリと警報の表示盤に対して行われる点検をいう．

a. 配管端末器

① ねじ類にゆるみはないか．
② リングカバーのゆるみや損傷はないか．
③ アダプタプラグは確実にロックされているか．
④ ガス漏れの音はしないか．
⑤ 配管端末器に使用していない器具やホースアセンブリが接続されていないか．

b. ホースアセンブリ

① ホースはねじれていないか．
② アダプタプラグ金具に損傷や変形はないか．
③ ホースのガス別標識（記号，名称，色彩区分）は正しく，かつ明瞭か．
④ ホース締付具はゆるんでいないか．

c. 警報の表示盤

① 表示灯およびランプカバーなどの損傷はないか．
② 緑灯の点灯状態はよいか．
③ 警報作動時の可聴警報の消音，または弱音の機能はよいか．
④ 警報作動時に，黄灯または赤灯の点灯状態はよいか．

2. 定期点検

定期点検は医療ガス設備の故障や劣化を早期に発見するために行われるが，具体的には3ヵ月点検，6ヵ月点検，12ヵ月点検を**表4〜6**のようなチェックリストに従って実施する．

なお，定期点検を実施する際には，院内での診療に支障をきたさないように次のような点に注意して行う．

① 点検実施にあたり，文書により関連する院内各部門に対して，定期点検の日程と実施内容の周知徹底をはかること．
② 定期点検を実施する場合には，当該部門での診療に支障をきたさないように安全を確認すること．
③ 定期点検で一部の部門のガス供給を停止する場合には，その部門の遮断弁（医療ガス配管設備で医療施設内の1つの部門または1つのフロアなどへいっている医療ガスの供給を閉止できるバルブ）およびその系統のすべての配管端末器に「点検中につき使用禁止」の注意表示札を付ける．
④ 定期点検でガス配管の一部を取り外す作業がある場合には，その部門の遮断弁およびその系統のすべての配管端末器に「点検中につき使用禁止」の注意表示札を付ける，作業後は使用に先立って，圧力計や酸素濃度計を用いて当該配管からのガスの性状について厳正な試験・検査を行う．

表 4　配管端末器のチェックリスト（3ヵ月）

チェックリスト
（3ヵ月点検）

――配管端末器――

	良否	対策事項
キャップ等の付属品はあるか	（例）	2個不足．補充済．
リングカバーの作動は正常か		
バルブ機能（特にロック機構）はよいか		
※ガスの同定，流量と圧力のチェック（点検用具を用いて個々に行うこと）		
酸素（O_2）		
笑気（N_2O）		
混合ガス（O_2+N_2O）		
空気（AIR）		
窒素（N_2）（または駆動用空気（STA））		
吸引（VAC）		

標準圧力と許容圧力低下

ガスの種類	標準圧力 kPa（kgf/cm²） 吸引は－kPa（－mmHg）	配管端末器最大流量 NL/min
酸素	392±49　（ 4±0.5）	≧ 60
亜酸化窒素	392±49　（ 4±0.5）	≧ 40
治療用空気	392±49　（ 4±0.5）	≧ 60
吸引（水封式）	53.3±13.3（400±100）	≧ 40
吸引（油回転式）	66.7±13.3（500±100）	≧ 40
窒素	736±147　（7.5±1.5）	≧300
駆動用空気	883±294　（9.0±3.0）	≧300

酸素は治療用空気または亜酸化窒素よりも約 29.4 kpa（約 0.3 kgf/cm²）高いこと．

許容圧力低下：当該配管端末器だけ使用した場合，配管端末器最大流量において標準圧力を維持できること．
ただし，吸引は開放状態で配管端末器最大流量を得られること．

表 5　配管端末器のチェックリスト（1年）

チェックリスト
（1年点検）

――配管端末器――

	良否	対策事項
固定配管の接続部の気密及びホース巻上げ機構の作動状態はよいか		
ソケットアセンブリの取り付け部の漏れとゆるみはないか		

表6 ホースアセンブリのチェックリスト（6ヵ月）

チェックリスト（6ヵ月点検）――ホースアセンブリ――		
	良否	対策事項
ホースの劣化，亀裂の有無（加圧されていない状態でホース内径の10倍の内半径に曲げて，折れ曲りとヒビ割れのないことをみること）		
出口に栓をつけて，漏洩検知液等をつけるか，取り外して水槽に沈め使用圧力（吸引は69 kPa（0.7 kgf/cm^2））を加えて漏れをみること		

注：漏れ試験は，吸引以外はすべて常用圧で行うこと

D 改造・修理工事への対策

医療ガス設備に関わる新設および増設，部分改造，修理などの工事にあたっては医療施設内での診療に支障をきたさないように，次のような点に注意して安全を確認すること．

① 工事実施にあたり，文書により関連する院内各部門に対して，工事の日程と実施内容の周知徹底をはかること．

② 工事を実施する場合には，当該部門での診療に支障をきたさないように安全を確認すること．

③ 工事中緊急事態発生に対して，予備のボンベ，発電機などを準備して，すぐに対応処置が行えるようにすること．

④ 工事終了後使用に先立って，圧力計や酸素濃度計を用いて当該配管からのガスの性状について厳正な試験，検査を行うこと．

E 取扱い方法の徹底

医療ガスの正しい取扱い方法を徹底する．医療ガスの一般的な注意事項は次のとおりである．

1．ボンベの取扱い方法

a．保存方法

① 通風・換気のよいところに置く．温度は40℃以下に保つ．

② ボンベの周囲に可燃物を置かない．

③ ボンベが転倒しないように鎖などで固定する．

④ 空のボンベがないか確認し，もしあれば充塡されたものと交換する．

b. 運搬方法

① キャップをかぶせる.
② 専用のキャリアを用いる.
③ 使用中の運搬ではボンベをしっかり固定し，壁・扉などにぶつけないようにする.

c. 使用時の注意

① 準備したボンベが必要とする医療ガスのボンベであることを確認する.
② 可燃物・火気のあるところでは使用しない.
③ 転倒しないように鎖などで固定する.
④ 立てて使用する.
⑤ 専用の圧力調整器・パッキンを使用する.
⑥ 圧力調整器，麻酔器，耐圧管などとの接続部にはグリス，油などを使用しない.
⑦ アルコールで溶解した消毒薬で手指を消毒した際には，消毒薬が乾燥する前にボンベ・圧力調整器を操作しない.
⑧ 使用前にクラッキング（新しいボンベをはじめて使用する際に，ボンベの口を瞬間的に開閉して，ボンベの口のところにあるゴミなどを取り去ること）を行う.
⑨ ボンベの開閉は静かに行い，圧力調整器のメータに顔を近づけない（圧力調整器のメータの部分はもっとも弱く高圧ガスで破損する可能性が高い）.
⑩ 医療ガスが漏れているボンベ・圧力調整器は使用しない.
⑪ ボンベ内の医療ガスの量が十分あるか確認する.
⑫ MRI 検査中に酸素ボンベが必要な場合には，MRI 検査室で使用できるボンベ・圧力調整器を使用する.

2. 配管端末器の取扱い方法

① ガス漏れがないか確認する.
② アダプタプラグとの接続が正しく行えるか確認する.
③ カチッと音がするまで押して接続する.
④ 中途半端な接続はアダプタプラグが外れてガス供給が停止するため注意する.
⑤ 使用していないアダプタプラグを配管端末器から外し蓋をする.

3. ホースアセンブリ

① 両端の接続部が当該ガスに対応したものになっているか（対応していないものを使用した場合，医療ガスの誤供給を起こす危険性があるため絶対に使用してはならない）確認する.
② 接続部の変形がないか確認する.
③ 接続部がピン方式の場合，ピンの変形，脱落がないか（ピンのないホースアセンブリは医療ガスの誤供給を起こす危険性があるため絶対に使用してはならな

い）確認する．

④ ホースの破損，亀裂がないか確認する．

⑤ ガス漏れがないか確認する．

⑥ ていねいに取り扱う．

F 異常時の対応方法

医療ガスの異常時の対応方法は医師または看護の責任者の指示に基づき次のとおりに行う．

1. 酸素の供給が止まった場合

a. 患者に対する処置

① 人工呼吸器使用中のときは備蓄の酸素ボンベと用手蘇生器または麻酔器により人工呼吸を行う．

② 麻酔器，保育器など使用中のときは備蓄の酸素ボンベを使用する．

b. 管理部門への連絡

医療ガス配管設備の管理部門（施設課など）へ連絡すると同時に備蓄の酸素ボンベを確保する．

2. 吸引が止まった場合

電気吸引器，携帯用吸引器などを準備する．

3. 配管端末器またはボンベから医療ガス（酸素）が噴出した場合

① 患者に対する処置：人工呼吸器使用中のときは備蓄の酸素ボンベと用手蘇生器または麻酔器により人工呼吸を行う．麻酔器，保育器などを使用中のときは備蓄の酸素ボンベを使用する．

② その局所の遮断弁を閉止する．

③ 周りで火気の使用を中止する．

④ 周りから可燃物を取り除く．

⑤ 窓，戸を開放して酸素ガスを戸外に放出する．

⑥ 医療ガス配管設備の管理部門（施設課）へ連絡する．

参考文献

1) 桜井靖久(監)，渡辺　敏(編)：ME早わかりQ & A2，人工呼吸器・麻酔器・酸素療法用機器・吸入療法用機器・医療ガスの安全，南江堂，東京，1987

2) 渡辺　敏：医療ガス．ナースのための新ME機器マニュアル，小野哲章・渡辺　敏（編），JJNスペシャルNo. 63，医学書院，東京，pp. 80–85，1999

3) (財)医療機器センター(編)：全訂版 医療ガス保安管理ハンドブック，ぎょうせい，東京，2007

3

血液浄化療法装置

I 各種血液浄化療法装置

患者血液を体外に導き出し，膜分離器や吸着カラムに灌流して，病因物質や体内不要物質の除去や不足物質の補給を行う治療を総称して血液浄化療法と呼ぶ．もともとは腎不全治療としての血液透析（HD: hemodialysis）などで培われた分離技術が派生的に拡大したとみなすことができる．いずれも，血液や置換液などの灌流液を流す回路，ダイアライザや濾過器などの分離器（血液浄化器），それを安全に使用するための専用装置から構成される．この中で，血液ポンプなどの駆動部，気泡検知計などの監視部を持つ専用装置の保守管理が重要である．

Ⓐ 血液浄化に利用されている分離技術とその原理

各種血液浄化療法とそれに利用されている分離技術を**表1**に示す[1]．以下，それぞれについて説明する．

表1 各種血液浄化療法とその分離法

血液浄化療法	分離法
腎不全治療	
血液透析（HD: hemodialysis）	透析，限外濾過
腹膜透析（PD: peritoneal dialysis）	透析，限外濾過
CAPD（continuous ambulatory peritoneal dialysis）	
APD（automated peritoneal dialysis）	
血液濾過（HF: hemofiltration）	限外濾過
血液透析濾過（HDF: hemodiafiltration）	
オフライン血液透析濾過（off-line HDF）	透析，限外濾過
オンライン血液透析濾過（on-line HDF）	透析，限外濾過
アフェレシス療法	
持続的血液浄化	
緩徐持続的限外濾過（SCUF: slow continuous ultrafiltration）	限外濾過
持続的血液濾過（CHF: continuous hemofiltration）	限外濾過
持続的血液透析（CHD: continuous hemodialysis）	透析，限外濾過
持続的血液透析濾過（CHDF: continuous hemodiafiltration）	透析，限外濾過
持続的血漿交換（CPE: continuous plasma exchange）	精密濾過
血液吸着（hemoadsorption）	吸着
血漿吸着（plasma adsorption）	吸着
プラスマフェレシス（plasmapheresis）	
単純血漿交換（PE: plasma exchange）	精密濾過または遠心分離
二重濾過血漿分離交換（DFPP: double filtration plasmapheresis）	精密濾過，限外濾過
冷却濾過血漿分離交換（cryofiltration plasmapheresis）	精密濾過
白血球除去療法（leukocytapheresis）	
顆粒球吸着療法（granulocytapheresis）	吸着
リンパ球除去療法（lymphocytapheresis）	吸着

［文献1より引用］

1．透　析

溶質は濃度の高いところから低いところへ自ら移動し均一になろうとする性質がある．これを拡散（diffusion）という．このとき，溶媒である水は溶質と逆向きに移動する．これを浸透（osmosis）という．拡散の推進力（driving force）は溶質の濃度差である．透析膜のような半透膜をはさんで，血液と透析液中の溶質の濃度差を利用して物質の除去や補給を行う操作を透析（dialysis）という．拡散速度は溶質分子が小さいほど速いため，血液透析（HD）では小分子溶質ほどクリアランスは高く，分子が大きくなるにつれ，その値は低下する．

血漿蛋白は透析膜を透過できないため，透析液側から血液側へ浸透によって水が移動する．このときの圧を浸透圧（osmotic pressure）といい，血漿蛋白による浸透圧をとくにコロイド浸透圧という．

2．濾　過

膜の両側に圧力差を与えて，溶液の一部を膜の反対側に移動させる操作を濾過（filtration）という．HD や血液濾過（HF）などの腎不全治療に用いられる分離膜の平均細孔径は 1 nm のオーダーであるため，膜分離の中では限外濾過に分類される．一方，アフェレシス療法で，血球成分と血漿とに分離する血漿分離膜は平均細孔径 100 nm のオーダーであり，精密濾過に分類される．ちなみに，アルブミン分画と病因蛋白を含むグロブリン蛋白の分離に用いられる血漿成分分離膜は限外濾過に分類されるが，平均細孔径は 10 nm のオーダーである．具体的な濾過の方法としては，分離器血液出口側回路を狭窄することによって陽圧をかけるか，濾液側からポンプなどで陰圧をかけて圧力差を与えて行うが，同じ圧力差では透水性の高い膜ほど濾過量は多い．また，濾過によって膜に開いている細孔より小さな溶質の一部も，水と一緒に運ばれる．

3．吸　着

活性炭が溶液やガス中の物質を除去することはよく知られている．このような現象を吸着（adsorption）といい，吸着される物質を被吸着物質，吸着する物質を吸着材という．吸着の推進力は被吸着物質と吸着材間の親和力（affinity）である．吸着と逆の現象を脱着（desorption）という．また，アフェレシス療法で利用されている吸着材の多くは，通常カラム内で担体と呼ばれる素材に固定化されている．

吸着の親和力には分子間引力（ファンデルワールス力）や静電力などの比較的弱い結合（物理吸着）と抗原抗体結合，補体結合，Fc 結合などの比較的強い結合（生物学的吸着）に大別される．一般に前者のほうが吸着速度，吸着量とも大きいが，選択性は後者のほうが高い．

Ⓑ 分離膜

血液浄化療法で用いられている膜型分離器のほとんどが中空糸型で，中空糸膜の内

表 2　腎不全治療用透析膜，濾過膜の種類

	素材ポリマー	製造メーカー	膜のタイプ	滅菌法
セルロース系膜	再生セルロース（RC） (regenerated cellulose)			
	セルロースアセテート（CA） (cellulose acetate)	ニプロ（東洋紡）	中空糸	γ線
合成高分子系膜	ポリアクリロニトリル共重合体 (PAN)（polyacrylonitril)	バクスター	平膜	γ線
	ポリメチルメタクリレート（PMMA） (polymethylmethacrylate)	東レ・メディカル	中空糸	γ線
	エチレンビニルアルコール共重合体 (EVAL)（ethylene vinylalcohol)	旭化成メディカル	中空糸	γ線
	ポリスルフォン（PS）(polysulfone)	フレゼニウス	中空糸	AC
		旭化成メディカル	中空糸	γ線
		東レ・メディカル	中空糸	γ線
	ポリエーテルスルフォン（PES） (polyethersulfone)	バクスター ニプロ	中空糸 中空糸	γ線 γ線
	ポリエステル系ポリマーアロイ (PEPA)（polyester-polymer alloy)	日機装	中空糸	γ線

AC：autoclave 滅菌，γ線：γ線滅菌

側に患者血液や血漿を，外側に透析液や濾液を流して物質交換を行う．

分離膜に要求される一般的な性能要件は，以下のとおりである．

① 高い溶質透過性

② 高い透水性

③ 溶質透過性と透水性の適度なバランス

④ 高い機械的強度

⑤ 可滅菌性，良好な生体適合性

参考までに，腎不全用血液浄化膜として現在使用されているものを**表 2** に示す．セルロース系膜と合成高分子系膜の2つに大別され，近年，後者の占める割合が増えている．

再生セルロース（RC）膜は透析療法の黎明期から使用された膜素材である．親水性で膨潤しやすく機械的に安定するが，膜厚が厚く透過性が低いことから，後発の膜材料に押され今日では製造されなくなった．セルロースにアセチル（酢酸）基が付いたものをセルロースアセテート（酢酸セルロース）（CA）という．アセチル基の数が1つ，2つ，3つと増えるにつれ，セルロース（モノ）アセテート（CA），セルロースジアセテート（CDA），セルローストリアセテート（CTA）と呼ぶ．アセチル基の数が増えるにつれ疎水性は高まるが，膜の膨潤度が低下して薄膜化が可能となるため透水性はむしろ上昇する．

一方，石油由来の合成高分子系膜のうち，透水性が高く後述する血液濾過法（HF）

や血液透析濾過法（HDF）にも用いられるポリスルフォン（PS）膜やポリエーテルスルフォン（PES）膜，ポリエステル系ポリマーアロイ膜（PEPA）膜などでは非対称構造を持ち，内部の多孔性の支持層と表面付近に存在する緻密（活性）層の2重構造から成り，前者が膜の機械的強度を与え，後者が透水性，溶質透過性などの物質移動を規定する．

患者血液にとって血液透析膜，回路は異物であり，それと接触することにより治療中種々の生体反応が生じる．その代表的なものが一過性の白血球数の減少（leukopenia）である．生体反応の少ない膜が生体適合性（biocompatibility）に優れているといわれる．

Ⓒ 分離器

1．中空糸型膜分離器

現在，膜型分離器のほとんどが中空糸型である．中空糸型の特徴は，①単位体積あたりの膜面積を大きくでき（小型化が可能），それにより，②血液充塡量（priming volume）を少なく，③軽量で，操作性が高く，④膜破損によるリークに対してもリスクが比較的少ない段階で対処できる点で優位である．欠点として，患者血液や血漿が中空糸束の中心ほど流れやすく，膜の外側を流れる透析液や濾液はハウジング（外筒）近傍ほど流れやすいチャネリング（偏流）現象が生じやすい．

2．吸着カラム

吸着カラムへの灌流方法には，全血直接灌流法と血漿灌流法がある．前者は患者血液を直接吸着カラムに灌流するのに対し，後者は血漿分離器で分離された血漿のみをカラムに灌流する．吸着材の充塡量ならびにカラム形状が設計上の重要なポイントとなる．

吸着カラム内では実際に吸着している部分を吸着帯と呼び，それより入口側ではすでに飽和吸着，出口側では未吸着であり，治療の経過とともに吸着帯がカラム入口側から出口側へ移動する．最終的に吸着帯が出口に到達すると出口部の被吸着物質濃度は急上昇し，吸着材は破過に達する．医療用吸着材は使い捨てで一般に高価であるため，比較的早い段階で破過に達し，出口濃度が上昇する間使い続ける場合もある．

Ⓓ 専用装置とその保守管理

一例として，標準的なHDの回路構成とそれに用いられる透析装置を**図1**に示す[1)]．血液浄化療法は基本的に以下に示すような機器や回路から構成される．

① 血液ポンプ：患者血液を体外循環するためのローラポンプ
② 血液回路：体外循環した血液の誘導路（脱血から返血まで）
③ 抗凝固薬注入器：シリンジポンプでヘパリンなどの抗凝固薬を持続注入
④ 血液浄化器：ダイアライザ，血漿分離器，吸着カラムなど

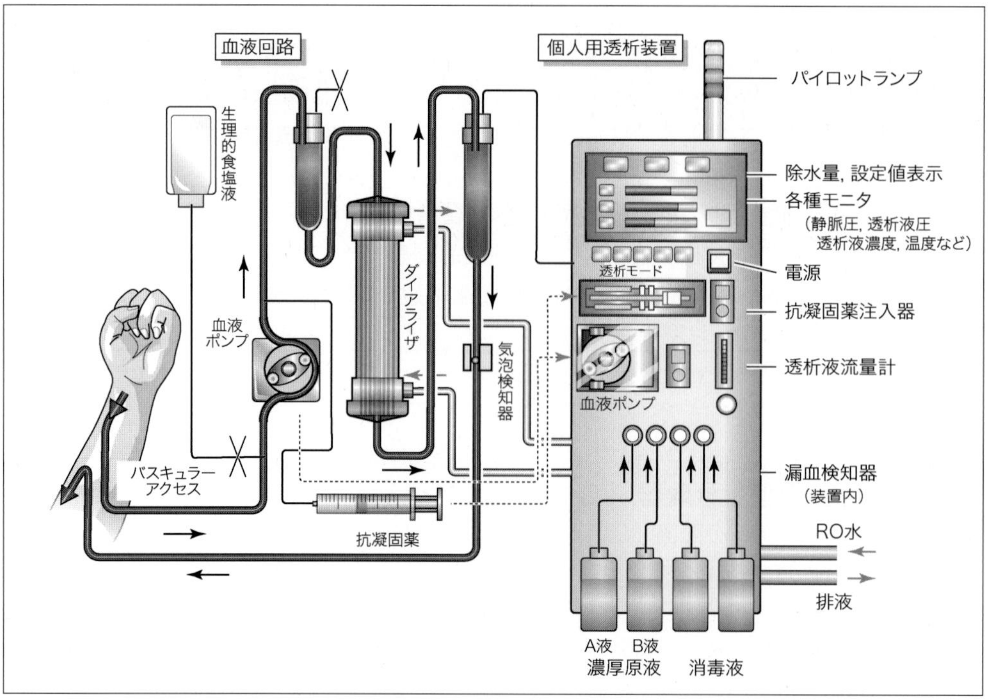

図1　標準的なHDの回路構成　［文献2より引用］

⑤ 気泡検知器：返血回路での空気混入を常時監視

⑥ 圧力計：体外循環に異常がないか常時監視

通常，これらの機器ならびに回路は1台の専用装置にシステム化されている．個々の専用装置については他項で詳しい説明がなされている．専用装置を必要なときに万全な状態で使用するためには，故障が起こってから修理するのではなく，日頃の性能点検，安全性点検などの定期点検を通じて，使用時に常に故障が生じないような予防的保守管理を行うことが重要である．実際には以下の点検が不可欠となる．

① 使用前点検と始業点検：機器を使用する前に行う点検

② 使用中点検：使用中の作動状況の確認

③ 終業時点検と使用後点検：機器の使用を終了する際の点検

また，機器の使用後，次回使用のために，機器の滅菌や消毒が不可欠となる．

参考文献

1）峰島三千男：第3章 血液浄化療法の工学的基礎知識．血液浄化療法ハンドブック，改訂第6版（透析療法合同専門委員会企画・編集），協同医書出版，東京，pp. 17-39, 2011

2）峰島三千男：第1章 血液浄化の考え方．Ⅱ．血液浄化と臨床工学．CE技術シリーズ，血液浄化療法，秋葉　隆・峰島三千男(編)，南江堂，東京，pp. 10-18, 2004

Ⅱ 血液透析

1．透析療法の基本構成

目　的

透析療法の目的は，慢性腎不全患者の血液から，体内に貯留した尿毒症性物質である尿素やクレアチニンなどの老廃物の除去，水分の調節，電解質のバランス・pHの是正などである．慢性腎不全の治療法には，透析療法（血液透析，腹膜透析）と腎臓移植があり，透析療法は生命維持に不可欠な治療となっている[1]．

Ⓐ 透析療法の構成[2]

透析療法に使用される機器として，逆浸透精製水作製装置（RO装置），粉末透析液溶解装置，透析液供給装置（多人数用透析装置，個人用透析装置），患者安全監視装置（患者監視装置：個人用，セントラル）などがある（**図2**）．

1．逆浸透精製水作製装置（RO装置）

RO装置は水道水中のカルシウム，マグネシウム，フッ素，アルミニウム，硝酸塩，銅，鉄，亜鉛，塩素などの無機物，また，細菌，パイロジェン（エンドトキシン等）などの有機物のほとんどを除去して，透析用希釈水（RO水）を作製する（**図3**）．

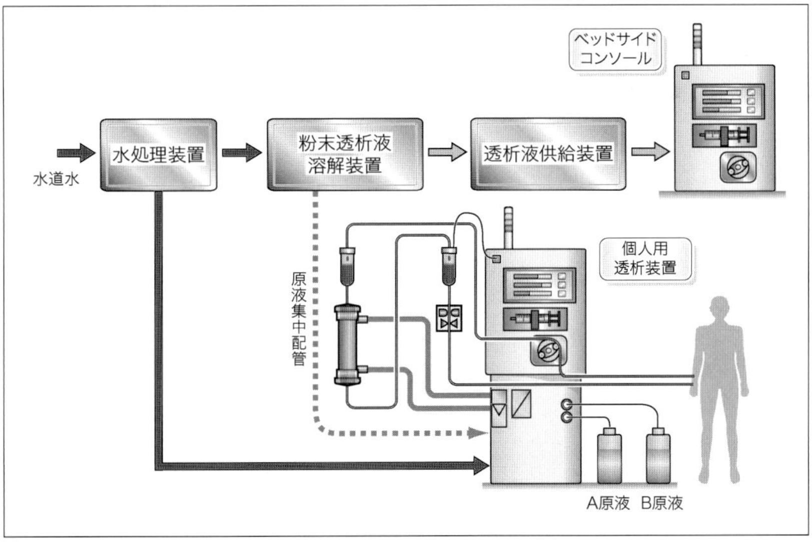

図2　透析療法における装置の基本構成

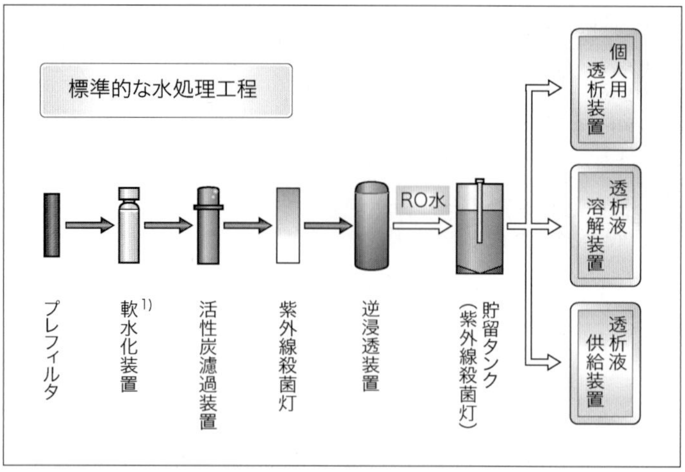

1）軟水化装置（イオン交換樹脂とナノフィルトレーション膜がある）

図3　透析用希釈水作製システムの一例

標準的な水処理システムは，フィルタ→軟水化装置→活性炭濾過装置→フィルタ→逆浸透装置→殺菌灯→濾過フィルタの工程で水道水を処理し，RO 水を作製する．

RO 水の水質は電導度を測定することで確認する．また，清浄化対策として RO 水中のエンドトキシン濃度を定期的に測定し水質を維持することが必要である．

2. 粉末透析液溶解装置

透析液の主成分を含む粉末のA剤と，炭酸水素ナトリウムのB剤で構成される原薬を溶解する装置である．通常，主剤であるA剤とB剤（炭酸水素ナトリウム）を別々に溶解し，所定の量の透析液A原液とB原液を作製する．

粉末透析液溶解装置は，粉注・溶解を適宜行うため，作製された透析原液は貯留時間も短く，細菌の繁殖，透析液の汚染を低減するとともに，原液の粉末化によって，その保管および運搬面での省スペース，省力化を可能にしている．

3. 透析液供給装置（多人数用透析装置，個人用透析装置）

透析液供給装置には一度に大量の透析液を作製可能な多人数用と，透析装置に供給装置を組み込んだ個人用透析装置があり，透析液供給装置は制御部（透析液濃度監視），原液希釈混合部，透析液貯留槽，供給ポンプで構成されている．

多人数用透析装置は，一度に大量の透析液を作製でき，複数のコンソールへ同時に供給可能である．濃度管理と保守点検が個人用に比べ容易であるが，装置が大型で占有スペースが大きく，専用の供給室が必要となる．また，トラブル発生時には多くの患者に影響を及ぼすことが欠点としてあげられる．

一方，個人用透析装置は，必要に応じた透析液の作製・供給が可能であり，作製後の貯留時間も短く透析液の組成濃度の変化が少なく安定している．また，患者ごとに低カルシウム透析液の使用，ナトリウム，カリウムなどの処方（補整）が可能となっ

表 3　透析装置の安全監視機構

• 除水制御機構 • 透析液流量計 • 漏血検知器 • 気泡検知器 • 回路遮断器（クランプ） • 加温器（透析液温度監視） • 圧力計（透析圧計，静脈圧計）

ている．

4．患者安全監視装置（患者監視装置：個人用，セントラル）

患者監視装置であるベッドサイドコンソール・個人用透析装置は，除水制御機構，透析液の流量，濃度，温度，圧力，漏血と，血液側の血流，圧力，気泡などを連続的に監視し，透析を安全に実施するための装置である（**表 3**）．

その他，治療に必要な血液ポンプ，持続注入器，血圧計，ナースコールや，安全監視機構として気泡検知器，漏血計などで構成され，個人用透析装置には透析液供給装置が組み込まれている．

安全監視機構の制御や透析液濃度の監視・調整，除水速度の自動制御，装置作動状況を判断する自己診断機能など，最近の装置にはコンピュータによる制御が取り入れられ安全性が向上している．さらに，複数の装置をコンピュータ（パソコン）で集中的に管理し，自動プライミング，自動返血などを制御する透析支援システムが導入され，安全性の向上と省力化がはかられている．

参考文献

1) 秋葉　隆・秋澤忠男(編)：人工腎臓としての透析療法—到達点と未来．透析療法ネクストⅠ，医学図書出版，東京，2001
2) 阿岸鉄三・川村明夫・峰島三千男(編)：血液浄化装置メインテナンスガイドブック，クリニカルエンジニアリング別冊，秀潤社，東京，2006

2．水処理装置

従来から，「日本は水がきれいである」といわれてきた．しかし，最近では家庭用の浄水器がよく売れているように，水道水であってもかなり不純物を含んだ水が供給されている現実も否定できない．血液透析においては，ハイパフォーマンス膜の普及に伴い，ダイアライザ内で逆濾過，逆拡散により透析膜を有害物質が通過し，生体にさまざまな影響（**表 4**）を及ぼす危険性がある．このような現状において水道水（**表 5**）から RO 水を作製するため，水処理装置には十分なメンテナンスが必要とされる．

表4　水道水中含有物の有害作用

有害作用	含有物
発熱	エンドトキシン
貧血	重金属，硝酸塩，残留塩素，クロラミン
硬水症候群	カルシウム，マグネシウム
骨障害	フッ素，アルミニウム
透析脳症	アルミニウム
感染	細菌

また，原水は地域によって著しい差が認められるので，そのバラツキも考慮に入れた水処理システムを構築する必要がある．

A 水処理装置の構成

RO水を作製する基本的な水処理装置の構成を示す（**図4**）．

1．フィルタ

通常，フィルタは数十～数μmのものが多く使用されている．一次側を軟水化装置の前，二次側を活性炭吸着装置の後（RO装置の前）に設置し，原水中の鉄錆，砂などの混濁物質を除去する目的で設置する．

2．軟水化装置

軟水化装置は，主に原水中の陽イオン（主にカルシウムイオン，マグネシウムイオン等）をイオン交換により除去する装置である．

軟水化　$2R\text{-}Na + Ca^{2+} \rightarrow R_2\text{-}Ca + 2Na^{+}$　（Rはイオン交換樹脂）

軟水化装置は，イオン交換樹脂に水道水を通して，硬度成分のカルシウム，マグネシウムを交換樹脂のナトリウムイオンと交換させて，軟水に変える．ナトリウムイオンが放出し尽くされると，カルシウムイオンなどの吸着ができなくなる．

再生　$R_2\text{-}Ca + 2Na^{+} \longrightarrow 2R\text{-}Na + Ca^{2+}$

そのため，再生を定期的に行い，性能を維持する必要性がある．

軟水化装置を設置する際，残留塩素による影響を考慮して，活性炭吸着装置後に設置することがあるが，活性炭吸着装置前に設置すると，殺菌効果を持つ塩素を含まない水道水が軟水化装置の樹脂に流入することになる．従って，一般的には汚染の防止を優先するため，軟水化装置は活性炭吸着装置の前に設置する．

3．活性炭吸着装置

活性炭吸着装置とは，多孔質活性炭の吸着能力を利用して，残留塩素，クロラミン，有機物を吸着除去する装置である．

表 5　水質基準に関する省令

1	一般細菌	1 mL の検水で形成される集落数が 100 以下であること
2	大腸菌	検出されないこと
3	カドミウムおよびその化合物	0.01 mg/L 以下
4	水銀およびその化合物	0.0005 mg/L 以下
5	セレンおよびその化合物	0.01 mg/L 以下
6	鉛およびその化合物	0.01 mg/L 以下
7	ヒ素およびその化合物	0.01 mg/L 以下
8	六価クロム化合物	0.05 mg/L 以下
9	シアン化物イオンおよび塩化シアン	0.01 mg/L 以下
10	硝酸態窒素および亜硝酸態窒素	10 mg/L 以下
11	フッ素およびその化合物	0.8 mg/L 以下
12	ホウ素およびその化合物	1.0 mg/L 以下
13	四塩化炭素	0.002 mg/L 以下
14	1, 4–ジオキサン	0.05 mg/L 以下
15	1, 1–ジクロロエチレン	0.02 mg/L 以下
16	シス–1, 2–ジクロロエチレン	0.04 mg/L 以下
17	ジクロロメタン	0.02 mg/L 以下
18	テトラクロロエチレン	0.01 mg/L 以下
19	トリクロロエチレン	0.03 mg/L 以下
20	ベンゼン	0.01 mg/L 以下
21	クロロ酢酸	0.02 mg/L 以下
22	クロロホルム	0.06 mg/L 以下
23	ジクロロ酢酸	0.04 mg/L 以下
24	ジブロモクロロメタン	0.1 mg/L 以下
25	臭素酸	0.01 mg/L 以下
26	総トリハロメタン	0.1 mg/L 以下
27	トリクロロ酢酸	0.2 mg/L 以下
28	ブロモジクロロメタン	0.03 mg/L 以下
29	ブロモホルム	0.09 mg/L 以下
30	ホルムアルデヒド	0.08 mg/L 以下
31	亜鉛およびその化合物	1.0 mg/L 以下
32	アルミニウムおよびその化合物	0.2 mg/L 以下
33	鉄およびその化合物	0.3 mg/L 以下
34	銅およびその化合物	1.0 mg/L 以下
35	ナトリウムおよびその化合物	200 mg/L 以下
36	マンガンおよびその化合物	0.05 mg/L 以下
37	塩化物イオン	200 mg/L 以下
38	カルシウム，マグネシウム等(硬度)	300 mg/L 以下
39	蒸発残留物	500 mg/L 以下
40	陰イオン界面活性剤	0.2 mg/L 以下
41	ジェオスミン	0.00001 mg/L 以下
42	2–メチルイソボルネオール	0.00001 mg/L 以下
43	非イオン界面活性剤	0.02 mg/L 以下
44	フェノール類	0.005 mg/L 以下
45	有機物（全有機炭素（TOC）の量）	5 mg/L 以下
46	pH 値	5.8 以上 8.6 以下
47	味	異常でないこと
48	臭気	異常でないこと
49	色度	5 度以下
50	濁度	2 度以下

［文献 1より一部改変引用］

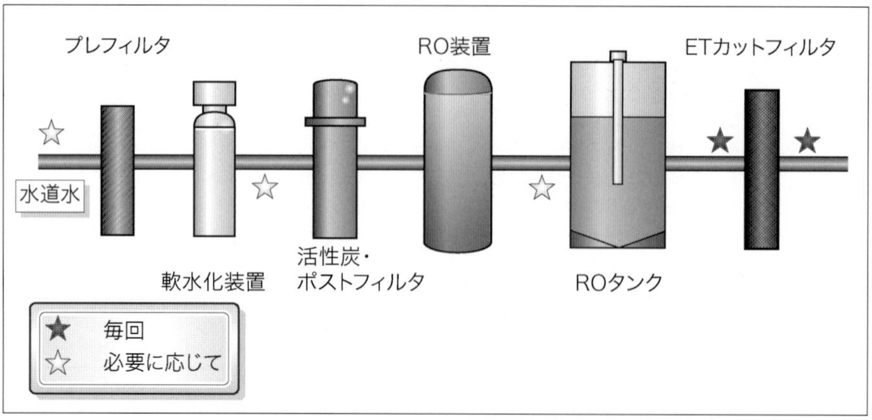

図 4　基本的な水処理装置とエンドトキシンの採液ポイント

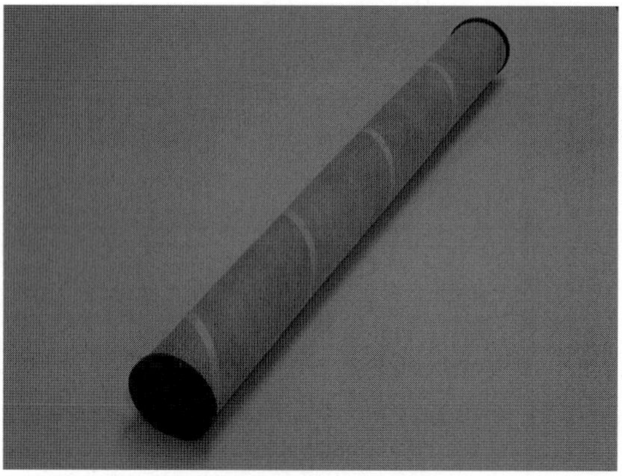

図 5　線維状活性炭フィルタ

カートリッジ型の活性炭フィルタは簡単に交換ができるため，処理能力に合せた定期的なメンテナンスを行える特徴を持つ（**図 5**）．吸着能力は，日常的に活性炭吸着装置の入口・出口で残留塩素測定器を用いた塩素濃度チェックが必要である．チェックは透析開始前に行い記録する．活性炭濾過装置は原水の消毒に用いられている塩素を除去するため，装置内やそれ以降のラインでの細菌繁殖が進行する．

4.　逆浸透（reverse osmosis: RO）装置

RO 装置は逆浸透膜を介して，溶液に浸透圧以上の高圧力を加えることにより，水分子のみ分離する装置である．RO 装置により，水道水中の溶解イオン，有機物，バクテリア，パイロジェン等をほぼ完全に除去することが可能で，RO 水を作製するうえで必要不可欠の装置である．

5. RO タンク

透析用水（RO 水）は，作製後ただちに使用することが理想である．しかし，透析液供給装置の機構にもよるが，一時的に供給水量が不足してしまう可能性があるために RO タンクを設けている．

紫外線殺菌灯は RO タンクに取り付けられ，殺菌および菌の繁殖を防止する役目を果たしている．

6. 配 管

配管は，管内の表面が比較的平坦なクリーンパイプを使用し，接続部に液の停滞しない構造の物を使用することを推奨する．配管内の液の停滞はバイオフィルム等，菌の繁殖を増長する．そのためできるだけ液を停滞させないループ式の機構が理想である．また，配管内も，夜間帯は低濃度の薬液封入および熱湯消毒ができる装置を推奨する．

7. エンドトキシンカットフィルタ（ET カットフィルタ）

現在，ET カットフィルタと認可されているフィルタはないが，限外濾過フィルタとして各メーカから市販されている．ET カットフィルタは ET を吸着・濾過し ET の低減化した RO 水を供給させるフィルタである．

B 日常点検

水処理装置の運転状態を把握することは，機器管理のうえで重要であり，日常点検を行うことにより異常時の判断が容易にでき，対応を速やかに行うことが可能となる．

通常，**表 6** に示すチェックリストなどを用い，圧力，圧力差，温度，伝導度，再生タンクの確認，透過水量，回収率，水漏れの有無などを記録することにより，安全な治療を提供することが可能となり，消耗品の交換の目安になる．

また，透析を安全に施行するためには，残留塩素（遊離塩素，結合塩素），硬度を 1 日 1 回治療前に測定することが必須である．残留塩素の測定は，以前はオリトトリジンを使用していたが，毒性が明らかになったため，現在はジエチル-*p*-フェニレンジアミン（DPD）を用いた比色法で測定が行われ，原水と活性炭吸着装置直後の水を測定する．残留塩素が認められた場合は速やかに活性炭フィルタを交換する．硬度においては硬度指示薬（EBT：エリオクロムブラック T）を軟水化装置後の水に添加し，測定する．

C 定期点検

定期点検において消耗物品を使用期間に応じて交換することは必須であるが，現在，水処理装置の管理のうえでは，定期的に ET を測定することは必然なこととなっ

表6　水処理装置点検表

日付											
RO 装置運転状況											
RO 総水量（L/分）											
RO 戻り水量（L/分）											
循環水量（L/分）											
排水量（L/分）											
RO 水質（μS）											
原水温度（℃）											
RO 水タンク温度（℃）											
処理水出口温度（℃）											
RO ポンプインバータ（%）											
10μフィルタ入口圧（MPa）											
軟水機入口圧（MPa）											
カーボンフィルタ入口圧（MPa）											
カーボンフィルタ出口圧（MPa）											
LL 膜出口圧（MPa）											
RO 膜入口圧（MPa）											
RO 膜出口圧（MPa）											
送水ポンプ 1 出口圧（MPa）											
送水ポンプ 2 出口圧（MPa）											
精密濾過フィルタ出口圧（MPa）											
RO 水戻り圧（MPa）											
10μフィルタ差圧（MPa）											
軟水機差圧 MP[a)]											
カーボンフィルタ差圧（MPa）											
LL 膜差圧（MPa）											
RO 膜差圧（MPa）											
漏水の有無（目視）											
塩のチェック（ok，補充）											
原水（遊離塩素）ppm											
原水（総塩素）ppm											
活性炭後（遊離塩素）ppm											
活性炭後（総塩素）ppm											
硬度チェック ppm											
サイン											

表 7　透析液水質基準

1．通常の血液透析療法における透析液水質基準 ①測定項目：エンドトキシン（ET）濃度 ②検体と採取部位：透析用水（RO 水），透析液（コンソールカプラジョイント出口部） ③検体採取方法 無菌的に採取 検体容器：採取直後に測定しない場合には安定化剤入りの容器を用いる 検体保存法：冷蔵保存，1 週間以内，RO 水は 3 日以内 ④測定法：ET，リムルス試験法（比濁法・比色法） ⑤基準値，ET 濃度 透析用水（RO 水）：50 EU/L 未満 透析液：50 EU/L 未満（目標値　測定限界（1 EU/L）未満） ⑥達成方法：適切な機器の選択と保守管理 ⑦品質保証 当該治療の実施にあたって ET 濃度は月 1 回以上測定すること 異常値がみられた場合はただちに再測定すること 異常値が持続した場合には，透析液管理責任者が速やかに対策をとること

［文献 2 より一部抜粋］

ている．ET の水質基準を**表 7** に示す．RO 水の ET 濃度は 50 EU/L 未満になるように管理する必要がある．そのため，以下の方法で RO 水をサンプリングする．

① サンプリングラインは十分に流水させてから採取する（透析液が停滞している状態では ET 値が高くなるため）．

② サンプリングポートなどから採取する際には，注射針を刺す部分などを消毒用アルコール綿で清拭し，アルコールが乾いてから採取する．

③ ディスポーザブル注射器を使用する場合は，数回シリンジに透析液の吸引を繰り返し（注射器に ET を吸着飽和するため），吸引した透析液は廃棄し，再度透析液を吸引して採取する．このとき空気を吸引しないよう注意する．

④ 採液した液は EG チューブ（安定化剤入りの容器）に入れて冷蔵保存する．

⑤ 検体は，透析液においては 1 週間以内，RO 水は 3 日以内に測定する．

通常は**図 2** に示す採液ポイント（逆浸透装置後の水と透析装置の末端）において採液を行う．しかし，逆浸透装置後の水と透析装置の末端の ET の値が異常値を示した場合は，**図 2** に示した他の場所も採液し測定する．汚染部位を特定する必要があり，適切な洗浄・消毒を行い，透析液ラインおよび透析装置内にバイオフィルムを形成させないようにする．また，消毒を行ってもバイオフィルムを消滅することが不可能な場合は透析液ラインを交換する．

また，最近では R2A 培地を使用した細菌数を測定し，細菌数が 1 CFU/mL 以下になるように水処理装置の管理も行われている．

参考文献

1）厚生労働省：水質基準に関する省令（厚生労働省令第 101 号，平成 15 年 5 月 30 日）
2）川崎秀樹ほか：新たな透析液水質基準と血液浄化器の機能分類—第 49 回日本透析医学会コンセ

ンサスカンファレンス「血液浄化器の新分類—内部濾過と透析液水質による再評価」. 日透析医学会誌 **38**: 149–154, 2005
3）内野順司：水処理の実際．血液浄化療法　上　基礎理論と最新臨床応用，日本臨牀，東京，pp. 126–132, 2004
4）内野順司：透析装置の水処理システム．Clin Eng **65**: 548–556, 2005
5）金子岩和：透析液の作製（水処理システム）．CE 技術シリーズ血液浄化療法，南江堂，東京，pp. 69–78, 2004
6）中村藤夫：逆浸透装置．血液浄化装置メインテナンスガイドブック，秀潤社，東京，pp. 42–46, 2005
7）浦野壽夫：軟水器．血液浄化装置メインテナンスガイドブック，秀潤社，東京，pp. 46–49, 2005
8）真下　秦：活性炭吸着器．血液浄化装置メインテナンスガイドブック，秀潤社，東京，pp. 49–51, 2005
9）海老沢秀夫：透析液エンドトキシン測定と管理．血液浄化装置メインテナンスガイドブック，秀潤社，東京，pp. 99–101, 2005

3．透析液供給装置

目　的

透析液供給装置は透析治療システムの中で透析液作製を担う部分であり，希釈水と透析液原液とを混合し，加温・供給する装置である．複数の透析用監視装置に透析液を供給する多人数用のものと，個人用透析装置に組み込まれる単身用のものがある．

A 構成と仕組み

透析液供給装置は透析液原液と希釈水とを混合する希釈混合部，透析液を加温する加温部，濃度，温度を監視する監視部，作製した透析液を送り出す供給部，これらを制御する制御部から成る（**図 6**）．多人数用透析液供給装置では，給水流量計，原液注入ポンプ，混合タンク，原液供給弁など重要な部分を複数備えることによってアベイラビリティを大きくする設計が行われている．

1．希釈混合部

定容量混合方式，定流量混合方式，流量比例注入方式，定比例ポンプ方式がある．

a．定容量混合方式

原液，希釈水の体積を測定し混合する方式．**図 7** にこの方式の概念図を示す．**図 7a** の混合タンク方式では混合タンクにはじめにレベルセンサ 1 まで A 原液を注入し，次にレベルセンサ 2 まで希釈水を注入する，さらにレベルセンサ 3 まで B 原液を注入し透析液とする．**図 7b** のチャンバ方式では既知の容積のチャンバに規定量の A 原液，B 原液を注入し希釈水を混合する．原液注入ポンプには定量性の高いプランジャポンプ，ダイアフラムポンプが用いられる．

b．定流量混合方式

原液，希釈水の流量を一定とし混合する方式．**図 8** にこの方式の概念図を示す．A

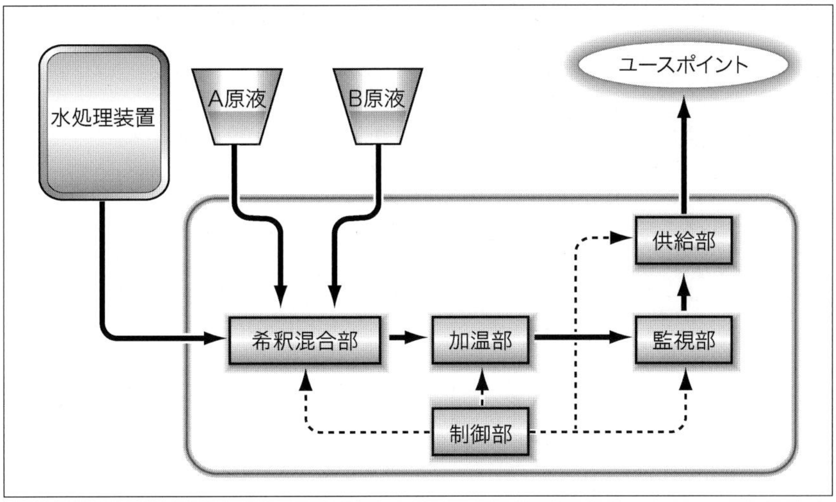

図 6　透析液供給装置構成

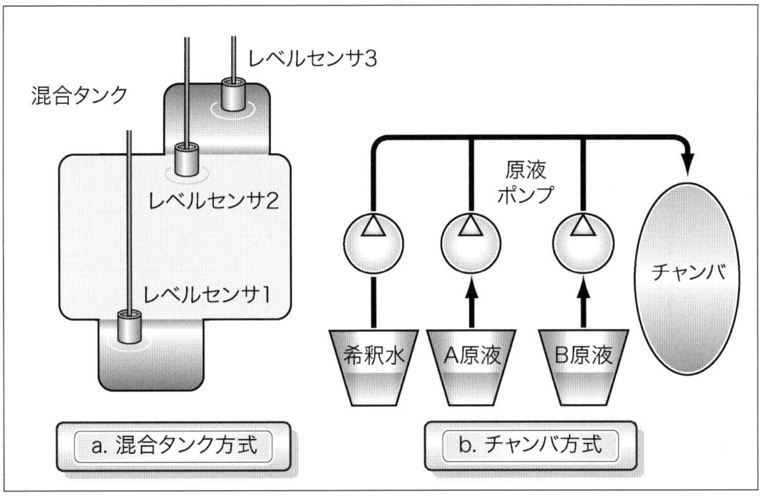

図 7　定容量混合方式

原液，B 原液，希釈水と，混合槽との水位差が常に一定になるようにコントロールすることによりそれぞれの流量を一定とし，混合する．

c．流量比例注入方式

希釈水の流量を測定し，それに見合った流量で原液ポンプを駆動し混合する方式．**図 9** にこの方式の概念図を示す．流量計としては超音波流量計，体積流量計が用いられ，原液ポンプは定量性の高いプランジャポンプなどが用いられる．さらに，原液，希釈水の濃度を測定し，ポンプ速度をフィードバック制御する機能を持つものもある．

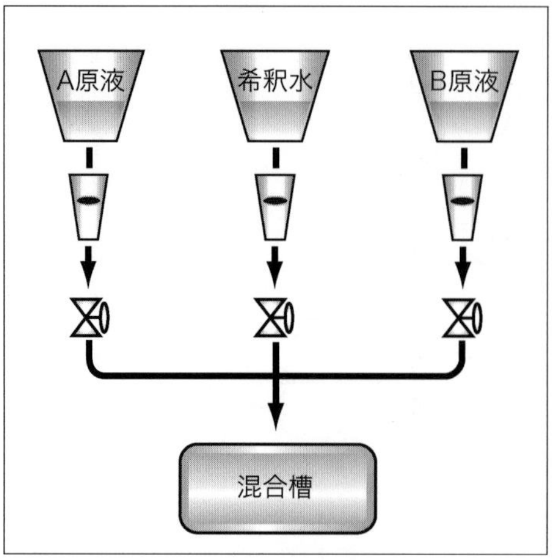

図8　定流量混合方式

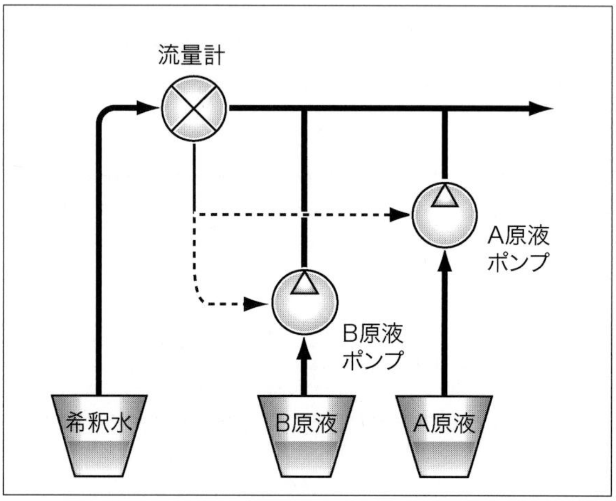

図9　流量比例注入方式

d.　**定比例ポンプ方式**

透析液を駆動するポンプの速度に比例するように原液ポンプの速度を制御し，混合する方式．**図10** にこの方式の概念図を示す．原液ポンプ，透析液ポンプともプランジャポンプが用いられる．さらに希釈水の濃度を測定し，ポンプ速度をフィードバック制御する機能を持つものもある．

2.　加 温 部

透析液を加温し，使用可能範囲にする部分である．電気ヒータが用いられる．多人数用においては，末端の透析監視装置の温度制御能力に応じ，供給温が設定される．単身用においては，この温度がそのまま治療に用いられる透析液の温度となる．

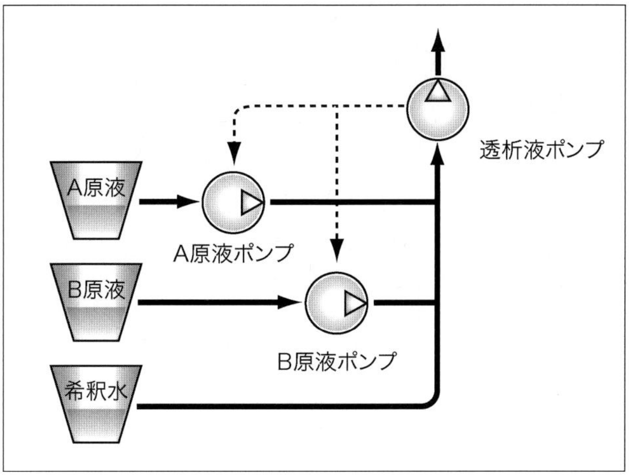

図 10　定比例ポンプ方式

3. 監視部

作製された透析液に対する監視項目は，温度，濃度，流量，圧力である．

a. 温度監視

温度の測定には，温度変化に対し，抵抗値が変化する特性を持つサーミスタ，白金測温体が用いられる．これらの素子の特性は安定しており，経時的な変化も少ない．抵抗値変化の検出にはブリッジ回路が用いられ，素子への配線の抵抗値をキャンセルするような回路となっている．

b. 濃度監視

濃度の測定には電導度が用いられる．電導度は希薄電解質溶液では当量濃度に比例するため，濃度の監視に用いることができる．電導度測定電極は，汚れ，さびなどにより特性の変化を起こすため，定期的な保守が必要である．電導度では，透析液のイオン組成に関する情報は得られないため，正しい電導度で誤った組成の透析液を検出することはできない．

希釈前の原液の電導度を測定し，原液ポンプを制御することも行われている．

c. 供給監視

作製された透析液，希釈用希釈水，原液の圧力，流量を監視する．

透析液供給装置に対する希釈水，原液の供給が不十分であると，安定した透析液作製ができなくなる．またこれにより，ユースポイントへの透析液の供給が不十分となる．

4. 供給部

作製された透析液をユースポイントへ供給する部分である．

作製された透析液を貯留するタンク，送液するポンプ，脱気装置によって構成される．

表8　透析液供給装置の始業点検項目

項　目	確認の方法
洗浄消毒運転が正常に行われたか	警報が発生していないこと 装置内の洗浄消毒薬の残留がないこと
給水圧，流量	装置のモニタで正常であること
透析液原液	タンクである場合は残量が十分であること 原液溶解装置の場合にはその動作が正常であること
作製透析液濃度	電導度計ではない原理を用いた装置で測定し正常であること
作製透析液温度	装置のモニタで正常であること
送液圧，流量	装置のモニタで正常であること
外装	機能に影響する異常がないこと
液漏れ	機能に影響する水漏れがないこと
異音	ポンプ，弁等からの異音がないこと
警報設定値	電導度，温度等の警報設定値が適正であること
警報	警報が発生していないこと

5. 制御部

近年の装置は，制御用コンピュータの動作，電源電圧，各部弁の動作等多種多様なモニタを行い，装置動作を監視しており，その項目は，多岐にわたっている．

B 使用前の準備と始業点検

表8に透析液供給装置の始業点検項目例を示す．

個人用透析液供給装置については，透析装置の始業点検とともに行う．

多人数用透析液供給装置の不動作が，これに接続された数十台の監視装置での治療不能につながる．通常，高信頼性設計がなされており，異常が発生する頻度は少ないが，異常発生時の影響が大きいため，早期発見が重要である．また，点検において異常が発見されても，治療に重大な支障がない限り使用を継続することもある．

C 使用中の点検

表9に透析液供給装置の使用中点検項目例を示す．

D トラブル処理

透析液供給装置の作製，加温，供給の機能のいずれかに大きな異常が発生し，ユースポイントへの透析液供給が途絶えると，とくに多人数用透析液供給装置では大きな被害が発生する．希釈混合部の異常の発生頻度がもっとも高いが，冗長性を持たせた設計により，頻度の高い単一の故障ではほとんどダウンタイムが発生しないようになっている．

治療中のトラブル発生時において，多人数用透析液供給装置では大きな危険性がな

表 9　透析液供給装置の使用中点検項目

項　目	確認の方法
給水圧，流量	装置のモニタで正常であること
透析液原液	タンクである場合は残量が十分であること 原液溶解装置の場合にはその動作が正常であること
作製透析液温度	装置のモニタで正常であること
送液圧，流量	装置のモニタで正常であること
外装	機能に影響する異常がないこと
液漏れ	機能に影響する水漏れがないこと
異音	ポンプ，弁等からの異音がないこと
警報設定値	電導度，温度等の警報設定値が適正であること
警報	警報が発生していないこと

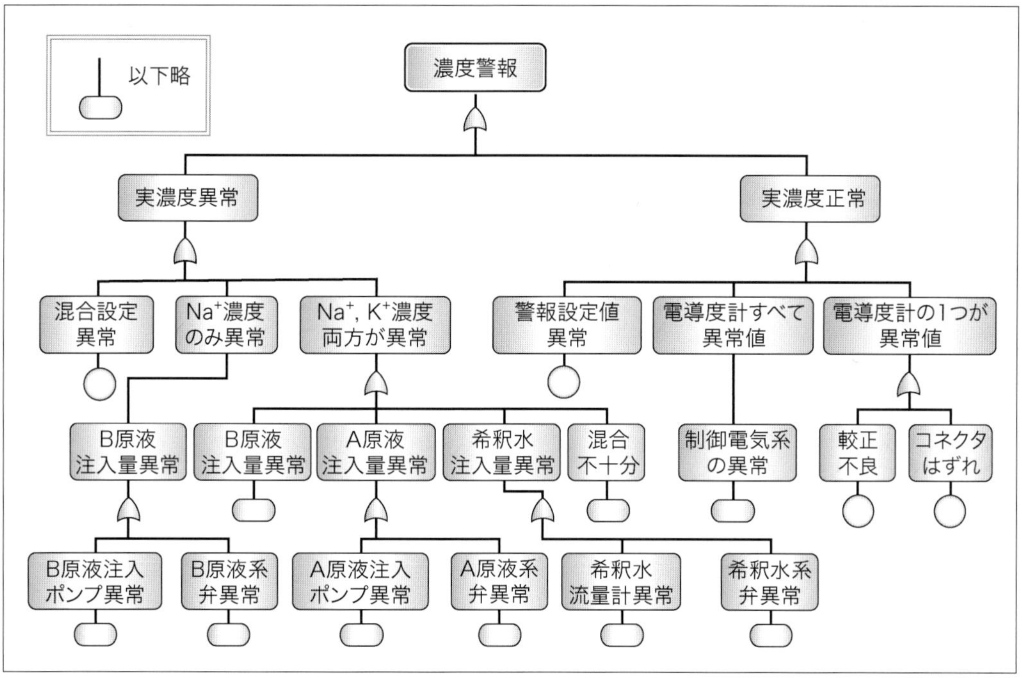

図 11　濃度警報発生の液回路系 FTA 解析例

い限り，透析液供給を継続する努力をせざるを得ないことが多い．個人用透析液供給装置では治療を中断することが多い．

1.　希釈混合部

この部分の異常により濃度異常，作製量異常が発生する．異常が発生することの多い部分である．**図 11** に濃度異常に対する FTA 解析例を示す．濃度警報は頻繁に発生する警報であるが，希釈混合部が異常の場合と監視部が異常の場合がある．異常発生前にこのような解析を行うことにより，ダウンタイムが短縮されることが期待され

表 10　実濃度異常発生時の点検・調整項目

a．定容量混合方式		
点検箇所	点検項目	対　処
混合タンク	漏れ 混合量設定 レベルセンサ動作 混合ポンプ 致命的故障	修理，交換 レベルセンサ位置 交換 修理，交換 バックアップ運転
チャンバ	漏れ 混合量設定	修理，交換 原液ポンプ調整 チャンバ容量測定
原液ポンプ	漏れ，動作 混合量設定	修理，交換 交換
弁	漏れ 固着	修理，交換 修理，交換
給水	圧力 流量	調整 調整

b．定流量混合方式		
点検箇所	点検項目	対　処
流量計	流量	調整
弁	漏れ 固着	修理，交換 修理，交換
給水	圧力 流量	調整 調整

c．流量比例混合方式		
点検箇所	点検項目	対　処
流量計	流量	調整
原液ポンプ	漏れ 混合量設定 逆流	修理，交換 調整 修理，交換
弁	漏れ 固着	修理，交換 修理，交換
給水	圧力 流量	調整 調整

d．定比例ポンプ方式		
点検箇所	点検項目	対　処
透析液ポンプ	漏れ 流量安定性	修理，交換 修理，交換
原液ポンプ	漏れ 混合量設定 逆流	修理，交換 調整 修理，交換
弁	漏れ 固着	修理，交換 修理，交換
給水	圧力 流量	調整 調整

る．

表 10 に装置異常による実濃度異常発生時の点検・調整項目を示す．

多人数用透析液供給装置で，冗長に設計されている部分の異常であれば，バックアップ運転を行う．

透析液濃度の確認には，電導度計ではない濃度計を用いる必要がある．混合精度は1%程度であるため，濃度の調整を行うための濃度計はこれ以上の精密さを持つものを使用することが望ましいが，現状では困難である．イオン選択性電極による測定では，イオン組成，pH によって影響を受けるため，透析液用に較正することが必要である．希釈 A 原液，B 原液，アセテートフリーバイオフィルトレーション用透析液の濃度測定では特別に注意が必要である．

2. 加温部

この部分の異常により温度異常が発生する．

低温よりも高温が致命的である．異常高温ではヒータへの電源供給を遮断する．温度確認では，装置搭載でない温度計を用いる．

表 11　透析液供給装置の終業点検項目

項　目	確認の方法
治療工程の終了の可否	その透析液供給装置に接続された監視装置での治療が終了していること
給水圧，流量	装置のモニタで正常であること
洗浄消毒薬	残量が十分であること
洗浄消毒工程	正常であること
透析液原液	タンクである場合は残量が十分であること 原液溶解装置の場合にはその動作が正常であること
消耗部品	消耗し，機能を保てなくなった部品がないこと
外装	機能に影響する異常がないこと
液漏れ	機能に影響する水漏れがないこと
異音	ポンプ，弁等からの異音がないこと
警報	警報が発生していないこと

3. 監 視 部

この部分の異常により作製された透析液の異常を検出しなくなるか，または正常透析液を異常と判定する．フィードバック制御を行っている場合には，濃度，温度の異常が発生する．

濃度指示値異常では，電導度電極の洗浄，較正を行う．温度センサはほとんど特性変化がないため，通常較正の必要はない．

4. 供 給 部

この部分の異常により，ユースポイントへの供給の異常，脱気異常が発生する．ポンプ，レベルセンサなどの不良によるトラブルが発生する．

Ⓔ 終業点検

表 11 に透析液供給装置の終業点検項目例を示す．

Ⓕ 洗浄・消毒・滅菌

透析液は電解質液であるため，容易に難溶性の塩の析出が生じる性質を持つ．また，ダイアライザからの排液には蛋白質をはじめとするさまざまな物質が含まれており，これらも配管の洗浄を困難にしている．また，この配管系は，事実上滅菌することはできず，細菌による汚染も発生しやすく除去しにくいところである．

洗浄消毒薬の機能としては，難溶性炭酸塩の除去，蛋白質，脂質等の複合した排液系の汚れの除去，細菌汚染の除去が求められる．安全性の面では残留しにくいこと，人体への毒性が少ないこと，検出が容易であること，pH, BOD, COD などの指標による環境負荷が小さいことが求められる（**表 12**）.

表 12　洗浄消毒薬の特徴

		機　能			安全性		
系統	薬剤例	炭酸溶効果	排液系汚れ除去効果	殺菌効果	残留性	毒性	検出法
塩素系	次亜塩素酸，塩素化イソシアヌル酸	なし	良	良	低	中	電極，DPD 法
過酢酸系	過酢酸	中	中	良	低	低	ヨウ化カリウムデンプン紙，pH，定量は困難
界面活性剤	陰イオン界面活性剤，陽イオン界面活性剤両性界面活性剤	低	良	低	高，エンドトキシンカットフィルタ注意	中	困難
有機酸系	酢酸，クエン酸，リンゴ酸	良	中	高温での使用により良	低	低	pH
その他配合剤	キレート剤，防錆剤，脂質分散剤						

4．ベッドサイドコンソール

目　的

ベッドサイドコンソールとは，透析液供給装置にて作製された透析液を受けて，血液透析を安全に施行するための装置であり，患者監視装置とも呼ばれている．

Ⓐ 基本構成

ベッドサイドコンソールの基本構成を**図 12** に示す．透析液系と血液系に大別される．透析液系では，透析液作製機構がない分，個人用透析装置に比べてシンプルな構成となっている．

a．圧力スイッチ

透析液供給装置からの供給圧を受けて動作する．圧力スイッチの調整不良や動作不良は，供給液異常警報の原因となる．

b．減圧弁

透析液供給装置からの送液圧は通常 0.1 MPa 程度であるが，ベッドサイドコンソールでは，減圧弁で 0.03 MPa 程度に減圧する．減圧弁に調整不良や動作不良があると，透析液の供給不足や透析液系への過剰な圧力などにより，安全な治療が遂行できなくなる．

c．ヒータ

透析液は，透析液供給装置により通常は 25℃前後に加温されている．ダイアライザへの供給時には 35～37℃程度に加温する必要があるため，500 W～1 kW のヒータが設置されている．

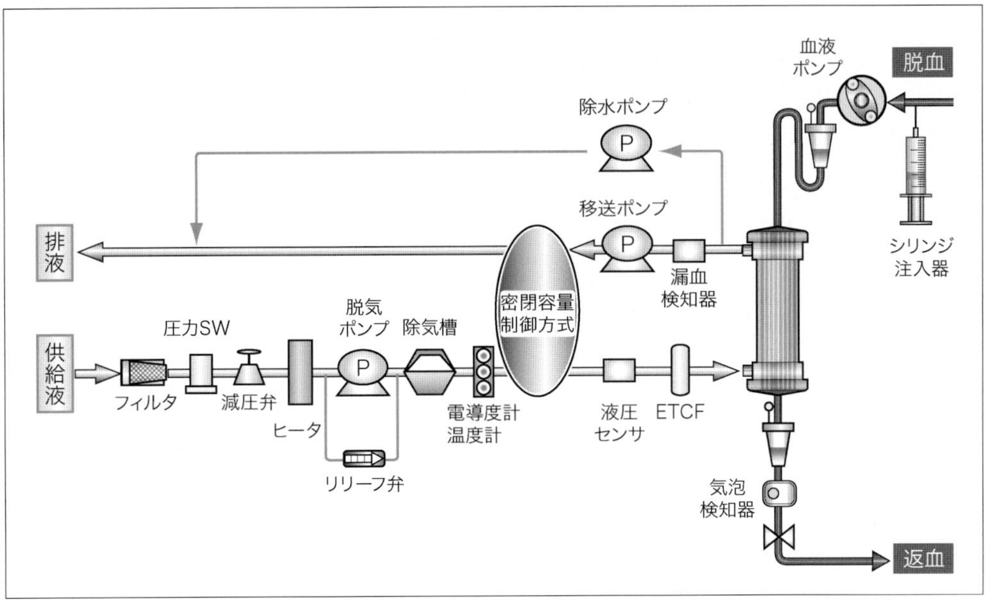

図 12　ベッドサイドコンソールの基本構成

d．脱気ポンプ

ポンプ手前は－650～－750 mmHg 程度の陰圧になっており，ヒータの加温とともに透析液中の溶存ガスを気泡化させ除去すること，密閉制御部へ送液などの役割がある．透析液中の気泡は，透析膜の有効膜面積を減少させ，透析効率の低下につながるばかりでなく，漏血検知器の誤報，除水精度などへの影響も懸念される．

e．除気槽

ヒータや脱気ポンプによって出てきた気泡を除去する．

f．電導度計

近年のベッドサイドコンソールには，電導度計を付属しているものが増加してきている．朝の前洗浄後の透析液送液時における液置換の目安や，透析液供給装置の濃度モニタとしても活用できる．

g．除水制御方式

透析器の透水性向上により，以前に比べて低圧で多量の除水が可能となった半面，安全な除水管理を行ううえで，除水コントローラによる除水制御管理が必要不可欠となった．除水制御方式は，閉鎖式連続除水制御と開放式除水制御に大別されるが，透水性の高い透析器においては閉鎖式連続除水制御が有利であり汎用性が高い．

1）　閉鎖式連続除水制御

閉鎖式連続除水制御は，透析液流路系を密閉状態，すなわち透析液を透析器に 500 mL/分供給した場合，必ず同量の透析液が戻ってくることが原則となっている．代表的なものに，ダブル隔膜チャンバ方式，複式ポンプ方式，ビスカスポンプチャンバ方式などがある．この閉鎖回路に除水ポンプなどを組み合せることで，精度の高い除水を実施することが可能となる.

2） 開放式除水制御

開放式除水制御では，容量差制御や電磁流量計，タービン流量計による流量実測方式などがある．容量差制御方式では，計測チャンバにより透析液の供給量と排液量を計測し，この差分を除水量とする方法である．除水量の制御は，陰圧ポンプと自動制御バルブより行う．その他，透析器の実測除水性能をもとにTMPを算出し，限外濾過圧をコントロールする方式もある.

h. 透析液圧センサ

拡散型半導体圧力センサなどが用いられ，透析液側の圧力をモニタリングしている.

i. エンドトキシンカットフィルタ（ETCF）

ダイアライザの大孔径化，内部濾過促進型透析器，on-line HDFなどにより，透析液の清浄化が重要視されている．ETCFもその対策の一つである.

j. 漏血検知器（リークディテクタ）

ダイアライザからの血液リークを検出する．原理は，発光ダイオード素子とフォトトランジスタの受光素子間における光の透過度を電気的な変化で検出している．したがって，気泡や接液面の汚れなどでも動作する．発光素子から発する光には赤色と緑色の2色のLEDや赤外線LEDが用いられている．人工腎臓承認基準における検出感度基準は，ヘマトクリット20％の血液0.5 mLを37℃の透析液1Lに入れた液（ヘマトクリット20％の血液がリークした場合，500 ppm濃度に相当）を通過させたときに動作しなければならない.

B 使用前の準備と始業点検

表13に始業点検項目を示す.

表14に開始時点検（穿刺から定常運転まで）項目を示す.

C 使用中の注意と点検

表15に使用中点検（1時間ごとの経時チェック）項目を示す.

D 使用後の整理と終業点検

表16に終業点検項目を示す.

表 13　ベッドサイドコンソールの始業点検項目

項　目	方　法	判断基準
電源コード，アースなどの接続確認	目視，再差込	接続具合，ほこり
給水管，給水圧の確認	給水圧計	0.1 MPa 程度
排水管の確認	目視	液漏れなどがないか
残留消毒薬の確認	専用のチェッカ	例：残留塩素 0.1 ppm 以下
透析液系回路からの液漏れ確認	目視	液漏れなどがないか
透析装置からの異音の確認		異音がないか
透析器，血液回路の確認	目視	液漏れ，鉗子，各部の接続などの確認
プライミングの確認	目視	気泡の除去，チャンバ液面の確認
透析液温度の確認	温度計	36.5℃前後
透析液濃度の確認	Na･K 測定，浸透圧測定	設定値の±2％以内，表示値と実測値が±2 mEq/L 以内
透析液流量の確認	目視	約 500 mL/分
監視装置である，静脈圧計，透析液圧計，気泡検出器などすべての検知機能，警報機能が正常であることを確認し，警報および検知器を正しく設定・装着する*		

＊ 日本透析医会「透析医療事故防止のための標準的操作マニュアル」より抜粋

表 14　ベッドサイドコンソールの開始時点検項目（穿刺から定常運転まで）

項　目	方　法	判断基準
治療モードの切り替え	目視確認	準備モードから透析モード
気泡検知器のセット確認	目視確認	気泡スイッチが ON になっているか
静脈圧および警報設定幅の確認	圧の記録，目視確認	過度に低い圧や，高い圧になってないか．警報設定幅が適切か（指示値より±50 mmHg 程度）
血液流量設定，流量状態の確認	流量設定の記録，目視確認	血液回路のピロー，血液ポンプチューブの復元力，動静脈チャンバのバックフロー状態，静脈圧などから総合的に判断する
シリンジポンプ注入開始の確認	注入速度，残量の記録	所定の量や速度設定になっているか，スイッチが ON になっているか
漏血検知器のセット確認	目視確認	通常は自動的に ON になるが，故障の可能性も踏まえて目視確認も行う
動静脈チャンバ液面の確認	目視確認	チャンバの 2/3 の高さまで満たしていること
除水設定の確認	目標除水量，除水速度の記録	計算ミスがないか
透析液圧および警報設定幅の確認	圧の記録，目視確認	過度に低い圧や，高い圧になってないか．警報設定幅が適切か（指示値より±100 mmHg 程度）
透析液電導度の確認	目視確認	設定から±2 mS/cm の表示

表 15　ベッドサイドコンソールの使用中点検項目

項　目	方　法	判断基準
治療モードの確認	目視確認	停止や誤ったモードになってないか
血液流量設定，流量状態の確認	流量設定の記録，目視確認	血液回路のピロー，血液ポンプチューブの復元力，動静脈チャンバのバックフロー状態，静脈圧などから総合的に判断する
血液回路の固定，折れ曲がり	目視確認	
バスキュラーアクセスの確認	目視確認	テープ固定の確認，穿刺・接続部位の確認（出血，接続の緩みによるエア混入）
動静脈エアトラップチャンバ液面の確認	目視確認	通常は，エアトラップチャンバの2/3の高さまで満たしていること
静脈圧および警報設定幅の確認	圧の記録，目視確認	過度に低い圧や，高い圧になってないか．警報設定幅が適切か（指示値より±50 mmHg 程度）
TMP または透析液液圧および警報設定幅の確認	圧の記録，目視確認	過度に低い圧や，高い圧になってないか．警報設定幅が適切か（指示値より±50 mmHg 程度）
積算除水量の確認	除水速度，除水量の記録	除水速度設定値と積算量の照合
透析器内および血液回路内凝血の確認	動・静脈圧計，目視確認	経時的な圧力の変動，エアトラップチャンバのメッシュ部の状態
シリンジポンプ注入量の確認	注入速度，残量の記録	注入速度設定値と残量の照合
気泡検知器のセット確認	目視確認	気泡スイッチが ON になっているか
透析液電導度の表示確認	目視確認	設定値より±2 mEq/L
透析液流量の確認	流量計	約 500 mL/分
透析液温度の確認	温度の記録	設定温度±0.5℃前後

表 16　ベッドサイドコンソールの終業点検項目

項　目	方　法	判断基準
装置外装の汚れ	目視確認	とくに血液付着などには注意する
装置からの液漏れ	目視確認	装置下部に液溜まりなどがないか
操作パネルの確認	スイッチ，ダイヤルなどを使用前に戻す	
洗浄モードの確認	目視確認	洗浄モードになっているか
次回の始業準備確認	必要物品の準備	

Ⓔ 洗浄・消毒・滅菌

最近のベッドサイドコンソールは透析液供給装置と電気的にも連動されており，洗浄スイッチの入れ忘れや液置換不足などが防止されている．しかし，カプラからの液洩れなども含めて，洗浄運転時は必ず全台確認する．また，透析液配管系の消毒に用いる薬液，洗浄，消毒法および判定法は次項の個人用透析装置に準ずる．

感染対策マニュアルに準拠した消毒薬により清拭する．

表 17　ベッドサイドコンソールの定期点検リスト

	項　目	方　法	判断基準 （参考）	点検時期		
				1ヵ月	6ヵ月	1年
外観	外装部の汚れ，錆，ビス・ツマミ類のゆるみ			○		
透析液回路	透析液回路内の汚れ	酸洗浄，薬洗洗浄，シュンマ洗浄（除錆）		○		
	透析液回路部からの液漏れ	目視確認	液漏れの跡		○	
	透析液温度の確認	透析液出口部での実温度と表示値との差	±0.5℃（透析液流量 500 mL/分）		○	
		制御温度と実温度の差	±0.5℃以内		○	
	透析液濃度計の確認	表示濃度と実濃度の差	±2 mEq/L		○	
	透析液流量計の確認	流量計目盛りを 500 mL/分としたときの実測値	±10%以内		○	
	除水制御装置の確認（透析液流量 500 mL/分以上時）	除水ポンプの吐出量や *in vitro*（水系実験）で除水誤差の検定	±30 mL/時		○	
	漏血検知器内部の清拭	検知器内部の汚れを除く		○		
	漏血検知器感度の確認	光学フィルタにて警報発生の確認や電圧の確認など			○	
	透析液圧力トランスデューサ確認	圧力計と電圧計による電位確認，圧力計を使用し表示値と実圧力の比較			○	
	エンドトキシンカットフィルタの確認	目視確認（液漏れ，汚れなど），リークテスト	使用頻度により決定する			
血液ポンプ	ローラの隙間確認	隙間ゲージにて調整				○
	血液ポンプカバースイッチの確認	開閉時のスイッチ on-off 動作確認			○	
	血液ポンプモータの確認	異音，軸のガタツキ			○	
	血液不足モニタの確認	血液回路入口部に圧力計をつけ，警報発生時の圧力を確認	−300〜−400 mmHg 以下		○	
	血液流量の誤差	血液流量表示	±10%以内		○	
シリンジポンプ注入器	注入速度の検定	所定の設定速度にしたときの実量	±7〜10%以内		○	
	注入完了圧の確認	シリンジ先端に圧力計を設置し，警報発生時の圧確認	0.8〜2 kgf/cm^2		○	
	残量（完了）警報の確認	警報が発生したときの残量	0.1〜0.5 mL		○	
気泡検知器	気泡検知感度の確認	気泡検知部に気泡（0.05〜0.1 mL）を通過させ，警報感度を確認	警報発生		○	
	クランプ保持力確認	シリンジなどで加圧し，漏れ具合をチェックする			○	
圧力計	静脈圧計	圧力計を使用し表示値と実圧力の比較			○	
電気安全	基板上の基準電圧の確認	テスタにて測定し，規格以内であること				○
	電圧変動	供給電圧を AC 110 V および 90 V に変動させたとき，正常である				○
	漏電ブレーカ動作チェック	チェックポイントで落ちること			○	
	各部コネクタチェック	コネクタ差込不足による接触不良確認および導通不良を確認，ほこりが付着してないか				○
	漏洩電流チェック	透析基準内電気安全試験に準ずる	500 μA 以下			○
	絶縁抵抗チェック	透析基準内電気安全試験に準ずる	10 MΩ 以上		○	

表 17　つづき

	項　目	方　法	判断基準（参考）	点検時期		
				1ヵ月	6ヵ月	1年
その他	透析液供給装置との連動確認	供給停止時に，供給不足や供給圧異常警報がでること			○	
	各種警報動作のシーケンスチェック	警報発生時のシーケンス動作に異常がないこと		○		
	溶出物試験	水道法に準じ溶出物試験を行う（Cn，Zn，Pb），Cd の溶出検査を行う				○
	装置外表面温度	極端に熱かったり，熱気を帯びていないか	60℃以下	○		
	装置内の清掃	綿ほこりなどの除去				○
	装置内蔵の自己診断機能					

※ 各種メンテナンスマニュアルを参照のこと

Ⓕ 定期点検

ベッドサイドコンソールの定期点検は，個人用透析装置の定期点検項目より透析液混合部などの透析液作製機構を除いた項目であると考えられる（**表 17**）.

5. 個人用透析装置

目　的

個人用透析装置は，患者監視機能の他，RO 装置などにより処理された水を透析液作製用希釈（RO）水として使用し，透析液原液（A 液），炭酸水素ナトリウム原液（B 液）とともに透析液を作製する機構を併せ持つ.

Ⓐ 基本構成・原理

1. 構　成

個人用透析装置の構成は，透析液系と血液体外循環系に大別することができる.

a. 透析液系

透析液希釈部，加温部，脱気部などがあり，約 300～700 mL/分の流量範囲で透析器へ供給することが主目的である．また，近年ではまれになった透析器の膜破損などによる血液リークに対し，それを検出する漏血検知器，そして正確な除水管理を行うための除水制御装置を内蔵している．また，透析液回路内の圧力をモニタする透析液圧センサも透析器の後に組み込まれている（透析器の前に組み込まれている装置もある）.

b. 血液体外循環系

体外に導かれる血流量が十分であるかをモニタするピロと称される血流不足モニ

タ，血液を一定の流量で導き透析器へ送り込む血液ポンプ，体外循環血液中の凝固を防ぐ抗凝固薬を持続注入するシリンジ注入器，血液回路および透析器内の凝血などによる内部抵抗を主にモニタする動脈圧・静脈圧計がある．また，静脈圧は循環血液を体内へ戻す留置針の状態もモニタする重要な監視項目である．そして，血液回路から体内への気泡の誤入を防止するための気泡検知器（エアディテクタ）と回路クランパが装備されている．

2. 個人用透析装置の混合方式

以前，透析液のアルカリ化剤には酢酸塩(アセテート)が用いられたこともあるが，昨今は重炭酸塩の有効性により重曹透析液（バイカーボ）を用いる透析が一般的である．重曹透析液は，Ca イオンなどと共存すると化学結合を起こしてしまうことから，透析原液は電解質原液（以下 A 原液）と炭酸水素ナトリウム原液（以下 B 原液）の 2 液に分離されている．したがって，混合部は希釈水（処理水：RO 水）を含め 3 液混合方式となっている．本項では，現在主流となっている個人用の重炭酸透析装置について述べる．なおアセテート透析装置に関しては，B 原液混合を停止した A 原液と処理水の 2 液混合方式とすればよい．

重曹透析液は，A 原液，B 原液と希釈水の 3 液を混合して作製されるが，7%の B 原液を用いた場合，A 原液 1：B 原液 1.26：希釈水 32.74 の比率で混合し，透析器に供給される．A 原液と B 原液の混合は化学的な反応を防止すること，および濃度制御が容易なことから，最初に B 原液と希釈水，その後に A 原液を混合する方式が一般的である．

透析装置の混合制御方式は，電気的制御および機械的制御に大別される．

a. 電気的制御方式

フィードバック方式：定流量の希釈水へ原液をあらかじめ設定した濃度になるように，注入量を制御する方式であり，連続的に濃度を監視している．この方式の特徴は，濃度が透析液流量などの変化に速やかに追従すること，濃度変更の設定が容易なことから，Na プロファイリングなどの濃度プログラミング機能も容易にできる．原液溶解装置による集中配管を使用している場合，溶解作製された原液に多少のズレが生じた場合や原液注入ポンプの注入量が変化した場合においても，可能な範囲内であれば設定どおりの透析液を作製することができる．この方式は低流量の混合に適しており，個人用透析装置に多用されている．その構成は，**図 13** に示すように B 原液を注入するポンプ，B 液濃度を測定する電導度計，設定された B 液濃度と実測値を比較し B 液ポンプに不帰還をかける電気回路となっている．A 原液注入側も同様の構成となっている．

タイマ方式：混合槽に一定量の希釈水を貯留し，タイマ設定により設定された時間だけ定流量ポンプやギヤポンプから原液を混合する方式である．この方式は間欠的に透析液を作製するために，混合槽とは別に送液槽が必要なことから，個人用透析装置には不向きで，多人数用透析装置に用いられている．

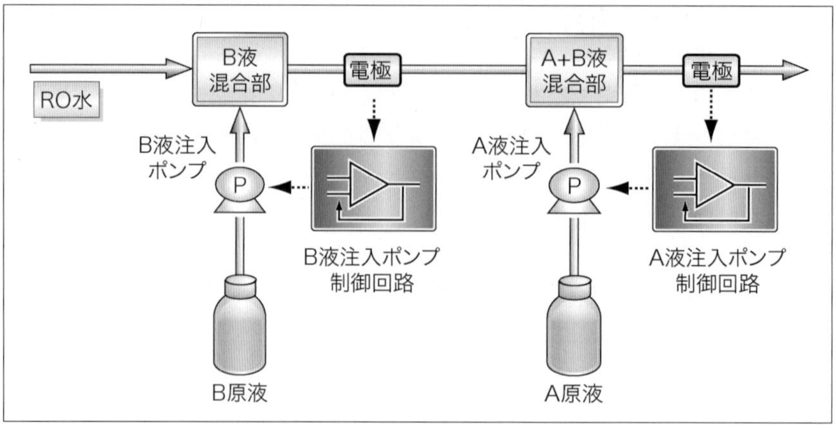

図 13　フィードバック制御方式による透析液の作製

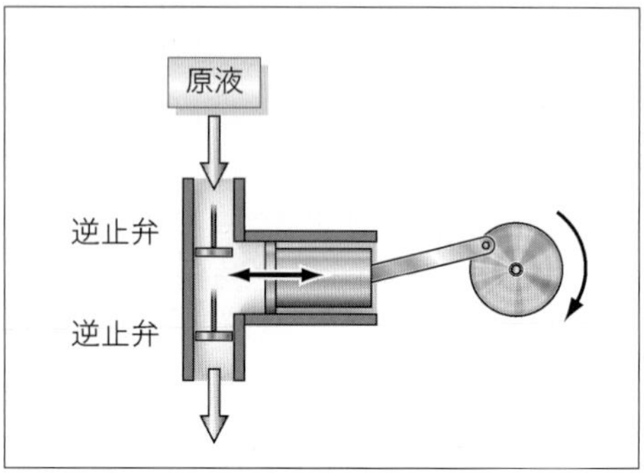

図 14　ピストン（プランジャ）方式

b.　機械的制御方式（定容量方式）

タンク（カップ）方式：混合槽に一定量の希釈水を貯留し，A 原液および B 原液をそれぞれレベルセンサにて調整された定量カップに貯留し混合した後，電導度計などで濃度を確認し送液槽に送られる．構造や機能がシンプルかつ濃度の安定性にも優れているが，装置が大型となるため個人用透析装置には不向きである．

ピストン（プランジャ）方式：ポンプ本体内にピストンを挿入しカム軸に設けられた偏心環の回転により，ピストンがそのストロークに応じて往復運動する．ピストンが右方向に移動すると室内は負圧となり，吸入弁が開いて透析液原液を吸入する．ピストンが左に動くと，吸入した透析液原液を圧縮するため吐出弁が開いて透析液原液は押し出される．この動作の繰り返しで透析液原液を吐出させる（**図 14**）．ピストン方式ポンプの吐出量は，基本的にピストンの断面積，ストローク，回転数などで決定する．しかし，回転数がある一定回転以上になるとポンプ効率が低下し，吐出量が増加しにくい，吐出側の抵抗が大きい場合にポンプ効率が大幅に低下するなどの特性がある．

3．透析液電導度計

電導率（conductivity）とは，断面積 1 cm^2 の電極 2 枚を 1 cm の距離間の電気抵抗（Ω）の逆数で，単位は S/cm（ジーメンス・パー・センチメートル）で表す．透析液の濃度管理は治療上もっとも重要な項目であり，電導度計が広く用いられている．電導度は溶解液中のイオン総濃度を反映し，とくに Na イオンとの相関が高い．一般的に，電導度計は電極（ステンレス，チタンなど），温度補償センサ（白金，サーミスタなど）を組み合せた構成となっている．電極表面は汚れやすく，応答性能低下により計測値が不安定になるため，定期的に洗浄する．

4．透析液温度制御部

血液体外循環に伴う血液温度の低下を補うために，通常透析液の温度は動脈側血液温度より若干高めに設定する．したがって，一般的には 36～38℃の範囲で制御している．水道水の温度はおおむね 10℃前後であり，また季節によっても温度差の高低が大きい．したがって，水処理装置の前に加熱用ヒータを設置する場合もある．しかし，個人用透析装置の場合は熱交換器が設置されており 36℃前後の使用済み透析液排液から熱量を回収できるため，約 20℃までは熱交換できる．不足の分を 0.5～1 kW のヒータにより加温する．

構成は，間接加熱型ヒータおよび熱交換器から成る加温部，サーミスタなどから成る温度計測部，温度計測部より得られた信号により設定温度まで加温する不帰還制御部から成っている．制御範囲は一般的に 33～40℃で，誤差は±0.5℃以内とされている．制御方式は PID 方式［P: Proportional（比例），I: Integral（積分），D: Differential（微分）］によるフィードバック制御が一般的である．また温度過昇（空焚き）防止装置（サーモスタット）も内蔵され，外装温度 50～60℃くらいで動作し安全性を確保している．

温度センサには，抵抗温度変化特性が直線的かつ再現性に優れている白金抵抗体や，直線性には優れていないが白金よりも感度に優れているサーミスタなどが使用されている．

5．脱気ポンプ

ベッドサイドコンソールの項でも述べたように，給水中の溶存ガスは透析液中で気泡となり，透析器の有効膜面積を減少させる．また，とくに個人用透析装置では，透析液中のガスが濃度電極へ与える影響などから，透析液濃度の安定性を低下させるため，脱気ポンプは不可欠である．また，脱気ポンプと移送ポンプは同じものを使用している．

脱気ポンプの種類にはギヤポンプやカスケードポンプがある．ギヤポンプは 2 個の歯車を組み合せて回転させることにより吐出する構造で，カスケードポンプは，遠心ポンプの一種で狭いケーシング内で溝のある円盤（インペラ）が回転して液体に激しい渦流を起こし，ケーシング内周を約 1 周させる間に段階的に圧力を高めて吐出する．

6.　漏血検知器（リークディテクタ）

“Ⅱ-4．ベッドサイドコンソール”の項（72頁）参照．

7.　除水制御部

“Ⅱ-4．ベッドサイドコンソール”の項（72頁）参照．

8.　血液ポンプ

詳細は“Ⅱ-6．周辺機器”の項（89頁）参照．

9.　シリンジポンプ

ヘパリンなど抗凝固薬を一定量・一定速度で注入するポンプ．パルスモータ（ステッピングモータ）などによるギヤの駆動部と，注入速度設定および制御部から構成される．メーカによってシリンジの内径が異なり，注入ストロークが変わってしまうため，あらかじめ，使用するシリンジメーカを先に設定しておく必要がある．

10.　気泡検知器

気泡検知器は，透析治療中や返血操作時において，患者への気泡混入を防止するためのもっとも重要な安全装置の一つである．気泡検出センサには，超音波を利用したセンサが用いられている．気泡検出器の原理は，回路をはさんで超音波の発信子と受信子の圧電セラミック振動体が組み込まれており，回路内に気泡が混入した場合，超音波が減衰し受信側の電圧値が変動することで検出警報としている．警報は単独気泡で検出するモードと，微小気泡の通過時間を積算し検出するモードの2通りがある．

11.　個人用透析装置の安全装置

個人用透析装置では，透析液系と血液系および各種周辺機器がすべて一体化されており，とくに安全面においてはそれぞれの安全装置が機能的に連動されており，何らかのトラブルにおいても高い安全性を確保できる仕組みになっている．**表18**に警報時の連動動作の基本的なシーケンス例を示す．近年では，コンピュータによる自己診断機能が装置の起動時や洗浄時だけでなく，透析中においても電磁弁のリークをモニタリングするなど[1]，透析装置の安全性は非常に向上している．ここでは，基本的な安全装置類を概説する．

a.　給水圧異常

断水や水処理装置の異常などに伴う給水圧の低下により，異常警報を発し，透析液系のみがいったん停止する．

b.　透析液濃度異常

透析液の電導度が，なんらかの理由により上下限の警報設定範囲を逸脱した場合に，警報を発する．自動的に透析液はバイパスされ安全が確保される．

c.　透析液温度異常

透析液温度が，なんらかの理由により上下限の警報設定範囲を逸脱した場合に，警

表 18　警報時連動動作表（透析状態）

	血液ポンプ	シリンジポンプ	気泡クランパ	透析液作製機構	ヒータ	透析液供給	除水装置
血液不足モニタ異常	停止	—	—	—	—	—	停止
動脈圧モニタ異常	停止	—	—	—	—	—	停止
静脈圧モニタ異常	停止	—	—	—	—	—	停止
気泡異常	停止	—	—	—	—	—	停止
シリンジポンプ異常	—	停止	作動	—	—	—	—
漏血異常	停止	—	作動	—	—	バイパス	停止
透析液圧異常	—	—	—	—	—	バイパス	停止
給水圧異常	—	—	—	停止	通電停止	バイパス	停止
透析液温度異常(高)	—	—	—	—	通電停止	バイパス	停止
透析液温度異常(低)	—	—	—	—	—	バイパス	停止
透析液濃度異常	—	—	—	—	—	バイパス	停止
自己診断異常	—	—	—	—	—	バイパス	停止

報を発する．自動的に透析液はバイパスされ安全が確保される．

d．透析液圧異常

透析液圧が，上下限設定範囲圧を逸脱した場合に，警報を発する．自動的に透析液はバイパスされ，除水制御関係は停止する．また，過剰な透析液圧を一時的に開放するために，電磁弁が開く．

e．静脈圧モニタ異常

血液透析においてもっとも頻度の多い警報である．体外循環中に返血側の回路内凝固や折れ曲がり，患者の体動などにより高くなる．また，実血液流量の低下（脱血不足）や留置針の脱落などで低下する．上下限設定を逸脱した場合，異常警報を発し安全のため血液ポンプは停止する．当然，除水制御関係も停止する．

f．気泡異常

体外循環中において，返血側回路に気泡が通過するとエアディテクタで感知し警報を発するとともに，ただちに回路をクランプし血液ポンプを停止することで，体内への空気誤入を防止する．

g．漏血異常

透析液に規定以上の血液が混入したときに警報を発する．血液ポンプは停止し，透析液はバイパスされる．

h．その他

その他，停電警報，漏電警報，原液不足警報，シリンジポンプ異常など種々の安全装置が組み込まれている．また，最近では自己診断機能による予防保全機能により，早期の故障発見や治療中の自己診断モニタなどにより安全性が向上している．

B 使用前の準備と始業点検

表 19 に個人用透析装置の始業点検項目を，**表 20** に運転開始時点検（穿刺から定常運転まで）項目を示す．

表19　個人用透析装置の始業点検項目

項　目	方　法	判断基準
電源コード，アースなどの接続確認	目視，再差込	接続具合，ほこり
給水管，給水圧の確認	給水圧計	0.1〜0.2 MPa 程度
排水管の確認	目視	液漏れなどがないか
残留消毒薬の確認	専用のチェッカ	例：残留塩素 0.1 ppm 以下
透析液系回路からの液漏れ確認	目視	液漏れなどがないか
透析装置からの異音の確認		異音がないか
透析液原液残量の確認	目視	必要量を用意する
透析器，血液回路の確認	目視	液漏れ，鉗子，各部の接続，回路の折れ曲がりなどの確認
プライミングの確認	目視	気泡の除去，チャンバ液面の確認
シリンジポンプの確認	目視	シリンジ内外筒の固定，ギヤロック確認
透析液温度の確認	温度計	36.5℃前後
透析液濃度の確認	Na･K 測定，浸透圧測定	設定値の±2％以内，表示値と実測値が±2 mEq/L 以内
透析液流量の確認	目視	約 500 mL/分
透析液バイパス確認	透析器への接続時 バイパススイッチを on-off	透析液が漏れでない
監視装置である，静脈圧計，透析液圧計，気泡検出器などすべての検知機能，警報機能が正常であることを確認し，警報および検知器を正しく設定・装着する*		

* 透析医療事故防止のための標準的操作マニュアルより抜粋

表20　個人用透析装置の運転開始時点検項目（穿刺から定常運転まで）

項　目	方　法	判断基準
治療モードの切り替え	目視確認	準備モードから透析モード
気泡検知器のセット確認	目視確認	気泡スイッチが ON になっているか
静脈圧および警報設定幅の確認	圧の記録，目視確認	過度に低い圧や，高い圧になってないか．警報設定幅が適切か（指示値より±50 mmHg 程度）
血液流量設定，流量状態の確認	流量設定の記録，目視確認	血液回路のピロー，血液ポンプチューブの復元力，動静脈チャンバのバックフロー状態，静脈圧などから総合的に判断する
シリンジポンプ注入開始の確認	注入速度，残量の記録	所定の量や速度設定になっているか，スイッチが ON になっているか
漏血検知器のセット確認	目視確認	通常は自動的に ON になるが，故障の可能性も踏まえて目視確認も行う
動静脈チャンバ液面の確認	目視確認	チャンバの 2/3 の高さまで満たしていること
除水設定の確認	目標除水量，除水速度の記録	計算ミスがないか
透析液圧および警報設定幅の確認	圧の記録，目視確認	過度に低い圧や，高い圧になってないか．警報設定幅が適切か（指示値より±100 mmHg 程度）
溶血の確認	目視確認	溶血時，透明感のある黒赤色，過度な場合患者は穿刺部痛を訴える
透析液電導度の確認	目視確認	設定から±2 mS/cm の表示

表 21　個人用透析装置の使用中点検項目

項　目	方　法	判断基準
治療モードの確認	目視確認	停止や誤ったモードになってないか
血液流量設定，流量状態の確認	流量設定の記録，目視確認	血液回路のピロー，血液ポンプチューブの復元力，動静脈チャンバのバックフロー状態，静脈圧などから総合的に判断する
血液回路の固定，折れ曲がり	目視確認	
バスキュラーアクセスの確認	目視確認	テープ固定の確認，穿刺・接続部位の確認（出血，接続の緩みによるエア混入）
動静脈エアトラップチャンバ液面の確認	目視確認	エアトラップチャンバの 2/3 の高さまで満たしていること
静脈圧および警報設定幅の確認	圧の記録，目視確認	過度に低い圧や，高い圧になってないか．警報設定幅が適切か（指示値より ± 50 mmHg 程度）
TMP または透析液液圧および警報設定幅の確認	圧の記録，目視確認	過度に低い圧や，高い圧になってないか．警報設定幅が適切か（指示値より ± 50 mmHg 程度）
積算除水量の確認	除水速度，除水量の記録	除水速度設定値と積算量の照合
透析器内および血液回路内凝血の確認	動・静脈圧計，目視確認	経時的な圧力の変動，エアトラップチャンバのメッシュ部の状態
シリンジポンプ注入量の確認	注入速度，残量の記録	注入速度設定値と残量の照合
気泡検知器のセット確認	目視確認	気泡スイッチが ON になっているか
透析液電導度の表示確認	目視確認	設定値より ± 2 mEq/L
透析液流量の確認	流量計	約 500 mL/分
透析液温度の確認	温度の記録	設定温度 ± 0.5℃

表 22　個人用透析装置の終業点検項目

項　目	方　法	判断基準
装置外装の汚れ	目視確認	とくに血液付着などには注意する
装置からの液漏れ	目視確認	装置下部に液溜まりなどがないか
操作パネルの確認	スイッチ，ダイヤルなどを使用前に戻す	
洗浄モードの確認	目視確認	洗浄モードになっているか
次回の始業準備確認	必要物品の準備	

Ⓒ 使用中の注意と点検

表 21 に個人用透析装置の使用中点検項目を示す．

Ⓓ 使用後の整理と終業点検

表 22 に個人用透析装置の終業点検項目を示す．

表 23　個人用透析装置の洗浄・消毒時の点検項目

項目	方法	判断基準
洗浄前の安全確認	目視確認	治療が確実に終了していること 透析液カプラが装置に接続または装着されている
薬液，洗浄剤の確認	目視確認	指定された濃度の薬液で，必要量が用意されていること
洗浄モードへの切り替え確認	目視確認	透析モードから洗浄モードへ
洗浄工程タイマ設定の確認	目視確認	水洗，薬洗など各工程の設定や時間が正しく設定されている
洗浄・消毒後の確認	目視確認	薬液残量から使用量などの確認
臨時の酸洗浄，蛋白溶解薬，除錆剤などの使用確認	目視確認	透析液戻り回路，排液回路，水フィルタなどの汚れ具合などから判断する

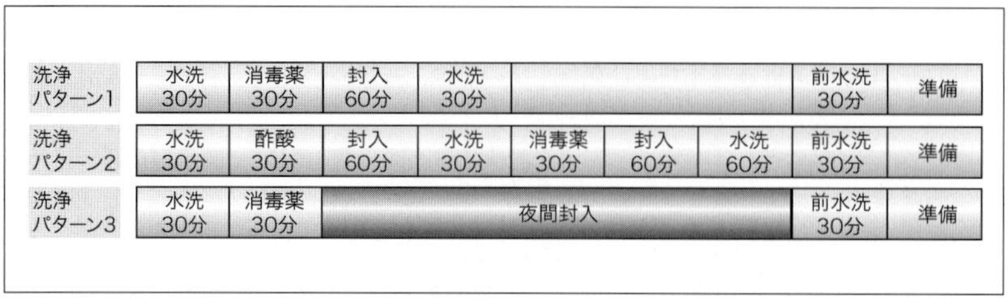

図 15　基本的な洗浄パターン

Ⓔ 洗浄・消毒・滅菌

透析液流路系の洗浄・消毒は，治療終了後連日行うが，有機物の存在による消毒効果の低減を防止するため，十分な水洗の後に行う．従来は次亜塩素酸ナトリウムによる消毒が一般的であったが，近年では環境問題に配慮した消毒薬などが多数使用されている．

洗浄・消毒の方法にはシングルパス方式と滞留方式がある．また，重曹透析液の普及により，管内に炭酸塩が析出し，装置のトラブルや細菌繁殖の温床となることがあり，この防止や除去のため酸洗浄も定期的に行う（**表 23**）．

1. 消毒薬，洗浄剤

- 消毒薬：次亜塩素酸ナトリウム，過酢酸
- 酸洗浄：酢酸，クエン酸，リンゴ酸，カルボン酸系化合物配合物
- 除錆剤：チオグリコール酸＋アンモニア水，アミノカルボン酸系化合物＋苛性アルカリ＋有機特殊還元剤，有機塩酸＋硫黄化合物

2. 洗浄・消毒法

塩素系および酢酸系の洗浄剤を用いた基本的な洗浄パターンを**図 15** に示す．洗浄パターン1は，次亜塩素酸ナトリウム使用時の基本的なパターンである．洗浄パターン2は，炭酸塩の除去目的にて酢酸洗浄を組み込んだパターンである．通常

表 24　個人用透析装置の定期点検リスト

	項　目	方　法	判断基準（参考）	点検時期（参考）		
				1ヵ月	6ヵ月	1年
外観	外装部の汚れ，錆，ビス・ツマミ類のゆるみ			○		
透析液系	透析液回路内の汚れ	酸洗浄，薬洗洗浄，シュンマ洗浄（除錆），蛋白溶解剤		○		
	透析液回路部からの液漏れ	動作時における目視確認	液漏れの跡			○
	透析液温度の確認	透析液出口部での実温度と表示値との差	±0.5℃（透析液流量 500 mL/分）		○	
		制御温度と実温度の差				
	透析液濃度の確認	設定濃度と実濃度の差	±2%以内		○	
	透析液濃度計の確認	表示濃度と実濃度の差	±2 mEq/L		○	
	透析液流量計の確認	流量計目盛りを 500 mL/分としたときの実測値	±10%以内		○	
	除水制御装置の確認	除水ポンプの吐出量や *in vitro*（水系実験）で除水誤差の検定	±30 mL/時		○	
	漏血検知器内部の清拭	検知器内部の汚れを除く		○		
	漏血検知器感度の確認	光学フィルタにて警報発生の確認や電圧の確認など			○	
	透析液圧力トランスデューサ確認	圧力計と電圧計による電位確認，圧力計を使用し表示値と実圧力の比較			○	
	エンドトキシンカットフィルタの確認	目視確認（液漏れ，汚れなど），リークテスト	使用頻度により決定する			
血液ポンプ	ローラの隙間確認	隙間ゲージ，オクルージョンにより調整				○
	血液ポンプカバースイッチの確認	開閉時のスイッチ on-off 動作確認			○	
	血液ポンプモータの確認	異音，軸のガタツキ			○	
	血液不足モニタの確認	血液回路入口部に圧力計をつけ，警報発生時の圧力を確認	−300～−400 mmHg 以下		○	
	血液流量の誤差	血液流量表示	±10%以内		○	
シリンジポンプ注入器	注入速度の検定	所定の設定速度にしたときの実量	±7～10%以内		○	
	注入完了圧の確認	シリンジ先端に圧力計を設置し，警報発生時の圧確認	0.8～2 kgf/cm^2		○	
	残量（完了）警報の確認	警報が発生したときの残量	0.1～0.5 mL		○	
気泡検知器	気泡検知感度の確認	気泡検知部に気泡（0.05～0.1 mL）を通過させ，警報感度を確認	警報発生		○	
	クランプ保持力確認	シリンジなどで加圧し，漏れ具合を確認			○	
圧力計	静脈圧計	圧力計を使用し表示値と実圧力の比較			○	
電気安全	基板上の基準電圧の確認	テスタにて測定し，規格以内であること				○
	電圧変動	供給電圧を AC 110 V および 90 V に変動させたとき，正常である				○
	漏電ブレーカ動作チェック	チェックポイントで落ちること			○	
	各部コネクタチェック	コネクタ差込不足による接触不良確認および導通不良を確認，ほこりが付着してないか				○
	メモリバックアップ用電池の電圧	所定の電圧があること				○
	漏洩電流チェック	透析基準内電気安全試験に準ずる	500 μA 以下			○
	絶縁抵抗チェック	透析基準内電気安全試験に準ずる	10 MΩ 以上		○	

表24　つづき

	項　目	方　法	判断基準（参考）	点検時期（参考）		
				1ヵ月	6ヵ月	1年
その他	透析液供給装置との連動確認	供給停止時に，供給不足や供給圧異常警報がでること			○	
	各種警報動作のシーケンスチェック	警報発生時のシーケンス動作に異常がないこと		○		
	溶出物試験	水道法に準じ溶出物試験を行う（Cn, Zn, Pb），Cdの溶出検査を行う				○
	装置外表面温度	極端に熱かったり，熱気を帯びていないか	60℃以下	○		
	装置内の清掃	綿ほこりなどの除去			○	

※ 各種メンテナンスマニュアルを参照のこと

は，2回/週程度行う．洗浄パターン3は，貯留時におけるエンドトキシンや細菌汚染を防止する目的で，消毒液を夜間封入するパターンである．他のパターンに比べ，細菌抑制効果は向上するが，長時間にわたる消毒液の封入による装置や配管への影響が問題となる．

3. 判定法

消毒・洗浄終了後，装置内に消毒薬が残留していないか判定を行う．従来，残留塩素の判定法として安価かつ操作が簡便な，オルトトリジン法（OT法）が広く用いられてきたが，発癌性などの問題から平成14（2002）年4月1日以降は禁止されている．現在は，比色法（DPD法：ジエチル-*p*-フェニレンジアミン法），電流法，吸光光度法などがある．過酢酸は過酸化水素試験紙などを用いる．

4. 清　拭

感染対策マニュアルに準拠した消毒薬により清拭する．

F 定期点検

個人用透析装置の基本的な定期点検リストを**表24**に示すが，具体的な内容については，各社各機種の点検マニュアルを参照しながら行う．最近の透析装置は消耗部品の稼働時間が確認でき，また設定時間を超過すると報知してくるため，時間計画保全が実施しやすくなっている．

円滑に点検を遂行するためには，点検に必要な測定機器，器具，工具，専用治具，部品の在庫を常に常備しておく必要がある．

部品の交換および調整は，院内において臨床工学技士が行うか，または適切な修理業者へ委託する必要がある．

参考文献

1)　八木隆雄：企業理念と採算．腎と透析 別冊，HDF 療法 '04, pp. 26–28, 2004

6．周辺機器

6–1　血液ポンプ

1．目　　的

血液透析は，患者のバスキュラーアクセスより血液を導き出し，体外循環を行い治療する．これには血液ポンプを使用する．血液ポンプはローラポンプが主流であり，安定した血液流量を維持するためには不可欠である．

2．構成と原理

血液ポンプはモータ，減速機，ステータ，ロータ，ローラ，ポンプカバースイッチ(安全機構)などで構成されている．体外循環する血液流量の制御は，半円形のステータの内側に血液回路のポンプチューブをセットし，ローラでポンプチューブをしごいて血液を送り出す．ローラでしごいた後，ポンプチューブの復元力によってバスキュラーアクセスから血液が吸引される．このポンプの回転数を変化させることにより，血液流量を設定できる．血液透析に用いる血液ポンプの流量調整範囲は，通常 30～400 mL/分程度のものがほとんどで，機種によっては 500 mL/分以上の制御が可能なものもある．

3．定期保守点検と調整方法

血液流量の表示はあくまでもローラの回転数を表示するものであり，表示どおりの流量が得られていることを確認する必要がある．血液流量は透析効率に大きな影響を及ぼすため，正確さが求められる．安全かつ円滑に運転するためには，定期的な保守点検が必要である．**表 25** に点検項目を示す．日常の保守点検にて，オクルージョンや実流量の確認を行い，安定した血液流量の確保に努める．

オクルージョンの点検方法を**図 16** に示す．液で満たした血液回路をローラ 1 個で閉塞させ，血液ポンプの中心から吐出側の血液回路の液面までの高さが 1.5 m になるようにセットし，液面が下がらないようにステータとローラの隙間を調整する．また，隙間調整治具（**図 17**）を用いる方法もある．実流量の検量方法は単位時間当たりの流量をメスシリンダで実測し，表示値と一致するように調整する．

4．トラブルと原因

血液ポンプに何か異常がみられた場合，透析効率に影響が出るだけでなく，体外循環中の血液の凝固や溶血などにもつながるため，速やかに別の装置に変更する．血液

表 25　血液ポンプの保守点検項目

始業点検	電源ランプが点灯するか確認する ポンプの回転がスムーズか確認する 手回しハンドルが備えてあるか確認する ポンプカバースイッチ（安全機構）が正常に作動することを確認する 破損などがないか確認する
使用中の点検	異音などがないか確認する 流量表示，回転が安定しているか確認する
終業点検	ローラなどの磨耗はないか確認する ねじのゆるみがないか確認する 次回の使用に支障のないようにステータ部の汚れなどを確認する
日常の保守点検	流量表示と実流量の確認，調整 汚れなどの清掃 破損，磨耗があれば部品の交換

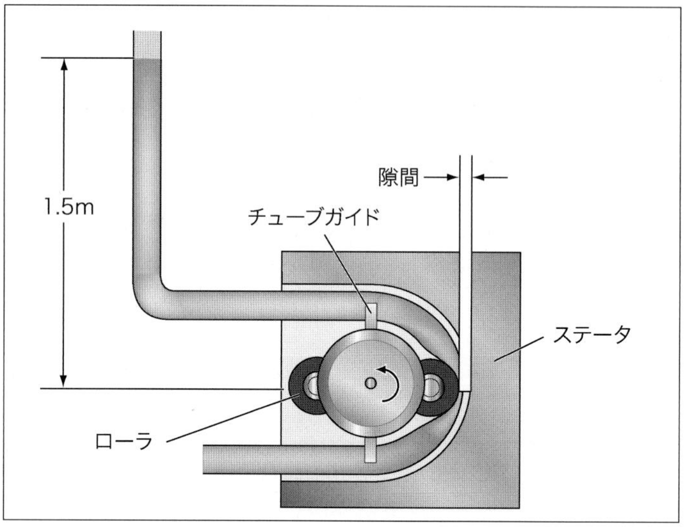

図 16　オクルージョンの点検方法

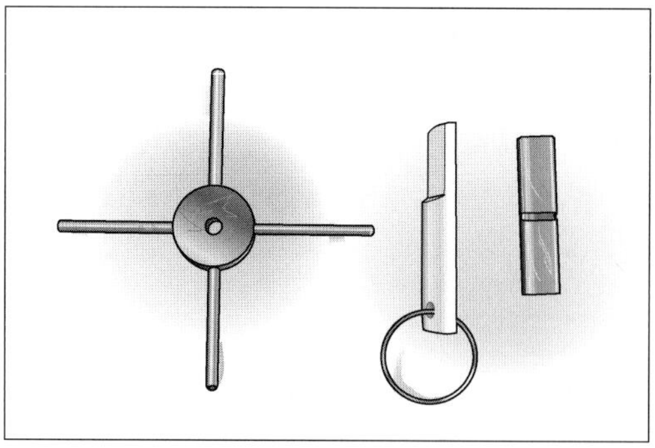

図 17　隙間調整治具

表 26 血液ポンプのトラブルと原因

トラブル	原因と考えられるもの
ポンプが作動しない	ポンプカバースイッチの不良 ポンプ電源スイッチの不良 基盤の不良
流量を上げても回転が低速のまま	ポンプモータの不良 流量設定ボリュームの不良 基盤の不良
ポンプは作動するが流量表示が異常	基盤の不良
ポンプの回転が不安定	流量設定ボリュームの不良 ギヤ部またはモータの不良 基盤の不良
ポンプが暴走する	流量設定ボリュームの不良 基盤の不良
ポンプから異音	ギヤボックスの不良 ポンプの回転軸のずれ ロータ部の不良

ポンプについてのトラブルと原因を**表 26** に示す.

6-2 気泡検出器

1. 目 的

体外循環でもっとも注意しなければならないのは空気の混入である. 気泡検出器は体内に空気の混入を防ぐためのものである. 基本的な気泡検出器の装着部位は, 静脈側回路ドリップチャンバ下部である.

2. 構成と原理

気泡検出器の検出原理は光透過式と超音波方式が用いられているが, 光透過式は回路の透明度に影響を受けやすく検出精度が低下することがあるため, 超音波伝搬減衰量を検出する方式が主流となっている. 液体（血液や生理食塩液）で充塡された血液回路に, 発信素子から発信された超音波を伝搬させ, その超音波の強さを受信素子で測定し, 気泡の混入を検出している（**図 18**). 気泡が混入することによって超音波は減衰される. 血液回路内気泡監視装置は, 血液回路内に 1 mL の気泡を通過させるとき, 作動しなければならない. また, 気泡の混入があった場合, 警報音を発し, 表示灯を点灯するとともに静脈側回路を閉塞し, 血液ポンプの電源を遮断する機構でなければならない, と透析型人工腎臓装置承認基準で定められている.

3. 定期点検と調整方法

検出感度の設定はメーカによって異なるが, 実際に血液回路に装着し, 生理食塩液を 200 mL/分で循環させ, 透析型人工腎臓装置承認基準で定められている気泡の量

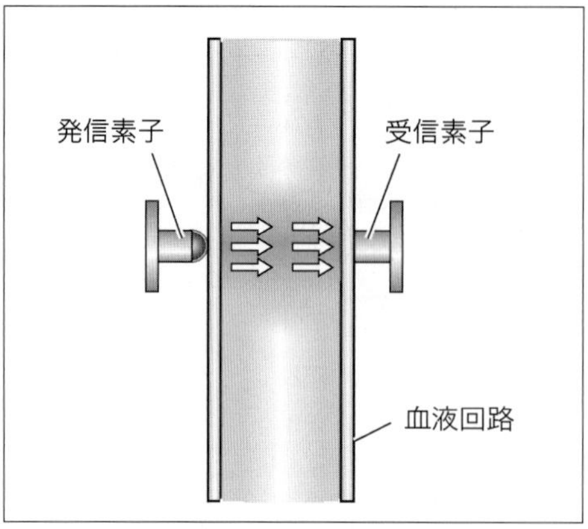

図 18　気泡検出器の構造

表 27　気泡検出器のトラブルと原因

トラブル	原因と考えられるもの
気泡が発生しても警報が出ない	基盤の調整不良 基盤の不良
実際に気泡がないにもかかわらず警報が出る	基盤の不良 断線 センサ部の汚れ センサの不良 コネクタの接触不良 センサのセッティング不良

よりも少ない量（0.05 mL 前後）で警報が発生するように確認，調整をする．また，微小気泡（0.0003 mL 程度）の単位時間当たりの通過量が，設定以上になった場合に警報を発する検出方法が備わった装置もある．なお，回路遮断器と血液ポンプとの連動も確認しておく．

4.　トラブルと原因

空気塞栓では，5 mL という少量で死亡する場合もあるといわれているが，これは大変まれなことである．しかし，多少にかかわらず血液体外循環時，もっとも気をつけなければならない事故の一つである．そのため，気泡検出器の故障は非常に危険である．気泡検出器についてのトラブルと原因を**表 27** に示す．

6-3　漏血検出器

1.　目　　的

ダイアライザの中空糸の破損などにより，透析液側に漏出する血液を検出するものであり，患者へ重大な危険が及ぶ前に対処する必要がある．

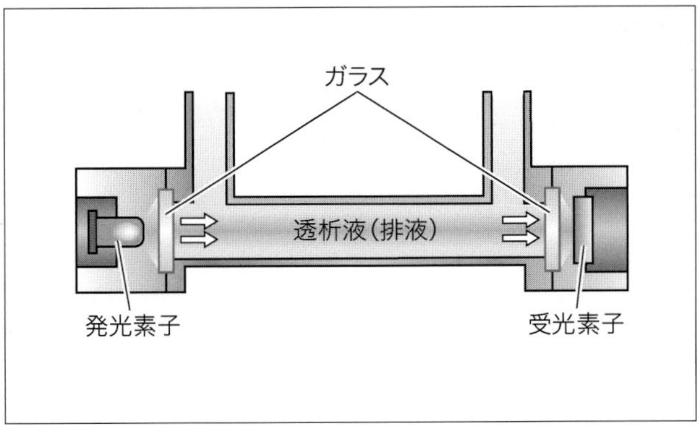

図 19　漏血検出器の構造

2.　構成と原理

ダイアライザからの透析液排液に，漏血検出器の発光素子から発光される光を透過させ，透過する光の量を受光素子で測定し，血液の混入やガラスの汚れを検出する（**図 19**）．

2 色発光の LED を使用（色 1：ヘモグロビンで減衰される波長，色 2：ヘモグロビンで減衰されない波長）することによって，色 1 のみが減衰した場合は漏血，色 1，色 2 とも減衰した場合は汚れと判断する．

漏血検出器は回路内に 37℃の透析液 1 L にヘマトクリット値 20％の血液 0.5 mL を入れた液を通過させるときに作動しなければならない．また，漏血があった場合，警報音を発し，表示灯を点灯するとともに，血液ポンプおよび透析液側のポンプの電源を遮断，または透析液回路を完全に閉塞する機構でなければならない，と透析型人工腎臓装置承認基準で定められている．

3.　保守点検と調整方法

漏血検出器が正常に動作するか，擬似漏血フィルタなどの専用治具を用いて点検する．細かい内容は装置ごとの調整方法に準ずる．また，受光・発光ガラス面の汚れの確認，清掃も行う．

4.　トラブルと原因

漏血検出器についてのトラブルと原因を**表 28** に示す．

6-4　濃度計（電導度計）

1.　目　　的

設定濃度よりも高いまたは低い透析液で治療をした場合，患者に重大な危険が及ぶことがあるため，透析液の濃度管理は治療上もっとも重要である．そのため，透析液

表 28　漏血検出器のトラブルと原因

トラブル	原因と考えられるもの
実際に漏血している	ダイアライザの破損 脱血不良
漏血していないのに警報が出る	基盤の不良 基盤の調整不良 センサの不良 発光・受光ガラス部の汚れ（洗浄・消毒不足など） 検知器内への気泡の混入
漏血しているのに警報が出ない	基盤の不良 基盤の調整不良 センサの不良

が適正な濃度で作製されているかどうかを常時監視する必要がある．濃度の測定には，電導度（mS/cm），浸透圧（mOsm/kg），定量分析（mEq/L）がある．測定機器としては，電導度計，浸透圧計，電解質測定装置などがある．透析装置に備わっている電導度計以外の測定機器をもう一つ使用して，透析液の濃度管理を行うことが望ましい．

2．構成と原理

a．基本構成

透析装置では，溶液の濃度を連続的に測定，監視しなければならない．溶液は電解質濃度が高いほど電気をよく通す性質があり，電解質が主成分である透析液の濃度は電導度によく比例（電導度：mS/cm×10≒Na 濃度 mEq/L）する．これらの理由から，透析装置には電導度計が用いられている．

b．測定原理

測定原理は，溶液中に2個の電極を浸し，電極間に電圧を加えると，溶液中の電解質の濃度にほぼ比例した電流が流れるため，この電流を測定することで濃度が濃いか薄いかがわかる（**図 20**）．電導度は濃度セルの形状や液温によっても変化する．そのため温度の変化（温度が上がると電導度も高くなる）により表示値が変化しないようにするため，濃度セルに流れる実際の温度をサーミスタによって測定し，温度による影響を防止している．

透析液を自動的に作り供給する装置は，透析液濃度を連続的に測定する装置を，個人用にあっては1個，多人数用にあっては2個以上備えなければならない．また，透析中に透析液の濃度が，設定された濃度許容範囲を超えた場合には，濃度の異常を知らせる警報を発し，表示灯を点灯し，透析液の透析器への供給を自動的に停止する機構でなければならない，と透析型人工腎臓装置承認基準で定められている．

c．測定法

浸透圧測定：氷点下降法が用いられる．氷点下降法の原理は液体の氷点下降がモル濃度に比例する性質を利用している．

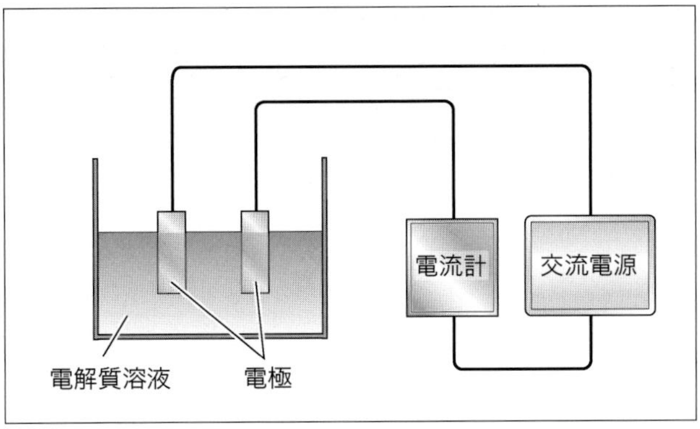

図 20　電導度計の構造

参考：1 cm^2 の電極で 1 cm 離して向かい合わせたときの抵抗が 0.001 Ω であるときの電導度が 1 mS/cm

透析液の電解質の測定方法：炎光光度法から電極法に変わってきている．透析液の電解質はほとんどがイオンとして存在する．イオンは電荷を持った粒子であり，透析液中に電極を挿入し，電流を流すと陽イオンはマイナス極へ，陰イオンはプラス極に引き付けられ移動する．よって，電流量の変化から総電解質量を測定できるが，このままでは個々の電解質の濃度は測定できない．これをナトリウムやカリウムといった特定のイオンのみを測定することができるようにしたものが電解質測定装置である．透析液が適正に作製されているかどうかの確認に向いている．ただし，通常血液を測定している電解質測定装置で透析液を測定する場合は，誤差が生じるため透析液専用モードを備えた装置で測定することが望ましい．

3．定期点検

電導度計において，しばしば問題になるのはサーミスタの特性劣化，電導度電極へのカルシウムの付着などであり，定期的なチェック，電極の洗浄・交換などが必要となる．

III 血液濾過・血液透析濾過

目　的

血液透析濾過装置は，血液透析と血液濾過を併用した治療装置である．通常の透析監視装置（透析用監視装置，個人用透析装置）に補液・濾液ポンプ，補液・濾液バランス機構を組み入れた装置であり，血液透析，血液透析濾過，血液濾過など多目的に使用できる．各種の制御は内蔵されたマイクロコンピュータにより行われる．装置は透析液系，血液系，補液系から構成される．また，透析液の供給方法の違いにより，多人数用と個人用に大別される．

A 基本構成・原理

血液透析濾過装置の構造は機種により異なるが，特に除水制御機構の違いにより複式ポンプとチャンバ方式に分けられる．ここでは，チャンバ方式による血液透析濾過の工程を**図21**に示す．

1. 透析液系

装置が多人数用の場合は，透析液供給装置から透析液が供給され，血液透析濾過装置内の密閉系から，透析液がダイアライザに送液される．脱気装置，加温装置，透析液受入装置（チャンバ），循環装置，濾液装置，漏血検知器等で構成される．

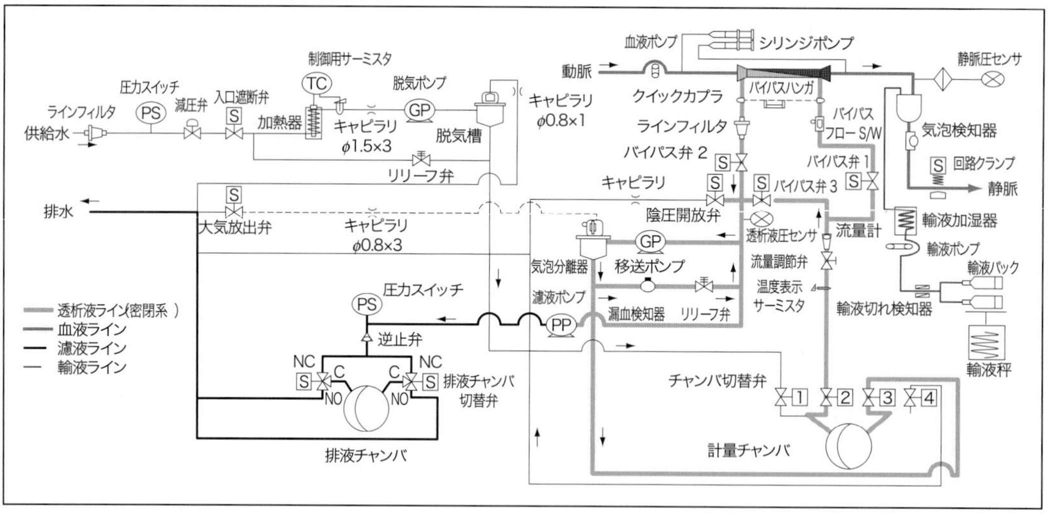

図21　血液透析濾過工程フローシート

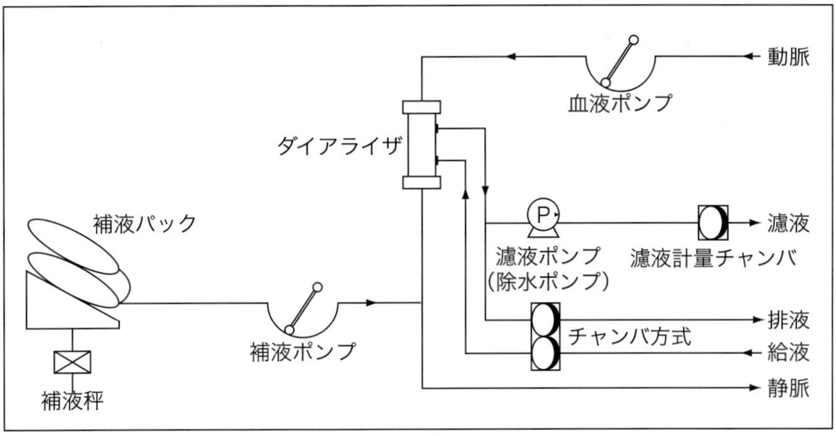

図 22　補液・濾液・除水制御機構

2.　血液循環系

患者から脱血された血液を血液ポンプでダイアライザへ送り，物質交換（除去）と除水を行った後，再び患者体内へ戻す．血液ポンプ，シリンジポンプ，気泡検知器，気泡検知器クランパ，動静脈監視センサ等で構成される．

3.　補 液 系

血液透析濾過時に濾液と同量の補液を補液ポンプで補充する．濾液量は除水量と補液量の合計であり，濾液ポンプによって制御される．所定時間ごとに補液重量が補液秤によって計測され，補液量は補液ポンプによって制御される．補液ポンプ，補液切れセンサ，補液加温器，補液秤等で構成される（**図 22**）．

4.　除 水 系

透析液系から濾液ポンプを用いて除水を行う．濾液ポンプ，濾液ポンプ回転検知器，排液チャンバ等で構成される．

5.　安全装置

血液透析濾過装置使用中に異常が生じたときに動作する機構である．透析監視装置の安全機構に加えて，補液温度異常，制御異常，補液不足センサ等が付加されている．

B　保守管理および定期点検

平成 19 年 4 月から医療法の一部が改正され，血液浄化装置の保守点検と定期点検の実施と書類の保管が医療機関に義務付けられた．

始業時点検は，洗浄が正しく実施されていることや，治療を開始するにあたって作

表 29　始業時点検項目

点検個所	点検事項
画面・表示灯等	表示灯が正常点灯していること
	液晶ディスプレイが見づらくないこと
	連動している装置（水処理装置など）の作動に異常がないこと
	水洗，薬液洗浄などの事後および事前工程が設定どおり終了していること（薬液消費量の確認）
	警報および報知メッセージがないこと
	現在時刻の表示が正常であること
外観等	装置周辺に液漏れなどの異常がないこと（とくに給液口・排液口のホースクランプにゆるみがないこと）
	装置外装に透析液や薬液などの異物が付着していないこと
	ファンフィルタのほこり，汚れがないこと
	電源コンセントが医用コンセント（3P）に接続してあること
	電源コード・ケーブル・コネクタなどが破損していないこと
	新鮮透析液に気泡が混入していないこと
	透析液原液（A・B 原液）が確実に接続されていること〔個人用のみ〕
性能・機構等	正常な給・排液が行われていること
	事前水洗が正常終了し，消毒用薬液などが残留していないこと
	透析液の温度や各成分濃度，pH，浸透圧が処方どおりであること
	自己診断工程がある場合は自己診断を実行し，問題がないこと

製された透析液の状態を確認し，適正な治療を実施するための点検事項である（**表 29**）.

1．使用中の点検

使用中点検は，装置の動作，除水・補液量，患者の状態等を30分～1時間ごとに必要に応じて行う（**表 30**）.

2．トラブル処理

治療中に装置の異常が発生した場合には，速やかに対応することが求められる．その際にトラブルシューティングなどを活用し対処する（**表 31**）.

3．終業点検

治療終了後，治療が正常に実施されたかの確認および事後洗浄中の点検である（**表 32**）.

4．洗浄・消毒

装置の外装や装置配管内を消毒する目的は，細菌やウイルスなどを死滅あるいは不

表 30　使用中点検項目

点検個所	点検事項
装置・回路等	体外循環回路中からの液漏れ（血液，透析液）や，回路内凝血・溶血がないこと
	新鮮透析液中に気泡が混入していないこと
	装置からの異音がないこと
	表示灯が正常点灯していること
	バスキュラーアクセスの状態（出血，回路固定など）が正常であること
	一定時間ごとの自己診断が正常終了していること
	透析液原液（A・B）の残量を確認すること〔個人用のみ〕
治療条件確認	血液流量（mL/分），透析液流量（mL/分），透析液温度（℃），透析液濃度（mEq/L）（mS/cm）
	除水速度（L/時），除水積算量（L），抗凝固薬注入速度（mL/時），抗凝固薬残量（mL）
	血液回路内圧力〔動脈圧，静脈圧，TMP〕（mmHg），透析液回路内圧力（透析液圧）
	血液濾過における置換速度（L/時），補液置換積算量（L）

表 31　トラブルと処理

異常項目	原因項目	処理内容
補液切れ警報	センサと濾液回路の取り付け不良 小気泡の混入 受信レベル感度が低い・高い 受信レベル調整が利かない	センサをはさみ直し 気泡を取り除く 感度レベル調整 基板交換
濾液ポンプ回転異常	ポンプが固着して回転できない 駆動電圧あるが回転しない 駆動電圧がなく回転しない 回転しているが戻りパルスが異常	固着原因の除去・清掃 モータ交換 基板交換 フォトセンサ交換

表 32　終業時点検項目

点検個所	点検事項
治療後データ	使用後に除水誤差などがないこと
外観・動作等	装置からの液漏れ・異音などがないこと
	装置外装に血液や薬液などの異物が付着していないこと
	消毒液の種類・残量が適正であること
	洗浄・消毒工程中に異常動作がないこと

活化させることである．また配管内の洗浄は，重曹透析液使用による炭酸塩析出によるトラブル予防や有機系汚染物質によるバイオフィルムの溶解・剝離・配管への付着の防止である（**表 33，34**）．

表 33　装置の外装に用いられる消毒薬（用途別）

区分	消毒薬	環境	金属器具	非金属器具
高水準	グルタラール，過酢酸，フタラール	×	○	○
中水準	次亜塩素酸ナトリウム	○	×	○
	アルコール	○	○	○
	ポビドンヨード	×	×	×
低水準	第四級アンモニウム塩	○	○	○
	クロルヘキシジン	○	○	○
	両性界面活性剤	○	○	○

○：使用可能　×：使用不可
［小林寛伊(編)：改訂 消毒と滅菌のガイドライン，へるす出版，2004 より一部引用］

表 34　装置配管の消毒・洗浄剤

消毒剤	主成分	特　徴
塩素系	次亜塩素酸ナトリウム	消毒剤として一般的に使用
	次亜塩素酸ナトリウム界面活性剤	洗浄作用が強い
	塩素化イソシアヌル酸	次亜より殺菌性が強い
過酢酸系	過酢酸 過酸化水素 酢酸	バイオフィルム除去 炭酸カルシウム除去

5. 定期点検

定期点検には，清掃，校正，調整，動作確認や消耗部品の交換も含まれる．点検項目として，電気的安全性・外観・機能・性能点検を行う（**表 35**）．

参考文献

1）東レメディカル(株)：TR-7000M 技術資料
2）(社)日本臨床工学技士会医療機器管理指針策定委員会：血液浄化装置の管理指針．医療機器の保守点検に関する計画の策定及び保守点検の適切な実施に関する指針 Ver1. 02，(社)日本臨床工学技士会，pp. 27-39，2007

表 35　血液透析濾過装置定期点検報告書

実施する内容	点検（3ヶ月・6ヶ月・1年目）		
医療機器名			
製造販売業者名			
型　式			
型　番			
製造番号		実施年月日	年　月　日
購入年月日	年　月　日	実施者名	印
院内の管理番号		総合評価	合格・再点検

項　目	点検内容		評　価
電気的安全性点検	外装漏洩電流検査	正常状態（100 μA 以下）	μA
		単一故障状態（500 μA 以下）	μA
	接地漏洩電流検査	正常状態（500 μA 以下）	μA
		単一故障状態（1000 μA 以下）	μA
	接地線抵抗（0.1 Ω 以下）		Ω
外観・接続チューブ，ケーブル類	接続チューブの状態（折れなど）		合・否
	排液管への接続状態		合・否
	ケーブルの破損・接続状態		合・否
	アース線の状態		合・否
	機能に影響する傷・変形等		合・否
	代表灯の点灯		合・否
給液部または透析液受入部	フィルタの汚れ・漏れ・ツマリ		合・否
	圧力スイッチの動作状態		合・否
	減圧弁の動作状態		MPa
	脱気ポンプの動作状態		MPa
	脱気槽の動作状態		合・否
	リリーフバルブの動作状態		MPa
	チューブの状態（折れなど）		合・否
密閉回路部	電磁弁の動作状態，液漏れなど		合・否
	チャンバの動作状態，液漏れなど		合・否
血液ポンプ部	流量表示と実流量との誤差		%
	動作状態（ガタ・異音など）		合・否
シリンジポンプ部	流量表示と実流量との誤差		%
	動作状態（ガタ・異音など）		合・否
	過負荷時の検知圧力		MPa
監視・警報の動作	関連装置への連動		合・否
	静脈圧警報		合・否
	透析液圧警報		合・否
	温度警報		合・否
	漏血警報		合・否
	気泡警報		合・否
電気試験	漏電ブレーカの動作		合・否
	メモリバックアップ用電池の動作		合・否
	アースした状態確認		合・否
	停電バックアップ用電池の動作		合・否
自己診断	除水ポンプ動作		合・否
	密閉回路漏れチェック（動作性・静特性）		合・否
	電磁弁開閉動作		合・否
透析液温度	透析液の温度を実測		℃
透析液濃度	透析液濃度の実測		mEq/L
バランステスト	各メーカの推奨測定法による実測		合・否
除水精度試験	模擬回路による除水実測		%
補液精度試験	模擬回路による補液実測		%
圧力センサ（動脈圧・静脈圧・透析液圧）	ゼロ確認		mmHg
	スパン確認		mmHg
交換部品，備考			

IV 急性血液浄化装置

目　的

循環動態の不良な急性腎不全や慢性腎不全症例に対し，腎機能の代行（renal indicaiton）を目的に施行される持続的腎代替療法（continuous renal replacement therapy: CRRT）のために開発された装置である．一般的に慢性維持透析に用いられる間欠的血液透析療法（intermittent hemodialysis: IHD）と比較し，低い透析効率で長時間施行することにより，生体にかける負担を極力少なくさせる治療法であり，モードとしては，持続的血液透析療法（contiunous hemodialysis: CHD），持続的血液濾過透析法（continuous hemodiafiltration: CHDF），持続的血液濾過法（continuous hemofiltration: CHF）などがあげられる．さらに，敗血症性ショックや急性呼吸窮迫症候群（ARDS）症例に対してCRRTを施行することにより，呼吸・循環動態が改善することが可能であると報告され，注目されつつある[1]．このように，積極的に病因物質を除去することで呼吸・循環動態の改善をはかること（non-renal indication）を目的に施行されることも徐々に多くなり，その適応領域の拡大が期待されている．

Ⓐ 構成と仕組み

CRRT装置の構成について**図23**に示す．CRRT装置は，大きく分けて血液回路と透析液/補液回路から成る．

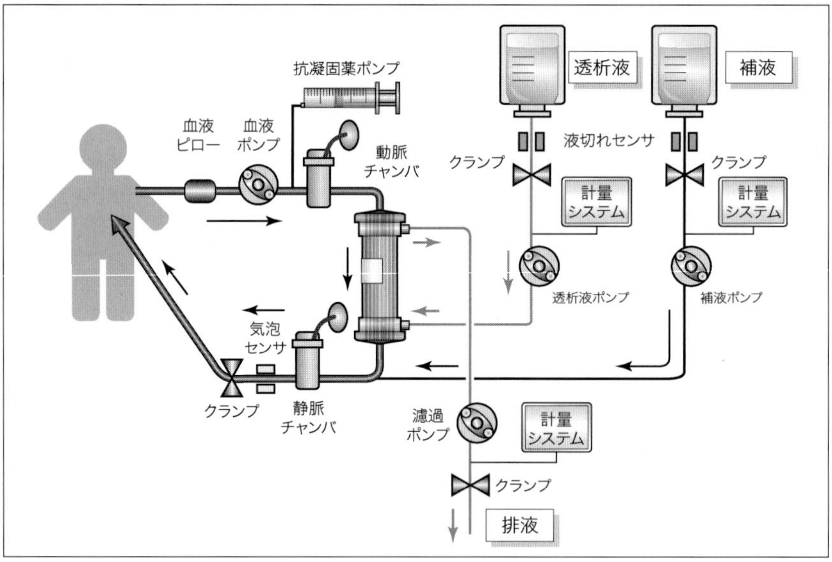

図23　CRRT装置の概要（CHDF施行時）

1．血液回路

血液回路の構成はIHDとほぼ同じであるが，長時間連続的に治療を行うため，回路内圧は静脈チャンバだけでなく，動脈チャンバでも測定することが一般的である．回路内圧の見方については，後述のトラブル処理の項にて説明する．

2．透析液/補液回路

CRRT回路の中でもっともIHDと異なる部分は，透析液/補液回路である．通常，IHDでは透析液流量は500 mL/分程度で使用するため，4時間の治療で120 Lと多量の透析液が必要となる．このため，透析液は装置内部で透析原液を35倍に希釈，調節後に使用する方式を採用している．これに対して，CRRT装置では透析液流量は1.0～3.0 L/時と少ないため，HF用の滅菌補充液を代用している．このため，透析液を作製する機構は搭載されておらず，希釈水である逆浸透水の作製装置も必要ない．このため，装置自体は非常に小型かつ軽量に設計することができ，移動性に優れている．

また，CRRTではとくに循環動態の不良な患者に対し長時間施行する必要があるため，厳密な水分収支（除水制御）を達成する必要がある．しかしながら，透析液/補液ならびに濾液ポンプに用いられているローラポンプは，オクルージョントラブルやローラポンプチューブ肉厚のバラツキや長時間使用による磨耗などの影響により，吐出性能に誤差を生じる可能性がある．このため，CRRT装置では透析液/補液ならびに濾液ポンプによる吐出量を計量しながら，水分収支を補正する機能を搭載している．ポンプ吐出量の計測方式としては，計量チャンバ方式と重量方式の2種類に大別される（**図24**）．

計量チャンバ方式は，ある規定量のチャンバ内に溶液が満たされる時間を計測することにより吐出量を計測する方式である．この方式は小型化が可能であり，また装置を動かした際に生じる揺れに強い特徴を持つ．しかし，欠点として，計量チャンバ内に生じた気泡による誤作動のおそれがある．これに対して，重量方式は各溶液の重量を測定することによりバランス制御を行う方式であり，重量計量に専用の計量バッグが必要となるため小型化はむずかしい．また，計量バッグが揺れると正確な重量測定ができないという欠点もある．

B 使用前の準備と始業点検

1．始業点検

外装の確認と下記部位の正常作動と表示値の確認を行う．

① 各ポンプ（血液，透析液，補液，濾過）

② センサ類（重量計，回路内圧計，気泡検知器）

③ 安全装置の警報動作

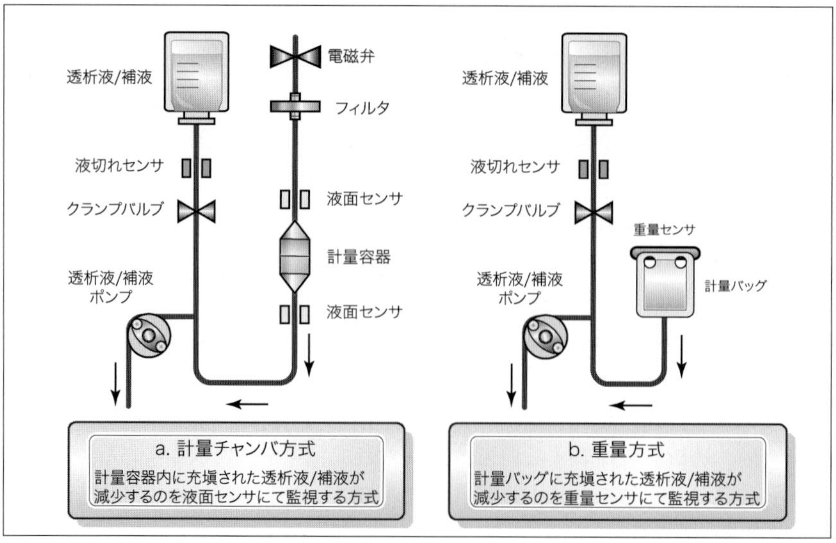

図 24　透析液/補液量計側方式

2.　使用中の点検

CRRT 施行中における点検は，施行記録用紙をもとに，以下の 4 項目について定期的に行う必要がある．

施行中記録用紙の一例を**表 36** に示す．

① 医師の指示に添った透析治療条件(血流量，透析液流量，補液流量，濾過流量，抗凝固薬注入速度など）であるか．

② 透析液/補液と濾過液のバランスは良好であるか（除水積算量)．

③ 血液回路内圧（動脈圧，静脈圧，濾過圧，TMP）に変化が認められないか．

④ 血液回路，持続濾過膜に異常がないか（回路内凝血，漏血など)．

⑤ その他装置に異常（異音，異臭，画面表示など）は認められないか．

C トラブル処理

1.　脱血不良センサ作動不良

現在，市販されている CRRT 装置には，脱血不良センサとして圧力検出マイクロスイッチ方式が採用されている．この方式では脱血不良時の陰圧により血液ピローが縮小する現象を感知して脱血不良と判断している．構造が簡易であるが，その一方でセンサ感度の調節を誤ると，脱血警報の誤作動を生じるおそれがあることを念頭にいれておく必要がある．このため，CRRT 治療開始時に，血液ポンプを運転させたままの状態で血液ピロー直前の回路を鉗子で閉塞させ，脱血不良センサが正常に作動することを確認することが望ましい．

表 36　急性血液浄化施行記録

No：

エンボスを押してください

開始	年　月　日（　）	浄化法		抗凝固薬		回収時における回路内凝血		会計伝票処理
	：	装置		投与量	初回　持続	ピロー	－　＋　卄　卌	
終了	年　月　日（　）	膜		使用薬剤		A 側回路	－　＋　卄　卌	□済
	：	補液		プライミング	捨てる（＋50 mL）捨てず（＋120 mL）	V 側回路	－　＋　卄　卌	
施行時間　hr	回収区分	定期・検査・緊急（内・外）離脱・死亡		W ルーメン	右/左　内頚・鎖骨下・大腿	フィルタ	－　＋　卄　卌	

日付	血液浄化装置　設定値				圧力モニタ			積算値			トラブル	サイン	薬剤交換		バスキュラーアクセス 接続：順・逆　RC＝　％（　/　）
/ 時間	血流量 (mL/min)	濾過流量 (L/hr)	補液流量 (L/hr)	透析液量 (L/hr)	静脈圧 (mmHg)	動脈圧 (mmHg)	TMP (mmHg)	濾過量 (L)	除水量 (L)	シリンジ残量 (mL)	1. 脱血不良 2. 回路内圧異常 3. その他（　）		補液 (L)	抗凝固薬 (V)	処置，治療方針，指示内容等を記載してください
：															
：															
：															
：															
：															
：															
：															
：															
：															
：															
：															
：															
：															
：															
：															
：															
：															
：															
：															
：															
：															
：															
：															
：															
起動時印	□装置外装に破損，異常はないか？ □電源を入れると，正常に起動するか？ □正常動作が可能か？				導入前印	□正常に回路はプライミングできているか？ □鉗子は所定の位置に使用されているか？ □プライミングルートのクランプはできているか？					導入時印	□一時留置カテーテルの接続は確実か？ □指示された治療条件に設定しているか？ □脱血不良センサの感度調整を行ったか？			□安定した血流量が確保できているか？ □回路内圧警報の上限，下限値は設定したか？ □抗凝固薬の投与速度やルート閉塞はないか？

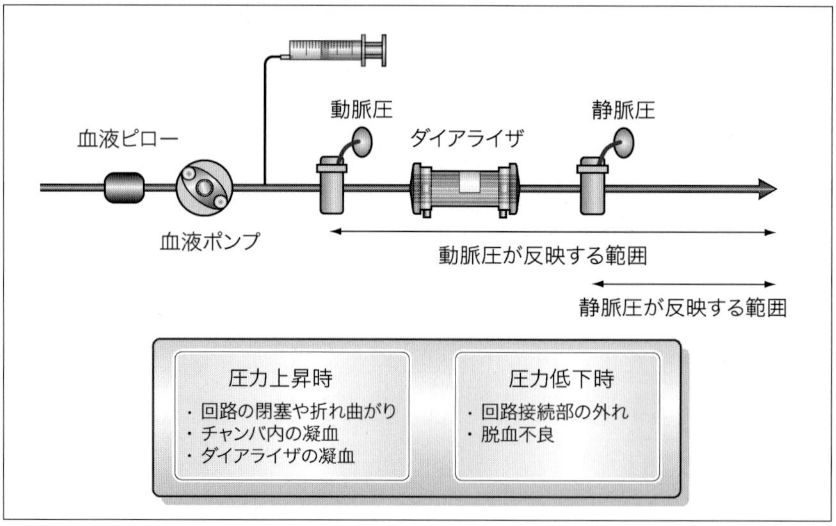

図25　血液回路内圧の総合判断

2.　回路内圧異常

血液浄化施行中に回路内圧をモニタリングする目的は，その先の回路の状態を監視することである．**図25**に示すように動・静脈圧が反映する範囲を考えることにより，どの部位に問題があるか推定することができる．回路内圧の異常には，回路内圧の上昇と低下があげられる．回路内圧の上昇は，血液流量が一定であれば，回路の閉塞要因（凝血，屈曲など）の関与が考えられる．しかしながら，回路内凝血を認めても回路内圧の上昇がわずかであるケースも存在するため，目視による回路内凝血の有無を確認することも重要である．とくに回路内凝血の頻度は血液チャンバ内がもっとも多く，筆者らはチャンバ内の血栓を確認しやすくする工夫として，チャンバにペンライトの光を当てて観察を行っている．

次に，回路内圧の低下は，脱血不良による実血流量の低下や回路接続部の外れにより生じることが考えられる．なかでも回路接続部の外れは，大量失血という重篤な医療事故に直結するため，迅速な異常検知が必要不可欠である．しかし，現行のCRRT装置では回路内圧の低下警報（とくに静脈圧側）は手動で設定するものが多いため，治療開始時に適切な回路内圧の警報点設定がなされていることを確認する必要がある．

3.　水分制御異常

CRRTは長時間施行するため，厳密なバランス制御が行われる必要がある．メスシリンダによる排液量の計測は，メスシリンダ自身の精度の問題[2)]と数回に分けて測定するため，誤差が大きくなることが予想される．このため，CRRT装置に表示される水分バランスの実測値が，予測値からずれていないことを定期的に観察・記録する必要がある．通常，CRRT装置には，透析液/補液と濾過液とのバランス制御を行

表 37　持続的血液浄化装置定期点検（1 年）チェックリスト

作業日	年　月　日（　）		装置名称	
作業時間	開始	：	コード No	
	終了	：	製造番号	
作業者	印		備品番号	
			稼働時間	hr

1．ポンプ調節

				判　定	対　処
血液ポンプ	ギャップ調節	流量測定	基　準	□OK □要調整	
			±5.0%以内		
透析液ポンプ	ギャップ調節	流　量	基　準	□OK □要調整	
			100±5 mL		
補液ポンプ	ギャップ調節	流　量	基　準	□OK □要調整	
			100±5 mL		
濾過ポンプ	ギャップ調節	流　量	基　準	□OK □要調整	
			100±5 mL		

【テスト条件】 血液ポンプ：200 mL/min，透析液，補液，濾過ポンプ：3.0 L/hr にて各 3 分間測定すること

2．圧力表示

				判　定	対　処
動脈圧	0 mmHg	200 mmHg	基　準	□OK □要調整	
			±10 mmHg		
静脈圧	0 mmHg	200 mmHg	基　準	□OK □要調整	
			±10 mmHg		
濾過圧	0 mmHg	200 mmHg	基　準	□OK □要調整	
			±10 mmHg		

3．重量センサー

				判　定	対　処
透析液側	0 g	500 g	基　準	□OK □要調整	
			±10 g		
補液側	0 g	500 g	基　準	□OK □要調整	
			±10 g		
濾液側	0 g	500 g	基　準	□OK □要調整	
			±10 g		

4．バランス制御

重量変化	基　準		判　定	対　処
	±80 g	±2.0%	□OK □要調整	

【テスト条件】 血液ポンプ：100 mL/min，透析液，補液 2.0 L/hr，濾過ポンプ 4.0 L/hr にて 1 hr 測定すること

5．シリンジポンプ

流量測定	基　準	過負荷	シリンジ終了	判　定	対　処
				□OK □要調整	

【テスト条件】 シリンジポンプ速度 3.0 mL/hr にて 2 hr 測定し，シリンジ目盛りをチェックすること

6．警報作動試験

動脈圧異常	静脈圧異常	TMP 異常	血液ポンプ空き	三連ポンプ空き	判　定	対　処
採血不良	気泡検知	補液空	透析空		□OK □要調整	

7．バッテリー作動状況

電圧（pre）	基　準	電圧（14 min 後）	バッテリー備考	判　定	対　処
	24.0 V		21 V 以下：警報，19.5 V 以下：停止	□OK □要調整	

【テスト条件】 電源コンセントを抜いた状態で，血流量 100 mL/min で 15 分間作動することを確認する

8．備考，その他

注意：プラスティック製メスシリンダーでは誤差が大きいため，流量チェックには，電子秤にメスシリンダーを置いた状態で精密測定すること

川崎医科大学附属病院　医療機器センター

っているが，大きくずれた場合，警報が作動する仕組みとなっている．この場合，計量部位になんらかの異常があることを意味しており，ただちに原因の除去を行い，場合によっては他の装置と交換し，修理・調整が必要となる．

D 使用後の点検

① 装置外装の汚れ，破損などのチェック
② 次回施行に必要な物品の準備

E 洗浄・消毒・滅菌

CRRT装置には透析液作製機構がないため，主に装置外装が対象となる．装置外装の消毒は透析医療における「標準的な透析操作と院内感染予防に関するマニュアル」[3]に準じて，使用ごとに0.1～0.5%次亜塩素酸ナトリウムで清拭する．また，血液汚染があった場合には，消毒用アルコール（70%イソプロピルアルコール）綿などで拭き取った後に水拭きし，さらに次亜塩素酸ナトリウムで清拭する．

F 定期点検

CRRT装置は，長時間連続的に施行するため，磨耗等による劣化を著しくきたしやすい．さらに，CRRT装置の心臓部である除水制御機構のずれは，長時間の施行により大きな除水誤差を生じる危険性があり，定期点検で重点的に点検する必要がある．定期点検チェックリストの一例を**表37**に示す．

参考文献

1） 小野淳一，横田喜美夫，進藤彰久ほか：集中治療領域における持続緩徐式血液浄化療法（continuous renal replacement therapy）について．医薬の門 **42**: 167–173, 2002
2） 酒井清孝(監)：透析スタッフのための血液浄化の基礎，アイピーシー，東京，p.187, 1989
3） 透析医療における標準的な透析操作と院内感染予防に関するマニュアル．厚生省厚生科学特別研究事業平成11年度報告書，http://www.touseki-ikai.or.jp/（2009.6月現在）

V　腹膜透析

目　的

腹膜灌流用装置（APD 装置：automated peritoneal dialysis machine）は，急性腎不全，慢性腎不全，慢性腎疾患患者に対し，主に夜間寝ている間，自動的に腹膜透析を行う APD 療法に使用する機器である．APD 療法は通常のマニュアル式腹膜透析における日中 4 回程度行う透析液交換が不要になることから，患者の QOL が向上する治療方法として近年注目されており，国内の腹膜透析患者の約 30％がこの治療方法を行っている．とくに幼稚園や小学校に通っている幼小児では日中のバッグ交換がむずかしいため，夜間型の APD 療法を行うことが多い．

Ⓐ APD 装置（スリープセーフ®）

1．構　成

図 26 に装置の構成を示す．

腹膜透析液をヒータにより 35～37℃に加温し，腹腔内注入および排出の切り替えを電磁弁により，送液をダイアフラムポンプにて行う．

2．使用前の準備と始業点検

a．使用前の準備

① 本装置を平らで安定した場所，かつ許容傾斜角度は 5°以内で腹部の高さから下 100 cm 以内に配置する．

② 手洗いを十分に行い，マスクを着用する．

③ 関連する他製品（透析液バッグ，スリープセーフセットプラス，ステイセーフキャップ，排液タンク，消毒液等）を用意する．

番号	名称
1	確認ボタン
2	警告表示
3	タッチ画面
4	アラーム表示
5	動作表示
6	on-offボタン
7	スタンバイ表示
8	コネクタレイル
9	カセットトレイ
10	マイカード差込口

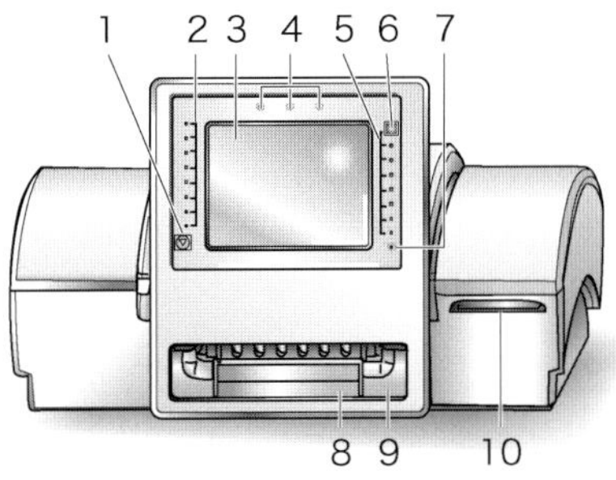

図 26　APD 装置
［スリープセーフ®，フレゼニウス メディカル ケア ジャパン(株)］

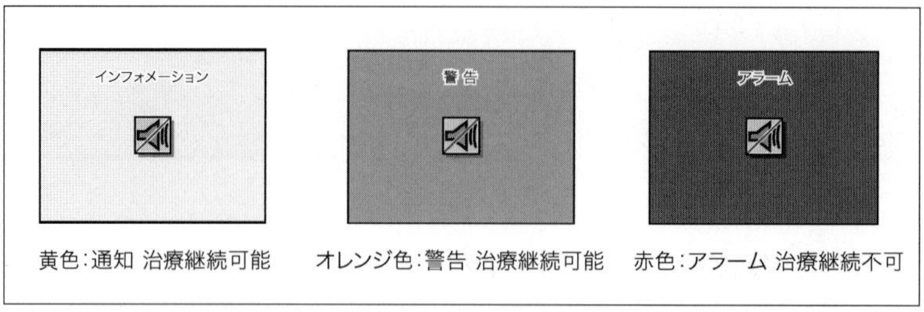

図 27　各種画面メッセージ

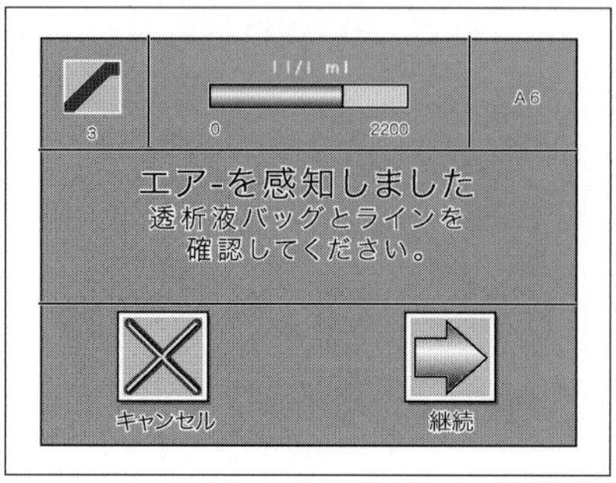

図 28　各種画面メッセージ

④ 電源コードの電源プラグを固定電源ソケットに接続する.

b.　始業点検

① 背面の主電源を入れ，正面右上タッチ画面の on-off ボタンを押し，本装置の起動（スタンバイ緑色表示灯点灯）を確認する.

② タッチ画面に異常を示すメッセージ等が表示されないことを確認する.

③ 患者データカード（マイカード）をカード差込口へ挿入する.

④ 画面案内に沿って操作を行うことにより，装置は自己診断テストを行う．自己診断テスト中には各種センサテスト，ポンプシステムテスト，アラーム，警告，スタンバイが表示灯の点灯テスト，アラーム音のテストなどが行われる．表示された処方，バッグの接続状態を確認する.

3.　使用中点検項目

画面に「おやすみなさい」の表示が出ると治療開始される.

4.　トラブル処理

主な警報発生時の処置のしかたは以下のとおりである.

① 装置が異常を感知すると画面にメッセージが表示される（**図 27**).

② 患者は画面に表示されるメッセージに従い処理する（**図 28**).

このように，患者自身が点検確認を行う．また，治療継続不可の場合は，決められた手順に従い装置との切り離しを行う．

5．使用後の点検

装置は患者切り離し後，システムチェックを行い自動的に電源が切れる．

6．洗浄・消毒・滅菌

① 本装置をオートクレーブ滅菌あるいは水に浸したりしない．
② 溶剤成分を含有する化学洗剤を使用しない．
③ クリーニングの前には，コンセントから装置のプラグを抜き電源を切る．
④ 患者宅で使用されるものであるのでとくに規定はしないが，メーカが装置を引き上げるときにはアルコール消毒を行う．

7．定期点検（性能検査，動作確認，表示確認）

① 注液量：設定値に対して±3％以内
② 貯留時間：設定値に対して±1分
③ 注液流量：設定値に対して±3％以内
実際の注液流量をメスシリンダ，ストップウォッチ等で測定する．
④ ヒータ：設定値に対して −3～＋1℃
⑤ 警報機能：回路内にエアを混入させ，警報の発生を確認する．
回路の一部をクランプ等で閉鎖し，警報の発生を確認する．
⑥ 表示機能：
電源が立ち上がる．マイカードが表示される．
インフォメーション，ヘルプ画面が正しく表示される．
⑦ 動作確認：
カセットトレイとコネクタレイルがスムーズに出てくる．
透析液バッグ接続部のバーコードを正しく読み取り，表示する．
プライミングが正しく行われる（排液ライン，接続ライン）．
カセットトレイとコネクタレイルがスムーズに出てくる．
透析液バッグ接続部のバーコードを正しく読み取り，表示する．
プライミングが正しく行われる（排液ライン，接続ライン）．
透析液バッグ接続部のバーコードを正しく読み取り，表示する．
プライミングが正しく行われる（排液ライン，接続ライン）．
確認ボタンが正しく作動する．
⑧ 各工程の表示確認：
ボリューム
時刻（現在，終了予想）
注液量，目標除水量
各サイクルごとの注排液量
各サイクルごとの注液・貯留・排液時間

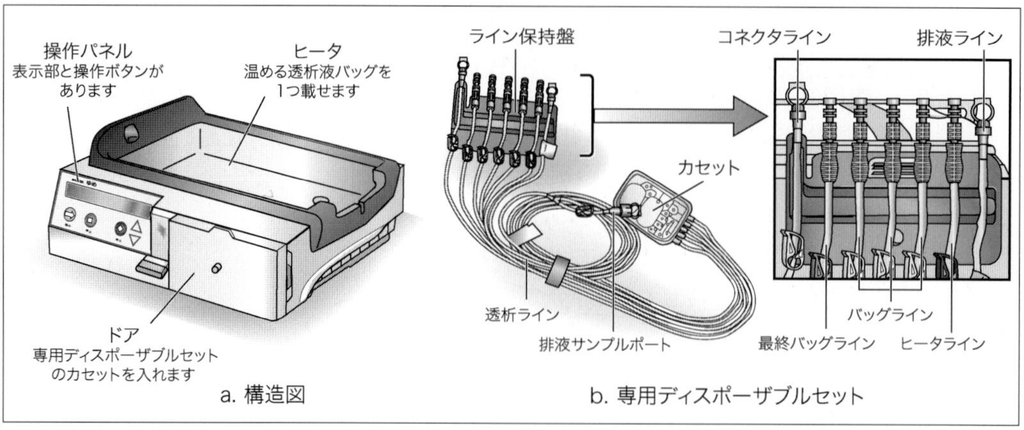

図 29　APD 装置

［ゆめ®，バクスター(株)］

アラームリスト
ポンプの排気が自動的に正しく行われる．
一時停止を行うことができる．
バイパスが表示される（実行はしない）．
最終注液前のアラーム音が鳴る．
プロフェッショナルユース画面で，処方入力を正しく行うことができる．

B APD 装置（ゆめ®）

1. 構　　成

装置の構成を**図 29** に示す．

2. 使用前の準備と始業点検

本装置は，治療を開始するときに自動的に始業点検が行われる仕組みになっている．

始業点検が正常に進めば，以下の流れに従ってメッセージが表示される．

① 電源スイッチを入れる．
②「設定確認後　治療開始→」表示，開始ボタンを押す．
③「すべての隔壁を開通した後→」表示（ゆめ®のみで表示），隔壁確認後，開始ボタンを押す．
④「回路セット後→」表示，回路セット後，開始ボタンを押す．
⑤「回路確認中」表示
⑥「バッグ接続後クランプ開け→」表示，バッグ接続後クランプを開けて開始ボタンを押す．
⑦「すべての隔壁は開通済み ?」表示（ゆめ®のみで表示），隔壁の開通を確認後，

表 38　主なトラブルの原因と対処法（ゆめ®）

主なアラーム名	原　因	対　策
「排液量不良」アラーム	排液量が少ない，または，排液の流速が遅いなど	チューブのつぶれ，体の位置・向きを変える，設定値を変えるなど
「ラインとバッグの確認」アラーム	クランプが閉じている，バッグに液がないなどが原因で，バッグのラインに液が流れていない	ラインのつぶれを直す，クランプを開ける，フランジブルシールを開ける，新しいバッグを追加するなど
「コネクタライン確認」アラーム	コネクタラインのクランプが閉まっている，ツイストクランプが閉まっているなどで，液が流れていない	クランプを開ける，体の位置を変える，フィブリンがないか確認するなど
システムエラー 2084	ドアが開いているなど	手順の再トレーニング，しっかりハンドルを下まで下ろす，電源を入れ直すなど．直らない場合は機械の交換を行う
「回路再セット後→」エラー	カセットがうまく入っていないなど	もう一度，カセットを入れ直す，新しいカセットでやり直すなど
「バッグライン確認」アラーム発生	バッグラインのクランプが閉じている，バッグが空である，などが原因でバッグラインに液が流れていない	クランプを開ける，新しいバッグをつなぐ，バイパスするなど

開始ボタンを押す．

⑧「プライミング中」表示

⑨「コネクタライン接続後→」「コネクタライン確認」交互表示，コネクタラインを接続後，開始ボタンを押して治療開始．

3．トラブル処理

主な警報発生時の処置のしかたを**表 38** に示す．他は APD 装置（ゆめ®）マニュアルを参照．

4．洗浄・消毒・滅菌

推奨する洗浄方法は，中性洗剤を使用して汚れを拭き取る．

5．定期点検

定期点検項目を**表 39** に示す．

Ⓒ APD 装置（PD-Mini®）

1．構　成

装置の構成を**図 30** に示す．

表 39　定期点検項目（ゆめ®）

点検工程	内　容
1. 外観検査	キズ，汚れ，破損を検査 故障等，依頼内容の確認
2. 消毒	薬品による消毒，クリーニング（薬品塗布後一定時間放置し，その後洗浄）
3. 故障診断	動作を確認，過去の修理履歴，依頼内容，使用時間を検討し，交換部品を決定する
4. 部品交換	消耗部品および故障部品の交換を実施
5. 電気試験	JIS-T0 601 に準拠した電気試験を実施 クラス分類に応じた試験項目を実施する
6. 機能確認	各種，機能および性能を確認する（警報等の動作も確認する）
7. 総合動作確認	通常使用状況で総合動作を確認する（消耗品を接続し動作を確認する）
8. 外観検査	出荷前の清掃，塗装の補修等 キズの補修，出荷形態の整備

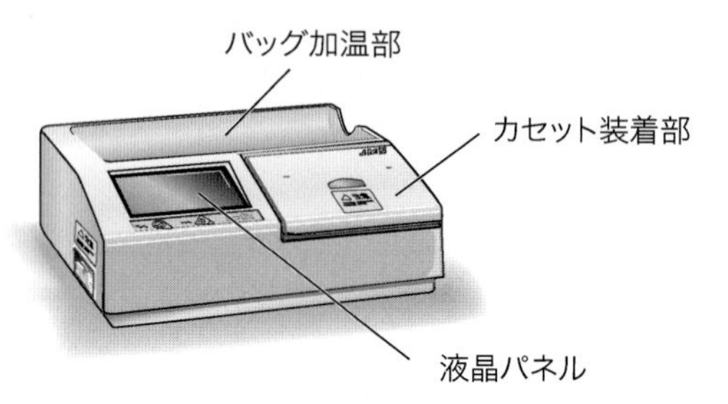

図 30　APD 装置
［PD-Mini®，(株)ジェイ・エム・エス］

2.　使用前の準備と始業点検

a.　使用前の準備

治療に必要な物品を用意する．

b.　始業点検

電源スイッチを入れると，自動的に自己診断を開始する．

異常がなければ，治療内容を表示した画面になり，その後は画面の案内に沿って操作する．

3.　トラブル処理

主な警報発生時の処置のしかたを**表 40** に示す．他は PD-Mini®取扱説明書を参照．

4.　使用後の点検

① 清潔で乾いた柔らかい布を用意する．

表 40　主なトラブルの原因と対処法（PD–Mini®）

警　報	原　因	処　置
プライミング不良	使用するバッグとラインの接続忘れ 使用しないラインのクランプの閉じ忘れ	メッセージ表示のラインを確認
ラインの閉塞	液の流れが止まっている 加温ラインに接続したバッグのストッパーが十分に折れていない	メッセージ表示のラインを確認（液が流れれば自動再開） 加温ライン③のストッパーを十分に折り曲げる
排液不良	排液が止まっている 排液量が警報設定量に達していない	腹膜ラインを確認（排液が流れれば自動再開）
温度警報	注液中，透析液の温度が適温から外れている	適温になるまで待つ
総除水量の不良	腹腔内に液が残っている（注液量の 50%以上）	腹膜ラインを確認［開始］スイッチを押すと排液を継続
電圧低下	電源コードが外れた 停電状態となった	電源コードを確認 そのままの状態で電源が復帰するのを待つ

② 本体の表面を拭く．

③ カセット装着部のドアを開け，カセット装着部（とくに黒いゴムの部分）を拭く．

5．洗浄・消毒・滅菌

① 本体を傷めることがあるので，化学クリーナーなどは使用しない．

② 汚れがこびりついた場合には，中性洗剤の薄め液を浸みこませ固く絞ったタオルやスポンジなどで装置の外側などを拭く．

6．定期点検

定期点検項目を**表 41** に示す．

D APD 装置（マイホームぴこ®）

1．構　成

装置の構成を**図 31** に示す．

① 操作パネル：操作手順や治療内容などを表示する．

② ［停止］ランプ：停止中に点灯し，トラブル発生時に点滅する．

③ ［停止］スイッチ：治療を一時中断するときや，トラブル発生時の警報音（ブザー）を止めるときに押す．

④ ホルダ：治療の準備や，治療を一時中断するときに，腹膜ラインのコネクタ部をかける．

⑤ ［開始］ランプ：治療の準備中や治療中に点灯する．

表 41　定期点検項目（PD-Mini®）

点検項目	内　容
外観	装置本体カバー部 ドア部 液晶パネル シール類 カセット装着部
絶縁抵抗	5 MΩ 以上
部品の交換	O リング
機能試験	クランプ部密閉テスト クランプ部トルクテスト 内部エアフィルタテスト
設定値の確認	療法設定 初期設定 メンテナンス設定 特殊モード設定 背面部各スイッチ
ソフトウエア	H8 プログラム（Ver.　　　　） PC プログラム（Ver.　　　　）
その他	使用回数（　　　回） 時刻合わせ 電源コード

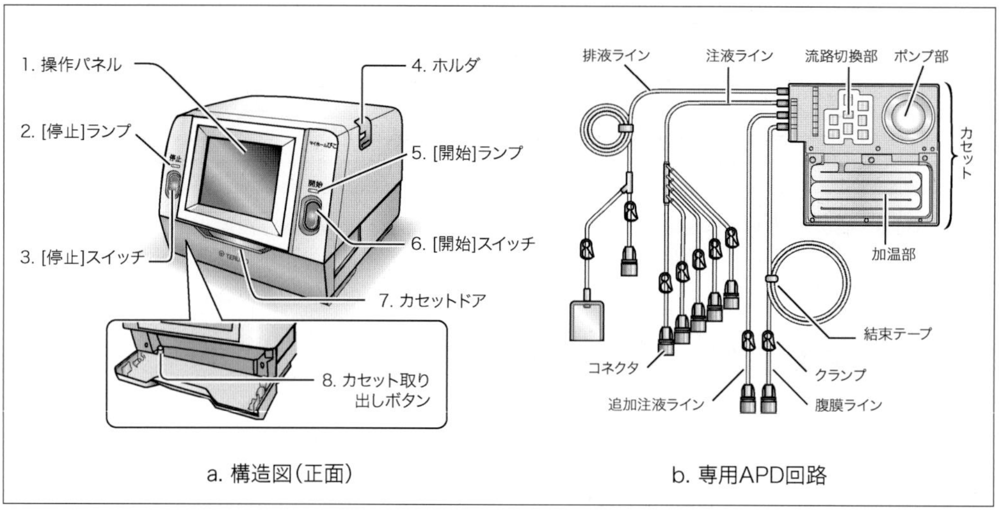

図 31　APD 装置　［マイホームぴこ®，テルモ(株)］

表 42　主なトラブルの原因と対処法（マイホームぴこ®）

トラブル表示	原　因	対処方法
カセットドアが開かない	治療中である	治療を中止するか，終了してから開ける
カセットが入らない	留め具を外していない	必ず留め具を外してから，カセットを入れる
カセットドアが閉まらない	チューブがはさみこまれている	チューブをはさみこまないように，カセットドアを閉め直す
カセットを入れた後に，カセットを入れる手順の画面に戻ってしまう	カセットがきちんと奥まで入っていない	カセットを「カチッ」と音がするまで，しっかりと奥まで入れ，画面の手順に従い操作する
治療画面にならない	［装置設定］スイッチが「入」になっている	電源が「切」の状態で［装置設定］スイッチを「切」にしてから，電源を入れ直す
治療終了後に透析液がたくさん残っている	治療設定を間違えている	治療設定を必ず確認する
画面が暗いまたは見づらい	輝度の調節が適切でない	背面の輝度調節ツマミで調節する
音声ガイドが聞こえない	音量調節が適切でない	背面の音量調節ツマミで調節する
	ぴこ®の設定で音声ガイドなしに設定されている	音声ガイドをありに設定
音声ガイドがうるさい	音量調節が適切でない	背面の音量ツマミで調節する
［電源］スイッチを「切」にしても，電源が切れない	内蔵バッテリのバックアップ機能が作動した	画面の指示に従って，治療（準備）を中止した後，［電源］スイッチを「切」にする
電源を入れても電源が入らない	ヒューズが切れている	ヒューズを交換．交換しても電源が入らない場合は，メーカに連絡する
画面の表示が不規則に乱れたり，消えたりする	装置の故障	メーカに修理を依頼する

⑥［開始］スイッチ：治療の準備や，治療を始めるとき，治療を再開するときに押す．

⑦ カセットドア：専用 APD 回路のカセットを中に入れる．安全のため，治療の準備中や治療中には開かない機構になっている．

⑧ カセット取り出しボタン：専用 APD 回路のカセットを取り出すときに押す．

2．トラブル処理

主なトラブルの原因と対処方法を**表 42** に示す．他はマイホームぴこ®取扱説明書を参照．

3．定期点検

定期点検項目と内容を**表 43** に示す．

表 43　定期点検項目と内容（マイホームぴこ®）

点検項目	内　容
1．消毒	薬品による消毒，クリーニング
2．外観検査	キズ，汚れ，破損を検査．故障など，依頼内容の確認
3．故障診断	動作の確認，過去の修理履歴，依頼内容，使用期間を検討 過去の動作履歴，エラー履歴の確認にて，交換部品，修理内容の特定を行う
4．部品交換	消耗部品および故障部品の交換の実施
5．電気試験	JIS-T-1001 に準拠した電気試験を実施 クラス分類に応じた試験項目を実施する
6．機能確認	各種，機能および性能を確認する（警報などの動作も確認する）
7．総合動作確認	通常使用状況で総合動作を確認する
8．外観検査	出荷前の清掃など．梱包

参考文献

1）待木裕一郎ほか：腎と透析．Vol. 57 別冊，腹膜透析，pp. 73–76, 2004
2）大浜和也ほか：腎と透析．Vol. 57 別冊，腹膜透析，pp. 77–80, 2004

Ⅵ 血漿交換療法

目的，種類

血漿交換療法は，血液中の病因物質（液性因子）を膜分離技術，吸着技術や遠心分離技術を用いて除去する治療法であり，ギリシア語で分離を意味するアフェレシスと呼ばれている．

膜分離での血漿交換療法は，

① 分離血漿を廃棄して血液製剤と置換する血漿交換法（PE: plasma exchange）

② 分離血漿を血漿成分分画器によって病因物質を選択的除去する二重膜濾過法（DFPP: double filtration plasmapheresis）

③ 血漿をヘパリン下に 4℃程度まで冷却して病因物質を含む凝集物を形成させ，成分分画器によって除去する冷却濾過法（CF: cryofiltration）

④ 血漿を 40℃程度まで加温して，病因物質と有効成分の分離効率を向上させるとともに処理量増大をはかる加温式リサーキュレーション法（DF サーモ）

に大別される．

血漿成分分画器での血漿濾過には，濃縮血漿廃棄法と全濾過法があり，CF や DF サーモでは全濾過法で行われている．遠心分離装置を用いたアフェレシスでは，これまで全血，成分献血などであるドナーフェレシスが中心であったが，最近では白血球（単球，リンパ球，顆粒球）を除去する治療や末梢血幹細胞採取が行われている．

Ⓐ 血漿交換装置の特徴

血漿交換療法の装置は，現在では PE，DFPP をはじめ CHDF，CHF，DHP など一機種でさまざまな治療法が可能な多機能型装置が市販されている．装置は，精度，安全性，操作性が開発における重要なポイントとされ，現在の装置では，各治療法での共通的な制御機構である体液廃棄と置換液とのバランス機構について各社各様の技術開発がなされ，安全に治療を行うことが可能となっている．

血漿交換装置では，

① PE での 5L 程度の血漿廃棄に伴う新鮮凍結血漿や，アルブミンなどの血液製剤の置換操作での各種ポンプ精度

② 治療に用いられる血漿分離器，血漿成分分画器や吸着器などのポンプ流量との連動制御

など，体外循環操作での安全機構が装置の特徴にあげられる．とくに，血漿分離器では急激な血漿分離や脱血不良等に伴う溶血トラブルに対して，血液・血漿ポンプの連動（比率設定）や血漿分離速度の段階的上昇などの対応がなされている．

また，準備工程では，回路識別表示や液晶画面上に装着写真とともに文字ガイドによる回路組立て誘導が組まれており，体外循環回路の洗浄・充填では，洗浄量，速度

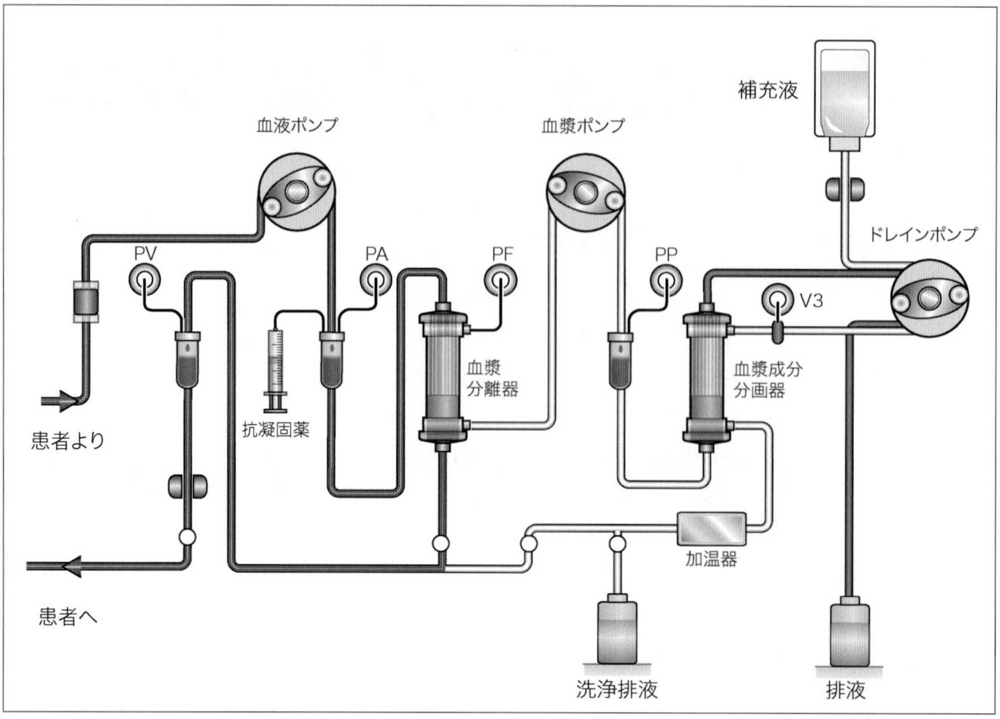

図32　二重膜濾過装置　［KPS-8800Ce，(株)クラレ］

等の規定条件に基づいてすべて自動的に進められる．治療工程では，流量，血漿処理量，経過時間等の治療状況が瞬時に表示され，異常時での対応など安全性が高まってきている．

B 構成と仕組み

1．二重膜濾過装置

二重膜濾過法の血液/血漿フローを2機種について説明する．**図32**に(株)クラレKPS-8800Ceのフロー図を示す．

はじめに，バスキュラーアクセスから血液ポンプによって導き出された血液は，血漿分離器へ送られ，血漿ポンプにより血液流量の20～30%の血漿を分離する．この時の血漿分離器の膜間圧力差は50 mmHg以下で操作する．PEではこの血漿が廃棄され，新たな血液製剤（新鮮凍結血漿，5～10%アルブミン製剤）が注入・交換される．二重膜濾過法では，血漿ポンプによって分離された血漿を，膜孔径が血漿分離器（0.3 μm）より小さい血漿成分分画器（0.01～0.03 μm）へ送る．

血漿は，分画膜で分子量依存により病因物質と有用成分とに分別され，病因物質を含む血漿は濃縮され，血漿流量の1/5程度で廃棄される．廃棄血漿と同量の適正濃

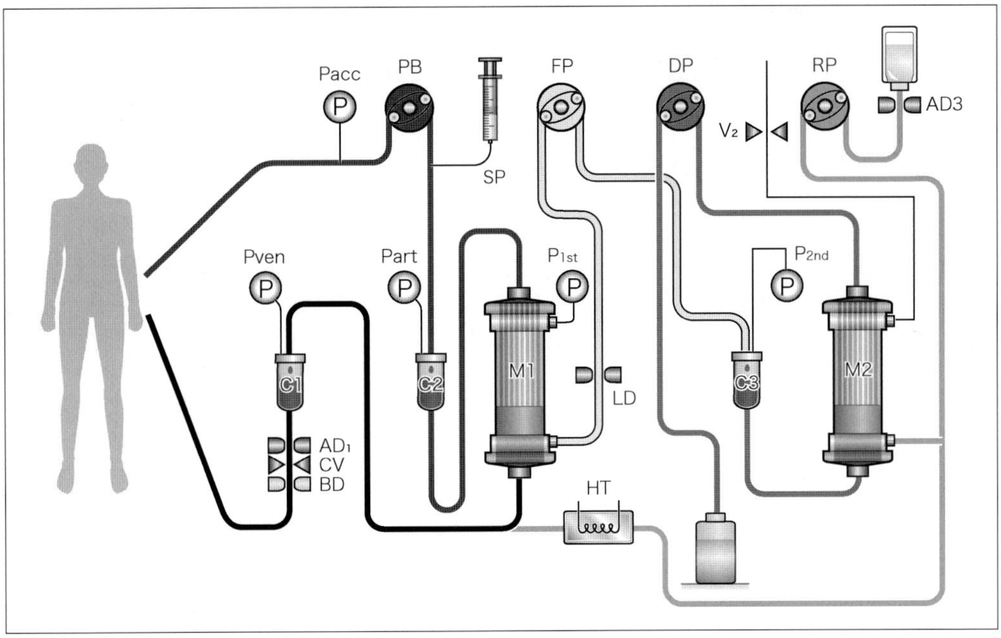

図 33　二重膜濾過装置　［Plasauto iQ21，旭化成クラレメディカル(株)］

度のアルブミン製剤が同ポンプにより置換される．分画器から濾過された血漿と置換血液製剤は，血漿成分分画器内で合流後，加温され血球成分と合流して体内へ戻る．

旭化成クラレメディカル(株)Plasauto iQ21 におけるフロー図（**図 33**）では，血漿廃棄と置換はそれぞれ単独のポンプ，廃棄/置換ポンプにより行われ，置換血漿は血漿成分分画器で濾過された血漿と合流，加温され血球成分と合流して体内へ戻る．

冷却濾過装置では，血漿を 10℃以下に冷却するために血漿成分分画器前にペルチェ素子を使用した冷却プレートが装備される．

また，加温式リサーキュレーション DF サーモは，血漿を 40℃まで上昇させるために血漿成分分画器前にプレート型加温器が装着され，さらに血漿を再循環（20 mL/分）させるために専用ポンプが装備される．

表 44 に代表的な 2 社の最新機種の二重膜濾過装置のポンプ，圧力計の構成を記述する．各名称は各社によりさまざまである．

この他に，

① 血液ポンプでの血流量異常を検知する機構（ピローセンサ，超音波検知）
② 血液回路内での気泡を検知する機構（超音波検知）
③ プライミング異常を検知する機構（超音波検知）
④ 廃棄血漿重量異常を検知する機構（ストレンゲージ）
⑤ チャンバ内のレベル異常を検知する機構（静電容量変化）
⑥ 加温器

表 44　二重膜濾過装置の各部名称（Plasauto iQ21 と KPS-8800Ce）

機　能	Plasauto iQ21	KPS-8800Ce
バスキュラーアクセスより血液を血漿分離器へ導くポンプ	血液ポンプ 0～200 mL/分	血液ポンプ 0～250 mL/分
血漿分離器より血漿を分離するポンプ	分離ポンプ 0～100 mL/分	2nd ポンプ 0～100 mL/分
血漿成分分画器内の濃縮血漿を廃棄するポンプ	ドレインポンプ 0～50 mL/分	3rd ポンプ 0～40 mL/分
置換血液製剤を静脈側へ送るポンプ	返漿ポンプ 0～120 mL/分	3rd ポンプ（2 連掛け） 0～40 mL/分
抗凝固薬を注入するポンプ	シリンジポンプ 0～9.9 mL/時	シリンジポンプ 0～9.9 mL/時
血漿分離器の入口圧を測定	動脈圧計 (－99)～400 mmHg	入口圧計 (－100)～500 mmHg
血漿分離器の出口圧を測定	静脈圧計 (－99)～400 mmHg	返血圧計 (－100)～500 mmHg
血漿分離器の血漿分離圧を測定	分離圧計 0～100 mmHg	濾過圧計 (－290)～310 mmHg
血漿成分分離器の入口圧を測定	血漿入口圧計 (－99)～500 mmHg	2 次膜圧計 (－100)～500 mmHg
血漿分離器の膜間圧力差を測定	TMP 計 (－99)～400 mmHg	TMP 計 (－100)～500 mmHg

⑦ ディスプレイ（液晶画面）

⑧ 制御部（電源ユニット，各種基板）

などで構成され，また安全機能としての圧力連動制御，回路気密試験機能（減圧－80 mmHg，増圧 450 mmHg による漏れ試験）などが組み込まれている．

2．遠心分離装置

図 34 にクラレメディカル(株)/ヘモネティクスジャパン(株) CCS 遠心分離装置の間欠流方式での白血球除去法のフロー図を示す．ACD 液による抗凝固薬加全血は，60 mL/分の流量で遠心ボウルへ送られる．採血と遠心分離が同時に行われ，比重によりはじめに血漿成分が流出し，血漿バッグに溜められる．次にバフィーコート（白血球成分リッチ）が流出して採取バッグに溜められる．次の層は赤血球成分であり，これらはラインセンサにより電圧%として検知され，それぞれバッグへ区分けされる．遠心ボウル内の赤血球は，基準に達した時点で血漿成分とともに体内へ戻される．次に，バフィーコートと再度採血される抗凝固薬加全血はボウル内へ送られ，白血球成分が分離採取される．分離効率をあげる目的で濃縮法と呼ばれる．再度，赤血球成分，血漿成分が体内へ戻され，白血球成分が除去される．白血球除去法は潰瘍性大腸炎の治療として行われ，血液処理量約 2 L で約 3.8×10^9 個の白血球が除去される．

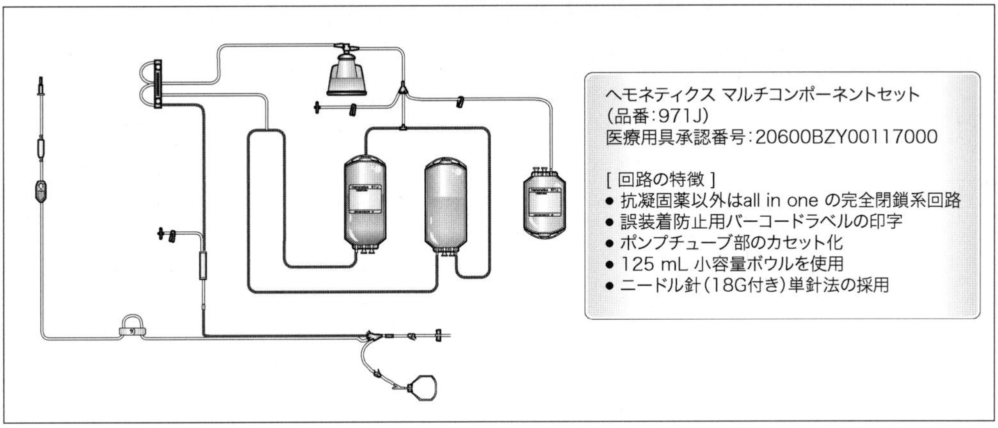

図 34　白血球除去/採取回路図

遠心分離装置での構成は，以下のとおりである．

① 血液ポンプ（採血ドロー 60 mL/分，返血リターン 80 mL/分）
② 抗凝固薬注入ポンプ
③ 循環ポンプ（濃縮，リターン 50 mL/分）
④ ラインセンサ（電圧%）：血漿，白血球，赤血球
⑤ カフ圧（カフの膨張，収縮 50 mmHg）
⑥ ドナーライン圧（脱血モニタ）
⑦ 静脈圧
⑧ ドリップモニタ：ACD 流出異常
⑨ ボウルオプティクスセンサ：血漿と空気検出

また，装置特徴では，体外循環量の安全対策として基準量を設定することで，治療中に体外循環量が 15%を超えると自動的に血液ポンプが停止（遠心器は作動），アラーム，画面表示（設定値）され，返血モードあるいは継続の選択が画面表示され，さらに 5%超えるごとにアラーム警報を発し，血液ポンプ，遠心器停止，画面表示（限界値）され，返血モードとなるシステムが組まれている．

Ⓒ 使用前の準備と始業点検

1．二重膜濾過装置

① 自己診断機能の確認

自己診断機能は電源 on 時に自動的に行われ，センサ動作確認として血漿分離器前後の入口圧，返血圧，血漿濾過圧や血漿成分分画器の入口圧，液面レベル，返血チャンバ液面レベル，気泡検知などが診断される．

② 体外循環回路系の確認

プライミング，分離器・分画器・各チャンバ液面レベル，回路ねじれ・折れ，各所

接続部，気泡有無

③ 各警報点の設定値の確認

入口圧，TMP，血漿成分分画器入口圧，返血圧，加温器温度

④ 血漿処理量設定

2. 遠心分離装置

① 自己診断機能の確認
② プロトコルカード（白血球除去カード）挿入
③ ディスポーザブル回路のねじれ，閉塞，折れを確認，セット装着後の画面表示確認（リスト番号，容量ボウルバーコード読取）
④ 回路内プライミングでのラインセンサ部の気泡有無の確認（センサ電圧に影響）
⑤ 目標白血球量採取として予測血液処理量（サイクル数）の計算（性別，身長，体重，Ht 入力）

D 使用中の点検

1. 二重膜濾過装置

① 血液ポンプ流量（瞬時量・積算量）
② 血漿濾過ポンプ流量（瞬時量・積算量）
③ 濃縮/置換ポンプ流量（瞬時量・積算量）
④ 脱血状態（バスキュラーアクセス，穿刺部位，回路折れ）
⑤ 血漿分離器入口圧（脱血不良，凝固，回路折れ等により変動）
⑥ 血漿分離器返血圧（返血部位，回路折れ，凝固等により変動）
⑦ 血漿分離器濾過圧（血漿分離器目詰まりによる低下）
⑧ TMP（血漿分離器目詰まりによる上昇）
⑨ 血漿成分分画器入口圧（血漿成分分画器目詰まり，回路折れ・凝固による上昇）
⑩ 抗凝固薬注入量（設定異常，回路閉塞により変動）

2. 遠心分離装置

① 血液ポンプ流量
② 抗凝固薬注入量
③ 循環ポンプ流量
④ バルブ開閉状態［ラインセンサ（電圧%）：白血球，赤血球，血漿］
⑤ カフ圧（カフの膨張，収縮 50 mmHg）
⑥ ドナーライン圧（脱血モニタ）
⑦ 静脈圧
⑧ 体外循環血液量（15%以内）
⑨ 血液処理量
⑩ 脱血状態，返血状態

Ⓔ トラブル処理

1．二重膜濾過装置

a．体外循環回路系

1）血漿分離器での TMP 上昇，溶血

原因と対策：分離膜性能劣化，脱血不良，凝固が考えられ，アクセス確認，血漿分離速度減少，生理食塩液を注入して確認を行う．改善不可能であれば血漿分離器の交換を行う．

2）血漿分離器，凝固

原因と対策：凝固では，抗凝固薬投与量異常，凝固亢進，脱血不良などが考えられ，血漿分離器内へ生理食塩液を注入して確認を行う．改善不可能であれば血漿分離器の交換を行う．抗凝固薬投与量を再検討する．

3）血漿成分分画器での入口圧上昇

原因と対策：分画膜性能劣化が考えられ，濃縮血漿の廃棄，流量調整を行う．改善不可能であれば血漿成分分画器の生理食塩液逆洗浄（1,000 mL）や血漿成分分画器の交換を行う．

b．装置系

1）停電および電源，制御部，各種ポンプ回転などエラーメッセージ

原因と対策：すべて停止状態となる．復帰不可能な場合では，ポンプハンドルによる返血操作となる．

2）電源投入するも未作動

原因と対策：プラグ・コンセント接続不良，ブレーカ off 等が考えられ，確認する．改善不可能では，装置内電源部異常であり修理・依頼を要す．

2．遠心分離装置

1）採取バランス異常

原因と対策：回路装着時でのねじれ等による量的異常であり，回路系の確認，返血モード対応を要する．

Ⓕ 使用後の点検

1．二重膜濾過装置

①装置外装の汚れ
②操作パネル，つまみ類確認
③電源コード，アース接続確認

2．遠心分離装置

①装置外装の汚れ
②操作パネル，つまみ類確認

③ 電源コード，アース接続確認

G 洗浄・消毒・滅菌

1. 二重膜濾過装置

血液浄化装置と異なり，装置内の洗浄・消毒を行うことはなく，装置外装管理が中心となる．

① ポンプロータ部，装置外装に付着した血液，血漿，生理食塩液等の除去，消毒清拭

② 気泡検知器ほか各センサ部分の付着物の除去・清拭

2. 遠心分離装置

① ポンプロータ部，装置外装に付着した血液，血漿，生理食塩液等の除去，消毒清拭

② センサ部，バルブ部等の付着物の除去・清拭

H 定期点検

1. 二重膜濾過装置

① 血液ポンプ流量実測（100 mL/分，1分）

② 血漿濾過ポンプ流量実測（50 mL/分，2分）

③ 濃縮/廃棄ポンプ流量実測（10 mL/分，10分）

④ 気泡センサ（ダミー回路使用，警報と作動確認）

⑤ 生理食塩液切れセンサ（ダミー回路使用，警報と作動確認）

⑥ 血漿分離器入口圧（上限設定圧に対してシリンジによる加圧，警報と作動確認）

⑦ 返血圧（上限設定圧に対してシリンジによる加圧，警報と作動確認）

⑧ 血漿濾過圧（上限設定圧に対してシリンジによる加圧，警報と作動確認）

⑨ 脱血モニタ（ダミー回路使用，警報と作動確認）

2. 遠心分離装置

① センサ電圧（血漿/白血球/赤血球検知）でのバルブ開閉

② ボウル回転数

（基本的にメーカによる点検となる）

参考文献

1） 日本アフェレシス学会技術マニュアル．日アフェレシス会誌 **20**(3)：2001

2） 日本アフェレシス学会(編)：新版 アフェレシスマニュアル，秀潤社，東京，2004

Ⅶ 吸着療法・白血球系細胞除去療法

目　的

吸着療法は病因（関連）物質を吸着除去する方法であり，血液から直接吸着する血液吸着法（DHP: direct hemoperfusion または HA: hemoadsorption）と，血漿分離器で分離された血漿から吸着する血漿吸着法（PA: plasma adsorption または PP: plasma perfusion）がある．

白血球系細胞除去療法には，DHP と同様に血液をカラムに通す方法と遠心分離による方法があり，前者には白血球除去（LCAP: leukocytapheresis）と顆粒球除去（GCAP: granulocytapheresis）がある．

治療の際には**表 45** に示すようにさまざまなカラムがあるため，その特性を理解し適切な機器の選択を行う必要がある．また，各装置の取扱説明書を熟読し治療にあたらなければならない．

A 構　成

DHP や LCAP, GCAP（**図 35**）は圧力モニタ，血液ポンプがあれば施行可能であるが，実際は動脈圧（カラム入口圧）モニタ，静脈圧（カラム出口圧）モニタや，血液ポンプに抗凝固薬注入ポンプ，気泡検知器を付加した血液浄化装置（**表 46**）や透析装置が用いられる．

β_2-ミクログロブリンを吸着するリクセル®はダイアライザ手前で直列に接続し，透析装置を用いる．

PA は**図 36** のように回路構成が複雑なため，血液浄化装置（**表 46**）を使用する．現在販売されている血液浄化装置は一部を除きプライミングから治療，回収工程まで自動化され，血液回路装着時や警報発生時のガイダンス機能を搭載した装置が主流となっている（**表 47**）．血液回路はいずれも専用装置に合せたものを準備する．

LDL 吸着（リポソーバーシステム）およびセレソーブ®を用いた免疫吸着は小容量のカラムを 2 個交互に使用する．一方のカラムで吸着を行っている間に，もう一方のカラムは吸着物質を脱離させ，賦活化する．この方法はカネカ社の KANEKA MA-03（**図 37**）のみ施行可能である．

本項では KANEKA MA-03，白血球系細胞除去装置（LCAP, GCAP）を中心に述べる．他の装置に関しては“Ⅱ．血液透析”（55 頁），“Ⅳ．急性血液浄化装置”（102 頁），“Ⅵ．血漿交換療法”（119 頁）を参照していただきたい．

表 45　現在市販されているカラム

吸着様式	リガンド	吸着物質	適応疾患	商品名（メーカ）	注意点
〈血液吸着〉					
疎水結合	ヘキサデシル基	β_2-ミクログロブリン	透析アミロイド症	リクセル（カネカ）	
分子間引力	石油ピッチ系 活性炭	薬物，ビリルビン，胆汁酸，アミノ酸，クレアチニン	薬物中毒 肝性昏睡	DHP-1（川澄化学） ヘモソーバ CHS（旭化成クラレ）	抗凝固薬はヘパリンを使用 血小板の低下に注意，低血糖に注意
イオン結合 ＋疎水結合	ポリミキシン B	エンドトキシン	敗血症，エンドトキシン血症	トレミキシン PMX（東レ）	血小板の低下に注意
〈血漿吸着〉					
イオン結合	スチレン・ジ・ビニル ベンゼン共重合体	ビリルビン 胆汁酸	術後肝不全 劇症肝炎	プラソーバ BRS（旭化成クラレ） メディソーバ BL（川澄化学）	洗浄時のヘパリンを多めに使用 血漿流量 30 mL/min 以下 （急性肝不全は使用不可）
	デキストラン硫酸	LDL VLDL	家族性高コレステロール血症 閉塞性動脈硬化症 巣状糸球体硬化症	リポソーバー（カネカ）	ACE-Ⅰ併用禁忌
		抗カルジオリピン抗体 抗 DNA 抗体 免疫複合体	全身性エリテマトーデス	セレソーブ（カネカ）	ACE-Ⅰ併用禁忌
疎水結合 （主要）	トリプトファン	抗アセチルコリンレセプタ抗体 免疫複合体	重症筋無力症 ギラン・バレー症候群 慢性炎症性脱髄性多発根神経炎 多発性硬化症	イムソーバ TR（旭化成クラレ）	ACE-Ⅰ併用禁忌 血漿処理 2 L まで 1.2〜1.5 L 以上で血圧低下に注意 血漿流量 20 mL/min 以下 フィブリノーゲンの低下に注意
	フェニルアラニン	リウマチ因子，免疫複合体 抗 DNA 抗体	悪性関節リウマチ 全身性エリテマトーデス ギラン・バレー症候群 慢性炎症性脱髄性多発根神経炎 多発性硬化症	イムソーバ PH（旭化成クラレ）	ACE-Ⅰ併用注意 血漿処理 3 L 程度 血漿流量 20 mL/min 以下
〈白血球系細胞除去〉					
	材　質	除去物質	適応疾患	商品名（メーカ）	注意点
特異結合	ポリエチレンテレフタレート	白血球	潰瘍性大腸炎	セルソーバ E（旭化成クラレ）	ACE-Ⅰ併用禁忌 血小板低下に注意 セルソーバ E では抗凝固薬に NM を使用
			慢性関節リウマチ	セルソーバ CS（旭化成クラレ）	
	セルロースアセテートビーズ	顆粒球，単球	潰瘍性大腸炎，クローン病	アダカラム（JIMRO）	血液流量 30 mL/分，血液処理 1.8 L

NM：ナファモスタットメシル酸塩

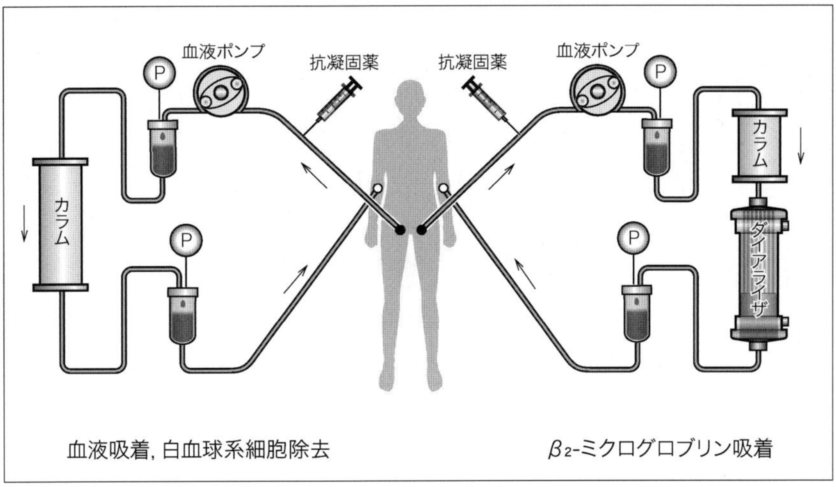

図 35　血液吸着法のフロー図

表 46　現在販売されている各種血液浄化装置の仕様

メーカ	装置名	ガイダンス表示	自動機能（プライミングおよび回収）	治療モード
ウベ循研 東レ	JUN-55X TR-55X	○ （警報発生時のみ）	—	DHP，PA，CHDF，CHF，CHD，ECUM，PE
カネカ	KANEKA MA-03	○	○	DHP，PA
川澄化学	KPS-8800Ce	○	○	DHP，PA，PE，DFPP，DFPP（サーモ），HF，ECUM，腹水，その他
	KM-8700EX	—	—	DHP，PA，PE，CHDF，CHF，CHD，ECUM
	KM-9000	○	○	DHP，PA，PE，DFPP，DFPP（サーモ），CHDF，CHF，CHD，HF，ECUM，腹水
旭化成 クラレ	ACH-Σ	○	○	DHP, PA, PE, DFPP, LCAP, CHDF, CHF，CHD，HF，ECUM，腹水
	Plasauto iQ21	○	○	DHP, PA, PE, DFPP, LCAP, CHDF, CHF，CHD，HF，ECUM，腹水
	Plasauto EZ	○ （警報発生時のみ）	半自動	DHP，PA，PE，DFPP LCAP，腹水，その他（オプション）
	Plasauto LC	○	○	DHP，LCAP，腹水
JIMRO	アダモニター MM6-N	—	—	GCAP

DHP：血液吸着，PA：血漿吸着，LCAP：白血球除去，GCAP：顆粒球除去，CHDF：持続血液濾過透析，CHF：持続血液濾過，CHD：持続血液透析，ECUM：限外濾過，HF：血液濾過，PE：単純血漿交換，DFPP：二重膜濾過，腹水：腹水濾過濃縮

表 47 血液浄化装置の機能

メーカ	装置名	寸法 W×D×H (mm)	重量 (kg)	電源 (V)	消費電力 (VA)	ポンプ	圧力モニタ	センサ
ウベ循研 東レ	JUN-55X TR-55X	230×320×1345	50	100	450	血液，濾過 補液，透析液 シリンジ	入口，返血 濾過，TMP 外部圧力	気泡検知，陰圧，液切れ 漏血，シリンジ閉塞・押子外れ ポンプヘッド，ウォーマ（オプション）
カネカ	KANEKA MA-03	440×345×1370	77	100	350	血液，血漿 置換液，注入	動脈，血液入口 血漿，血漿入口 血漿出口，置換液 静脈，TMP 血漿分離器差	血液/生食検知，気泡検知 漏血，液切れ，レベル 滴下，排液濃度
川澄化学	KPS-8800Ce	560×570×1250	70	100	350	血液，血漿 ドレイン，シリンジ	入口，返血 濾過，浄化器 血漿レベル	生食，補液，気泡検知，ピロー，チャンバ 液面，チューブ亀裂
	KM-8700EX	560×570×1250	72	100	300	血液，濾液 透析液 補液・吸着 シリンジ	入口，返血 濾過，吸着	生食，透析液，補液，ピロー 気泡検知，液面，チューブ亀裂 補液重量計，排液重量計
	KM-9000	500×610×1550	88	100	350	血液，濾過，補液 透析液，シリンジ	入口，返血 浄化器，濾過	気泡検知，補液，透析液，チャンバ液面 ピロー，チューブ亀裂，漏血，重量計
旭化成クラレ	ACH-Σ	496×547×1404	64	100	400	血液，濾過 透析液 補液，シリンジ	脱血，入口，静脈 濾過 二次膜	気泡検知，漏血，血液検知 補液空検知，透析液空検知 重量計
	Plasauto iQ21	574×644×1445	70	100	300	血液，分離/濾過 ドレイン/透析液 返漿/補液，シリンジ	採血，動脈，静脈 血漿/濾過 血漿入口	気泡検知，漏血，血液検知 液系空検知，除水重量計 モニタ重量計
	Plasauto EZ	280×320×1337	27	100	250	血液，血漿分離 返血漿，ドレイン シリンジ	動脈，静脈 濾過，血漿入口	気泡検知，液系空検知 重量計（オプション）
	Plasauto LC	250×300×1030	28	100	110	血液，補液 シリンジ	採血，動脈，静脈	気泡検知，液切れ
JIMRO	アダモニター MM6-N	191×335×358	7.5	100	100	血液	静脈	気泡検知，ピロー

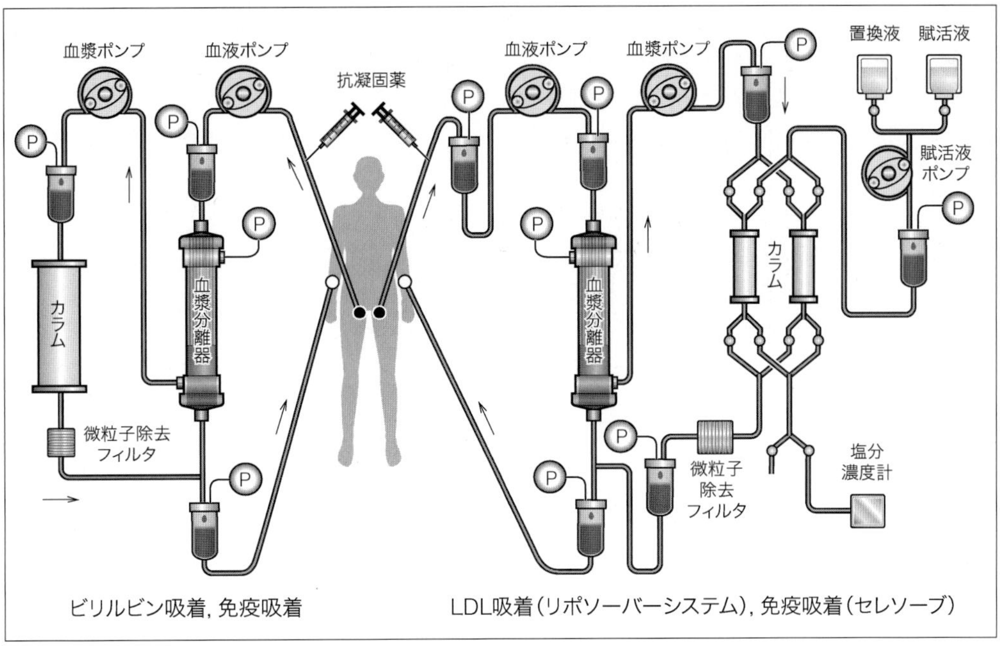

図 36　血漿吸着法のフロー図

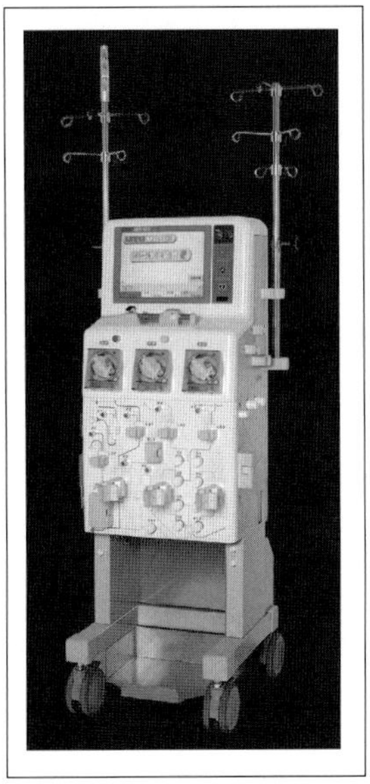

図 37　KANEKA MA-03 装置外観

Ⓑ 各装置に共通する点検項目

1.　始業点検

① 装置外観に変形や破損がなく，電源コードが3極コンセントに接続されてい

る．

② 電源を入れ，異臭や異常音，表示画面に異常がないことを確認する．

③ 自己診断機能のある装置は自己診断を行い，エラーがないことを確認．自己診断機能がない装置は，回路装着，プライミング操作時に異常がないかを確認する．

④ 各ポンプが正常に作動する．

⑤ 異常時に警報が発生し，警報音発生，警告灯が点灯する．

2.　使用中の点検

① 血流が保たれているかピローや陰圧検出器，採血圧で確認．

② 各ポンプの流量は適正である．

③ 抗凝固薬が注入されている．

④ 各圧がモニタされている．
DHP, LCAP, GCAP ではカラム入口圧，差圧の上昇に注意する．
PA では血漿分離器の TMP，カラム入口圧の上昇に注意する．

⑤ 液漏れがない．

⑥ 異臭，異常音がない．

3.　トラブル処理

主なトラブルの原因と対処法を**表 48** に示す．

4.　使用後の点検

① 液漏れがない．

② 異臭，異常音がない．

③ 血液や薬液の付着がない．

5.　洗浄・消毒

血液や薬液の付着があれば各装置指定の薬液にて清掃する．

6.　定期点検

各装置の取扱説明書・保守点検マニュアルに従う．

表 48　治療中のトラブルと対策[1)]

トラブル	原　因	対　策
血流不足	脱血側からポンプチューブまでの回路の折れ曲がり	回路の折れ曲がりを直す
	脱血側からポンプチューブまでの回路の凝固	脱血側の血液回路交換
	バスキュラーアクセスに問題がある	バスキュラーアクセスの確保
	陰圧検出器に回路がセットされていない	正しくセットする
血液ポンプが回転しない	ポンプチューブが正しくセットされていない	再装着
	血液ポンプ不良	装置交換
抗凝固薬が注入されない	抗凝固ラインをクランプしている	クランプを解除
	抗凝固薬注入ポンプ不良	装置交換または他の注入ポンプで代用
圧力がモニタされない	保護フィルタの目詰まり，薬液流入	保護フィルタ交換
	圧ラインがクランプされている	クランプの解除
	圧力モニタ不良	装置交換
動脈圧↑，静脈圧↑	静脈側血液回路の凝固	血液回路交換
カラム差圧↑（DHP）	カラムの凝固	血液流量を低下させる，カラム交換
	動脈チャンバ凝固	血液流量を低下させる，回路交換
TMP↑	血漿流量が速い	適正な速度にする（血液流量の30％程度未満）
	血流不足	血流不足の項を参照
	血漿分離器の凝固，目詰まり	血漿流量を低下させる，血漿分離器交換
血漿分離器差圧↑	血漿分離器凝固，目詰まり	血漿流量を低下させる，血漿分離器交換
カラム入口圧または差圧↑（PA）	カラムの凝固，微粒子除去フィルタ目詰まり	血漿流量を低下させる，カラム，フィルタ交換
	血漿出口部の回路の折れ曲がり	折れ曲がりを直す
血漿分離器の溶血	血漿分離器凝固，目詰まり，洗浄不足	血漿分離器交換
	血漿流量が速い	適正な速度にする（血液流量の30％程度未満）
異臭，異常音がある	装置不良	装置交換

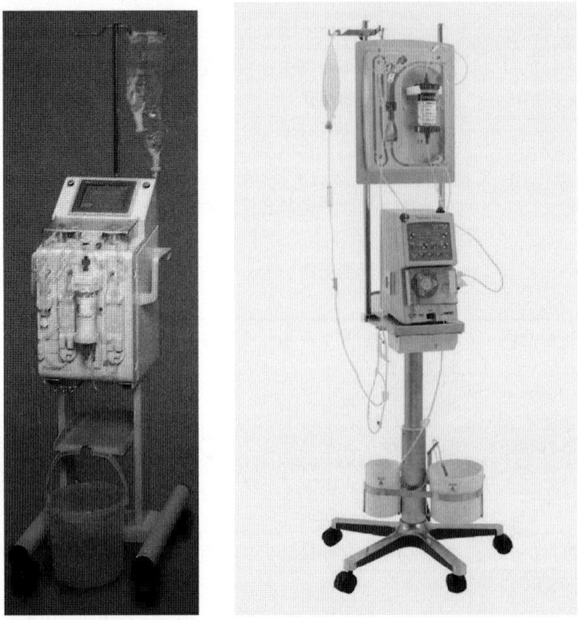

a. Plasauto LC®　　b. アダモニターMM6-N®

図 38　白血球系細胞除去装置外観

Ⓒ 個別装置における点検項目

1.　KANEKA MA-03（図 37）

点検方法，判定基準は取扱説明書[2)]，保守管理マニュアル[3)]を参照のこと．

a.　日常点検

(1)　始業点検

〈電源投入前〉

外観

① 変形や汚れがない．

② 濡れがない．

③ 部品の破損がない．

電源コード

① コードの上に物が置かれていない．

② 芯線の露出・断線などの傷みがない．

③ アース線のあるコンセントに接続されている．

〈電源投入時〉

外観

① 煙が出ていない．

② 異臭・異常音がない.
③ 濡れがない.
外部表示灯：4 色すべての警告灯が点灯
警報音が鳴る.

⑵ 使用中・終業点検
① 自己診断および洗浄（プライミング）中のリーク・センサテストにて異常がない.
② 液漏れがない.
③ 煙が出ていない.
④ 異臭・異常音がない.
⑤ 血液や薬液の付着がない.

⑶ 洗浄・消毒

表面の汚れは希釈した中性洗剤または消毒用アルコール，消毒が必要な場合は希釈した次亜塩素酸ナトリウム溶液（最大濃度 0.5%）を用いる.

b. 定期点検

1,500 時間ごとに行う.

① バルブ
ピンチバルブの動作・エア漏れ状況，インナーバルブとエア配管動作
② ポンプ
血液ポンプ，血漿ポンプ，置換液ポンプの締め切り圧測定
注入（インフュージョン）ポンプの動作・シリンジ注入完了時のメッセージ表示確認
③ プレートヒータ
サーミスタの制御温度と保護温度，ヒータカバー開閉，加温状況確認
④ センサ
液切検出器・チャンバレベル検出器の動作
圧力計のゼロ・スパン確認
漏血検出器の汚れ・電圧測定
漏血チューブ検出器の動作
排液濃度計のゼロ・スパン確認，電極押さえガイドの動き
気泡検出器の電圧測定
血判チューブ検出器，血液判別器，滴下検出器の動作・表示確認
⑤ カード
カード挿入時の表示確認
⑥ 自己診断・警報動作
自己診断警報，圧力警報，血液検出器，停電警報動作確認
⑦ その他
配管チューブの折れ曲がりの有無
エアフィルタ，換気ファン用フィルタの結晶・ほこりなどの有無

端子台増し締め

電源ケーブル，プレートヒータのリード線接続端子のネジの締め込み

2. Plasauto LC®（図38）

点検方法，判定基準は日常点検マニュアル[4]，定期点検マニュアル[5]を参照のこと.

a. 日常点検

(1) 始業点検

① 付属品の確認

② 傷，破損，変形，汚れがない.

③ 停電ブザーの確認

④ 電源コードが装置に接続されている.

⑤ 電源プラグが医用コンセントに接続されている.

⑥ 警報灯確認

⑦ LCDの表示・操作時のクリック音確認

⑧ 血液ポンプ・輸液ポンプ動作

⑨ バイパス動作

⑩ ポンプカバー開警報確認

⑪ 気泡検知・液切れ検知警報確認

⑫ 点検終了操作

- マニュアルからオートモードに変更
- 輸液ポンプの比率確認
- 静脈圧下限設定値（0 mmHg）確認

(2) 6ヵ月点検

① 動脈・静脈・採血圧ライン

各ライン，TPフィルタの汚れや液体の侵入がない.

② 血液・輸液ポンプ

水での吸い込み確認

b. 定期点検

12ヵ月ごとに行う.

① LCDタッチパネルの動作確認

② 血液ポンプ，輸液ポンプ

ローラとステータ間のギャップ確認，吸い込み時の圧力測定，流量測定

③ 気泡検知/クランプ，バイパスクランプ

動作確認，圧力測定

④ 動脈側，静脈側液面作成用エアバルブ

動作確認，圧力測定

⑤ 動脈，静脈，採血圧力計

実測値と表示値の比較（ゼロ・スパン確認）

⑥ 気泡検知器，液切れ検知器コンパレート電圧
コンパレート電圧の電圧確認
⑦ 気泡検知器，液切れ検知器
水なし，水あり時の出力電圧測定
⑧ 加温器
電圧測定
⑨ 絶縁抵抗
電源スイッチ on の状態での絶縁抵抗測定
⑩ 保護設置線の確認
電源プラグの接地刃と装置の筐体カバー取付ネジ間の抵抗を測定
⑪ 漏れ電流
接地漏れ電流測定

3. アダモニター MM6-N®（図 38）

点検方法，判定基準は取扱説明書[6]を参照のこと．

a. 日常点検

⑴ 始業点検

〈電源投入前〉

① アースおよびコードが完全に接続されている．
② スイッチの接触状況点検を行い異常がない．

〈電源投入時〉

① 血液ポンプのクランパスイッチが正常に動作する．
② 自己診断が正しく動作し，異常がない．
③ 静脈圧コネクタと回路を接続しない状態で常圧の緑色 LED が 0 付近である．
④ 準備モード時に以下の動作確認を行う．
- 血液ポンプが正常に回転し，生理食塩液を正常に吸い上げる．
- 血液回路洗浄時，静脈回路内センサ部の回路から気泡が消えた場合，警報モニタの気泡表示の LED が消灯
- ピローセンサの動作を警報モニタにて確認（ピロー表示部がピローを装着すると消灯，外すと点灯）
- 静脈圧を約 200 mmHg まで加圧，リークがない．
- 血液ポンプカバーのドアスイッチが正常に動作する（ポンプカバーを開けると血液流量表示器に「c3」と表示）．
- 静脈圧コネクタにシリンジを接続し加減圧動作を行い，管理値を超えた場合警報モニタの静脈圧表示の LED が表示される．

⑵ 使用中・終業点検

① 目視により異常がない．
② 動作時，異常音がない．

⑶ 洗浄・消毒

装置表面，可動部分，センサ，ケーブルなどは消毒用アルコールを用いる．

b．定期点検（簡易）

月に一度行う．

① 電源投入時の自己診断によるLED，警報点灯およびクランパの動作確認
② 静脈圧コネクタと回路を接続しない状態で常圧の緑色LEDが0付近である．
③ 血液ポンプカバーのドアスイッチが正常に動作する（ポンプカバーを開けると血液流量表示器に「c3」と表示）．
④ 静脈圧の加減圧を行い，常圧の緑色LEDが－100～400 mmHgに移動
⑤ 血液ポンプが回転しているときに電源を切り，電源遮断動作が働く．

参考文献

1） 岩本ひとみ：トラブルとその対策．日アフェレシス会誌 **20**(3): 312–315, 2001
2） (株)カネカメディックス：血漿浄化装置 KANEKA MA-03 取扱説明書（No. 799J R4）
3） (株)カネカメディックス：血漿浄化装置 KANEKA MA-03 保守・点検マニュアル（No.800J R4）
4） 旭化成クラレメディカル(株)：血液浄化装置 Plasauto LC 日常点検マニュアル第4版
5） 旭化成クラレメディカル(株)：血液浄化装置 Plasauto LC 定期点検マニュアル第2版
6） (株)JIMRO：血球細胞除去用装置アダモニター MM6-N 取扱説明書．2005年9月30日第3改訂

4

循環補助代行装置

I 人工心肺

目　的

人工心肺（**図 1**）の目的は，心臓や胸部の大血管の手術操作の妨げになる心臓の拍動や血流を止めているあいだ，生体の心臓のポンプ機能と肺のガス交換機能を，血液ポンプと人工肺によって代行することにある．さらに，手術操作を助け無血視野を確保するため，貯血槽によって循環する血液の量を調節したり，サクション回路によって術野の血液を吸引し，再び体外循環回路に戻す働きをしている．また，体温の調節や心臓を停止させ保護する心筋保護液を注入するなど複合的な役割を担っている．

A 構成と仕組み

人工心肺装置は**図 2**のように構成されている．以下の①～⑧が体外循環回路，⑨～⑫が付属回路の構成となる．

① 脱血カニューレ：患者静脈から血液を導き出す．
② 脱血回路：患者から脱血する回路
③ 静脈血貯血槽：血液を蓄えボリュームを調節する．
④ 送血ポンプ：心臓の代りに血液循環を司る．
⑤ 人工肺（熱交換器内蔵）：ガス交換と熱交換を行う．
⑥ 送血フィルタ（エアトラップ）：異物や気泡を除去する．
⑦ 送血回路：患者へ動脈血を送る回路
⑧ 送血カニューレ：患者動脈へ血液を導く．
⑨ サクション回路：視野を確保するため術野の出血を人工心肺に導く．

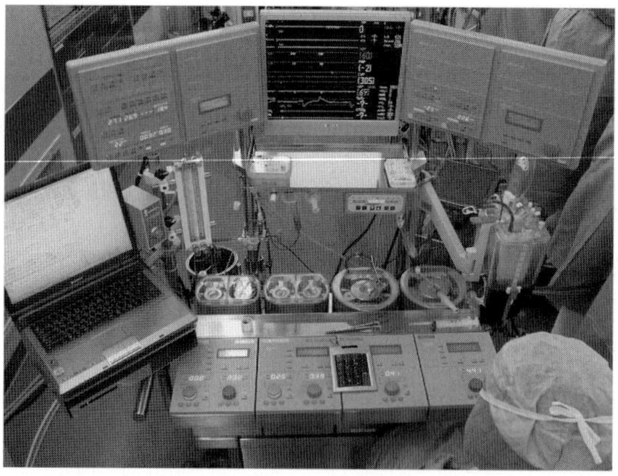

図 1　人工心肺

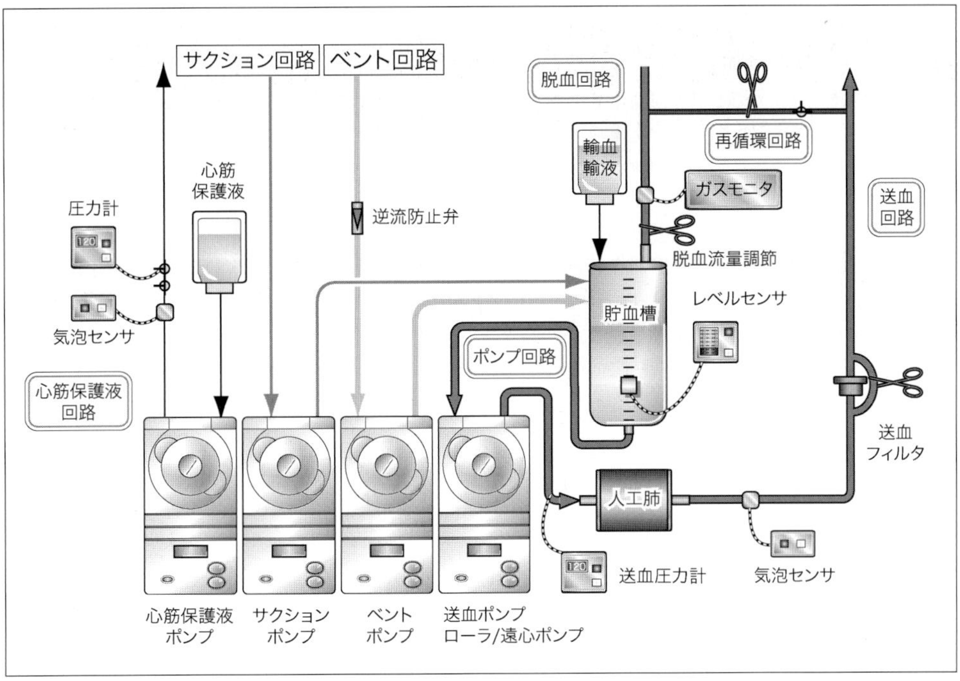

図2　人工心肺装置と回路

⑩ ベント回路：心臓内部の余分な血液を抜き心臓への負荷を調節する．
⑪ 心筋保護液回路：心筋の活動を止め保護する液を心筋へ送る．
⑫ 除水回路：余分な水分を除去し血液を濃縮する．

Ⓑ 手術前の準備と始業点検

1.　患者情報の収集と体外循環プランの作成

手術前には患者情報を収集して体外循環プランを作成する．目標となる体外循環流量や術式によって，使用する人工肺や回路，カニューレ類を決め材料を用意しておく．術式に対する体外循環法や注意点を確認しておく．

2.　回路の組立てと充塡

患者が入室したら，人工心肺回路の組立てや薬剤の準備を始める．回路を組み立てながら，個々の材料に問題がないかチェックし，充塡を始める．同時にポンプの動作などに問題がないかチェックする．

3.　圧閉度の調節と安全装置の取り付け

ローラポンプでは圧閉度を調節し，遠心ポンプでは流量計を取り付ける．回路の補強や各種センサや安全装置を取り付ける．圧閉度の調節方法を**表1**に示す．

表1　圧閉度の調節方法

圧閉度調整	方　法	特　徴
輸液セットの滴下（JIS の方法）	回路の流出側に輸血セットを取り付け，逆流を滴下で測定し調節する（1 m 水柱 5〜10 滴/分）	製造者向けの規格のため，実用的とはいいがたい
回路液面の降下	回路を大気に解放し高く掲げ落差を設け，液面が下がる速度により調節する（30 インチ水柱 1 cm/分）	術野側回路の準備と同時に行えば実用的
圧力低下の速度	回路を遮断しポンプによりいったん圧力をかけ，この圧力が低下する速度で調節する（200 mmHg で 0.5〜1 mmHg/秒程度）	一度適正な低下速度を測定すれば，以後簡便で実用的
圧閉部分の模様	チューブの圧閉部に生ずる円形模様の大きさで調節する	サクションやベントポンプも調整できる

4. 各部の点検

始業点検リストに基づき点検を行う．熱交換器から充填液の漏れがないことを確認して冷温水槽と接続する（組立て前に冷温水槽を接続して熱交換水を流し，水漏れがないことを確認してもよい）．

C 体外循環中の注意点

1. 適正な送血の確認

人工心肺は生体の心肺機能を代行しているため，血液循環の維持がもっとも重要である．計算上必要な流量を維持するだけでなく，部分的にも循環不全が起きていないか，血液データなどでチェックする．回路の折れ曲がりや送血カニューレの先当たり，さらには人工肺や送血フィルタの目詰まりなどで送血圧が上昇することもあるので，必ず人工肺の手前で送血圧をモニタする．

送血圧のモニタには変化量を示すアナログ式のものと数値を示すディジタル式のものがあるが，変化量を知るうえではアナログ式のほうが認識しやすい．送血圧モニタにはアラームを発するものが必要で，最近は圧力が設定値を超えると送血ポンプを制御できる製品もあり，このようなモニタのほうが安全性は高い．

2. 適正な脱血の確認

脱血カニューレの挿入位置が不正だと脱血流量が確保できない．また，脱血流量はベッドの高さや中心静脈圧（CVP）などで変化する．開放回路では貯血レベル，閉鎖回路では脱血圧を監視している必要がある．脱血が不良であると無血視野の確保もむずかしくなる．

3. ガス交換の確認

人工心肺回路は透明なので，直接血液の色をチェックできる．しかし，適正なガス交換の調整を行うためにも，定期的に血液データをチェックする．連続ガス分圧モニ

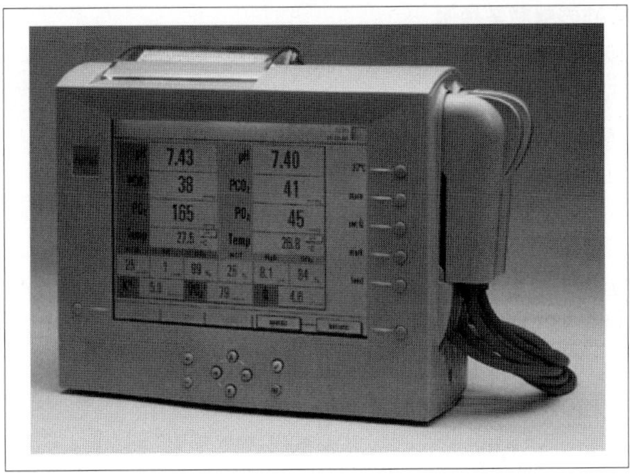

図 3　連続ガス分圧モニタ

タ（**図 3**）を利用するのもよい方法である．人工肺での換気をチェックするための基本的なガスモニタは，送血側では酸素分圧（PaO_2）と二酸化炭素分圧（$PaCO_2$）である．また，脱血側でモニタされる混合静脈血酸素飽和度（SvO_2）は，ガス交換だけでなく循環動態の指標にもなるためきわめて重要なモニタといえる．

4.　適正なボリュームの調節

多くの場合，人工心肺では脱血流量と送血流量のバランスでボリュームが維持されている．ボリュームが少ないと脱血に気泡を引き込みやすくなる．ボリュームが多い場合，心停止の状態では心臓は過伸展によってダメージを受ける．人工心肺離脱時にはボリュームを調節し，心臓の前負荷を適正調節しなければならない．

5.　血液性状の維持

人工心肺では血液希釈やガス交換，輸液や輸血，心筋保護液の投与，ヘパリン化などで血液性状がダイナミックに変化する．Ht(Hb)，血液ガス，電解質，凝固能が適正範囲を維持するようにチェックする．リアルタイムの検査や検体の取り違えを防ぐため，ポータブルの血液検査機器も使用される．

6.　執刀医との連携

人工心肺は執刀医の指示で施行されるが，実際には執刀医は手術操作に集中しているため，人工心肺の操作はあらかじめ打ち合された手順に従って進められる．しかし，常に手順どおりに手術や体外循環が進むとは限らず，このような場合はとくに執刀医との意思疎通が重要になる．術野側あるいは人工心肺になんらかのトラブルが生じた場合には，確実な連携ができなければ危機を脱することはできない．

表 2　人工心肺の離脱条件例

条　件	
心機能の回復	平均血圧 60 mmHg 以上，静脈酸素飽和度 60％以上，エコーでの評価など
復温の完了	静脈血液温度 37℃以上，咽頭温 36℃以上，直腸温 35℃以上
止血の確認	サクション量 100 mL/分以下

［さいたま医療センター］

7.　麻酔科医との連携

通常手術中の循環管理は麻酔科医によって行われる．ところが，人工心肺で循環管理を行う心臓手術では，麻酔科医→体外循環技士→麻酔科医とバトンタッチされることになる．したがって麻酔科医との連携も重要となる．とくに生体の心肺機能の回復が不完全な場合には，連携ができていないと体外循環から離脱できない．あらかじめ使用する薬剤，体外循環法，循環管理の注意点などを話し合っておくことも必要である．

8.　心機能の把握

心臓への手術操作が終わり心拍動が戻り始めたら，心機能の回復が重要になる．人工心肺でボリュームを調節しながら，心電図，血圧，静脈血酸素飽和度，超音波断層での心臓の動きなどをチェックしながら心機能を把握する．さらに，生体の肺機能，体温，血液性状など全身状態も把握しておく必要がある．

9.　離脱条件の確認

復温の完了，止血の確認，生体の心肺機能の回復などの離脱の条件（**表 2**）が確認されたら，麻酔科医と連携しながら体外循環流量を落とし，ボリュームを調整しながら体外循環から離脱させる．離脱後も，ボリュームを調節して循環動態を安定させる．

D　トラブル処理

冒頭で述べたように人工心肺は生命活動の要となる血液循環とガス交換を担っているため，体外循環のトラブルは致命的な事故に結びつく．また体外循環を止めること自体が大きなリスクであるため対処がむずかしいという特殊性もある．体外循環に伴うトラブルとその原因と対処法を**表 3** に示す．

E　体外循環後の処理と終業点検

1.　プロタミンの投与

体外循環が終了して送血・脱血カニューレが抜去されたら，プロタミンを投与する．通常投与したヘパリンと同量のプロタミンを投与することが多い．プロタミンは

表 3　主な体外循環のトラブルと対処法

事象	結　果	原　因	予防策・対処法
送血ポンプの停止	完全体外循環中に送血ポンプが停止すると循環虚脱に陥り，常温であれば数分で脳の器質的変化が起こる．	最近のポンプシステムでは故障はきわめて頻度が低い．むしろ，ノイズや制御装置の誤動作などで停止することが多い．	電源の入れなおしなどのリセット操作によって復帰させることができる．むしろあわてて二次的なトラブルを起こさないようにすることが重要である．復帰しない場合には手動操作を行いながら，代替機などを準備する．
空気の送り込み	送血回路から動脈に空気を送り込んだ場合，全身レベルで空気塞栓となるが，とくに脳梗塞を起こす危険性が高い．	貯血レベル低下がもっとも考えられるが，人工肺が陰圧になり空気を引き込むトラブルも実際に起こる．さらにベント回路からの誤送，心筋保護液が空になって空気を送るトラブルもある．密閉型の貯血槽の場合には貯血槽が陽圧になり静脈へ空気を送るトラブルも起こる．	図 2 に示すように，貯血槽にはレベルセンサを取り付け，送血回路や心筋保護回路には気泡検出器を取り付ける．ベントには逆流防止弁を設ける．
目詰まりや破損	送血回路は高圧になり体外循環を停止せざるを得ない．高圧のため回路が抜ける危険もある．	貯血槽で形成された血栓や脂肪，寒冷凝集素などが人工肺のガス交換膜や動脈フィルタに付着して目詰まりする．貯血槽内で血液が凝固することは比較的多い．	目詰まりをいち早く察知する．送血圧を人工肺の手前でモニタし，アラーム機能などを利用する．冷却と同時に送血圧が上昇した場合には，冷却を一時停止して様子をみる．原因を特定し，改善できないようであれば人工肺や送血フィルタの交換の準備をする．貯血槽に血栓がみられる場合には，ヘパリンを追加投与してから，貯血槽の交換準備をする．交換手順を図 4 に示す．心内貯血槽のみが目詰まりしている場合には，循環を維持したまま心腔内貯血槽を新たに追加する．
換気異常	人工心肺においてガス交換が行われない事態になれば，きわめて危険な低酸素血症となる．幸い，人工心肺回路は透明であるために，血液の色によってガス交換の異常に気が付きやすい．	人工肺でガス交換が行われない原因の多くは，人工肺へのガス供給のトラブルである．	予防策は体外循環前の点検が重要になる．ガスの供給ができない場合には酸素ボンベを利用するが，とりあえず酸素チューブに息を吹き込んでも最低限度のガス交換はできる．人工肺に問題がある場合には，人工肺の交換あるいは追加の準備を始める．交換(追加)手順を図 5 に示す．
誤　薬	もっとも危険なのが体外循環中のプロタミンの誤投与であり，致命的な結果を招く．また，異型輸血もきわめて重大な事故となる．さらに，心筋保護液は長時間心筋組織に停滞するために，誤薬は心筋組織全体がダメージを受け心機能がまったく回復できなくなる可能性もある．	人工心肺から投与する薬剤が多く，また投与する場面が体外循環開始直後や大量出血への対処などあわただしいことが誤薬や異型輸血の誘因となる．	体外循環中に使用する薬剤を整理し，人工心肺専用の薬品棚もしくは台車などに用意する．ただし，プロタミンはこれとは別に管理して，体外循環中には決して触れないように徹底する．人工心肺にルーチンで投与する薬剤や使うことの多い薬剤は，体外循環前の時間的な余裕のあるときに確認しながら注射器に吸い，薬品名を注射器に書き込んでおく．輸血では投与する前に患者の氏名，血液型，放射線照射の有無などを複数名で確認する．

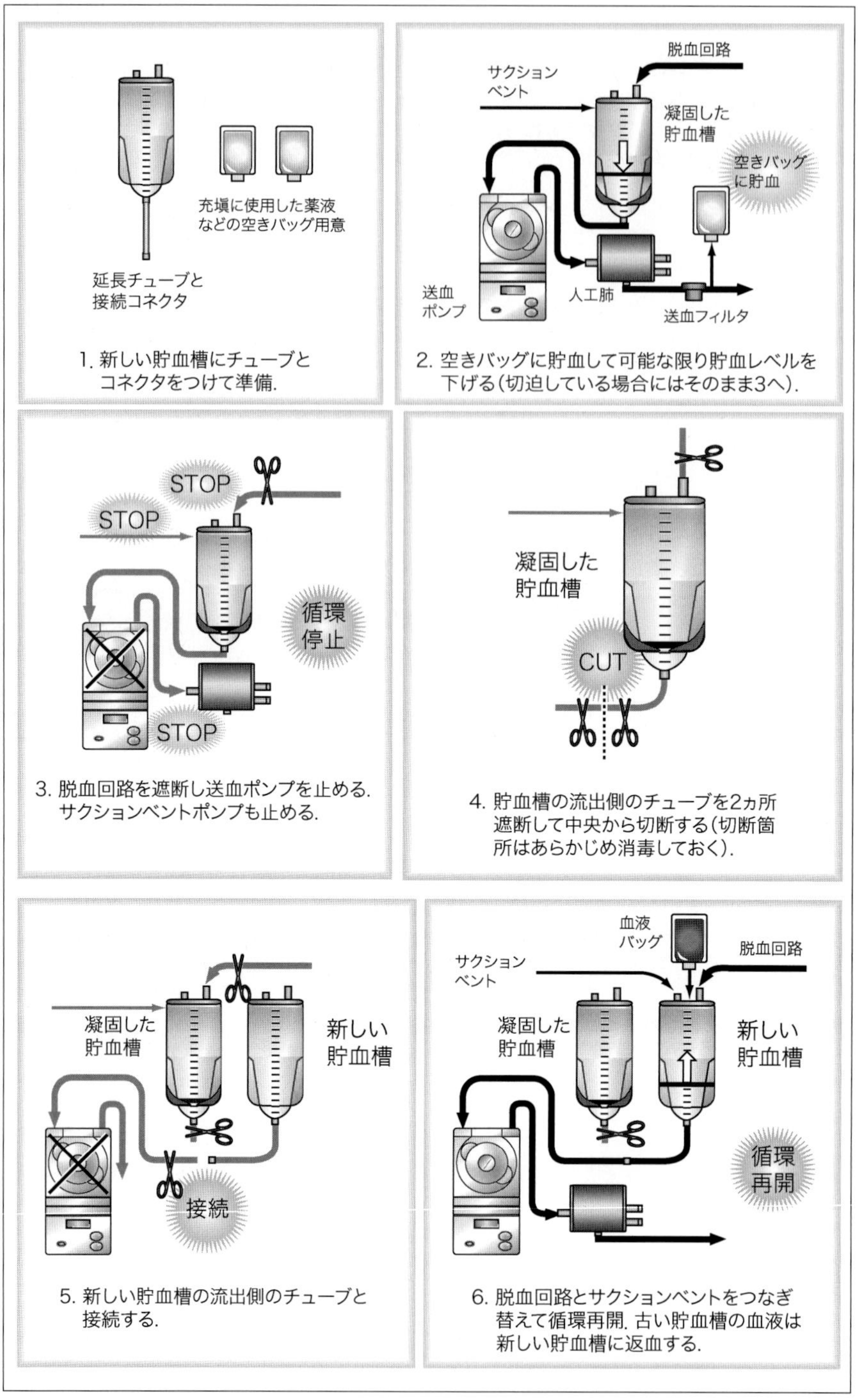

充塡に使用した薬液
などの空きバッグ用意
延長チューブと
接続コネクタ
1. 新しい貯血槽にチューブと
コネクタをつけて準備.
脱血回路
サクション
ベント
凝固した
貯血槽
空きバッグ
に貯血
送血
ポンプ
人工肺
送血フィルタ
2. 空きバッグに貯血して可能な限り貯血レベルを
下げる(切迫している場合にはそのまま3へ).
STOP
STOP
循環
停止
STOP
3. 脱血回路を遮断し送血ポンプを止める.
サクションベントポンプも止める.
凝固した
貯血槽
CUT
4. 貯血槽の流出側のチューブを2ヵ所
遮断して中央から切断する(切断箇
所はあらかじめ消毒しておく).
凝固した
貯血槽
新しい
貯血槽
接続
5. 新しい貯血槽の流出側のチューブと
接続する.
血液
バッグ
脱血回路
サクション
ベント
凝固した
貯血槽
新しい
貯血槽
循環
再開
6. 脱血回路とサクションベントをつなぎ
替えて循環再開. 古い貯血槽の血液は
新しい貯血槽に返血する.

図4　貯血槽の交換手順

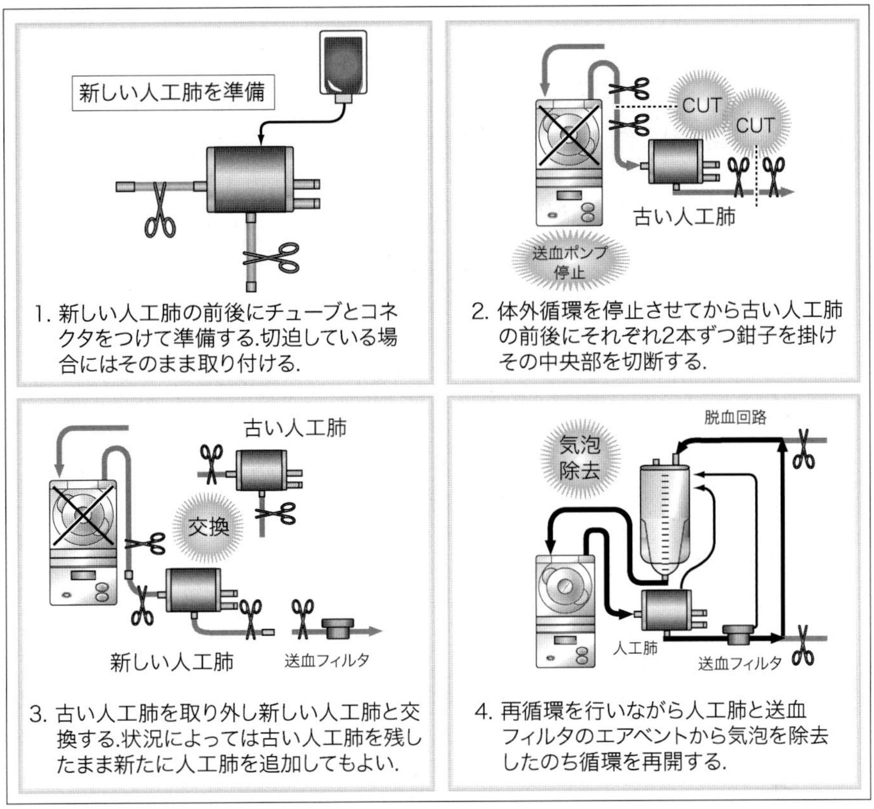

Ⅰ．人工心肺　　147

図５　人工肺の交換手順

1. 新しい人工肺の前後にチューブとコネクタをつけて準備する．切迫している場合にはそのまま取り付ける．
2. 体外循環を停止させてから古い人工肺の前後にそれぞれ2本ずつ鉗子を掛けその中央部を切断する．
3. 古い人工肺を取り外し新しい人工肺と交換する．状況によっては古い人工肺を残したまま新たに人工肺を追加してもよい．
4. 再循環を行いながら人工肺と送血フィルタのエアベントから気泡を除去したのち循環を再開する．

血圧低下を招きやすいのでゆっくり投与されるが，プロタミンの投与が始まったら，サクションによる人工心肺への出血の回収を止める．

2.　残血処理

人工心肺を停止させても，回路には 1,000 mL 程度の残存血がある．送血ポンプで患者に戻すこともできるが，空気を送り込む事故に結びつくことも予想されるため，残存血を採血バッグに回収し落差で患者に戻すほうが安全である．自己血回収装置などを用いて回収する方法もある．

3.　材料の破棄

人工心肺回路，人工肺，貯血槽などは使い捨てになる．残存血を回収後に廃棄するが，血液が漏れ出したり廃棄物に針やアンプル片が入っていて，廃棄物処理の過程で汚染や針刺し事故が起こらないように注意しなければならない．

4.　レポートの作成

人工心肺のプランや出納計算，体外循環の操作記録などをまとめてレポートを作成する．最近は電子カルテ化されており，自動記録システムによるデジタル記録でレポートを残す施設も多くなっている．

5. 装置の点検（設定変更などの修正）

安全装置のアラーム設定やポンプの諸設定を変更した場合には元に戻しておく．とくにポンプの回転方向などは決められた方向に戻しておかないと，緊急手術などでトラブルを起こす．術中異常な動作や異常な音がした装置については念入りに点検し，必ず問題点を解決しておく．

F 使用材料の管理（消毒・滅菌）

1. 材料の在庫チェックと発注

人工心肺の材料の種類は多く，そのうちひとつ在庫がないだけでも手術ができない場合もある一方で高価なものが多く，不良在庫になると経済的な損失が大きくなる．こまめに在庫のチェックと発注を行う必要がある．

2. 材料の使用期限の管理と再滅菌

医療材料のほとんどには滅菌期限や使用期限がある．これらを把握し，滅菌期限に達した材料は再滅菌の必要がある．ただし，材料によって滅菌方法が異なるうえに，再滅菌できない材料もある．とくにゴムなどが使用されている材料は経年変化でもろくなるため，使用期限に達したら廃棄する．

3. 非常用の物品の用意

究極的な生命維持装置である人工心肺にトラブルがあった場合，短時間のうちに必ず復旧させなければならない．体外循環回路の構成部品（貯血槽・人工肺・遠心ポンプヘッド・送血フィルタ）を交換することもあるので，常に交換できるように各パーツと滅菌チューブやチューブカッターを準備し，交換手順を確認しておく．とくに貯血槽（心内貯血槽）は目詰まりすることが多い．

G 定期点検

人工心肺は究極的な生命維持装置なので点検が重要となる[1)]．定期点検は半年に1度は行うことが望ましい．

1. ローラポンプの保守

ローラポンプでは圧閉度の調節が重要であるが，これは始業点検で行われる．定期点検では，回転数のチェックとその他の機能のチェックを行う．回転数はタコメータで実際の回転数を測り，表示との5%以上の誤差がないかを低回転，実用回転，最大回転など複数のポイントでチェックする．また，回転方向の切り替え，他のポンプや安全装置との連動もチェックする．その他，ベルトドライブのポンプではベルトのゆるみによる滑りがないかも点検する．

2. 遠心ポンプの保守

遠心ポンプはポンプヘッドが使い捨てで，この部分のチェックは始業点検で行われる．定期点検ではドライブモータの回転に異常音がないか，ドライブモータのケーブルやコネクタなどに破損などがないか点検する．

3. 圧 力 計

送血圧，心筋保護液圧の他，脱血圧，貯血槽内圧計などの圧力計について点検する．陽圧は水銀柱で校正できるが，圧力校正器を使用すると 300 mmHg を超えるような高圧や陰圧の校正ができる．実際に圧力をかけて測定系に漏れがないかも含めてチェックする．

4. 温 度 計

センサを含めてチェックするときには，温水や冷水に入れ水銀温度計でチェックする．センサ部分が使い捨ての場合にはアンプのみのチェックとなる．固定抵抗を入れたチェッカを作ると簡単にチェックできる．

5. 酸素流量計

ガラス管型の酸素流量計については，可動部分がないので経年変化などで誤差が出ることは少ない．ただし，最近はディジタル式の酸素流量計があるので，これについては検査の必要がある．専用の高精度の測定機器が必要になるため，ガラス管型の流量計と比較するか，メーカに点検を依頼する．

6. 酸素ブレンダ

酸素ブレンダは精密機器で，長期間使用していると誤差が出ることがある．そこで定期的に酸素濃度計を用いてチェックする．人工心肺でよく使用する50％前後と，21％と 100％についてもチェックしておく．誤差が大きい場合は校正するが，機械的な調整になるためメーカに依頼するほうがよい．

7. ガスモニタ

センサ部分が使い捨てのものは使用前に毎回校正する．多くの場合，光学的な素子で測定しているので，発光面や受光面が汚れていると動作が不安定になったり測定できなかったりするので，チェックしておく．バッテリーで駆動するのでバッテリーでの動作時間もチェックし，バッテリーが交換できるタイプでは予備のバッテリーも充電して用意しておくとよい．

8. レベルセンサ

貯血槽は製品の種類によって樹脂の厚さや形状が異なり，レベルの検出感度が違ってくる．このため使用前の点検が重要になる．ただし，血液の性状や温度変化などでも感度が異なるため，使用前に正常であっても実際のレベル低下を検出できないこともあるので，過信は禁物である．光学的に検出するものは汚れに，超音波式は発振部の破損に，静電容量式は接点の汚れに注意する．

9. 気泡検出器

使用前の充塡中に気泡が通過したときに反応するかチェックしておく．定期点検では水回しの回路で循環させ，注射器で空気を流入させて動作をチェックする．微細気泡に対するチェックは，細い注射針で水を勢いよく引き，発生する気泡を送って動作確認する．

10. オクルーダ

単純な機械式のものは故障が少ないが，電気式で遠隔操作できるものは信号ケーブルの接点なども点検しておく．動作がスムーズで異常音などがしないことをチェックしておく．また万一閉鎖したまま動かない場合に，チューブが取り外せるかもチェックしておく．

11. バキュームレギュレータ

確実に目的の陰圧が掛かるかチェックする．また，内部が詰まりかかっていると，空気が流入したときに陰圧が掛からなくなるので，一定量の空気を流入させた状態で陰圧が掛かるかもチェックしておく．

12. バックアップ電源

定期的に電源コンセントを抜いた状態でバッテリー動作をさせ，一定時間動作するかを確認する．バッテリーテストを行った後は，必ず充電を行う．この作業はバッテリーのメモリ効果（充電できなくなる現象）を解消する意味もある．

13. 人工心肺の照明

停電に備え，人工心肺装置または手元に電池式の照明が必要である．バッテリーの動作で明かりがつくか点検しておく．

14. 冷温水槽

温水槽の温度や送水温度が正しいかチェックする．できれば42℃を超える温水を入れ，高温アラームが機能するかもチェックする．十分な水流量があるかもチェックする．内部の熱交換水の回路にフィルタがある機種では，フィルタの清掃を行う．

15. 人工心肺支援システム（PC）

パーソナルコンピュータを使用した自動記録システムや操作や情報を監視するシステムでは，定期的に保存されているデータをバックアップしておく必要がある．ただし，患者情報の保管と管理には十分注意する．

16. 体外式ペースメーカ

体外式ペースメーカチェックについては別頁で詳しく解説されているが，定期的に電池の電圧を測るより時期を決めて電池は交換してしまうほうが確実である．

17. 細動発生器

50/60 Hz の交流や早いパルスで心室細動を誘発する装置なので，オシロスコープなどで出力電圧や出力波形を確認しておく．

18. ポンプの手動装置

定期点検と手動操作の練習を兼ねて，送血ポンプの手回しを実施する．ローラポンプでは必要数の手回しハンドルの常備を確認する．遠心ポンプは実際に使用する体外循環回路のレイアウトで取り付けられ，必要流量を長時間維持できるか確認しておく．

19. ACT 測定装置

血液の凝固能を測定するヘモクロンやアクテスタは測定原理と装置の構造が単純であるが，ACT は体外循環の安全管理のうえでも重要な情報であるため，内部のヒータと測定タイマをチェックする．

参考文献

1) 百瀬直樹：体外循環装置とセンサ技術—人工心肺の安全と確実な動作のために．Clin Eng **17**(1): 26–34, 2006

II 補助循環関連装置

補助循環とは，重症な心臓性ショックの治療のために，一時的に心臓機能の補助・代行を機械的に行う方法である．補助循環にはさまざまな種類のものがあるが，現在臨床において多く使用されている代表的なものに大動脈内バルーンポンプ（IABP: intra-aortic balloon pump）と経皮的心肺補助装置（PCPS: percutaneous cardiopulmonary support）がある．その他，より強力な心臓補助効果が期待できるものとして左室補助心臓（LVAD: left ventricular assist device）などがある．

PCPSは，基本的には人工心肺と同じであるが，経皮的に体外循環を行うことができる補助循環装置である．IABPはもっとも頻繁に使用される簡便な補助循環装置である．ここではIABPとPCPSに関して述べる．

1．IABP

目　的

IABPは，バルーンカテーテルを胸部下行大動脈に進め，心拡張期にバルーンを膨張，心収縮期にバルーンを収縮させるものである（**図6**）．大動脈圧波形において，拡張期圧の著明な上昇と収縮期圧の低下がみられ，通常は収縮期圧と拡張期圧の高さ

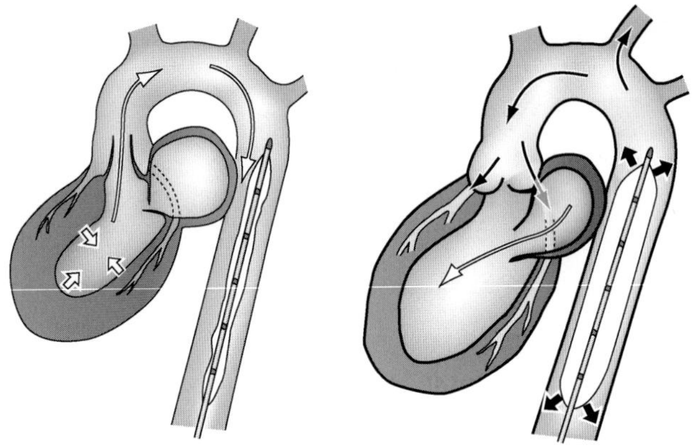

心周期	収縮期(systole)	拡張期(diastole)
バルーン	収縮(deflate)	膨張(inflate)

図6　バルーンの膨張・収縮と心周期

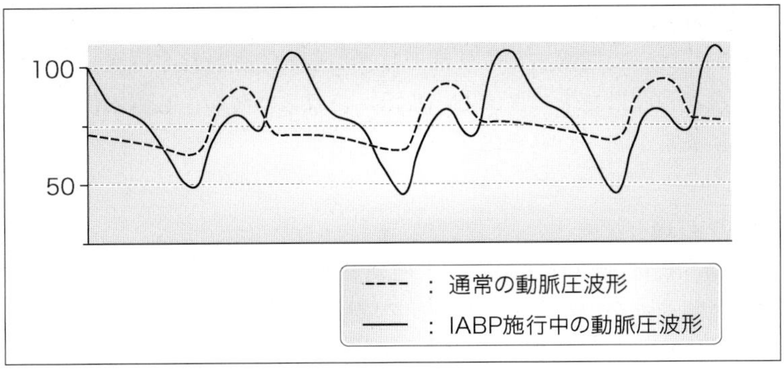

図 7　IABP による動脈圧波形の変化

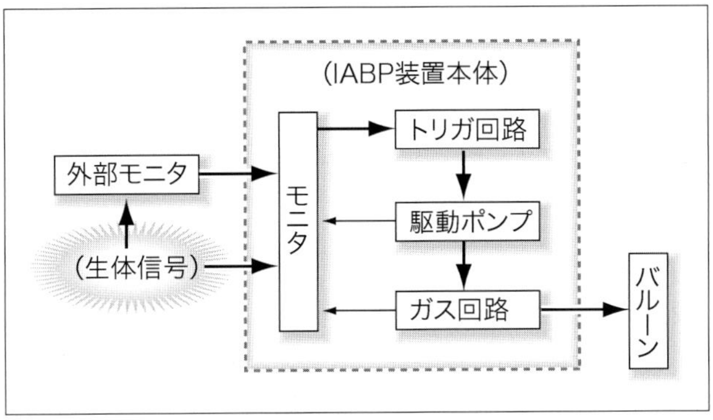

図 8　IABP の構成

が逆転する（**図 7**）.

IABP の効果は大きく 2 つに分けられる.

a.　後負荷軽減効果

急速なバルーンの収縮による拡張期末圧が低下し，これに伴い次の心周期の収縮期圧が低下する．このことによって，心仕事量は減少し，心筋酸素消費量が減少する.

b.　冠動脈血流量の増加

バルーンの膨張により拡張期圧が上昇する．このことによって，冠動脈血流量は増加し，心筋酸素供給量が増加する.

Ⓐ 構成と仕組み

IABP の構成は基本的には**図 8** のようになる．つまり，装置本体のモニタ部分で得られたトリガ（同期）信号（通常は心電図の R 波）をトリガ回路部分で検知，これを基に駆動ポンプをコントロールし，ガス回路につながるバルーンを膨張・収縮させるものである.

1. モニタ部分

内蔵のアンプで増幅または外部モニタから入力された心電図・動脈圧信号，バルーン内圧などの波形をモニタする．また，これらの波形，装置本体，バルーンカテーテルなどに異常があった場合にアラームを出す．

2. トリガ回路

通常は，心電図のR波を心拍と同期させるためのトリガ信号とする．これを基に適当な時間遅れをつくってバルーンの膨張・収縮のタイミングをコントロールする．電気メス使用時など心電図が利用できない場合に，動脈圧を心拍同期のためのトリガ信号としたり，体外循環中で心拍同期ができない場合に，内部発生パルス信号をトリガ信号とすることも可能である．

3. 駆動ポンプ

IABP装置の心臓に当たる部分．方式は機種により異なるが，大別して，電磁方式（ソレノイドポンプやステップモータを利用）とガス圧方式（高圧および真空を弁によって切り替える）に分けられる．

4. ガス回路

駆動ポンプで発生された圧力をバルーンカテーテルに伝えるガスの通路で，通常は閉回路になっている．軽くて応答性のよいヘリウムガス（He）が使用される．

5. バルーンカテーテル

カテーテルの先に抗血栓性の細長いバルーン（風船）が付いたもので，ディスポーザブル製品である．軸に巻きつけた（ラッピングされた）状態で大腿動脈から経皮的に挿入される．

B 使用前の準備と始業点検

表4の「IABP日常点検チェックリスト」の「始業点検」の各項目をチェックする．

① 電源設備の点検
　同一回線に消費電流(電力)の大きい他の機器が使用されていないかを確認する．
② 使用ガス圧の点検
③ バッテリーの点検
④ 心電図・動脈圧信号の確保
　心電図・動脈圧信号がモニタされていることは，IABPを行ううえで必要不可欠なものである．心電図・動脈圧信号のモニタはIABP装置内蔵のアンプにより可能であるが，すでに他のモニタ装置で心電図モニタが行われている場合，通常，その装置の外部出力から信号をもらうことが多い．
⑤ バルーンカテーテルの用意

表 4　IABP 日常点検チェックリスト

		点検項目	良	否
始業点検		電源設備の点検 使用ガス圧の点検 バッテリーの点検 心電図・動脈圧信号の確保 バルーンカテーテルの用意		
使用中の点検	トリガ	トリガ信号の選択 タイミングの調整 心電図の誘導位置 処置・体動による心電図の乱れ 電極の不良 商用交流雑音（ハム）		
	バルーン	バルーンカテーテルの折れ バルーンの膨張不良 バルーンの破れ バルーンカテーテルからのガス漏れ 下肢血流障害		
	本体	使用ガス圧 バッテリーの電圧 その他の本体の異常		
終業点検		抜去後バルーンカテーテルの異常 バッテリーの充電 使用ガス圧 付属品類の紛失 清掃 その他の本体の異常		

患者の体格や状態（とくに動脈硬化による下行大動脈や大腿動脈の狭窄・蛇行の有無など）によって，適切な種類・サイズのバルーンを選択する．

Ⓒ 使用中の点検とトラブル処理

表 4 の「IABP 日常点検チェックリスト」の「使用中の点検」の各項目をチェックする．

また，IABP 装置は，なんらかの異常を感知するとアラームが発生し，どのような異常なのかをモニタディスプレイ上にメッセージで表示する．しかし，トラブルによっては，アラームで感知できないようなものもあるので，アラームが出ないからといって安心しないで十分な注意を払うことが必要である．**表 5** に比較的よくみられる IABP のトラブルについて，その原因と対処法を示す．

Ⓓ 使用後の整理と終業点検

表 4 の「IABP 日常点検チェックリスト」の「終業点検」の各項目をチェックする．

表 5　IABP のトラブル

トラブル	原　因	対処法
心電図の乱れによるトリガ不良	患者に体動があるときや処置をしているとき，電極の接触状態が変化して基線が乱れる	電極の接触状態を良好にし，処置をする場合は電極やコードに手を触れないように気をつける
	電気メス使用	心電図によるトリガを動脈圧波形によるトリガに替える
拡張期血圧の上昇不良（バルーンの膨張不良）高圧のアラームが出る	カテーテルに巻き付けてあるバルーンが自然に開かない	50 mL のシリンジを使って手の力で開く
	下行大動脈が狭窄している	バルーンの位置を変えるか，サイズの小さいものに替える
	バルーンの位置が不適切である カテーテルが折れている	適切な位置に移動させる カテーテルが折れないように固定方法を工夫する
ガス漏れのアラームの頻発	接続部などからヘリウムガスが漏れている	コネクタの接続の確認，コネクタの交換など
バルーン膜からのガス漏れ	挿入時などにバルーンの膜に傷ができピンホール（小さな穴）ができる（アラームは出ないことが多い）	カテーテルのチューブ内に血液の浸入がないかをチェックし，発見時はただちにカテーテルを抜去する
下肢末梢の血流障害	挿入部位の大腿動脈が狭窄していると狭窄部がカテーテルによってほとんど閉塞に近い状態になる	皮膚の色や温度を時々チェックし，もし左右差が著しければ，ドプラ血流計で詳しく測定する．ドプラ音が聴こえなければカテーテルを抜去する

① 抜去されたバルーンカテーテルはラプチャーなどの異常がないかを点検してから廃棄する．

② バッテリー駆動をした場合はもちろんであるが，通常の AC 電源で駆動した場合も，使用後は必ず装置の電源プラグを保管場所の電源コンセントに差し込んで，常に充電状態にして保管する．

③ 使用ガス圧をチェックし残量が少ない場合は新しいボンベに交換しておく．

④ 各種接続ケーブルや簡易説明シートなどの付属品類の紛失がないかもチェックする．

Ⓔ 消毒・滅菌

① 装置本体や各種ケーブル類に血液等が付着する可能性が高いので，使用後の清拭を励行する．

② 滅菌・包装されているバルーンカテーテルはディスポーザブルである．滅菌の期限切れに注意する．

表 6　IABP 定期点検チェックリスト

	点検項目	良	否
外観・備品	①外装部（破損，歪，汚れ，ビスのゆるみ・紛失） ②パネル面（画面，ツマミ，スイッチ，ランプ） ③心電図誘導コード ④モニタ接続コード ⑤取扱説明書，簡易説明シート		
動作チェック	①トリガ機能 心電図トリガ（内蔵アンプ使用時） 心電図トリガ（外部モニタ使用時） 動脈圧トリガ 内部パルストリガ 補助率（assist interval）の変更 ②アラーム機能 トリガ不良 高バルーン内圧 ガス漏れ ③ランニングテスト バルーン内圧波形の観察 アラームの発生の有無 異常音の有無 異常な発熱の有無		
電気的安全性	①電源プラグ・コード ②接地線 ③漏れ電流 接地漏れ電流 外装漏れ電流 患者漏れ電流−Ⅰ		
その他	①ガスボンベ ②バッテリー ③定期交換部品の交換		

Ⓕ 定期点検

IABP の定期点検項目は**表 6** の「IABP 定期点検チェックリスト」に示すとおりであるが，このうち動作チェックに関しては専用の点検機器（チェッカ）が必要である．

1．IABP のチェッカ

使用済みのバルーンカテーテルと内部発生パルスを利用して，簡単な動作チェックは可能である．しかし，IABP はバルーンを動脈内に留置することを前提に設計されているので，適当な外圧が加わらないと正規の動作をしない機種もある．そこで，このような状態を模擬した IABP のテスト装置（機械的シミュレータ）が必要となる．そのほか，IABP 中の心電図・動脈圧の擬似波形を発生する電気的シミュレータを利用すれば，より実際的な動作チェックが可能である．このようなシミュレータは使用者教育にも有用である．

2. 使用ガスボンベの点検

使用ガス（He）のボンベ内圧が所定の値以上であることを定期的に点検する．なお，1回の使用で消費するガスの量はわずかであるが，コネクタ部分のトラブルなどで多量にガスを消費することもあり得るので，必ず予備のボンベを用意しておく．

3. バッテリーの点検

電源プラグがコンセントに差し込まれ充電状態になっているかをチェックし，そのうえでバッテリーの電圧が十分であるかどうかを確認する．

バッテリーには寿命があり，また使用状態によっても寿命に差が出る．バッテリー自身の劣化をチェックするには，作動させている状態でチェックしなくてはならない．このときの電圧低下が大きい，もしくは作動可能時間が短ければ，寿命と考え交換する．

4. 指定交換部品の定期交換

各メーカ指定の交換部品を定期的に交換する．

参考文献

1） IABP研究会(編)：IABPに関するマニュアル，2004

2．PCPS

目　　的

PCPS（経皮的心肺補助）装置の目的は，体外循環による血液循環とガス交換の補助である[1)]．PCPSの最大の特徴は，血液回路のセットアップが3～5分程度で行え，血管に挿入する脱血カニューレと送血カニューレを経皮的に挿入できるため，短時間で補助循環が開始できる点にある．このため循環虚脱状態からの救命手段としても使用できる．また，回路が単純で閉鎖回路であるため管理が容易で，数週間にも及ぶ補助も可能である．さらに，抗血栓コーティングによってヘパリン使用量を減らして施行できるため，出血を伴いやすい外科手術の後にも使用できる．

しかしながら，生体の心肺機能を代行し，大量の血液を動脈に送っているため，PCPSのトラブルは致命的な事故につながりやすい．したがって，いかに安全性を高めるかが保守管理の課題となる．

Ⓐ 構成と仕組み

PCPSは**図9**のように構成されている．材料は心臓血管外科手術に用いられる人工心肺（人工心肺の項目参照）の材料を応用しているが，異なる点として，体外循環

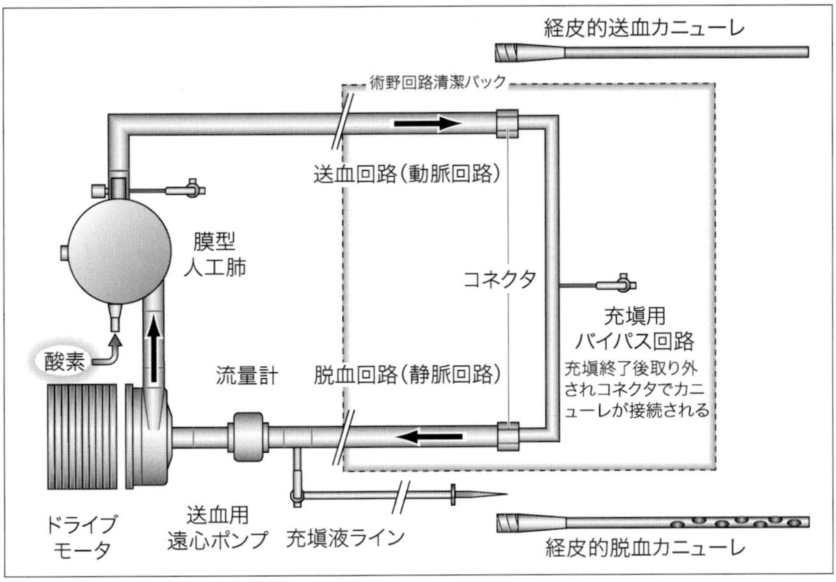

図 9　PCPS 回路構成

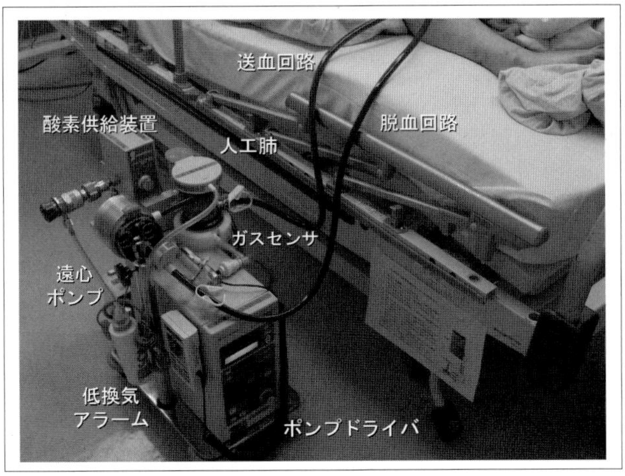

図 10　PCPS システム

回路のみで貯血槽・サクション回路・ベント回路・心筋保護液回路などがない．また，生体との接点となるカニューレは経皮的に挿入可能になっている．

回路充塡量は 500 mL 程度と少ない．システム全体は**図 10** のようにコンパクトで，PCPS を装着したまま患者を移動することも可能である．

① **経皮的脱血カニューレ**（外径 7 mm 程度）：患者静脈から血液を導き出す．

② **脱血回路**（内径 10 mm）：患者から脱血する回路

③ **充塡液ライン**：回路を満たすための側枝で充塡薬液バッグが取り付けられる．

④ **送血用遠心ポンプ**：心臓の代りに血液循環を行う．
⑤ **膜型人工肺**：ガス交換を行う（場合によっては熱交換器で温度管理を行う）．
⑥ **送血回路**（内径 10 mm）：患者へ動脈血を送る回路
⑦ **経皮的送血カニューレ**（外径 5 mm 程度）：患者動脈へ血液を導く．

B 使用前の準備と始業点検

1. 回路の組立てと充塡

通常，PCPS の回路は製品の段階でパーツが組み立てられており，遠心ポンプや人工肺をホルダに固定するだけでセットできる．続いて生理食塩液あるいは乳酸加リンゲル液のバッグを充塡液ラインにつなげるだけで充塡が始まる．このとき，バッグ内部の空気を抜いておくと，補助循環の開始時に万一充塡液ラインを閉め忘れていても，バッグ内の空気が PCPS に流入しない．

遠心ポンプ，人工肺，回路が満たされたら遠心ポンプを回転させ，回路内部に残留する気泡を人工肺に吸収させる．回路の気泡が完全に除去できたら，ポンプを停止させて送血・脱血回路を遮断し，充塡液ラインを閉鎖する．

2. 各部の点検

PCPS の緊急導入では，多くの箇所を点検している時間的余裕はない．しかし，緊急時でも酸素と電源の確実な確保，酸素チューブの接続，気泡の残留のないこと，充塡液ライン閉鎖など重点箇所に絞って点検する．

C 体外循環中の注意点

1. 開始時の注意点

まず確実に酸素の吹送を開始する．PCPS では遠心ポンプを使用するため，体外循環を開始する前にポンプを 1,000 rpm 程度で回転させてから，脱血・送血回路のクランプを外して体外循環を開始させる．

2. 適正な脱血の確認

遠心ポンプの回転数が落ちていないのに送血流量が低下したり，脱血回路がふるえる場合には，脱血不良を起こしている可能性が高い．脱血不良のままで無理にポンプの回転数を上げると，ポンプ内部や脱血カニューレでキャビテーションが生じて溶血するので注意する．脱血不良は脱血カニューレの位置が適正でなかったり，循環血液量の不足（ボリューム不足）が原因となる．透視による適正なカニューレ位置の確認と，適正な補液や輸血を行う．

3. ガス交換の確認

PCPS 回路は透明のため，内部の血液の色で酸素加の状態がある程度認識できる．

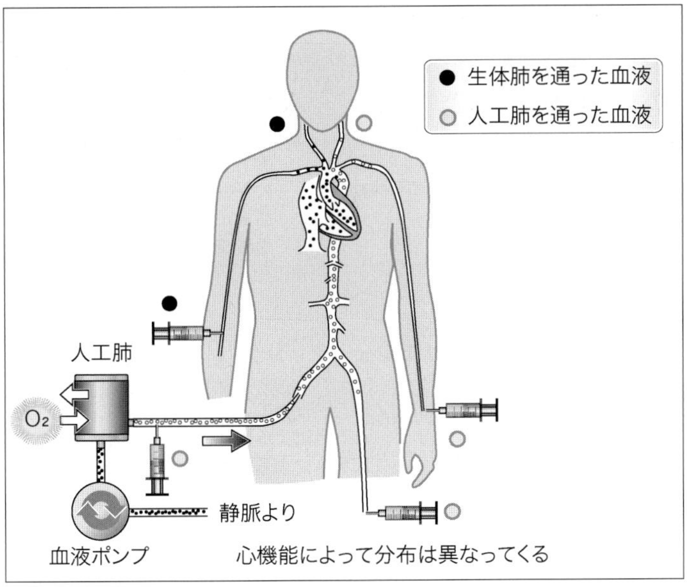

図 11　PCPS の血流分布（採血部位による違い）

送血回路の血液の色が黒っぽい場合にはガス交換の異常が考えられる．酸素の配管・酸素混合比（FIO_2）・酸素吹送量・酸素チューブの人工肺への確実な接続などを確認する．送血回路の血液は赤いものの脱血回路の血液が異常に黒い場合には，送血流量の不足，あるいは生体肺での換気不足が考えられる．送血流量と人工呼吸器の換気条件を確認する．このようなトラブルは移動中や移動直後，体位変換後などに発生しやすいので注意する．人工肺の低換気のトラブルを防止するために，低換気アラーム[2]（**図 10** 左下）を利用するのもよい．

4.　血液性状の維持

PCPS の回路内部で血栓が形成されないように，血液凝固能のチェックが重要になる．通常活性凝固時間（ACT）でチェックする．適正な ACT 値は回路構成や補助流量などによって異なる．また，血液ガスのチェックも重要になるが，大腿動脈から送血している PCPS では，**図 11** に示すように血流分布が通常と異なることを考慮して評価しなければならない．PCPS では脱血側回路が陰圧になっていて大量の空気を引き込む危険があるので，脱血回路から採血するのは非常に危険である．

5.　スタッフの連携

PCPS を緊急導入する場合，早急にセットアップしなければならない．しかし，夜間や休日の緊急導入で臨床工学技士の当直制がない施設では，臨床工学技士の到着を待っていては救命できない．そこで筆者の施設では，集中治療部の看護師が日頃から PCPS の勉強会とセットアップのトレーニングを行っていて，実際に 2000 年以降の

表7　PCPS 開始時のトラブルシューティング

事　象	想定されるトラブル
流量がほとんど出せない	血管損傷・逆接続
目的の流量が出せない	逆接続・ボリューム不足
循環動態が改善しない	V-V・A-A バイパス
脱血が赤い（送血と差がない）	V-V・A-A バイパス
送血と脱血が黒い	酸素が流れていない
脱血が黒い	血液流量の不足

表8　補助循環中のトラブルシューティング

事　象	原　因	対　処
回路がふるえる	ボリューム不足による脱血不良	補液・輸血を行う
時々流量が落ちる	ボリューム不足による脱血不良	補液・輸血を行う
脱血の色が黒い	送血流量の低下	血流量の確認
送血と脱血の色が黒い	ガス交換のトラブル	ガス流量の確認
遠心ポンプから音が出る	軸部への血液浸潤	遠心ポンプの交換
人工肺より泡が出る	膜の疎水性の低下	人工肺の交換

PCPS 導入では，半数以上を看護師がセットアップしている．また PCPS の管理も看護師が主体的に行っている．

6.　離脱時の注意点

PCPS からの離脱では，送血流量を最低限まで落として，心エコー・循環動態・血液ガス・尿量などで離脱できるか判断する．PCPS を肺補助（ECMO）として使用している場合には，人工肺への酸素吹送を止めて評価する．若干量のヘパリンを投与して数分間 PCPS を止めて評価してもよい．PCPS は血流が止まると血栓を形成するので，離脱したら早急にカニューレを抜去して PCPS を外す必要がある．したがって，PCPS を再スタートさせる事態にならないように，離脱の判断は慎重に行う．

D　トラブル処理

冒頭で述べたように，PCPS のトラブルは致命的な事故に結びつきやすい．このため，予防と異常の早期発見，そして的確な対処が求められる．PCPS の重大なトラブルの原因，対処法については人工心肺とほぼ同じなので参照されたい．PCPS に特徴的な導入時のトラブルシューティングを**表7**，補助循環中のトラブルシューティングを**表8** に示す．

Ⓔ 体外循環後の処理と終業点検

1． 回路残血の回収

人工心肺を停止させても，回路には 500 mL 程度の残存血がある．筆者の施設ではPCPS から離脱させた後，血液が回路内で凝集する前に保存用血液のバッグに溜めて，これを点滴で返血している．

2． 装置の点検と準備

使用後の装置の清掃と同時に，流量計などの各種センサなどを点検する．PCPS は緊急使用することが多いので，日頃の点検が重要になる．バッテリーの充電や次回使用材料を準備する．

Ⓕ 使用材料の管理と定期点検

PCPS の導入現場に必要機材の一つが足りないだけで導入に手間取り，救命できない事態も起こり得る．必要機材を PCPS 専用のエマージェンシーカートにまとめ，定期的に確認する．また，人工肺は血漿リークが起こる場合があり，数日間で交換することも多い．このため予備の回路あるいは人工肺も必要になる．

装置の点検も重要となる．定期点検は半年に一度は行うことが望ましい．点検箇所は遠心ポンプの動作，バッテリーの充電とバッテリーの寿命，流量計の誤差，酸素濃度などを点検しておく．

参考文献

1） 許　俊鋭(編)：補助循環マスターポイント 100，メジカルビュー，東京，pp. 41-49, 2005
2） 百瀬直樹，草浦理恵，後藤　悟ほか：補助循環（PCPS）における低換気アラームの臨床応用．体外循環技 **33**(1): 45-48, 2006

III 心臓カテーテル室

1．体外式（携帯式）ペースメーカ

Ⓐ 基本構成・原理

ペースメーカは，心臓の拍動リズムを制御している洞結節での刺激生成異常や，刺激伝導系の異常（A–V ブロックなど）のある心臓を直接電気刺激して，正常なリズムに復させる生体機能代行 ME 機器である．

電気的には，発振頻度 70/分，発振電圧振幅 5 V，パルス幅 1 ms くらいのパルス列の発振器と考えてよい．

内部機構から分類すると，固定レート型，デマンド型などがあるが，現在デマンド型（自発心電図を感知するとペーシングを止める型のペースメーカ）が大半である（**表 9**，**10** のように ICHD コードで機能面から分類整理されている）．また，本体の形式から分類すると，植込式（体内式）と体外式（携帯式）がある．これらの電源は電池であるが，植込式にはヨウ素リチウム電池，体外式には 9 V アルカリ乾電池が使用される．なお，体外式のものは，出力，発振頻度，デマンド感度などのパラメータは可変である．植込式のものでも，植込後も，パラメータを変更できるプログラマブルペースメーカである．

図 12 にデマンド型ペースメーカの構成および出力電圧波形の例を示す．

表 9　ペースメーカの ICHD コード

分　類	用語コード
第 1 文字（刺激部位）	V（ventricle：心室） A（atrium：心房） D（double：心房・心室）
第 2 文字（検知部位）	V（ventricle：心室） A（atrium：心房） D（double：心房・心室）
第 3 文字（応答様式）	I （inhibited：抑制） T（triggered：トリガ） D（double：抑制・トリガ）
共通	O（not applicable：該当せず）

表 10　ICHD コードの使用例

ICHD コード	呼　称
VOO	(心室)非同期型，(心室)固定レート型
AOO	心房非同期型，心房固定レート型
DOO	房室非同期型，房室固定レート型
VVI	心室抑制型，デマンド型，R 波抑制型
VVT	心室同期型，R 波同期型，R 波トリガ型
AAI	心房抑制型，P 波抑制型
AAT	心房トリガ型，P 波トリガ型
VAT	心房同期型，P 波同期型
DVI	AV シーケンシャル
VDD	P シンクロナス，P 波同期型
DDD	房室ユニバーサル型

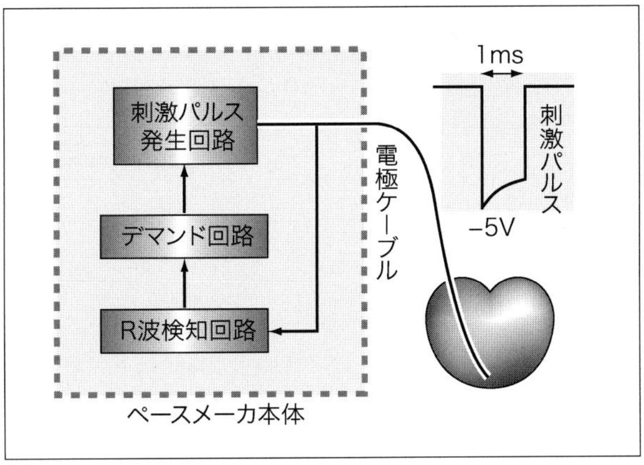

図 12　デマンド型ペースメーカの構成

Ⓑ 使用前の準備と始業点検

1.　ツマミの設定

もっとも一般的な VVI 型体外式ペースメーカのパネル面の代表例を**図 13** に示す(定電流型の場合)．すべて外国製なので，英語表示である．

a.　出力調整器（output）

出力波形のパルス高を調節するツマミ（ダイヤル)．定電流型（mA）と定電圧型(V）とでは目盛りが違う．担当医師の指示に従って出力値を設定する．

b.　レート調節器（rate）

1 分間の刺激回数（ppm）を調整するツマミ．医師の指示に従って設定する．機種によっては，高頻度ペーシング（200 回/分以上）ができるようになっているものもある．

c.　デマンド感度調整器（demand）

デマンド機構によって自発心電図を検知してペーシングを止める自発心電図の大き

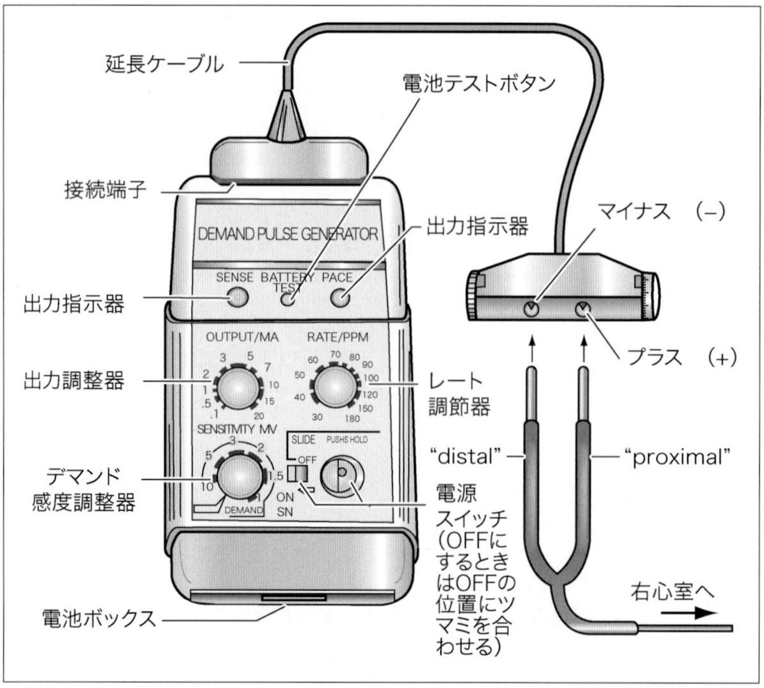

図 13　体外式ペースメーカのパネル面

さを設定するツマミ．一般に回転ツマミのものは右に回すほど，小さな自発心電図も検出するようになり（感度が高い），左に回し切ると感度ゼロ，すなわち固定レート型になる．最高感度は1 mV ぐらい．医師の指示で設定するが，普通は1〜3 mV ぐらい．

d.　**電源スイッチ**（power）

ペースメーカを on にして働かせるためのスイッチ．on にすると不用意に off にされないようにロック機構がついたものがほとんど．

e.　**出力指示器**（sense·pace）

ペーシングパルスが出力されているときは PACE のインジケータランプがペーシングと同期して点滅し，自発心電図を検知し，ペーシングを休んでいるときは SENSE のインジケータランプが自己脈と同期して点滅する．デマンド感度が低すぎるときは，自発心電図を検知できず PACE のインジケータランプが点滅する．

f.　**電池テストボタン**（battery test）

電池電圧が十分かをチェックするボタン．**図 13** の機種では，このボタンを押したときに，"SENSE" と "PACE" のランプが同時に点灯すれば正常．

g.　**電池ボックス**（battery）

指定の電池を入れるところ．9 V のアルカリ乾電池がよく使われる．

なお，DDD 型体外式ペースメーカの場合は，さらに心房ペーシング用の各種設定ツマミとA（心房）–V（心室）間隔の設定ツマミがある．

2. 電極の取りつけ（医師による）

① 電極を扱うときは必ずゴム手袋をする（ミクロショック防止のため）．
② 双極式のカテーテル電極が使われる．
③ 双極電極の先端部分をディスタル（distal；末梢部），手前部分をプロキシマル（proximal；中枢部）と呼ぶ．
④ distal を電極端子のマイナス側につけ，proximal をプラス側につける．
⑤ 電極端子には延長ケーブルがつけられることが多い．

C 使用中の注意と点検

1. 動作時の監視

① 心電図モニタのフィルタは DIAG（診断）側にしておく．MON（モニタ）側では鋭いペーシングパルスが観測できない．
② ペーシングパルスと自発心電図の競合（自発の R 波が出ているにもかかわらず，ペーシングパルスが出ている状態）を監視する．T 波の上にペーシングパルスがのると心室細動に移行する恐れがある（pulse on T）．
③ 競合時は，デマンド感度を上げる．
④ 電極が心腔血液内でフローティング（ブラブラただよう状態）になるとペーシング不全になる（医師により再挿入が必要）．

2. 安全対策

① ペーシングリードの根本の金属露出部に素手でふれてはいけない．素手でふれると，心臓がアースされることになり，患者に接続された他の ME 機器からの漏れ電流でミクロショックを受けて，心室細動を起こすことがある．電極にふれる場合はゴム手袋を着用すること．
② ペースメーカはアースしてはいけない．
③ パネルカバーをなくさないように．手がふれて設定が変わると大変．
④ ペーシングリードや本体に，電源コードや電気毛布，携帯電話などを近づけてはいけない．ペーシングパルスが止まってしまうことがある．
⑤ 磁石類は植込式ペースメーカを植込んだ患者に近づけてはいけない（固定レート型になってしまう）．

D 使用後の整理と終業点検

使用後は，次の使用に向けてペースメーカ本体および延長ケーブルの手入れと点検を行って所定の場所に保管する．

① 電源スイッチを off にする．

② 保護カバーの有無を確認する．
③ パネル面を清掃する．
④ パネル文字のかすれをチェックする．
⑤ ツマミやスイッチの動き，ガタを調べる．
⑥ 電極コネクタの閉まり具合を確かめる．
⑦ 延長ケーブルの導通テストをする．
⑧ 水，日光，ほこりを避けて保管する．
⑨ 電池電圧を調べ，消耗していたら交換する．

E 滅菌・消毒

ペーシング電極はディスポーザブルなので滅菌を行うことはない．

本体や延長ケーブルは，少し湿った布で清掃する．感染症の患者に使用したときにはホルマリンガス等で低温消毒を行う．精密電子機器なので，蒸気滅菌や EOG（エチレンオキサイドガス）滅菌は不適である．なお，感染症患者には，あらかじめペースメーカ本体をビニール袋で包むなどして汚染されないようにする．この場合，患者にふれる部分はディスポーザブルにする．

F 定期点検

表 11 のチェックリストに従って点検し，結果を記録する．みつかった故障や劣化は，早めにメーカに連絡し修理・調整をしておく．

1．準備するもの

次のような測定器が必要である．a，b は必須であるが，他のものも，あれば便利である．

a．テスタ

延長ケーブルの断線試験および電池電圧の測定用．

b．オシロスコープ

出力波形の観測用．パルス振幅，パルス幅，パルスレート（間接的に測定可）の計測用．

c．ペースメーカアナライザ（チェッカ）

ペースメーカのチェッカとしてペースメーカ（システム）アナライザが市販されている．臨床的には，ペースメーカ植込時の各種パラメータ（心内心電図，刺激閾値，植込式ペースメーカの頻度・振幅・パルス幅等）の測定がペースメーカアナライザで行われる．このため，植込を行う施設にはアナライザが常備されている．これを使えば体外式ペースメーカの各種パラメータは測定できる．また，これとは別に体外式ペースメーカ専用のチェッカも市販されている．

表 11　VVI 型体外式ペースメーカ定期点検用チェックリスト（例）

No.

チェック者名		チェック年月日	

	チェック項目	ペースメーカ番号						備　考 （要修理 No.）
外観	• ケースに破損はないか？ • フタはあるか？ • コードの破損はないか？							
機械的特性	• スイッチ・ロックは完全か？ • ツマミはスムースか？ • 止ビスは全部ついているか？							
電気的特性	• 電池電圧（V）							
	• レート（beats/分） 50（1, 200 ms） 70（857） 90（667） 120（500） 150（400）							
	• 出　力　（mA） （500 Ω 負荷時） 0.1 0.5 1.5 3.0 5.0 7.0 10.0 15.0 20.0							
	• パルス幅（ms）							
	• 延長ケーブルの断線はないか？							
	• デマンド機構 感度最高で OK か？ 感度最低で固定レートか？ SENSE ＆ PACE のランプは点滅するか？							
その他	（必要項目を書き入れよ）							

d.　周波数カウンタ

市販のパルス周期測定機能のついた周波数カウンタ（ユニバーサルカウンタ）を使えば，高精度でパルスの発振周期（パルス頻度）が測定できる．

e.　心電図シミュレータ

デマンド感度をチェックするための擬似心電図発生器である．ペースメーカアナライザには擬似 R 波発生器が組み込まれている．後述のように，自分の心電図でも代用ができる．

f.　その他

ワニグチクリップつきのリード線，オシロスコープ画面写真撮影用のカメラ，負荷抵抗等が必要になる．

2.　電池の点検

電池電圧は体外式（携帯式）ペースメーカの日常点検項目のうち，もっとも重要な項目である．通常のテスタで測定できる．

3.　本体の点検

a.　外観・機械的特性

体外式ペースメーカは患者が携帯するため，ベッド金具や壁などにぶつけたり，絆創膏のノリなどがベタベタ貼りついたりして，変形，汚損したりしているものが多い．目盛り表示が消えたり，メータやランプ（発光ダイオード）が壊れたりしているものは，修理しなければならない．また，ドアや引き出しなどにはさんでしまって損傷した延長ケーブルは早目に新品と取り換えておく．

なお，表面カバーが紛失しているものがみかけられるが，患者がツマミ等に不用意にふれて設定出力パラメータが変わっては一大事なので，補要品を取り寄せてつけておく．

これらの不良個所は，使用の前後に毎回チェックして，予備品の注文を早目に行わなければならない．

設定ツマミや電源スイッチおよび延長ケーブルのコネクタなどが，きつすぎて回らなくなったり，ガタ（遊び）がきていることがある．とくに，ツマミのガタは設定値の精度に直接影響する．また，延長ケーブル接続用のコネクタの不良があると，使用中，少し強く引っ張られて抜けてしまったり，接触不良を起こして，ペーシング不全や偽デマンド抑制が起こる．

これらの重要な機械的な不良個所をみつけたら，早急にメーカに連絡して，修理しなければならない．

これらも使用のたびごとにチェックしなければならない．

b.　レート

レート（刺激頻度）の測定は，オシロスコープなどを用いてパルス間隔を測定し，60 秒をこれで割って求めることができる．前述のアナライザでは，刺激周期（パルス間隔）を ms 単位で計測・デジタル表示する（857 ms なら 60/0.857 よりレートは

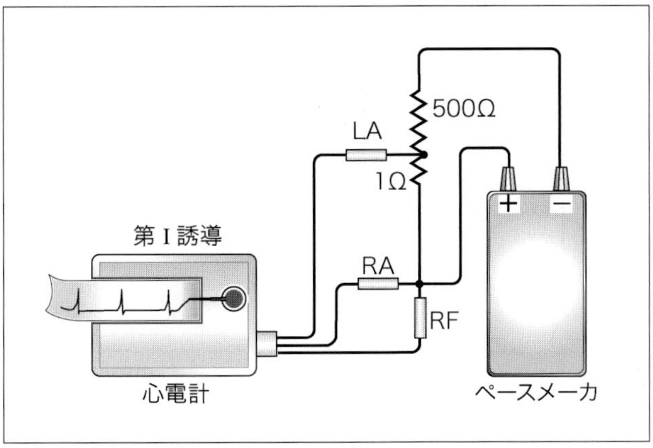

図 14　心電計による周期測定

72 回/min である).

アナライザなどがない場合は周波数カウンタを周期測定モードにして使えば測定できる.

簡易法としては，**図 14** に示すように心電計にパルスを記録させて，これよりパルス間隔を読み取る方法が考えられる．この場合，図に示すように，ペースメーカには 500 Ω と 1 Ω の抵抗を直列にしたものを負荷として接続し，心電計は第Ⅰ誘導とし，右手（RA）・右足（RF）リードを 1 Ω の下端に，左手（LA）をその上端に接続して記録する．この状態で，ペースメーカの出力は約 1/500（出力が 5 V なら 10 mV）にされて心電計に入力されることになる.

c．出力波形（パルス振幅とパルス幅）

ペースメーカアナライザなどを使用すると出力のパルス振幅，パルス幅はディジタルで直読できる．以下は，オシロスコープによる測定法を示す.

図 15 に示すように，ペースメーカの出力端子とオシロスコープの入力端子を接続する．この際，忘れてはいけないのが負荷抵抗（R_L）である．この値は当該ペースメーカに指定されたものを使うのであるが，通常 500 Ω が使われる.

オシロスコープのレンジは，感度としては 1 cm あたり 1 V，掃引速度（スイープ速度）は 1 cm あたり 0.2 ms/cm を基本とする.

ペースメーカは，レートを 70〜80 ぐらいに設定し，デマンド感度は最低もしくは固定レートモードに設定しておく.

出力調整ツマミを回しつつオシロスコープ上の波形と設定値が合っているか確かめるのであるが，この場合，出力が電流で目盛ってある定電流型と，電圧で目盛ってある定電圧型では測定の仕方が違う．**図 16a** は定電流出力波形でほぼ矩形波（方形波）状である．**図 16b** は定電圧型の出力波形で，ペースメーカ内部の直列コンデンサのため，片屋根形の波形を呈する.

パルス振幅（PA）は図のように波形の立ち上りのピーク値を読む．パルス幅（PW）は図のように読む．定電圧型の出力電圧振幅は，このまま電圧で読めばよい.

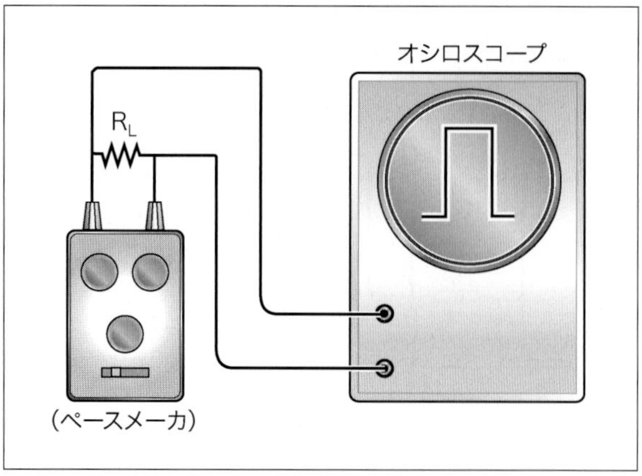

図 15　オシロスコープとペースメーカの接続

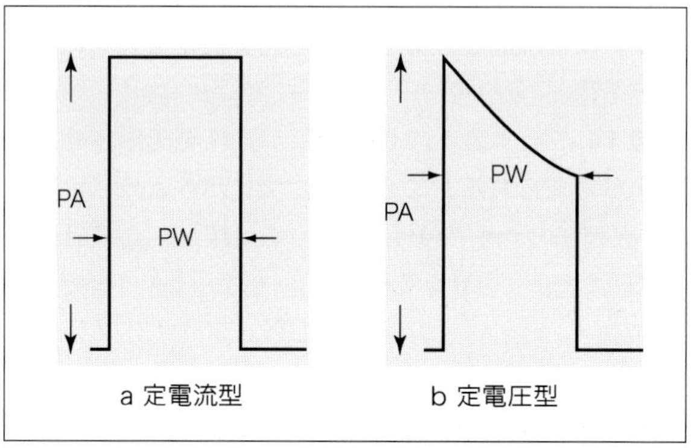

図 16　ペースメーカの出力波形
PA はパルス振幅，PW はパルス幅

定電流型の場合は，読み取った電圧を負荷抵抗の値で割れば出力電流値がわかる．

出力ツマミの各点で測定しチェックリストに書き込む．なお，出力は誤差を考慮して 10～15%程度の違いは良しとする．

パルス幅は cm で読み取り，掃引速度より求める．たとえば，0.2 ms/cm の掃引速度で 8 cm であったとすると，パルス幅は 1.6 ms ということになる．

d.　デマンド感度

デマンド型ペースメーカは自発心電図を検知し，ペーシングを休止する機構を持っている．何 mV の心電図（R 波）でデマンド機構が作動するかを示すものがデマンド感度である．

市販のペースメーカアナライザなどにもこれを測定する機能があるが，ここでは簡易チェック法を説明する．

これは，チェック用の信号として，実際の心電図波形（チェック者自身などの）を利用する方法である．**図 17** に示すように，信号電圧レベルの大きい胸部にディスポ

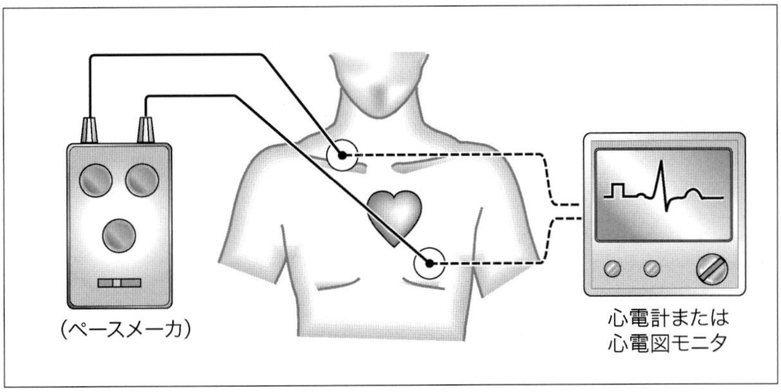

図 17　デマンド機構の簡易チェック法

電極を貼りつけて，これをペースメーカの電極端子に接続し，デマンド感度を十分高くして作動性のチェック（センス用ランプのフラッシュで確認する）を行うものである．また，心電計・心電図モニタで，同時に心電図波形の大きさを計測すれば，定量的なチェックも可能である．

ただし，心電図の R 波の波高値はペースメーカのデマンド感度の最高設定値（最小電圧値）以上なければならない．

4．延長ケーブルの点検

テスタで導通テストを行う．また，本体との接続部のコネクタの保持力（抜けにくさ）およびカテーテル電極取りつけ部の保持力をテストし，容易に抜けないことを確認する．

2．除細動器

目　的

除細動器は心臓の細動を除去することを目的として，患者の心臓に高電圧パルスを放電する装置である．この治療行為は，臨床的には治療の対象となる不整脈の種類により，以下の 2 つに区別されるが，日本語で表記するといずれも「除細動」となる．

1）ディフィブリレーション（defibrillation）

Vf（心室細動：ventricular fibrillation）に対する通電治療．Vf は放置すれば生命に関わるためその除細動は一刻を争うが，このディフィブリレーションが Vf に対するもっとも有効な治療法である．心電図上のどのタイミングで通電してもよい．心臓突然死の多くの原因となる Vf が，病院の外でもあらゆる場面で発生することが知られるようになり，訓練を受けた一般市民も使用できるような AED（自動体外式除細動器）が公共施設や学校などに設置されつつある．

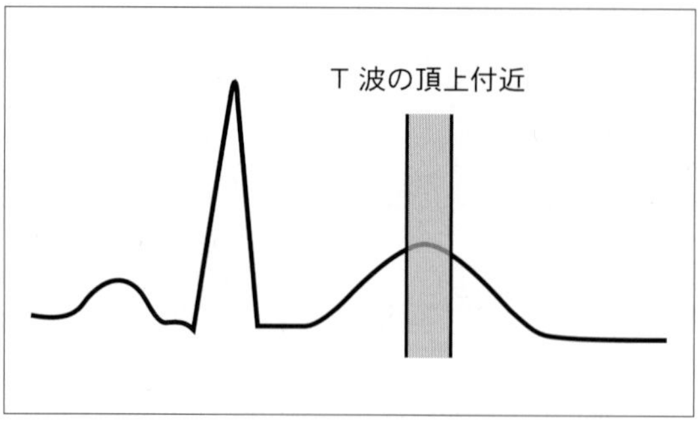

図 18　心電図上の心室受攻期

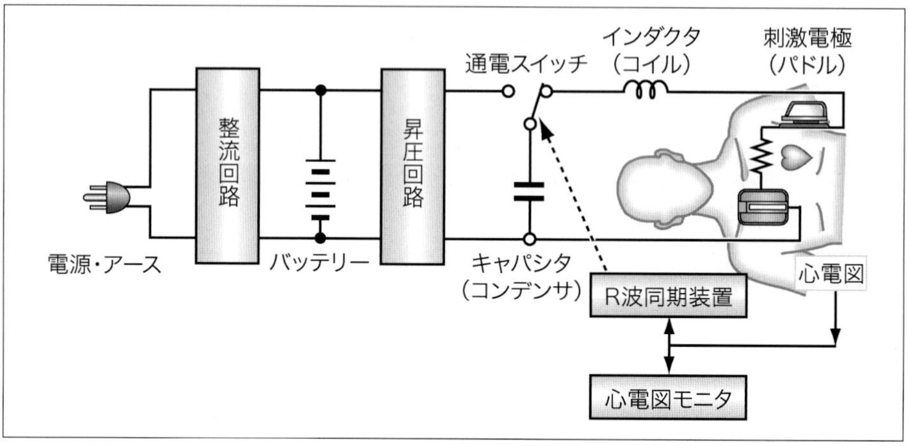

図 19　一般的なマニュアル式除細動器の基本構造

2）カルディオバージョン（cardioversion）

Vf 以外の不整脈（心室頻拍，心房細動，心房粗動，上室頻拍）に対する通電治療．Vf ほどの緊急性はない．ただし，心室の受攻期（**図 18**）に通電すると Vf を誘発する危険性がある．そこでこの受攻期に電気刺激が加わらないようにするため，心電図の R 波に同期させて通電する必要がある．

Ⓐ 構成と仕組み

一般的なマニュアル式除細動器の基本構造を**図 19** に示す．

1．電源・アース

電源は保護接地線を持つ 3P プラグで，交流 100 V の 3P コンセントに差込み電源を供給する．通常はバッテリー充電のために電源に接続するが，除細動器使用時にはバッテリーで駆動する．AED には付属しない．

2. 整流回路

充電式バッテリーを充電するため交流を直流に変換する．AED には付属しない．

3. バッテリー

充電可能な電池を使用する．キャパシタ充電の電源だけでなく除細動器自体の電源ともなる．バッテリー駆動で除細動を行えば，患者装着部が完全にフローティングされる．

4. 昇圧回路

バッテリーの直流電圧を DC-DC コンバータにより昇圧し，コンデンサの端子電圧を数千 V の高電圧にする．

5. キャパシタ（コンデンサ）

10～40 μF のキャパシタンスで，昇圧回路により作り出された高電圧の直流電流で電荷を蓄積し，放電に必要なエネルギーを蓄える．

6. 出力（通電）スイッチ

コンデンサ回路を，充電側から放電側にリレーによって切り替える．カルディオバージョンの場合には，R 波同期装置の信号に同期する．

7. R 波同期装置

心電図モニタあるいは刺激電極から得られる患者心電図の R 波に同期した信号を発生する．

8. インダクタ（コイル）

放電回路に接続される数 mH のインダクタンスで，コンデンサからの RC 放電波形をダンピングし，放電波形の心筋に悪影響を及ぼす初期の急峻な立ち上がりと除細動に関与しないなだらかな裾引き部分を補正する（**図 20**）．このインダクタの抵抗成分を小さくするため除細動器が大型であったが，近年普及してきたバイフェージック（二相性）波形（**図 21**）を用いる ICD（植込式除細動器）や AED は，インダクタを用いないため小型軽量化されている．

9. 刺激電極（パドル）

心臓を挟む位置（一般には心基部と心尖部）に置いて，その間に高電圧をかけて心臓に刺激電流を流し込むための電極．心電図導出用の電極としても使える．パドルともいう．AED ではディスポーザブルの電極パッドを使用する．

10. 心電図モニタ

患者の心電図波形をモニタリングし，通電の効果を確認したり，R 波同期通電時

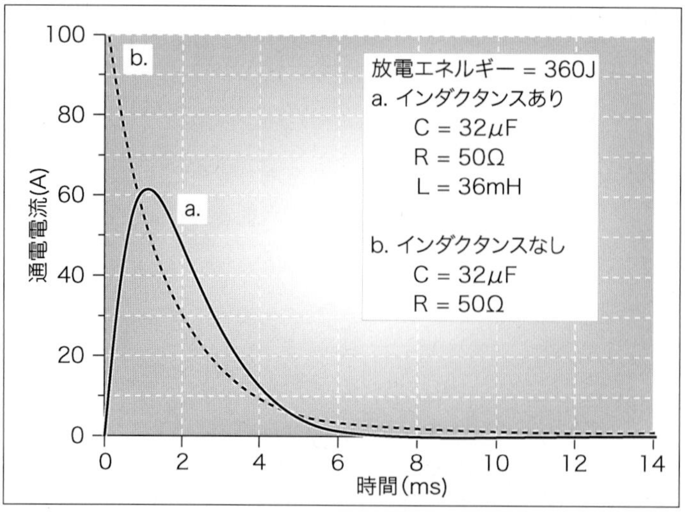

図 20　理論式から算出した除細動器の放電波形

a.　インダクタがある場合（LCR 回路）の放電波形

b.　インダクタがない場合（CR 回路）の放電波形

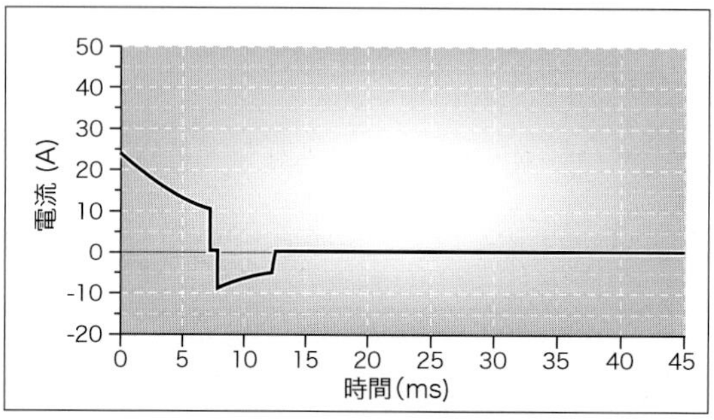

図 21　バイフェージック波形の一例

の同期信号とする．心電図の導出には専用の心電図電極を装着するが，刺激電極からも導出できる．AED には付属していないものもある．

B 始業点検と操作手順

緊急用の除細動器はいつ使用するかわからないので，毎日の点検が始業点検に相当する．AED は基本的に点検は不要である．

1.　始業点検としての日常点検

治療用除細動器の始業点検のチェックリストを**表 12** に示す．使用者（一般的には看護師）が，担当部署の除細動器を 1 日 1 回あるいは各勤務交代ごとに点検する．

表 12　除細動器始業点検のチェックリスト例

装置番号		機種名			配置部署		
点検項目	日/時						
	担当者						
外観点検	除細動器の上に何ものせられていない						
	外装各部の汚れや傷がない						
	警告文やその他の表示が読める						
	除細動電極の電極部に破損や汚れがない						
	除細動電極や心電図などのコード類の破損がない						
	各コネクタが確実に接続されている						
	架台にガタツキがなく移動可能な状態にある						
作動点検	セルフチェック・プログラムが正常終了する						
	警告および指示ランプが点灯						
	ディスプレイが正しく表示される						
	充電されたバッテリが装着されている						
	記録紙が正しく搬送される						
	テスト波形が正しく記録される						
	エネルギー試験（試験装置内蔵の場合）が正常終了する						
消耗品	電極ゼリーあるいはゲルパッド						
	心電図用使い捨て電極						
	記録紙など						
その他	トラブルの有無						
	特記事項						

また緊急時に必要な物品の点検もチェックリストに加えるとよい．

2.　AED の日常点検

AED はセルフチェック機能を備え，バッテリー，除細動回路などの点検を自動的かつ定期的に行う．セルフチェックで異常があった場合は大音量のアラームやインジケータで通報する．したがって，日常点検は不要であるが，セルフチェック異常時の対応手順を決めておく必要がある．

3.　操作手順

マニュアル式除細動器の操作手順を**表 13** に，AED の操作手順を**図 22** に示す．

表 13 マニュアル式除細動器の操作手順

準　備	電源とアースを接続する 心電図モニタを開始する R 波同期スイッチの on-off を確認する
充　電	刺激電極を接続する 電極にペーストを塗布する 刺激出力のエネルギー設定をする 胸壁表面が濡れている場合は拭き取る 充電ボタンを押す 充電完了を確認する
放　電	充電電極を胸壁に押し付ける（医師） 通電開始を声で周囲に伝える（医師） 通電ボタンを押す（医師）
確　認 （再実施）	心電図モニタ波形を確認する 不成功の場合，出力を上げ再試行する

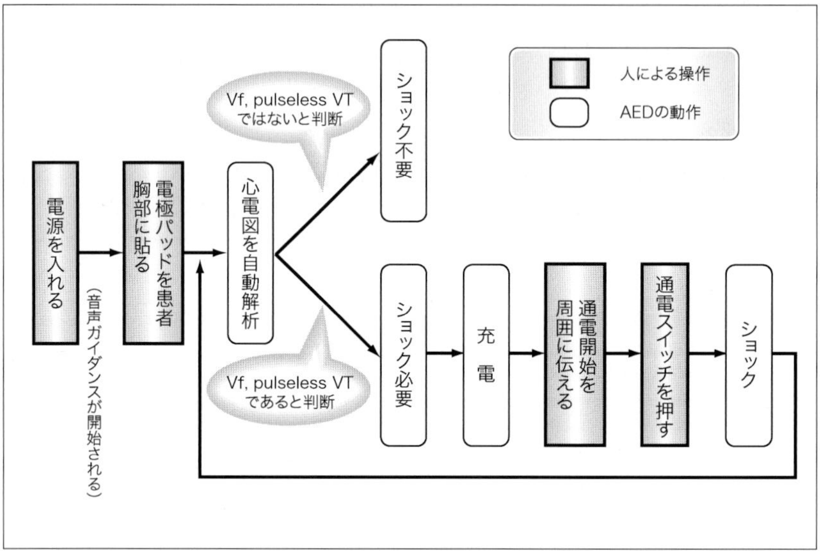

図 22 AED の操作手順

Ⓒ 使用中のトラブルと処理

主なトラブルの原因と対策を**表 14** に，AED 使用時の注意事項を**表 15** に示す．

Ⓓ 使用後の整理と終業点検

1. 安全確認

使用直後の点検では，以下の手順で除細動器が高電圧を帯びていない状態にする．

表 14　除細動器使用時のトラブルの原因と対策

トラブル	原因（内容）	対　策
無効刺激（皮膚表面でのインピーダンスが上昇し十分に電流が流れ込まない）	刺激電極に塗るペーストが不足 刺激電極の圧迫が不十分	ペーストを十分に塗る 刺激電極を 5 kg 程度で圧迫する
刺激電極の短絡	刺激電極間へのペーストはみ出し 通電部位の濡れ（汗など）	ペーストを過剰に塗らない 通電部位を乾いたタオルなどで拭き取る
刺激電極部での熱傷	皮膚表面でのインピーダンスが上昇するとそこでのエネルギー消費が増加し熱傷となる	刺激電極は，ペーストを十分に塗り 5 kg 以上の力で押し付ける
小児用電極	電極面積が小さいため電流が集中し熱が発生する	小児用電極ではエネルギー設定を小さくする
電撃	通電経路に触っていて感電する	通電時は刺激電極表面はもちろん，患者の身体や除細動器の金属部分には素手で触れない
患者モニタの破損	高電圧パルスが除細動患者に同時に使用している医用電子機器に悪影響を及ぼす	除細動保護マーク付きの医用電子機器を使用する 除細動保護マークのない医用電子機器は通電時に本体から患者コードを外す
出力スイッチを押しても高電圧パルスが出力されない	除細動器の電源スイッチが off エネルギーが設定されていない R 波同期スイッチが on バッテリーの消耗 電源コードの破損 原因不明	電源スイッチを on にする 必要なエネルギーに設定する R 波同期スイッチを off にする 別の除細動器を用意する 点検，修理が必要

① 充電電圧を内部放電する（エネルギー設定を 0 にする）．
② 電源スイッチを off にする．
③ 電源プラグを電源コンセントから抜く．

2．刺激電極の清掃

除細動電極の清掃は重要で，ペーストを付けたまま放置すると電極がさびたり，電極インピーダンスが上昇したりする．心電図のモニタリングに支障をきたし，操作者の感電事故にもつながる．

3．終業点検

始業点検と同様の項目（**表 12**）について点検する．

1）次の緊急使用に備える．
① 各コード類と刺激電極を所定位置にセット．
② 消耗品（ペースト，ディスポ電極，記録紙など）の補充．

表 15　AED 使用時の注意事項

項　目	対　策	理　由
心臓ペースメーカあるいは ICD を装着している患者	電極パッドをジェネレータの真上には装着しない 2.5 cm 以上離すことが推奨されている	ジェネレータ部が心筋へ流すべき電流をブロックしたり，ペースメーカの誤作動が起こることがある
溺水者や体のぬれた患者	タオルなどで水を拭き取った後，パッドを装着する	水が電気エネルギーの回路となり，胸壁表面の水分が電流を短絡させる 同上の理由で救助者の感電（電撃）や熱傷の危険性もある
経皮吸収型薬剤（ニトログリセリン，ニコチン，消炎鎮痛薬，ホルモン製剤，降圧薬など）貼付患者	電極パッド装着前に，貼付薬剤のパッチを取り外し薬剤を拭き取る	パッチにより通電エネルギーが遮断され，皮膚に熱傷が生じる危険性がある
酸素ボンベ	ショックを行う際に，酸素ボンベおよびその供給装置をパッドから遠ざける	酸素が流入しているとショック時にスパークし発火するおそれがある
小児	原則として，8 歳（体重 25 kg）未満の小児への AED の使用は推奨されていない	小児は卒倒時に心電図が Vf でないことが多い 体重当たりの通電エネルギー（10 J/kg）が不適切なため

③ 非同期モードにする．
④ R 波同期モードスイッチを off にする．
2）保管場所に移動しバッテリー充電状態にする．
3）各部の破損や使用中の不具合があった場合，ME 機器管理部門に報告する．

E 消毒・滅菌

内用刺激電極は滅菌処理をする必要がある．EOG（エチレンオキサイドガス）滅菌やプラズマ滅菌などが用いられる．ただしプラズマ滅菌ではプラスチック材料等で変成するものがあるので注意が必要である．

F 定期点検

外観・作動点検に加え，安全性および性能のチェックをする機能点検も行う．定期点検の頻度は少なくとも 6 ヵ月に 1 回以上が理想的である．

1. 点検項目

基本的に JIS T 1335「除細動器」を参照して行う．そのうち院内で臨床工学技士が行える機能点検の項目を**表 16** に示す．外観・作動点検については，日常点検（**表**

表 16　院内で行える機能点検の項目

機能点検	安全性点検	保護接地線抵抗（クラスⅠ機器） 各種漏れ電流
	性能点検	エネルギー充電時間* 出力エネルギーの誤差* 出力エネルギーの損失* R 波同期回路の動作* バッテリー容量

*印は専用チェッカによる測定が必要

12）と同様である．

2. 機能点検の方法

高電圧を扱うため，点検法に対する熟練と十分な注意が必要である．また，専用チェッカが必要な項目もある．

a. エネルギー充電時間

1）点検方法

定期点検開始時にフル充電状態のバッテリーで最大エネルギーの充電時間（許容値：15 秒以内）を測定しておく．バッテリー動作で以下の各試験を実施し，再度最大エネルギーの充電時間の測定を行う．

2）判定方法

点検終了時の充電時間が，点検開始時より約 50％以上増加したらバッテリーの点検が必要である．「バッテリー容量」の試験を行う．

エネルギー充電時間はバッテリー充電の質的状態を反映し，この延長はバッテリー劣化の指標となる．

b. 保護接地線抵抗

1）点検方法

クラスⅠ機器として，その接地線抵抗を測定する．

2）判定方法

簡易的にはテスタの抵抗レンジで測定してもよい．

c. 各種漏れ電流

1）点検方法

JIS T 0601-1 に準じて測定する．ただし，測定は次の期間について行い，それらの最大値を漏れ電流値とする．

① エネルギーを充電していない状態．
② 最大エネルギーまで充電している間．
③ 最大エネルギーの充電完了後から 1 分以内．
④ 負荷抵抗器（50 Ω）に最大エネルギーを放電してから 1 分以内（放電直後 1 秒間を除く）．

2）判定方法

許容値も，JIS T 0601-1 に準じる．ただし CF 形装着部の除細動電極部は，単一故障状態における患者漏れ電流の許容値を 0.1 mA とする．

また，古い装置などで測定値が許容値内であっても，初回（装置が新品のとき）の測定値の 1.5 倍以上となった場合は装置の劣化が考えられる．メーカによる点検あるいは装置の更新が必要である．

d．出力エネルギーの誤差

1）点検方法

エネルギー充電完了直後にチェッカで放電エネルギーを測定し，測定値と設定値の誤差を算出する．

2）判定方法

誤差｛(設定値－測定値)÷設定値｝の許容値は±15％以内である．ただし，27 J 以下のエネルギー設定に対しては±4 J 以内とする．

e．出力エネルギーの損失

1）点検方法

まず，最大エネルギー充電完了直後の放電エネルギーを測定する．次に充電完了の 30 秒後か，その前に内部放電回路が自動放電してしまう場合は自動放電する直前に放電エネルギーを測定する．損失率｛(自動放電直前の放電エネルギー)÷(充電完了直後の放電エネルギー)｝を算出する．

2）判定方法

時間経過してからの放電エネルギーの許容値は充電完了直後の 85％以上である．

f．R 波同期回路の動作

1）点検方法

R 波同期モードに設定し，治療対象の心電図の R 波の頂点からエネルギー放電までの時間を計測する．除細動器チェッカを用い心電図模擬波形発生と同期測定を行う．

2）判定方法

心電図の R 波の頂点から 0.06 秒以内にエネルギー放電しなければならない．また，モニタ上に同期信号を心電図と重畳させて表示することを確認する．

g．バッテリー容量

1）点検方法

バッテリーパックの容量試験を行う．装置にテストプログラムが内蔵されているのでこれを使う．ただし，チェックに 2〜3 時間要し，チェック後に再充電が必要となる．この間は除細動器を使用できない旨を表示したり，代替機を用意するなどの配慮を要する．

2）判定方法

それぞれの装置の取扱説明書の記載に従う．

3．バッテリーの管理

a．密閉式鉛蓄電池

除細動器の使用後にバッテリーを完全に充電しておく必要がある．充電していない状態での長時間放置，短い周期での再充電の繰り返し，充電不足の状態での使用は，バッテリー容量の急速な減少を招いてバッテリーの寿命を縮める．

バッテリーの完全充電には約15時間を要するが，3時間程度でも90%程度充電されて使用可能となる．ただし90%充電での繰り返し使用はバッテリーの容量の減少や寿命の短縮につながる．

b．ニッケル-カドミウム・バッテリー

「メモリ効果」による容量の減少防止に，3ヵ月程度ごとの強制放電が必要である．操作方法については取扱説明書に従う．

c．バッテリー交換

いずれのバッテリーパックにも寿命があり，定期的な交換が必要である．新たにバッテリーパックを導入した際にはその製造年月日を確認し，交換期限の目安とする．メーカ推奨のバッテリーパックの有効期間は，適切な保守と管理が行われた場合で18ヵ月(1.5年)である．ただし，使用条件が厳しければバッテリー寿命(バッテリー容量の減少)も短くなる．「エネルギー充電時間」の延長度合いがバッテリー容量減少を知る簡易指標として使える．

4．AEDの定期点検

前述のように，AEDはセルフチェック機能を備えているので，基本的にメンテナンスフリーで定期点検も不要である．ただし，電極パッドには使用期限があり，バッテリーは5年ごとに交換する．

参考文献

1) JIS T 1335除細動器，日本規格協会，1998
2) JIS T 0606-1医用電機機器—第1部：安全に関する一般的要求事項，日本規格協会，1999
3) 森脇良夫：電池のメモリ効果．Clin Eng **8**(9): 749-750, 1997
4) 白井康之：臨床工学技士による除細動器の保守点検．Clin Eng **15**(9): 943-851, 2004

5

呼吸療法装置

I 人工呼吸器

目　　的

人工呼吸器は，呼吸の完全に停止した患者に対して換気の代行，もしくは，換気の弱い患者の換気補助を行う装置であり，換気量，換気回数，酸素濃度を調整する機能を有している．

人工呼吸器の使用目的は下記の3項目である．

① 適切な換気量の維持

② 血液酸素化の改善

③ 呼吸仕事量の軽減

これらを行うための人工呼吸器には，陽圧換気を行う汎用装置，体外式陰圧換気を行う装置や新生児領域で主に使用する高頻度振動換気装置がある（**図1**）．

ここでは，陽圧換気を行う汎用的な機種について述べる．

Ⓐ 構成と仕組み

1．構　　成

人工呼吸器は人工呼吸器本体と呼吸回路に大別される（**図2**）．

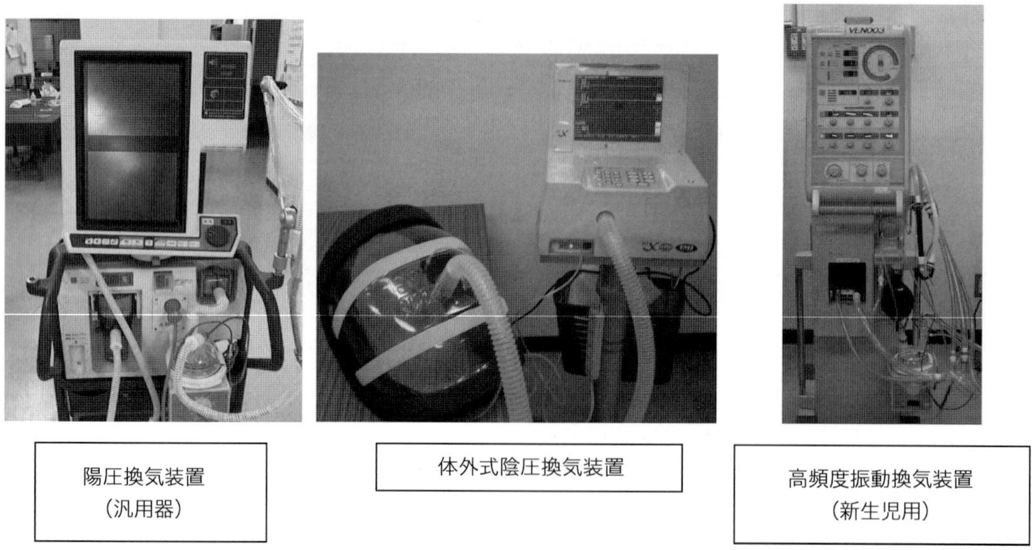

図1　人工呼吸器の種類

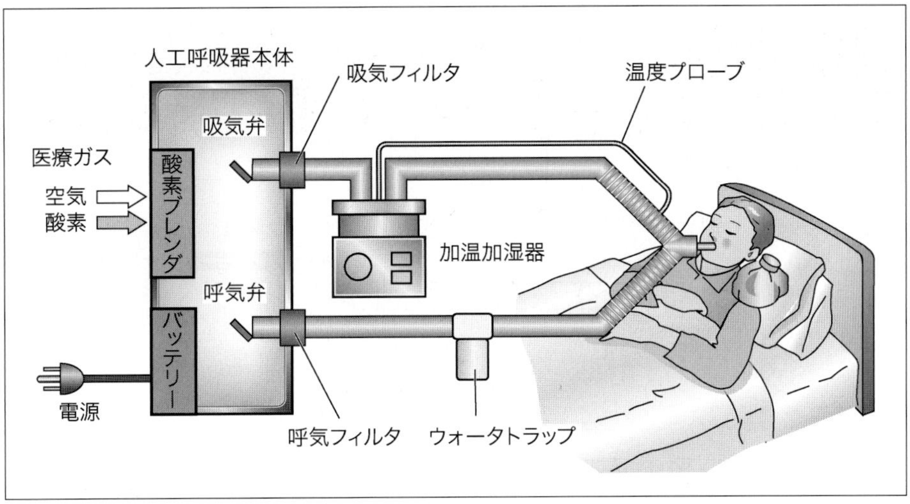

図２　人工呼吸器の一般構造

人工呼吸器を動作させるためには，医療ガスと電源が必要である．医療ガスは，酸素と圧縮空気または合成空気が必要である．これらのガスは，まず，医療ガス設備の配管端末器，またはコンプレッサや高圧ガス容器から本体ガス入力部のバクテリアフィルタを通過し，人工呼吸器内部に取り入れられ，圧力レギュレータで一定の圧力に減圧される．減圧されたガスは酸素ブレンダにより設定された酸素濃度に調整され，呼吸回路を介して患者へ吸気として送られる．人工呼吸器からの送気時（吸気時）には，人工呼吸器の吸気弁が開いて呼気弁が閉じ患者へガスが送られる．一方，排気時（呼気時）は，吸気弁が閉じて呼気弁が開放となり，患者から排泄されたガスは患者回路の呼気側を通過し大気に排出される．人工呼吸器の動作を理解するうえで，次の２つの関係が重要である．

回路内圧力＝流量×抵抗，量＝流量×時間　（**図３**）

また，患者の自発呼吸（吸気の開始）を人工呼吸器が認識する際の方法と感度の設定が必要であり，これをトリガ機能という．したがって，各種の補助換気モードを使用する場合に必要な機能であり，適切なトリガの感度を設定しなければならない．トリガ機能には，呼吸回路内の圧力変化を監視する圧力方式（プレッシャートリガ方式）と，流量変化を監視する流量方式（フロートリガ方式）がある（**図４**）．

２．人工呼吸器の基本的設定項目

人工呼吸器を使用するにあたっては下記の基本項目を適切に設定する．

① 酸素濃度
② 換気様式
③ 換気モード
④ 換気量

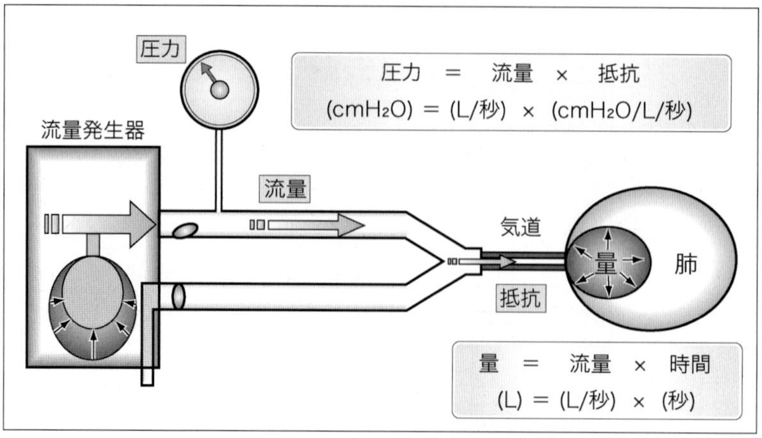

図3　人工呼吸器の基本原理

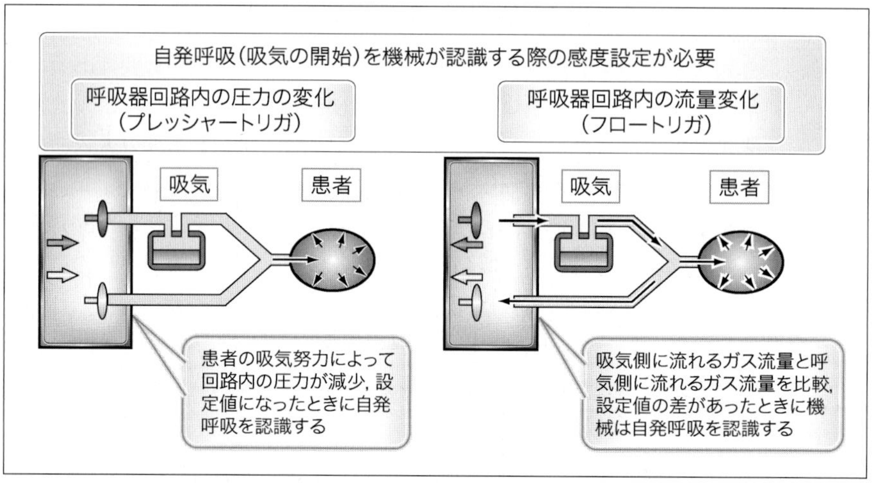

図4　トリガ感度

- 1回換気量（流量×吸気時間）
- 分時換気量（1回換気量×換気回数）

⑤ 感度（トリガ）

⑥ 補助機能（PEEP, EIP, PSV）

3. 人工呼吸器の動作

人工呼吸器の動作で重要なことは，換気様式と換気モードを把握することである（**図5**）.

a. 換気様式

人工呼吸器は患者の吸気時に吸気弁が開き，呼気弁が閉まることによりガスが患者

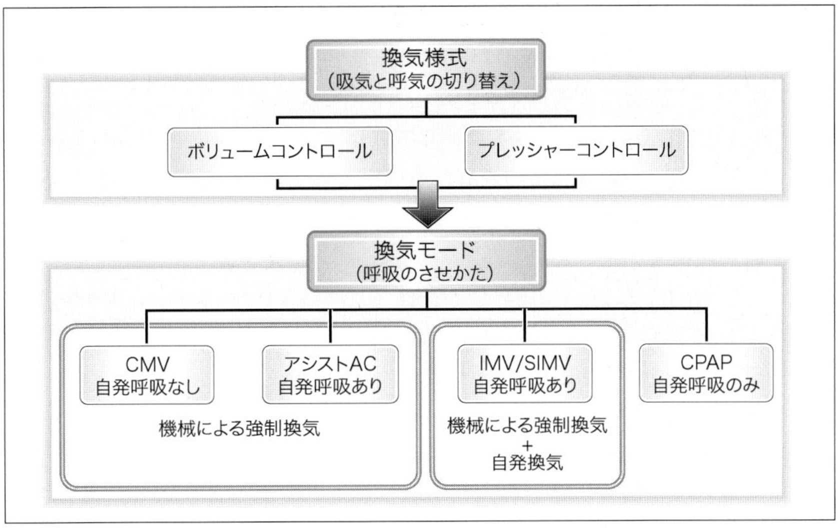

図 5　換気様式と換気モード

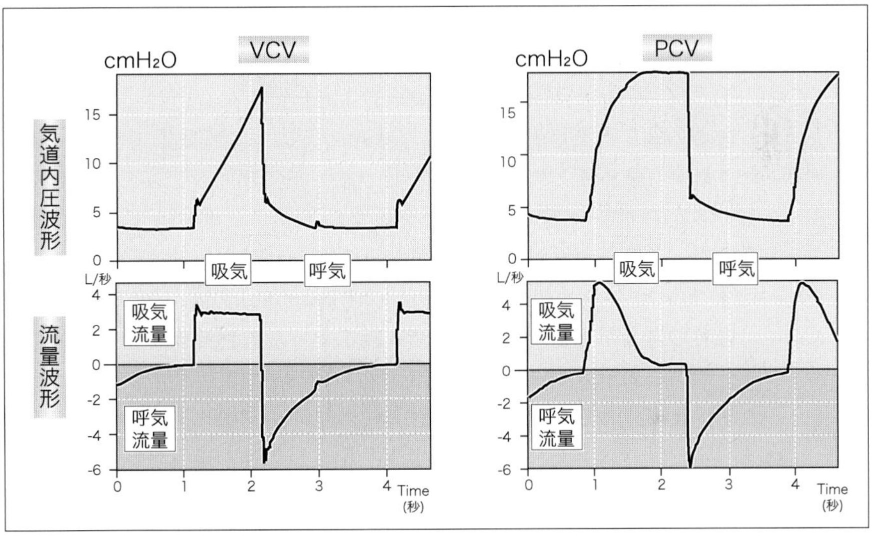

図 6　VCV と PCV の特徴

の肺へと流れ込む．一方，呼気時に吸気弁が閉じ，呼気弁が開放され呼気が排泄される．この吸気と呼気の切り替え（換気様式）は，ボリュームコントロール（VCV）方式とプレッシャーコントロール（PCV）方式の 2 つに大別される（**図 6**）．

通常，換気様式は機種によって限定されるが，高性能な機種は両モードを装備しており選択的に切り替えが可能である．

1）ボリュームコントロール方式

1 回換気量を設定し，1 回の吸気ガス量が設定量に達すると呼気に切り替わる方法である．この方式には1回換気量を直接設定するもの，吸気時間と流量を調整し1回換気量を設定するもの，分時換気量と換気回数を調整して1回換気量を設定するものなど機種による違いがある．

2）プレッシャーコントロール方式

呼吸回路内の吸気時の最高気道内圧と吸気時間を設定し，最高気道内圧を設定時間内維持すると呼気に切り替わる方法である．

b．換気モード

一方，換気モード（換気の方法）については，強制換気，補助換気，自発換気に大別される．これらは，ボリュームコントロールおよびプレッシャーコントロールにおいて使用される（**図7**）．

1）強制換気（CMV: controlled mechanical ventilation）

患者の呼吸状態に関係なく，人工呼吸器で強制的に換気を行う方法である．人工呼吸器の換気様式により設定の方法が異なる．ボリュームサイクル方式では，換気回数，1回換気量，吸気流量を設定し，プレッシャーサイクル方式では換気回数，最高気道内圧，吸気流量を設定して強制的に換気を行う．

2）補助換気

患者の自発呼吸は存在するが不十分な場合に，人工呼吸器により強制的にガスを送って換気の補助を行うモードである．これは2つに分けられる．

① アシスト（assist controlled ventilation）

患者の弱い自発呼吸に対して，呼吸ごとに人工呼吸器で設定した1回換気量（または最高気道内圧）で強制換気を行うモードである．しかし，1回換気量が人工呼吸器で設定されているため，この換気量が患者の要求する1回換気量と一致しない場合はファイティングの原因となる．

② SIMV（synchronized intermittent mandatory ventilation）

患者の自発呼吸に対して，自発呼吸ごとでなく何呼吸かおきに人工呼吸器で設定した1回換気量（または最高気道内圧）で強制換気を行うモードである．この場合，人工呼吸器による換気の開始が患者の自発呼吸開始に同期して始まるように設計されている．アシストモードとは異なり，設定した強制換気時以外に自由に自発呼吸ができる．

c．自発換気

自発換気とは，おおむね良好な自発呼吸があり，人工呼吸器からの離脱（ウィーニング）の最終段階で使用されるモードであり，下記の付加機能とともに使用される．

d．付加機能

機種により種々の付加機能やモードがあるが，とくに重要なのは下記の2つである．

1）PEEP/CPAP（呼気終末陽圧：positive end expiratory pressure/continuous positive airway pressure）

PEEP/CPAPとは，呼気終末時に肺内圧を陽圧に保つ付加機能である．PEEPは人工呼吸器による強制換気時，補助換気時に，CPAPは自発呼吸時に用いられ，回

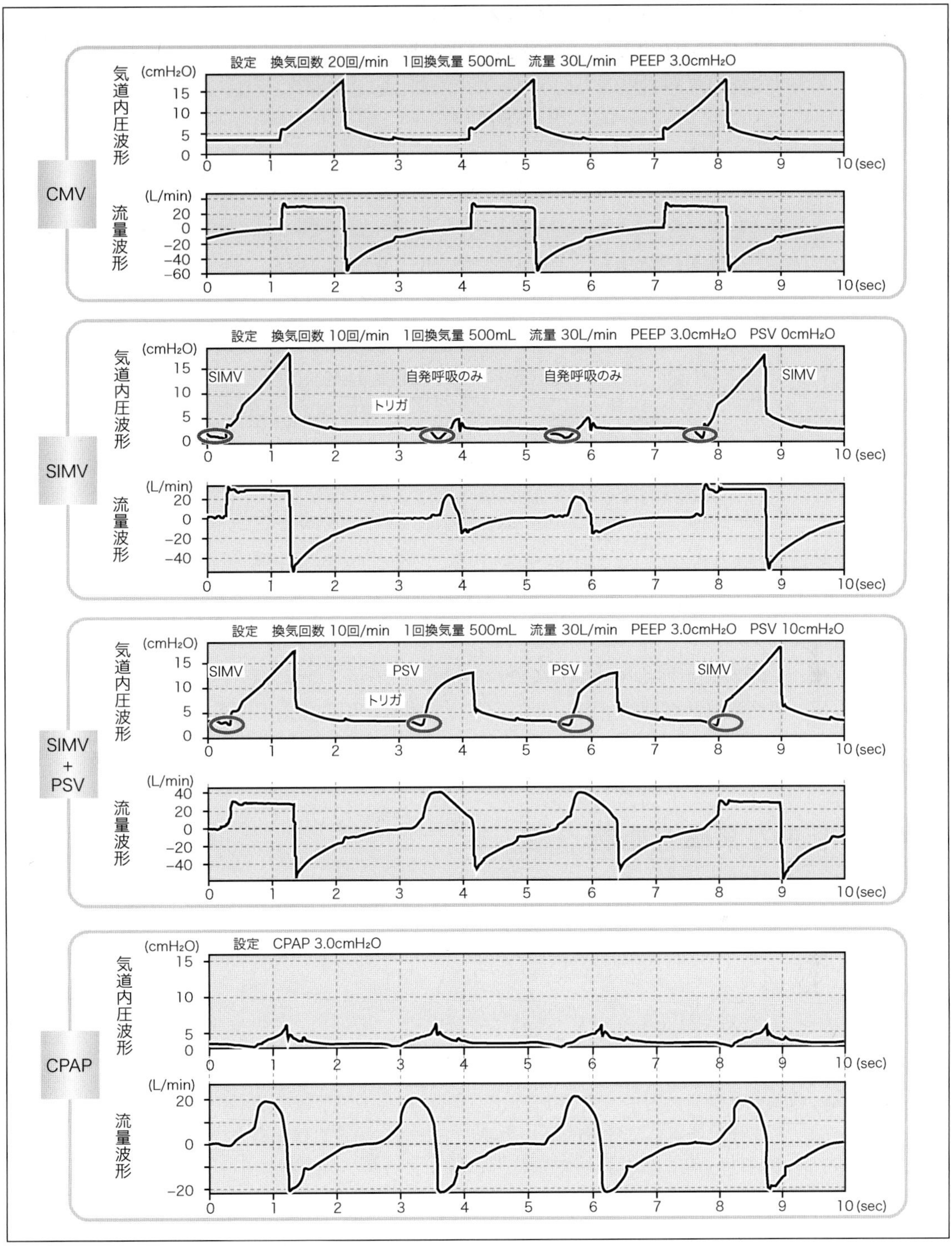

図 7　ボリュームコントロール

表1　人工呼吸器の始業点検

項目		方法
外観点検	人工呼吸器本体	ツマミやボタンなどに亀裂や破損などがないか視覚的に点検する
	ホースアセンブリ	亀裂や破損などがないか視覚的に点検する
	電源コード	亀裂や破損などがないか視覚的に点検する
	電源プラグ	破損がないか視覚的に点検する
	呼吸回路	呼吸回路やコネクタなどに亀裂や破損などがないか視覚的に点検する
動作点検	人工呼吸器本体	医療ガス・電源コンセントに接続し，人工呼吸器本体の電源を入れ，エラー表示がないことを確認する
	呼吸回路の漏れ	モデル肺を取り付け，一定の圧力をかけポーズ時間中に圧力の低下が認められないことを確認する
	換気動作	モデル肺を取り付け，換気動作を行うことを確認する
	酸素濃度	酸素濃度計を搭載している機種では，設定値と測定値に大きな差がないことを確認する
	換気量	換気量計または内蔵換気量計を用いて，設定値と測定値に大きな差がないことを確認する
	トリガ機能	モデル肺に陰圧をかけ，トリガがかかることを確認する
	アラーム機能	各アラーム機能が正常に動作することを確認する
	モニタ機能	各モニタ機能が正常に動作することを確認する
	加温加湿器動作	加温加湿器の電源を入れ，温度が上昇することを確認する
	温度プローブ	加温加湿器の電源を入れ，温度表示が正しいことを確認する

路内圧を陽圧に保つことにより機能的残気量を増加させる．肺内シャントの是正に効果がある．

2）PSV（pressure support ventilation）

自発呼吸時に使用され，あらかじめ設定した圧に気道内圧が達するまでガスを送り，患者の吸気仕事量を軽減する付加機能である．

B 使用前の準備と始業点検

1．使用前の準備

① 人工呼吸器本体が清拭されていることを確認する．

② 呼吸回路，加温加湿器のモジュール，カテーテルマウントなどの消耗品を確認する．

③ 呼吸回路を組み立て，本体に接続する．

2．始業点検

人工呼吸器本体に呼吸回路を組み立てたのち始業点検を行う．

① 外観点検（人工呼吸器本体，ホースアセンブリ，電源コード類，呼吸回路）

② 動作点検（人工呼吸器本体，呼吸回路の漏れ，換気動作，酸素濃度，換気量，トリガ機能，アラーム機能，モニタ機能，加温加湿動作，温度プローブ）を行う（**表1**）．

表 2　人工呼吸器の使用中点検

項　目		方　法
外観点検	呼吸器本体	ツマミやボタンなどに亀裂や破損などがないか視覚的に点検する
	ホースアセンブリ	亀裂や破損などがないか視覚的に点検する
	電源コード	亀裂や破損などがないか視覚的に点検する
	電源プラグ	破損がないか視覚的に点検する
	呼吸回路の状態	呼吸回路やコネクタなどに亀裂や破損などがないか視覚的に点検する
	呼吸回路の接続	接続が正しいことを確認する
	呼吸回路の貯留水	回路内またはウォータトラップに水が貯留していないことを確認する
	加温加湿器の水量	滅菌精製水が規定の量入っていることを確認する
	加温加湿器	設定温度まで上昇していることを確認する
動作点検	換気設定	各設定値を確認する
	換気動作	設定した換気動作を行っていることを確認する（設定値と実測値の比較）
	アラーム設定	アラーム設定が妥当な値になっていることを確認する
	モニタ機能	各モニタ機能が正常に動作していることを確認する
患者状態	換気状態	ファイティングを起こしていないことを確認する

Ⓒ 使用中の注意

人工呼吸器のトラブルの大半は使用中に発生するので，使用中の点検は確実に行い，記録を残す必要がある．使用中の点検は，人工呼吸器の外観点検，動作点検および患者状態（換気状態や血液酸素化の状態）を確認する．使用中点検の項目を**表 2**に，使用中の点検記録表の例を**表 3**に示す．これは，同一患者に装着された人工呼吸器の使用中の状態を経時的に記録するためのものである．また，使用中に呼吸回路の交換を行う場合にも，呼吸回路を交換する前後の状態を確認するための**表 4**のようなチェックリストを用いるとよい．

Ⓓ トラブル処理

人工呼吸器使用中のトラブル対策として，人工呼吸器本体のアラームの適切な設定，および生体側モニタとしてパルスオキシメータ，カプノメータを装着するように指針が出されている．ここでは使用時にアラームが発生した場合の対処についてまとめた（**表 5a, 5b**）．

また，人工呼吸器が停止することを想定して，バッグバルブマスクならびに適正なカフ圧管理のためのカフ圧計は人工呼吸器本体に必ず装備する必要がある．

Ⓔ 使用後の整理と終業点検

① 各部品の破損，劣化を確認する．

② 人工呼吸器本体，加温加湿器，電源プラグ，医療ガスホースアセンブリの破損などを確認する．

表3　人工呼吸器使用中点検記録の例

レ点または数値を記入すること

点検項目 ＼ 点検日時			月 / :	火 / :	水 / :	木 / :	金 / :
外　観	1	電源コード					
	2	酸素・空気ホースアセンブリ					
	3	アウトレットの状態					
	4	回路の接続					
	5	呼吸回路内の貯留水					
	6	加湿器チャンバ水量レベル					
設　定	1	MODE：換気モード					
	2	Vt（PC）：1回換気量（圧）					
	3	MV：分時換気量					
	4	RR：換気回数					
	5	PEEP：ピープ					
	6	PS：プレッシャーサポート					
	7	Trigger：トリガ					
	8	FiO_2：吸入気酸素濃度					
実　測	1	Vt（PC）：1回換気量					
	2	Mv：分時換気量					
	3	PIP：最高気道内圧					
	4	RR：換気回数					
	5	I：E					
	6	PEEP：ピープ					
	7	加温加湿器（35～37℃）					
アラーム	1	低圧アラーム設定					
	2	高圧アラーム設定					
	3	低分時換気量アラーム設定					
	4	高分時換気量アラーム設定					
患者状態	1	胸の動き					
	2	SpO_2（PR）	（　）	（　）	（　）	（　）	（　）
	3	HR					
備　考							
実施者							

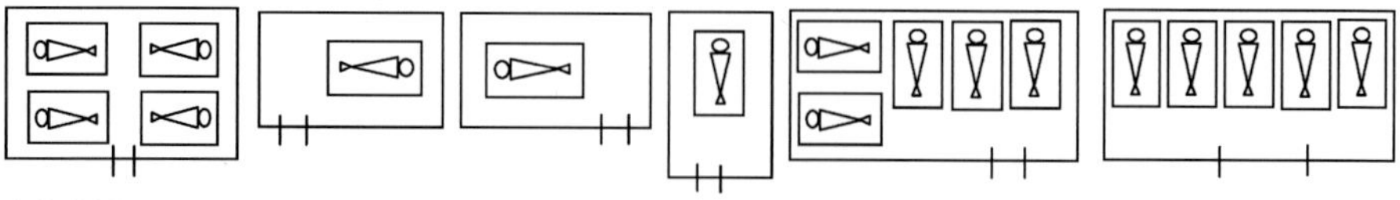

患者位置に○を付ける

表 4　呼吸回路交換時の記録例

年　月　日　時　分

項　目	交換前	交換後
PIP（最高気道内圧）		
Vt（1 回換気量）		
SpO_2		
PR（脈拍数）		
HR（心拍数）		
胸の動き		
回路接続		
加湿器電源		
実施者		

備考

表 5a　警報の種類とその原因（本体から患者まで）

臨床上で考えられること（患者の状態）		器械側で考えられること（回路・本体・設定）
①患者の自発呼吸が強く，設定換気量が不足している（A/C，SIMV の場合） ②気管チューブのカフ圧が低い（カフ部からのリーク）	回路内圧下限	①回路が患者から外れている ②回路にリークがある（回路の接続部，ウォータトラップのカップ部など） ③アラーム設定値が PEEP 圧より低くなっている
①気管チューブに分泌物が溜まっている ②気管チューブが屈曲している	回路内圧上限	①ファイティングを起こしている（トリガ感度などを確認する） ②回路をベッドなどではさんで閉塞している ③設定換気量が多すぎる
①気管チューブのカフ圧が低い（カフ部からのリーク） ②自発呼吸が弱くなった	一回換気量下限	①回路にリークがある（回路接続部，ウォータトラップのカップ部など）
①患者が深呼吸などの大きな吸気をした（長時間の吸引後など）	一回換気量上限	①設定換気量よりも多い換気量が流れた
①気管チューブのカフ圧が低い（カフ部からのリーク） ②自発呼吸が弱くなった	分時換気量下限	①回路にリークがある（回路接続部，ウォータトラップのカップ部など）
①患者が深呼吸などの大きな吸気を連続的に行った（長時間の吸引後など）	分時換気量上限	①設定換気量よりも多い換気量が流れた
①患者の自発が強く設定換気量が不足している ②発熱などにより酸素消費が増大	呼吸回数上限	①トリガ感度が鋭敏すぎる（オートトリガ）
①患者の自発呼吸が一定時間なかった	無呼吸	①回路が患者から外れた（事前に回路内圧下限や換気量下限警報が発生） ②無呼吸感知時間の設定が短い（自発呼吸の間隔より短い）

表 5b　警報の種類とその原因（配管端末器から本体まで）

使用上で考えられること		設備側で考えられること
①**酸素**の配管端末器にホースを接続していない	酸素供給圧低下	①**酸素**の配管端末器から供給される**酸素**の圧力が低下している
①**空気**の配管端末器にホースを接続していない	空気供給圧低下	①**空気**の配管端末器から供給される**空気**の圧力が低下している
①電源コンセントに接続していない	電源電圧低下	①停電が起きている ②電流遮断器（ブレーカ）が off である
①酸素電池が消耗している ②酸素電池の較正が不良である ③本体の酸素ブレンダが不良である	酸素濃度下限	①合成空気を使用している場合は，合成空気の酸素ブレンダが不良である
①酸素電池が消耗している ②酸素電池の較正が不良である ③本体の酸素ブレンダが不良である	酸素濃度上限	①合成空気を使用している場合は，合成空気の酸素ブレンダが不良である

表 6　人工呼吸器の終業点検

項　目		方　法
外観点検	本体の清掃	人工呼吸器本体の清掃を行う
	呼吸器本体	ツマミやボタンなどに亀裂や破損などがないか視覚的に点検する
	呼吸回路	呼吸回路は院内の感染対策に沿って処理し，滅菌または高度消毒を行う
	ホースアセンブリ	亀裂や破損などがないか視覚的に点検する
	電源コード	亀裂や破損などがないか視覚的に点検する
	電源プラグ	破損がないか視覚的に点検する

③ 使用後の呼吸回路は付着物などを取り除くために水洗いを行う．
④ 人工呼吸器本体，加温加湿器の清拭をする．
⑤ 冷却ファン用などのフィルタがある場合は目詰まりの確認をする．
冷却用ファンのフィルタなどがある場合は水洗いまたは交換を行う（**表 6**）．

Ⓕ 消毒・滅菌

人工呼吸器本体は，温水などを浸み込ませたきれいなガーゼ等を用い，体液や汚れを除去したうえで，必要に応じ消毒用エタノール等を使用し拭き上げる．一方，呼吸回路は粘膜面に直接接触していないが，気管チューブを介して呼吸器系の粘膜と通じているので，このような器具もセミクリティカル器具と解され，器具の使用後は高水準消毒が必要になる（**表 7**）．

Ⓖ 定期点検

定期点検では，人工呼吸器内部の消耗部品の交換，動作特性，安全性などの点検を

表 7　人工呼吸器と器材の滅菌・消毒法

		方　法	使用可能な消毒薬 （参考濃度）
①人工呼吸器本体外装		清潔なガーゼ等に消毒薬を浸み込ませて清拭する．その際，本体内部へ消毒薬が入らないように注意する．	グルタールアルデヒド*1（0.5%） 消毒用エタノール*2（原液）
②人工呼吸器に関連した器材	a．消毒薬に浸漬できる器材（呼吸回路など）	洗浄 消毒薬に 30 分以上浸漬 水洗 乾燥	グルタールアルデヒド*1,3（0.5%） クロルヘキシジン*4,5（0.1～0.5%） 塩化ベンザルコニウム*5（0.1%） 塩酸アルキルジアミノエチルグリシン*6（0.05～0.2%）
	b．消毒薬に浸漬できない器材（バクテリアルフィルタ，温度プローブ，ヒータワイヤなど）	バクテリアルフィルタは通常消毒せず，ディスポーザブルのものでは交換する．温度プローブ，ヒータワイヤなどは必要により，清潔なガーゼ等で ・水拭きを実施 ・消毒薬で清拭 する．	グルタールアルデヒド*1（0.5%） 消毒用エタノール*2（原液）
人工呼吸器に関連した器材（②）は組み立てた後，すべての器材に適合する滅菌（高圧蒸気滅菌，エチレンオキシドガス滅菌，過酸化水素プラズマガス滅菌など）を実施する． ①人工呼吸器本体と②人工呼吸器に関連した器材に分ける． 人工呼吸器に関連した器材は，a．消毒薬に浸漬できるものとb．浸漬できないものに分類する． 消毒薬は，器材の添付文書に従い，推奨されたものを適切な濃度に調整したうえで使用する．			

*1ゴーグルやマスク等の保護具を着用し，換気状態のよい場所で使用する．
*2芽胞や一部のウイルスに対しては，消毒効果が期待できない．
*3結核菌，芽胞，多くのウイルスに対しては，浸漬時間を 60 分以上とする．
*4緑膿菌やセラチアなどの一部の細菌に無効．
*5結核菌，芽胞，多くのウイルスに無効．
*6芽胞や多くのウイルスに対する消毒効果は期待できない．結核菌に対しては，0.2～0.5%溶液に 60 分以上浸漬させることで有効となる．

定量的に行う．この場合，どの程度のレベルの定期点検を行うのかを決める必要がある．測定を主体とした機器の安全点検，性能点検を行うのか，経時的に劣化していく磨耗部品まで交換するのかを決める．

また，機種によって点検方法が異なるので一概にはいえないが，定期点検の際に最低限行うことをまとめた（**表 8**）．

これに，磨耗部品まで交換するのであれば，とくに下記の項目を考慮すべきである．

1）メーカの点検マニュアルに準じて行う

とくに人工呼吸器は機種によって点検方法が異なるので，メーカの作成した保守マニュアルを参考に，点検間隔，消耗部品の交換，性能点検，較正，方法を決める．

2）機種ごとに定期点検の技術講習会を受講する

定期点検の対象とする人工呼吸器メーカに相談し積極的にメーカの保守点検講習会を受講する．人工呼吸器は型式ごとの技術講習となることが多いので，院内で管理する人工呼吸器の機種が多いほど技術研修には時間と費用がかかってしまう．定期点検時の作業記録に関しては，機器ごとにファイルし機器廃棄まで保管する．

表8　人工呼吸器の定期点検

項目		方法
外観点検	本体の清掃	人工呼吸器本体の清掃を行う
	人工呼吸器本体	ツマミやボタンなどに亀裂や破損などがないか視覚的に点検する
	ホースアセンブリ	亀裂や破損などがないか視覚的に点検する
	電源コード	亀裂や破損などがないか視覚的に点検する
	電源プラグ	破損がないか視覚的に点検する
動作点検	各種キャリブレーション	圧力センサや流量センサなどのキャリブレーションを行う
	各種換気モードの動作	各換気モードに設定し，モードに応じた換気動作を行うことを確認する
	換気回数	設定した回数と測定器で実測した回数が合っていることを確認する
	換気量	設定した換気量と測定器で実測した換気量が合っていることを確認する
	PEEP	設定したPEEPと測定器で実測したPEEPが合っていることを確認する
	酸素濃度	設定酸素濃度と測定器で実測した酸素濃度が合っていることを確認する
	アラーム機能	各種アラームが設定値で発生することを確認する
	モニタ機能	各モニタ機能が正常に動作していることを確認する
電気的安全性	患者漏れ電流	患者漏れ電流を測定する
	接地漏れ電流	接地漏れ電流を測定する
	外装漏れ電流	外装漏れ電流を測定する

測定器　圧力・流量・酸素濃度測定器：PTS2000（タイコヘルスケア社製）
圧力・流量・酸素濃度測定器：PF-300（インターメディカル社製）
呼吸波形確認：パーソナルコンピュータ
換気量測定：タービン式やニューモタコ式の流量計
モデル肺：TTLモデル肺（ミシガンインスツルメンツ社製）
モデル肺：SMSモデル肺（SMS社製）
その他：キャリブレーションに必要な各機種専用治具

3）作業室と専用の工具が必要である

専用の作業室や作業台が必須である．また，分解・組立てや性能測定に際しては専用の工具が必要となる．日常点検レベルでは各種チェッカなどが使用できるが，定期点検では指定された方法で測定しなければならない．

4）交換部品の管理

定期点検時に交換する必要部品類は当然機種により異なる．定期点検時の部品を交換する場合は，メーカによりあらかじめ交換部品を決めている場合が多い．基本的には，メーカが定期点検キットなどと称して一式をパックにしていることが多く，これらを利用すると在庫もわずかで済む．

参考文献

1）（社）日本臨床工学技士会（編）：医療スタッフのための人工呼吸療法における安全対策マニュアル，CEネットワークジャパン，東京，2001
2）（社）日本臨床工学技士会（編）：ME室ハンドブック，じほう，東京，2006

Ⅱ 呼吸療法機器

1．超音波ネブライザ

目　的

超音波ネブライザは，液体に超音波振動を与えエアゾールを発生させる装置で，主に気道内分泌物をやわらかくし，気道線毛上皮の機能を維持する加湿療法に用いられる．

Ⓐ 構成と仕組み

超音波ネブライザの構成は基本的には**図 8** のようになっている．

a．超音波発信装置

超音波振動を発生させるための電気的エネルギーを発生させる．最近では電子制御装置が組み込まれている機種もある．

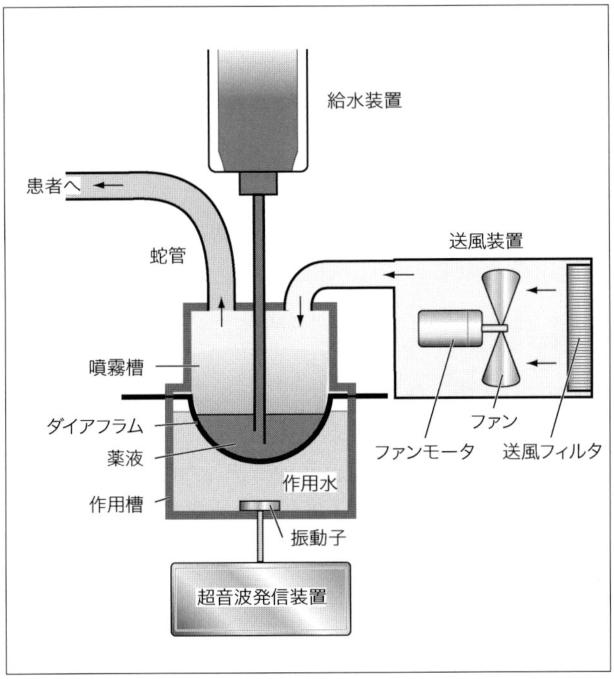

図 8　超音波ネブライザの構成

b. 振動子
超音波発信装置により作られた電気エネルギーを，超音波振動に変換する．

c. 作用槽
振動子により発生した超音波振動を，作用水（作用槽の水）を介してダイアフラムに伝える．

d. ダイアフラム（薬液カップ）
通常エアゾールの元となる薬液（滅菌水や薬剤）と作用水はこのダイアフラムで分離している．ダイアフラムは薄い膜状になっており，作用槽で発生した超音波振動を薬液に伝える．

e. 噴霧槽（発振筒）
ダイアフラム上の薬液がエアゾール化される．機種によりダイアフラムと一体になっているものもある．

f. 送風装置
噴霧槽で発生したエアゾールを送り出すための風を発生させる．風を作り出すファンおよびファンモータ，ほこりなどを防ぐ送気フィルタなどで構成される．

g. 蛇管（患者回路）
作用槽で発生したエアゾールを患者の口元まで導くもので，通常先端にマウスピースやマスクをつける．携帯タイプなどは蛇管ではなくマウスピースを直接接続するものもある．

h. 給水装置
長時間使用する場合に，エアゾールの元となる薬液を継続的に給水する．給水装置のない機種もある．また短時間使用や薬剤の噴霧には使用しない．

B 使用前の準備と始業点検

1. 設置場所
水を使用する機器のため，接地端子がある場所で使用することが望ましい．機器本体は必ず患者より低い位置になるように設置する．

2. 回路類の取り付け
① 回路類（噴霧槽，作用槽，ダイアフラム，蛇管，給水装置など）が正しく消毒・滅菌されているかを確認する．
② 回路類を本体に取り付ける．このときパッキンなどの部品が付いているかを確認するとともに，各接続部にゆるみがないように注意する．

3. 薬液・作用水の準備
① 作用槽に作用水を規定レベルまで入れる．通常水道水を用いる．
② ダイアフラムまたは給水装置（ボトルなど）にエアゾールの元となる薬液を入れる（薬剤の吸入療法に使用する場合には，超音波により薬剤が変性するもの

表 9　超音波ネブライザの始業点検

項　目	方　法	判定法
外観 （機器本体）	電源プラグ，コードの点検 アース線の点検 ツマミ，ダイヤルの点検 外装の点検	破損，亀裂，汚れはないか 破損，亀裂，汚れはないか 破損，亀裂，汚れ，紛失はないか 破損，汚れはないか
回路	回路の点検	破損，亀裂，汚れはないか 部品の外れ，接続のゆるみはないか ダイアフラムの変形，破損はないか 蛇管に水分が貯留していないか
動作	噴霧状態の点検 送風ファンの点検 本体の点検	噴霧しているか 噴霧量は調整できるか 送風しているか 送風量は調整できるか 異音，異臭はないか 異常加温はしていないか 異音，異臭はないか
その他	水，薬液の点検 送風フィルタの点検	作用水が入っているか 水，薬液の量は適切か フィルタが付いているか フィルタが汚れやほこりなどで目詰まりしていないか

もあるので注意する）．

4.　始業点検

始業点検として行うべき項目を**表 9** に示した．

C 使用中の注意

使用中の点検は始業点検に準ずるが，次の点にとくに注意する．

① 機器本体がぬれていると感電事故の原因となるため，もしぬれている場合にはただちに拭き取る．

② 感染防止のため，回路類は 2～3 日程度で交換する．

③ 定期的に噴霧する薬液の残量を確認し，少なくなったら補充し空焚きを防ぐ．なお，薬液の補充は，継ぎ足すのではなく古い薬液を完全に破棄してから行う．

④ 送気フィルタが目詰まりすると送気量の減少や故障の原因となるため，1 日 1 回ほこりや汚れを確認する．

⑤ 蛇管に水が溜まると，エアゾールの送気の障害や患者に水が掛かるなどのトラブルが起きるので，蛇管に水が溜まった場合には除去する．

表 10　超音波ネブライザのトラブルマニュアル

現　象	考えられる原因	その対策
電源スイッチを入れても電源が入らない	電源プラグの未接続 ヒューズの切断またはブレーカの作動 電源コードの断線	確実に接続する ヒューズの交換またはブレーカの復帰 電源コードの修理
電源が入るが噴霧しない	作用水の水位低下 水・薬液が入っていない ダイアフラムの変形 蛇管内の水分の貯留による閉塞 振動子の故障 超音波発信装置の故障	作用水を水位レベルまで入れる 水・薬液を適量入れる ダイアフラムを交換 蛇管内の水分の除去 振動子の交換 メーカ修理依頼
噴霧量が弱い	水・薬液の不足または過剰 ダイアフラムの変形，汚れ ダイアフラムが正しくセットされていない 噴霧量または送風量が正しく調整されていない	水・薬液を適量入れる ダイアフラムを交換 ダイアフラムの方向（上下），形，枚数を正しくセット 噴霧量，送風量を適正調整
水位低下アラームが鳴る	作用水の水位低下 水位センサの故障 本体の故障	作用水を水位レベルまで入れる 水位センサの交換 メーカ修理依頼
水が漏れる	水槽（噴霧槽）のひび，破損	メーカ修理依頼

D トラブル処理

通常の使用で起こるトラブルとその対処を**表 10** に示した．

E 使用後の整理と終業点検

ネブライザは水を使用しているため，使用後放置しておくと機器の傷みや感染の原因となる．使用後はただちに整備することが望ましい．使用後の整理と終業点検は以下の項目を行う．

① 機器本体や付属品に破損や亀裂，紛失がないか確認する．
② 電源を入れ動作点検を行った後，水や薬液をすべて除去する．
③ 回路類はすべて取り外し消毒・滅菌を行う．機器本体を清拭する（“消毒・滅菌”の項参照）．
④ 消毒または滅菌済みの新しい回路を機器に取り付けて次の使用に備える．

F 消毒・滅菌

使用後は，回路類をすべて取り外し滅菌または消毒を行う．機器本体の外装は消毒薬を用い清拭する．ネブライザはセミクリティカル器具に分類されているため，高水準消毒ないしは滅菌を行うことが原則である．当院では回路の消毒には 0.1％

表 11　超音波ネブライザの定期点検

項　目	方　法	判定法
噴霧能力	噴霧量の点検	仕様どおりの噴霧量が出ているか 噴霧量の調整ができるか（調整機能がある場合）
送風能力	送風量の測定（レスピロメータなどで測定する）	仕様どおりの送風量が出ているか 送風量の調整ができるか（調整機能がある場合）
警報機能	水位低下アラームの点検 その他のアラームの点検	アラーム音が出るか，警告ランプ点灯（または点滅）するか 動作が停止するか 正常に作動するか
電気的安全性	接地漏れ電流の測定 外装漏れ電流の測定	“電気的安全性点検”の章を参照 “電気的安全性点検”の章を参照
その他	水漏れチェック	水漏れを起こしていないか

(1,000 ppm）次亜塩素酸ナトリウムを，外装の清拭には消毒用アルコールを使用している．しかし，機種によりそれらの薬剤が使用できない場合があるので，メーカに確認する．高水準消毒や滅菌が困難な場合には，熱水消毒でもよい．

Ⓖ 定期点検

定期点検の例を**表 11** に示す．

参考文献

1）小林寛伊，大久保憲，吉田俊介：呼吸器感染の予防策．病院の感染対策のポイント，協和企画，東京，pp. 59-60，2004
2）渡辺　敏：吸入療法機器．ナースのための ME 機器マニュアル，小野哲章・渡辺　敏（編），JJN ブック，医学書院，東京，第 1 版，pp. 132-137, 1997

2．ネブライザモータ

目　　的

気管支拡張薬や気道粘液溶解薬などの投与を行うための薬剤吸入療法には，ジェットネブライザが用いられる．ジェットネブライザは，「霧吹き」のようにジェット流によって液体を吹き飛ばすことによってエアゾールを発生させる．

Ⓐ 構成と仕組み

ネブライザモータの構造は基本的には**図 9** のようになっている．

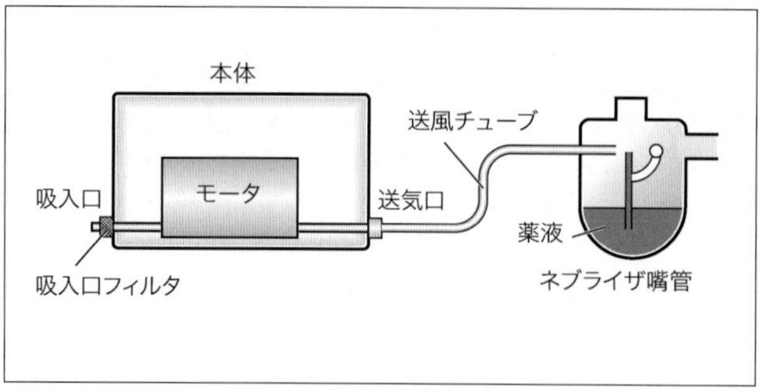

図9　ネブライザモータの構造

a．**本体（モータ）**

本体はジェット流の発生源となる装置である．モータなどによりダイアフラムを動かしジェット流を発生させる．通常 10～30 L/分の空気の流れを発生する．

b．**ネブライザ嘴管**

薬液を入れて本体からのジェット流によりエアゾールを発生させ患者に送り込む．霧吹きの原理を応用したものである．

c．**送風チューブ**

本体で発生したジェット流をネブライザ嘴管に送り込む．

d．**吸入口フィルタ**

本体の吸入口（空気を取り入れる場所）に取り付けて，モータや患者にほこりなどが侵入するのを防ぐ．

B　使用前の準備と始業点検

1．準　　備

① 本体に回路類（送風チューブ，ネブライザ嘴管など）が正しく消毒・滅菌されているかを確認する．

② 回路類を本体に取り付ける．このときパッキンなどの部品が付いているかを確認するとともに，各接続部にゆるみがないように注意する．

③ ネブライザ嘴管にエアゾールの元となる薬液を規定量まで入れる．

2．始業点検

始業点検として行うべき項目を**表 12** に示した．

C　使用中の注意

使用中の点検は始業点検に準ずるが，次の点にとくに注意する．

① 機器本体がぬれていると感電事故の原因となるため，もしぬれている場合には

表 12　ネブライザモータの始業点検

項　目	方　法	判定法
外観 （機器本体）	電源プラグ，コードの点検 アース線の点検 ツマミ，ダイヤルの点検 外装の点検	破損，亀裂，汚れはないか 破損，亀裂，汚れはないか 破損，亀裂，汚れ，紛失はないか 破損，汚れはないか
回路	回路の点検	破損，亀裂，汚れはないか 部品のはずれ，接続のゆるみはないか
動作	噴霧状態の点検 本体の点検	噴霧しているか 送風しているか 異常加温はしていないか 異音，異臭はないか
その他	薬液の点検 吸入口フィルタの点検	薬液の量は適切か フィルタが付いているか フィルタが汚れやほこりなどで目詰まりしていないか

表 13　ネブライザモータのトラブルマニュアル

現　象	考えられる原因	その対策
電源スイッチを入れても電源が入らない	電源プラグの未接続 ヒューズの切断またはブレーカの作動 電源コードの断線	確実に接続する ヒューズの交換またはブレーカの復帰 電源コードの修理
電源が入るが噴霧しない	薬液が入っていない ネブライザ嘴管の詰まり 吸入口フィルタの詰まり モータの故障	薬液を適量入れる ネブライザ嘴管を交換 吸入口フィルタの交換 メーカ修理依頼
噴霧量が弱い	薬液の不足または過剰 ネブライザ嘴管の詰まり 吸入口フィルタの詰まり モータの故障	薬液を適量入れる ネブライザ嘴管を交換 吸入口フィルタの交換 メーカ修理依頼

ただちに拭き取る．

② 感染防止のため回路類は 2～3 日程度で交換する．

③ 定期的に噴霧する薬液の残量を確認し，少なくなったら補充する．なお，薬液の補充は，継ぎ足すのではなく古い薬液を完全に破棄してから行う．

④ 吸入口フィルタが目詰まりすると送気量の減少や故障の原因となるため，1 日 1 回ほこりや汚れを確認する．

D トラブル処理

通常の使用で起こるトラブルとその対処法を**表 13** に示した．

表 14　ネブライザモータの定期点検

項　目	方　法	判定法
送風能力	送風量の測定（レスピロメータなどで測定する）	仕様どおりの送風量が出ているか
電気的安全性	接地漏れ電流の測定 外装漏れ電流の測定	"電気的安全性点検" の章を参照 "電気的安全性点検" の章を参照

E 使用後の整理と終業点検

使用後の整理と終業点検は以下の項目を行う．

① 機器本体や付属品に破損や亀裂，紛失がないか確認する．

② 電源を入れ動作点検を行った後，薬液をすべて除去する．

③ 回路類はすべて取り外し，消毒・滅菌を行う．機器本体を清拭する（"消毒・滅菌" の項参照）．

④ 本体と回路類が1セットになっている機種は，消毒または滅菌済みの新しい回路を機器に取り付け，次の使用に備える．

F 消毒・滅菌

超音波ネブライザの "消毒・滅菌" 参照．

G 定期点検

定期点検の例を**表 14** に示す．

参考文献

1）渡辺　敏：吸入療法機器．ナースのための ME 機器マニュアル，小野哲章・渡辺　敏(編)，JJN ブック，医学書院，東京，第1版，pp. 132–137, 1997

Ⅲ 酸素療法機器

1．保育器

目　的

保育器は，体温制御の未熟な未熟児・新生児の至適環境温度を維持するために使用する医療機器である．閉鎖型保育器と開放型保育器に分類される．

閉鎖型保育器は，加湿や酸素濃度が制御でき，未熟児の管理に適している．

開放型保育器は，赤外線ヒータの輻射熱により加温する装置で，蘇生や処置が行いやすいため，分娩室や比較的大きな新生児に使用される．

最近ではパルスオキシメータや酸素コントローラ，酸素ブレンダなどの装置が内蔵されマルチ化しているため，総合的な知識を持って管理にあたらなければならない．

A 構成と仕組み

1．閉鎖型保育器

a．空気循環システム

フィルタによって濾過された空気を換気ファンによって取り入れ，かつ器内の空気を循環させる．電気ヒータによって循環する空気を加温し，設定された器内温度になるように調節する（**図 10**）．

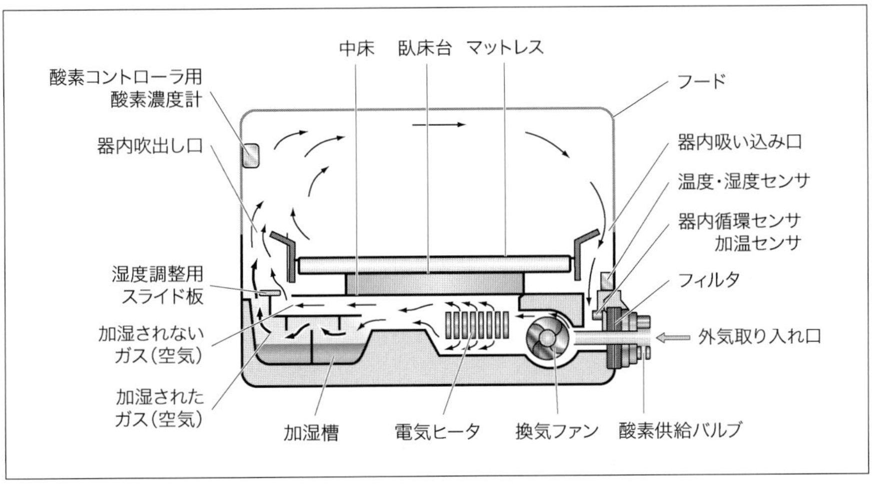

図 10　閉鎖型保育器の仕組み

［小野哲章，渡辺　敏（編）：ナースのための新 ME 機器マニュアル，JJN スペシャル 63，医学書院，東京，p. 71, 1999 より一部改変］

保育器内は，軽度な陽圧に保たれているため，空気感染の影響は少ないとされている．

保育器の壁を二重にしたダブルウォール型保育器は，輻射熱による患児の熱の喪失に有効である．

処置窓の下から暖かい空気を流しエアカーテンを作ることで，処置窓を開放しても温度低下を防ぐ機構を有する保育器もある．

b.　温度制御機構

1）手動制御方式（マニュアルコントロール方式）

保育器内の温度を手動で設定し，この設定された温度に器内が保たれるように電気ヒータを制御する方式．

2）自動制御方式（サーボコントロール方式）

体温プローブを患者の皮膚（腹壁）に装着し，体温の変化を監視しながら設定された体温になるように自動的に器内温度を調節する方式．

光線治療器などの輻射熱の影響を受けないように，反射板の付いた体温カバーを装着する必要がある．

c.　加湿制御機構

水の入った加湿槽の上部を空気が通過することで，加湿が行われる．

加湿槽の水面を通過する面積を変えることで，加湿効率の調節ができる．

最近では，水を強制的に蒸気化し加湿する方式が取り入れられ，高加湿が可能である．

d.　酸素制御機構

外気取り入れ口から酸素流量計により酸素投与することで，保育器内の酸素濃度を調節できる．

酸素コントローラを内蔵したタイプでは，酸素濃度計によって酸素濃度を測定しながら設定酸素濃度になるように自動的に酸素流量が調節される．

e.　警報装置

① 温度制御の異常に関するもの
② 空気循環システムの異常に関するもの
③ 各種センサの異常に関するもの
④ 電源制御の異常に関するもの

がある．

2.　開放型保育器

a.　加温システム

赤外線ヒータによる輻射熱を利用して患者を温める方式（**図 11**）．

患者の周囲は開放された状態であるため，対流や蒸散による新生児からの熱喪失が大きい．

酸素療法を併用する場合は，酸素ヘッドボックスを併用する必要がある．

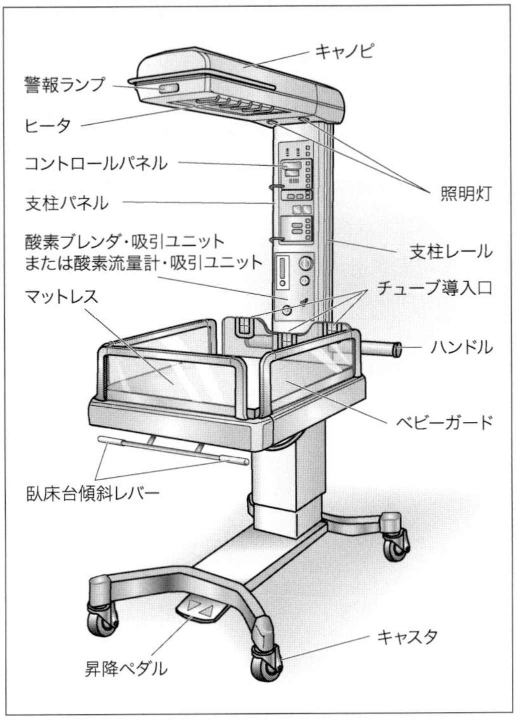

図 11　開放型保育器の構成

b．温度制御機構

1）手動制御方式（マニュアルコントロール方式）

患児の体温を人が監視しながら，赤外線ヒータの出力を手動で設定する方式．

2）自動制御方式（サーボコントロール方式）

体温プローブを患児の皮膚（腹壁）に装着し，体温の変化を監視しながら設定された体温になるように自動的に赤外線ヒータの出力を調節する方式．

赤外線ヒータの輻射熱の影響を受けないように，反射板の付いた体温カバーを装着する必要がある．

c．警報装置

① 温度制御の異常に関するもの

② 各種センサの異常に関するもの

③ 電源制御の異常に関するもの

がある．

表 15　保育器の始業点検

	方　法	判定法
外観	機器本体（外観，各種パッキンなどの組立て状態），電源プラグ，電源コード，アース端子，体温プローブおよび付属品の点検	破損，亀裂，紛失，組立てが正常に行われているか，汚れがないか
外気取り入れフィルタ	フィルタの状態を点検する	変色，汚れ，目詰まりはないか
加湿槽	加湿槽を点検する	破損，亀裂，紛失，汚れがないか
手入れ窓	手入れ窓の開閉状態を点検する	破損，亀裂，紛失，汚れがないか，確実に開閉できるか
自己診断機能	電源投入後自動的に行われる	エラーメッセージが表示されないか
空気循環システム	温度上昇の時間，換気ファンの状態を点検する	ファンの回転異常，異常音はないか，スムーズに温度上昇するか
手動制御方式	加温状態を点検する	設定器内温度の±0.5以内で安定するか
自動制御方式	体温と加温状態を点検する	体温表示が正常であるか，設定体温で器内温度が制御できているか
酸素供給	酸素流量計を点検する	破損はないか，ツマミ，浮子の動きはスムーズか，設定流量を維持しているか，酸素濃度は希望どおりであるか
酸素コントローラ	酸素濃度計，制御状態を点検する	酸素センサの較正ができるか，設定酸素濃度で制御できているか
警報機能	停電，過温，体温プローブなどの警報を点検する	適正に作動するか

B 使用前の準備と始業点検

1．設置場所

a．環境に関して

直射日光があたる場所，暖房装置のそば，空調が噴出している近辺などは，温度調節に異常をきたす可能性があるため避ける．

b．電源および接地に関して

保育器1台ごとの専用電源コンセントを使用し，EPR化された接地端子を使用することが望ましい．

2．始業点検（表15）

a．閉鎖型保育器

1）温度制御に関する点検方法

①**手動制御方式**：電源を投入し，エラーメッセージが出ないことを確認し，手動制御方式（マニュアルコントロール方式）に設定する．希望する器内温度を設定し，速やかに器内温度が上昇することを確認する．器内温度が安定後，器内温度が設定器

表 16 酸素流量と酸素濃度

酸素流量（L/分）	2	3	4
酸素濃度（%）	28～31	32～36	37～40

内温度の±0.5℃以内で制御（電気ヒータの出力が 1/2 程度）されていることを確認する．温度上昇が不良な場合は，ヒータ等の制御部や中床，加湿槽に装着されるパッキンなどの装着に異常があることが多い．また，器内温度と設定器内温度に誤差がある場合は，本体の温度計や較正に異常を生じている可能性があるため，メーカに点検を依頼する．

② **自動制御方式**：電源を投入し，自動制御方式（サーボコントロール方式）に設定する．体温プローブの先端をマットの中央に設置し，希望する体温を設定する．器内温度が安定後，器内温度と設定体温の±0.5℃以内で制御されていることを確認する．設定体温まで上昇しない場合や異常な体温を示す場合には，体温プローブの断線や劣化が考えられる．

2）湿度調節に関する点検

電源投入後，希望する湿度を設定する．速やかに湿度が上昇することを確認する．設定湿度に速やかに上昇しない場合や誤差がある場合には，本体の温度計，湿度発生器，パッキンなどの装着不良が考えられる．

3）酸素投与に関する点検

酸素流量計を用いて酸素投与する場合には，フィルタの目詰まりを起こすため加湿しないで酸素供給バルブの供給口より投与する．各保育器で決められた酸素流量表を用いて，希望する酸素濃度の流量を投与する．酸素流量の１例を**表 16** に示す．酸素濃度計を用いて患者の口元付近の酸素濃度を測定し，流量の微調整を行う．流量表より多くの流量を流さないと希望する酸素濃度にならない場合は，パッキンなどの装着不良や手入れ窓などからのリークなどが考えられる．

酸素コントローラが内蔵されているタイプでは，中央配管に酸素ホースを接続し，酸素濃度計の較正を行ってから希望する酸素濃度を設定する．必ず別の酸素濃度計を用いて酸素濃度の確認を行う．誤差がある場合は酸素センサの劣化が考えられる．

b. 開放型保育器

1）温度制御に関する点検方法

① **手動制御方式**：電源を投入し，エラーメッセージが出ないことを確認し，手動制御方式（マニュアルコントロール方式）に設定する．赤外線ヒータの出力設定を可変し，設定どおりの出力で制御されるかを確認する．出力の制御が異常な場合は本体の異常が考えられる．

② **自動制御方式**：電源を投入し，自動制御方式（サーボコントロール方式）に設定する．体温プローブの先端をマットの中央に設置し，希望する体温を設定する．赤外線ヒータの出力が安定後，設定体温の±0.5℃以内で制御されていることを確認する．設定体温まで上昇しない場合や異常な体温を示す場合には，体温プローブの断線

や劣化が考えられる.

Ⓒ 使用中の注意

始業点検（**表 15**）の項目に準ずるが，患者の体温を定期的に確認し，至適環境温度が維持できているか点検する.

自動制御方式では，体温プローブの装着を常に確認する.

酸素濃度の定期的な点検を行い，希望する酸素濃度が維持できているかを確認する.

高濃度酸素は未熟児網膜症の原因に，低濃度酸素は低酸素血症の原因となるので注意する.

適正な湿度に維持されているかを確認する.

不適切な湿度は，患者の体温低下を招くことや，気道分泌物を乾燥化させ感染防御機構が正常に働かなくなるので注意する.

Ⓓ トラブル処理

表 17 に保育器のトラブルマニュアルを示す.

Ⓔ 使用後の整理と終業点検

本体の破損，付属品の破損・紛失がないか確認する.

本体・付属品に次項に示す消毒・清拭を行う.

始業点検と同じ点検を行い，次回の使用に備える.

Ⓕ 消毒・清拭

消毒方法の1例を示すが，各保育器の取扱説明書の消毒方法に従って行うこと.

洗浄消毒液は，0.2〜0.5％塩化ベンザルコニウム水溶液，0.2〜0.5％塩化ベンゼトニウム水溶液などを用い，アルコールやアセトン，研磨布，クリーナなどは使用しないこと.

手入れ窓カバー，各種パッキンは洗浄水溶液に浸して洗浄する.

フード，マットレス，臥床台，加湿槽，体温プローブなどは洗浄水溶液で清拭する.

Ⓖ 定期点検

始業点検（**表 15**）の項目の点検に準じ，各種消耗品（フィルタ，酸素センサ，各種パッキンなど）の交換，警報機能の点検，電気的安全性の点検を1年に3〜4回実

表 17　保育器のトラブルマニュアル

現　象	考えられる原因	その対策
作動しない，停電警報が作動する	電源プラグの未接続 電源コードの断線 ブレーカの遮断	電源コードを接続する 電源コードの交換 ブレーカを入れる
器内温度が上昇しない	設定器内温度が低い パッキンの取り付け不良 ファンの取り付け不良 換気ファンの不良 中床の変形 本体の故障 環境温度が著しく低い	設定を変更する セッティング修正 セッティング修正 メーカへ修理依頼 メーカへ修理依頼 メーカへ修理依頼 設置位置の変更
器内温度が上昇しすぎる	器内温度が高い 直射日光があたっている 器内吸い込み口の閉鎖 部屋の温度に比べ設定器内温度が低い 光線治療器を使用している 体温プローブの外れ 本体の故障	設定を変更する 設置位置の変更 閉鎖物を取り除く 冷却剤を用いて冷却 冷却剤を用いて冷却 確実に装着 メーカへ修理依頼
湿度が上がらない	湿度設定が低い 器内吸い込み口の閉鎖 加湿槽に蒸留水が入っていない 加湿槽の組立て異常 加湿槽の故障 湿度センサの故障	設定を変更する 閉鎖物を取り除く 蒸留水を追加する セッティング修正 メーカへ修理依頼 メーカへ修理依頼
湿度が高くなりすぎる	湿度設定が高い 室内の湿度が高い 加湿槽の故障 湿度センサの故障	設定を変更する 室内の湿度の調節 メーカへ修理依頼 メーカへ修理依頼
酸素濃度の異常	酸素供給不足 酸素濃度計の異常 パッキンの取り付け不良 手入れ窓等からのリーク	流量・接続の確認 酸素センサの較正・交換 セッティング修正 セッティング修正・交換
体温の異常表示	体温プローブの外れ 体温プローブの故障 本体の故障	確実に装着 体温プローブの交換 メーカへ修理依頼

施する．

参考文献

1) 加部一彦：保育器．周産期医 **26**: 651–652, 1996
2) 服部　司：保育器．周産期医 **31**: 745–747, 2001
3) 松井　晃：ME 機器こんなときどうしよう！　保育器その 1．Neona Care **15**: 970–975, 2002
4) 松井　晃：ME 機器こんなときどうしよう！　保育器その 2．Neona Care **15**: 1066–1071, 2002
5) 松井　晃：ME 機器こんなときどうしよう！　保育器その 3．Neona Care **16**: 37–42, 2003
6) 日本規格協会：保育器，JIS T 7303: 1968

2．酸素流量計

目　的

酸素流量計は，経鼻法，マスク法による酸素療法や，ネブライザ，保育器への投与，アンビューバッグ，ジャクソン-リース回路の蘇生など，さまざまな用途に使用する．

A 構成と仕組み

酸素流量計は，酸素ボンベに直接接続して使用するボンベ式酸素流量計と，医療ガス中央配管設備の配管端末器（アウトレット）に接続して使用する中央配管式酸素流量計の 2 種に大別する．

1．酸素供給源の種類による分類

a．ボンベ式酸素流量計

酸素ボンベに直接接続して使用する方式．

ボンベ内圧［満充填時：14.7 MPa（150 kg·f/cm^2)］の圧力を流量計が制御できる一定圧［0.35〜0.45 MPa（3.5〜4.5 kg·f/cm^2)］に減圧する圧力調整器を必ず備えている．

口金 A_1 バルブ（ネジ式）の酸素ボンベ用の酸素流量計は，他のガスボンベ（空気，窒素など）と同じ口径・形状のネジ式であるため，間違って他のガスを接続しないこと（酸素ボンベの色は黒である）．

ネジ式による間違いを防ぐために，酸素流量計が酸素ボンベにしか接続できないようにしたヨーク式締付式バルブのボンベに変わりつつある（**図 12**）．

b．中央配管式酸素流量計

医療ガス中央配管設備の配管端末器に接続して使用する方式．

医療ガス中央配管設備の圧力は，0.35〜0.45 MPa（3.5〜4.5 kg·f/cm^2）の圧力に減圧調整されているため，圧力調整器は必要ない．

中央配管式酸素流量計の耐圧ホースの色は緑である．

2．構造による分類

酸素流量計の構造には，恒圧式と大気圧式の 2 種類のタイプがあり（**図 13**），最近では流量調節弁がダイヤル式になっているものもある．

a．恒圧式酸素流量計

恒圧式は，流量調節弁が流量計のガス出口（下流）側にある方式．

大気圧式より精度が高い．

ガス出口から患者までのチューブなどが折れ曲がるなどの抵抗が生じても，安定した流量を保つことのできるパワーを有している．

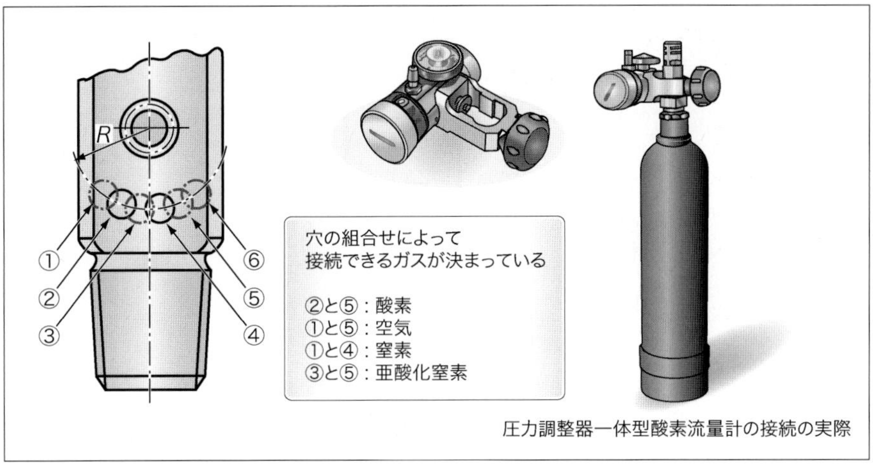

図 12　ヨーク式締付式バルブ

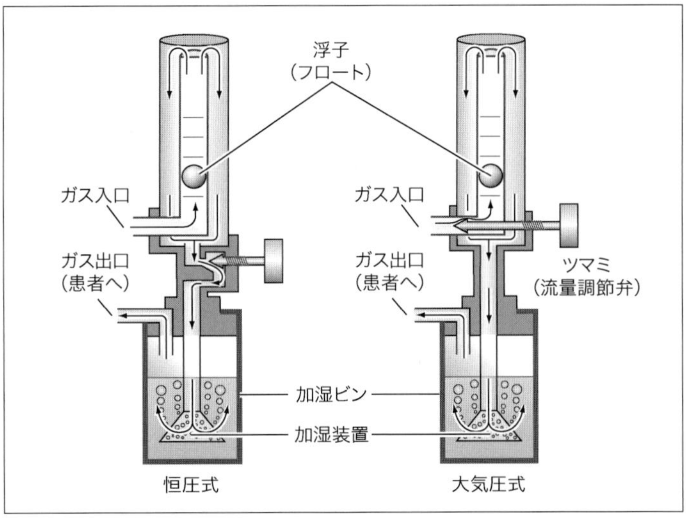

図 13　酸素流量計の構造　［文献 1 より］

b.　大気圧式酸素流量計

大気圧式は，酸素調節弁が流量計のガス入口（上流）側にある方式．

加湿装置の目詰まりやガス出口から患者までのチューブなどが折れ曲がると，流量が低下してしまう．

恒圧式と大気圧式は，流量調節弁を閉じた状態で，医療ガス中央配管に接続したときの浮子の変化で区別できる．

恒圧式は浮子が一瞬上がるが，大気圧式の浮子はまったく変化しない．

酸素流量の目盛りの読み方は，浮子の位置によって読み取るが，浮子にはボール型

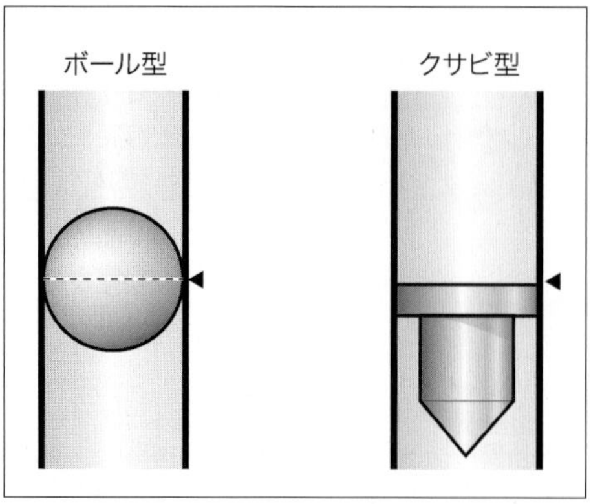

図 14　酸素流量計の目盛りの読み方

とクサビ型の2種類があり，それぞれに読み方が異なる（**図 14**）．

ボール型はボールの中心を読み，クサビ型は上端の位置を読む．

c．ダイヤル式酸素流量計

流量調節弁がダイヤル式になっており，ダイヤルによって酸素流量を設定する方式．

B 使用前の準備と始業点検

始業点検を**表 18** に示すが，使用に際しては加湿びんに滅菌蒸留水を規定の位置まで入れること，また本体を正しく垂直に設置する必要がある．

C 使用中の注意

始業点検（**表 18**）の項目に準ずるが，とくに以下のことについて注意する．

① 破損や亀裂がないか．

② ボンベまたは医療ガス中央配管設備との接続において漏れはないか．

③ 浮子の動きに異常はないか．

④ ボンベ内圧の低下はないか．

D トラブル処理

表 19 に酸素流量計のトラブルマニュアルを示す．

E 使用後の整理と終業点検

① 本体の破損，付属品の破損・紛失がないか確認する．

表 18　酸素流量計の始業点検

	方　法	判定法
圧力調整器，圧力メータ（ボンベ用）	圧力調整器，圧力メータの点検	破損，亀裂，紛失，汚れはないか ボンベの残量は十分にあるか
接続部（ボンベ用）	接続部を点検する	他のガスボンベと間違っていないか 破損はないか パッキンが紛失していないか ガス漏れはないか
接続部，配管（中央配管式）	接続部，配管を点検する	ピン方式のピンに異常はないか 破損，亀裂，汚れはないか ガス漏れはないか
流量調節，流量表示部	流量調節部，フローメータ部を点検する	破損，亀裂，汚れはないか 流量目盛，浮子，ツマミに異常はないか ツマミを動かして浮子がスムーズに動くか
加湿部	加湿びん，加湿装置，パッキンなどを点検する	破損，亀裂，紛失，汚れ，目詰まりなどはないか

表 19　酸素流量計のトラブルマニュアル

現　象	考えられる原因	その対策
ボンベに接続できない	接続方法がわるい ボンベが間違っている（ヨーク形式） 接続部の異常（ネジ山の磨耗）	正しく接続し直す 酸素ボンベを準備する メーカへ修理依頼
接続部の漏れ（ボンベ式）	パッキンの破損，亀裂，紛失 接続部の締め付け不良 圧力調整器，流量計等の接続部のゆるみ 流量計の故障	パッキンの交換 十分に締め付ける メーカへ修理依頼 メーカへ修理依頼
接続部等の漏れ（中央配管式）	アウトレットとの不完全な接続 配管の破損，亀裂，ゆるみ 流量計の故障	正しく接続し直す メーカへ修理依頼 メーカへ修理依頼
流量ツマミの異常	締め付けネジのゆるみ ツマミの故障	十分に締め付ける メーカへ修理依頼
流量が少ない，出ない	加湿部のパッキンの劣化，紛失 加湿びんの破損，亀裂 加湿装置の目詰まり 流量計の故障	パッキンの交換 加湿びんの交換 加湿装置の交換 メーカへ修理依頼
ツマミをゼロにしても酸素が流れる	ニードル弁の磨耗	メーカへ修理依頼

② 本体・付属品を次項に示す消毒・清拭を行う．
③ 始業点検と同じ点検を行い，次回の使用に備える．

Ⓕ 消毒・清拭

加湿びんの洗浄は，中性洗剤を使用し，ブラシでよく洗った後，水道水で十分すすぐ．

消毒を行う場合は，0.02～0.05％次亜塩素酸ナトリウムなどに5分以上浸した後，乾燥させる（金属は除く）．

プラスチック製の加湿びんの消毒にアルコールを使用すると，破損するおそれがあるので使用しない．

G 定期点検

始業点検（**表 18**）の項目の点検に準じて行い，各種消耗品（フィルタ，加湿びんなど）の交換を1年に3～4回実施する．

参考文献

1）稲毛　博：酸素流量計．ナースのための新ME機器マニュアル，小野哲章・渡辺　敏(編)，JJNスペシャル63，医学書院，東京，pp. 62–63, 1999
2）松井　晃：ME機器こんなときどうしよう！　医療ガスと関連機器．Neona Care **17**: 253–259, 2004
3）松井　晃：ME機器こんなときどうしよう！　酸素療法関連装置．Neona Care **17**: 361–366, 2004
4）日本規格協会：医療ガスホースアセンブリ，JIS T 7111 : 2006

3．酸素濃縮器

目　的

空気の組成は，約21％の酸素，78％の窒素，1％のアルゴンから成る．酸素濃縮器は，空気から窒素を分離し，酸素を濃縮して連続的に高濃度の酸素を発生させて酸素を供給する装置である．高圧酸素ボンベなどのように，酸素の充塡を受けなくてもよい．この利点を生かし，慢性呼吸不全患者や慢性心不全患者の在宅酸素療法に用いられる．

A 構造と原理

酸素濃縮装置には酸素の濃縮方法によって吸着剤を用いる吸着型酸素濃縮装置と，高分子膜を用いる膜型酸素濃縮装置があるが，現在後者の使用はほとんどなく，ここでは吸着型酸素濃縮装置について記述する．

1．原　理

吸着型酸素濃縮装置は，結晶状アルミノ珪酸塩を主成分とするゼオライト（zeolite）という多孔質の吸着剤が，加圧状態で酸素をふるい分ける性質がある点に着目したものである．

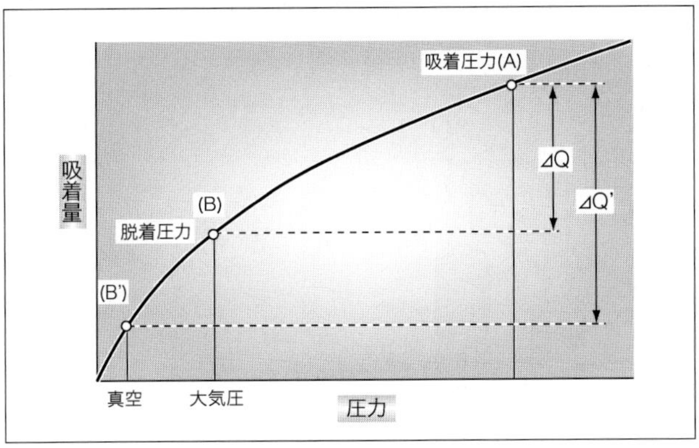

図 15　吸着型酸素濃縮装置の原理

その原理は，加圧されA点で吸着剤に吸着された窒素はB点で減圧されたとき，その吸着量の差だけ外部へ放出される，というものである（**図 15**）．

次に圧力を上げたとき，放出された量だけ再吸着が可能となる．この圧力の繰り返し変動によって酸素を分離する技術がPSA（pressure swing adsorption）法である．

2．仕組み

吸着型酸素濃縮装置は吸着筒の構造，運転条件（吸脱着のサイクル，吸脱着の圧力，真空利用など）の違いや空気の供給方式（コンプレッサ）など，各メーカの機種により異なる．ここでは2筒式の吸着型酸素濃縮装置の構造について記述する．

a．コンプレッサ

2筒式の装置では，コンプレッサにより2つの吸着筒に圧縮空気を導く．

b．吸着筒

一方の吸着筒が圧縮空気により加圧過程にあるとき，この吸着筒では窒素が吸着され，濃度の高い酸素ガスが得られる．

同時に，他方の吸着筒は減圧過程（大気圧下）にあり，吸着した窒素の放出が行われる．このように2つの吸着筒で交互に加圧減圧を繰り返すことにより濃縮酸素を得る．

2つの吸着筒で交互に生産された濃縮酸素は，サージタンクに蓄えられる．

サージタンク内の濃縮酸素は，医師の処方に従い流量調整器（流量指示計）にて設定された流量が，加湿器を通り消費される．

他に付帯機能として安全機能装置などが装備されているが，各機種により違いがみられる．吸着型酸素濃縮装置で得られる酸素濃度は90％前後で，最大5 L/分までの機種が一般的である．装置は一般の家庭内で機械の操作に慣れていない高齢の患者が使用するために，小型，軽量，低消費電力，操作の簡素化などが要求される（**図 16，17**）．

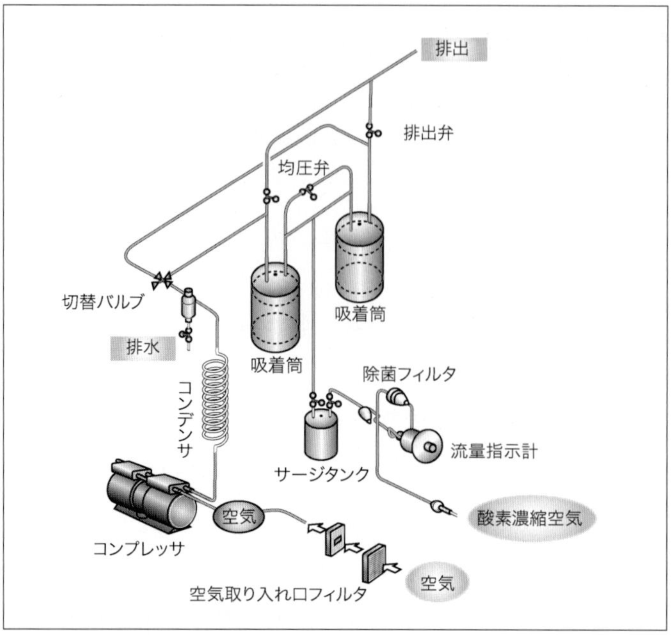

図 16　吸着型酸素濃縮装置の構造

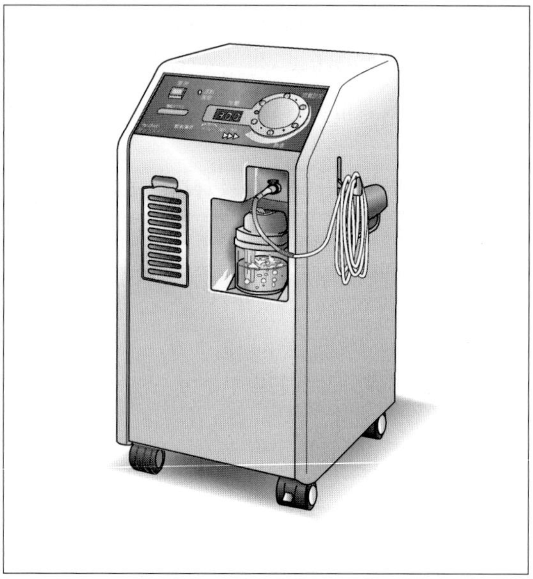

図 17　吸着型酸素濃縮装置の一例

［サンソメイト 3E，日本特殊陶業(株)製］

Ⓑ 使用前の準備と始業点検

1．設置場所

ほこり，粉塵の多い場所や腐食性のガス，液体が充満した場所や水の掛かるところ，湿気の多いところを避け，直射日光のあたらない場所に設置する．

2．始業点検

① 電源プラグ，コードに破損や亀裂はないか確認する．
② 酸素濃縮装置本体および操作部に破損や亀裂または紛失がないか確認する．
③ 空気取り入れ口フィルタに汚れがないか確認する．
④ 加湿器に破損や亀裂および汚れがないか確認する．
⑤ 鼻カニューレおよび延長チューブの亀裂や汚れまたは折れ曲がり，ねじれがないか確認する．

Ⓒ 使用中の注意

① 酸素濃縮装置は，安定した水平な場所に設置し，なるべくほこりの少ない部屋で使用する．
② 空気が装置に出入りする妨げにならないように，吸気口，排気口は，壁や家具，カーテン等から 15 cm 以上離して使用する．
③ 空気取り入れ口フィルタは毎日掃除機にて清掃し，最低 1 週間に 1 度は食器洗い用洗剤などで水洗いし使用する．
④ 電源は，延長コードを使用しない．
⑤ 濃縮装置作動中は，室内禁煙とする．
⑥ 高濃度の酸素は，物を急激に燃焼させる性質があるため，ストーブ，ヒータなどの暖房装置や火気は，装置より 2 m 以上離して使用する．
⑦ 装置にオイル，グリス類は使用しない．
酸素吸入は，必ず医師の指示した処方に従って使用する．
⑧ 吸入を終える場合は，電源スイッチを切り，流量調節ダイヤルを 0 の位置に戻す．

Ⓓ トラブル処理

吸着型酸素濃縮装置のトラブルには，操作上トラブルと機械的トラブルがある．前者は使用者および家族により対応できるが，後者はメーカへの依頼が必要である（**表 20**）．

表 20　濃縮装置のトラブルマニュアル

状　態	原　因	処　置
ブザーが鳴り，装置が動かない	電源コードのプラグがコンセントに入っていない	電源コードのプラグをコンセントに差し込み再起動する
	装置のブレーカが切れている	ブレーカを on の状態にして再起動する
酸素の流量が少ない，または酸素が出ていない	加湿器のフタがゆるんでいる	加湿器のフタをしっかりしめる
	カニューレのねじれもしくは折れている	カニューレのねじれ，折れを直す
ブザーが鳴り装置停止	低圧もしくは加圧警報	予備の酸素に切り替えメーカに連絡

E 使用後の整理と終業点検

濃縮装置本体および付属品の破損，亀裂，紛失の有無を確認し，高圧エアブローにより塵埃を除去する．

F 消毒・滅菌

① 洗剤または水拭きにより有機物および汚れを除去する．
② 消毒用エタノールにて布拭き消毒を行う．
③ 紫外線による滅菌を行う．
④ 全体を清拭し次の使用に備える．

G 定期点検

① 酸素濃度をチェックする．
② 標準流量計にて流量をチェックする．
③ 装置内部のフィルタを 3,000 時間もしくは半年ごとに交換する（機種により異なる）．
④ 装置の積算稼働時間が 15,000 時間超，もしくは出荷より 3 年経過したら，オーバーホールを実施する．

参考文献

1）丸川征四郎：酸素療法，中外医学社，東京，1991
2）原　直哉：酸素濃縮器．臨看 **19**(13)：2008–2010, 1993
3）原　直哉：酸素濃縮器．在宅訪問服薬管理指導のための基礎知識，古和久幸(編)，医療ジャーナル社，大阪，pp. 164–169, 1998
4）木村謙太郎(監)：在宅呼吸療法事業ハンドブック 2003，アズクルー，大阪，2002
5）渡辺　敏，宮川哲夫(編)：CE 技術シリーズ 呼吸療法，南江堂，東京，2005

Ⅳ 高気圧酸素治療装置

目　的

① 高気圧酸素治療は血中に酸素を溶解させて酸素化をはかるものである．
② 血中のヘモグロビン（Hb）量と無関係に酸素化できるところが最大の特徴である．他の呼吸療法と異なり，貧血やショック時でも十分な酸素化がはかれる．
③ 本装置は溶解型酸素量を増加させるための高気圧環境を提供する装置である．

1．第1種装置

A 構成と仕組み

1．収容人員定数

患者1名だけを収容する装置である．

2．装置本体（チャンバ）

装置本体の材料としては，初期には鋼が主であったが，現在はアクリル樹脂を使用する機種が主である．

鋼製装置：治療中の患者の様子を監視用窓から観察する．装置内で照明を使用できないため内部は暗い．装置本体の耐用年数は長い．

アクリル樹脂装置：装置内は明るく治療中の患者の観察が容易である．装置の耐用年数は鋼製に比して短い．

3．加 圧 源

酸素加圧タイプと，空気加圧タイプがある．酸素加圧タイプの普及率が高いが，近年空気加圧タイプに移行しつつある．

酸素加圧タイプ：装置の加圧に酸素を使用し，装置内で患者は自然な状態で呼吸できる．しかし火災の危険性が高いといえる．

空気加圧タイプ：装置の加圧に圧縮空気を使用し，患者は別途配管の酸素をマスク呼吸する．呼吸用酸素配管が別途必要であり，酸素加圧タイプに比してガス配管系は複雑になるが，火災の危険性は軽減される．

4．送 気 系

加圧源のガス配管，自動圧力調整弁，手動圧力調整弁等で構成される．

① 加圧源としての酸素あるいは圧縮空気は，通常のガス配管アウトレットを供給源（0.4 MPa 程度）にする場合と，より供給圧の高い装置専用供給源，配管を

使用する場合がある．専用供給源，配管を用意することが望ましい．

② 空気加圧タイプでは，別系統で患者呼吸用酸素回路と装置内圧が変化しても一定圧で酸素を供給するための自動圧力調整弁が加わる．

③ 圧縮空気をコンプレッサで製造する場合には，オイルフリー（無油式）コンプレッサを選択し，空気清浄装置を取り付ける．

5. 排気系

装置内を治療圧から大気圧に戻すための排気弁を設置した通常排気系と，非常事態発生時に作動させる大口径の緊急減圧弁を設置した緊急排気系によって排気系は構成される．

① 排気系からの排気は，直接屋外に誘導放出させる．

② 排気場所には，火気厳禁の表示をしなければならない．

6. 換気系

換気系は換気弁，換気流量計を有し，その排気は通常の排気系に合流させる．第1種装置には通常空調装置は設置されていないため，装置内温度，湿度の調節に換気が必要である．したがって圧力センサ，温度センサも換気系の一部とみなせるであろう．

7. 通信系

装置内外を連絡する通話・通信装置，警報ブザーなど．電源を異にする2系統以上を有する必要がある．

8. 装置内環境監視系

監視用耐圧窓（鋼製装置），圧力計，温度計など．

9. 患者モニタ類

装置にある耐圧貫通端子を経由して心電図，脳波がモニタリングできる．一部の施設では，血圧，経皮ガス分圧モニタが使用可能である．耐圧貫通端子を経由して電極やトランスデューサ部分を装置内に導き，モニタ本体は装置の外部に配置する．

10. 制御系

給排気，換気のCPU制御および通信装置，装置内環境値表示部を一個所にまとめて操作パネルを形成している．

装置の基本構成を**図18**に示す．

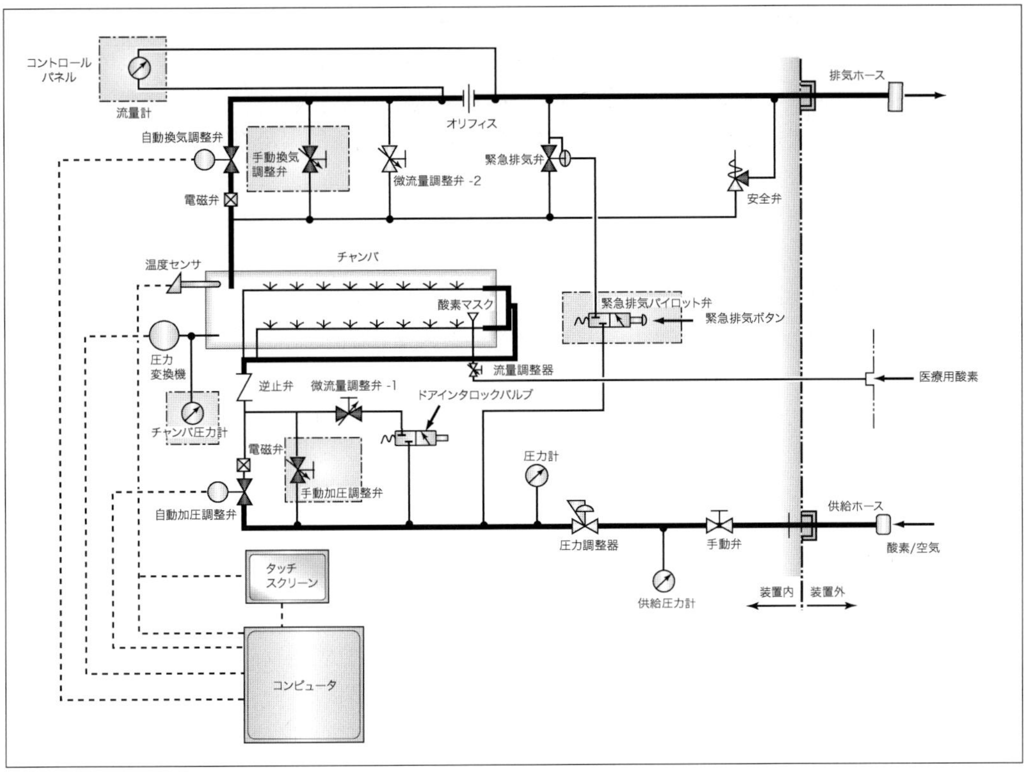

図 18　第 1 種装置の基本構成

Ⓑ 治療前の準備と始業点検

1．治療前準備の意義

高気圧酸素治療における安全管理でもっとも注意を要する点は，火災事故防止である．火災事故防止のためのもっとも重要な位置付けにあるのが，治療前準備と始業点検である．治療中の高気圧酸素治療装置に火災が発生すれば，途中鎮火はありえない．したがって，治療前準備では患者と装置設置室を対象に，始業点検では装置を対象に徹底的に火災事故発生につながる要因を排除する．

2．治療前準備

① 患者の所持品チェックは本来医師の役割であるが，やむをえない場合は患者の同意を得たうえで操作担当者（臨床工学技士あるいは看護師）が施行する．別途記録を残し，医師の確認と署名を受ける．

② 患者の所持品チェックにより禁止物品を預かり，治療終了まで保管する．禁止物品を以下に記す．

- 発火源：マッチ，ライター，タバコ，化学反応熱を利用した保温具（各種カイロ）等

- 気圧変化に弱い物品：時計，万年筆，サインペン等
- 電気を使用する機器：ラジオ，携帯電話等
- その他：引火性，発火性，易燃性物品

③ 患者用治療衣（100％木綿製，あるいは高気圧酸素治療安全協会指定品）への更衣を確認する．

④ 高気圧酸素治療装置周辺に物が置かれていないことを確認する．

3. 始業点検

第1種装置の基本的な日常作業点検表を**表 21** に示す．

C 治療中監視項目と対処

治療中の監視項目と対処を以下に示す．

1. 圧　力

加圧時：プログラム運転時は加圧速度に注目し，設定値からはずれている場合，手動操作に変更．加圧速度は 0.078 MPa/分（0.774 ATA/分）を超えてはならない．

保圧時：保圧中も換気弁は開放され給排気が同時に進行しているため，圧力の変動に注目すること．設定換気量が確保されていることを確認．手動運転の場合は圧力変動を最小にするよう送排気量バランスに注意する．

減圧時：減圧速度に注目．設定値からはずれている場合，手動操作に変更．減圧速度は 0.078 MPa/分（0.774 ATA/分）を超えてはならない．

2. 温度・湿度

加圧時：断熱圧縮によって装置内温度が上昇する．第1種装置には空調設備がないので，換気量の増加で温度上昇の緩和をはかる．

保圧時：患者自身の体温や呼吸によって装置内の温度・湿度はともに上昇する．設定換気量では温度・湿度の上昇を制御できない場合は設定値を上げる．寒冷地の冬季など保圧時でも温度低下がみられた場合，換気量を下げ，装置設置室温をできる限り上昇させる．

減圧時：断熱膨張によって装置内温度が下降する．空調設備がないため，温度上昇は望めない．したがって患者にあらかじめ減圧時の低温化について説明しておくこと．減圧時には換気量を0にしてもよい．

その他：寒冷地の冬季の治療では装置設置室温をできるだけ高く設定するとよい．そうすることによって，患者の保温具の持ち込み防止にもつながる．

D 治療後の点検

日常作業点検記録表（**表 21**）を参照．日常作業点検表は5年間の保存が『高気圧

表 21　高気圧酸素治療装置　日常作業点検記録表

始業点検

区　分	項　目	内容・規格
電　源	通常電源	電源コード・プラグに損傷・変形・ゆるみ等がないこと
	バッテリー	専用電源接続確認・LOW バッテリー警報消灯の確認
接　地	本体側/壁側	端子ネジのゆるみがないこと，コードに損傷がないこと
給気系	酸素/空気配管元栓	「開」，異常音・振動がないこと
	減圧弁	供給圧確認（通常 0.35～0.46 MPa 程度）
	供給ホース	変形・損傷・漏れ等がないこと
排気系	排気弁	「開」→「閉」
	排気流量計	汚れ・破損がないこと，フロートがスムーズに動くこと
	排気ホース	変形・損傷・漏れ等がないこと
	屋外排気口	付近に火気，引火性物品等がないこと
装置本体	アクリル胴部/患者監視用窓	損傷・クラック・変色・異物付着がないこと
	ドアガスケット	損傷・磨耗・漏れ・異物付着がないこと
	ドア開閉装置	クランプ・ロック装置が確実に作動すること
	装置内部	清掃済み確認，油脂類の付着・火気・引火物・易燃物等がないこと
	ストレッチャ/マットレス	異物の付着・車輪/レールの汚れがないこと，走行・車輪ストッパ・レール接合部に異常がないこと
	耐圧貫通端子	コード接続状態の確認，異物の付着・漏れのないこと
通信系	インターコム	通話確認
	ナースコール	ナースコール音量・ランプ作動確認
制御系	ガス流量調節弁	給排気弁の状態が所定の位置にあること，スムーズに作動すること
	治療プログラム	プログラムに誤設定がないこと（加減圧速度，圧力保持時間）
	圧力計	作動がスムーズで，異常値を示さないこと
	温度計，湿度計	異常値を示さないこと
	緊急減圧装置	緊急減圧弁の開閉がスムーズに作動すること，誤作動防止カバーの確認
加圧試験		加減圧速度・定圧保持が確認され，漏れ・異常音等がないこと
報　告		（異常を認めたときは使用を中止し）管理医に報告し，指示を受ける

終業点検

区　分	項　目	内容・規格
給気系	酸素/空気配管元栓	「閉」
排気系	排気弁	「閉」→「開」
装置本体	内部	目視点検，清掃（消毒）
	マットレス	清拭（消毒）
	外部	目視点検
制御系	運転記録	確認
	CPU SW.	「OFF」
電　源	通常電源	コンセントを抜く

表 22　装置内消毒

	薬　剤	備　考
一般細菌	ぬるま湯 中性洗剤の水溶液	• 消毒不要 • 一般清掃でよい
結核	0.5％両性界面活性剤	• 壁に付着している部分のみ清拭すればよい • 壁・床に付着した菌からは感染しない • 空中浮遊菌は換気で拡散させればよい
MRSA	0.1％両性界面活性剤 0.1％塩化ベンザルコニウム	• 感染部位を隔離すれば，消毒は不要 • 感染部位の暴露があれば清拭する
B 型肝炎ウイルス	2%グルタラール 1%次亜塩素酸ナトリウム	• 血液による汚染がなければ消毒不要 • 目に見える血液汚染部位のみ清拭する
梅毒	0.1％両性界面活性剤 0.1％塩化ベンザルコニウム	接触した部分のみ清拭する
O–157	0.1％両性界面活性剤 0.1％塩化ベンザルコニウム	接触した部分のみ清拭する

酸素治療の安全基準』[1)]で義務付けられている．

E 消毒・清拭

代表的な症例を**表 22** に示す．

高気圧酸素環境は細菌増殖を抑制するので，通常の治療後に特別な消毒は必要としない．

注意事項：

① 消毒後，匂いが残った場合はぬるま湯を固く絞ったガーゼで再度清拭し，始業前点検の加圧試験時に換気量を最大にして脱気するとよい．

② アクリル樹脂装置では，装置の耐用年数を短縮させるのでアルコールを含む消毒剤は使用しない．

F 定期点検

安全基準に沿って施行される定期点検リストの1例を**表 23** に示す．

1年に1回以上の定期点検および整備，またこの定期点検の記録を5年間保管することが『高気圧酸素治療の安全基準』で義務付けられている．

1）点検項目を以下に示す．

①圧力計　②安全弁　③送気，排気，換気および酸素系に所属する各弁並びに圧力調整器　④空気圧縮機および空気清浄装置　⑤各系管内の清浄化　⑥扉開閉装置　⑦電気配線および接地　⑧電気配線および電気機器の絶縁抵抗　⑨通話および通信装置ならびに映像監視装置　⑩装置各部の耐圧性　⑪各種計測器　⑫消火設備　⑬物品授受設備　⑭機密性　⑮作動確認

表 23　第 1 種高気圧酸素治療装置の定期点検項目

点検項目	内　容
気密試験	酸素/空気供給配管
	ドアおよびアクリル胴
	本体まわり
	内部配管
作動試験	チャンバドア
	ドア圧力ロックシステム
	ドアロックシステム
	安全弁
	手動加圧調整弁
	手動換気調整弁
	手動弁
	装置内警報
	停電時の圧力保持
性能試験	自動加圧速度
	自動減圧速度
	緊急減圧排気速度
	自動換気量
	圧力変換器
	温度計
	チャンバ圧力計
	圧力制御
機能検査	電源キースイッチ
	通話装置

点検項目	内　容
メインメニュー機能	「オペレータ」キー
	「治療選択」キー
	「治療編集」キー
	「ディスプレイ」キー
	「データベース」キー
	「治療準備」キー
	「プリンタ」キー
	「Utilities」キー
	「DOS」キー
運転時メニューキー	「治療開始」キー
	「アラーム」キー
	「ストップ」キー
	「治療設定値」キー
	「自動/手動」キー
	「イベント」キー
	「治療終了」キー
	プリンタ
電気的試験	漏れ電流試験
	保護接地回路の抵抗
	絶縁抵抗
	パワーサプライの電圧
	電動便の電流

2）アクリル樹脂装置はメーカ提唱耐用年数（6～10 年程度）に達したときには，当該部分の新替えを行う．

3）定期点検は，施設の臨床工学技士立会いのもと，装置製造/販売元あるいはそのサービス部門に委託することが望ましい．

2．第 2 種装置

Ⓐ 構成と仕組み

第 2 種装置に基本的構成ユニットは存在するが，設置施設のニーズに合せて設計されるため，全基がオーダーメイドと考える必要がある．

装置の基本構成の主体を成す配管系統の典型例を**図 19**[2)]に示す．

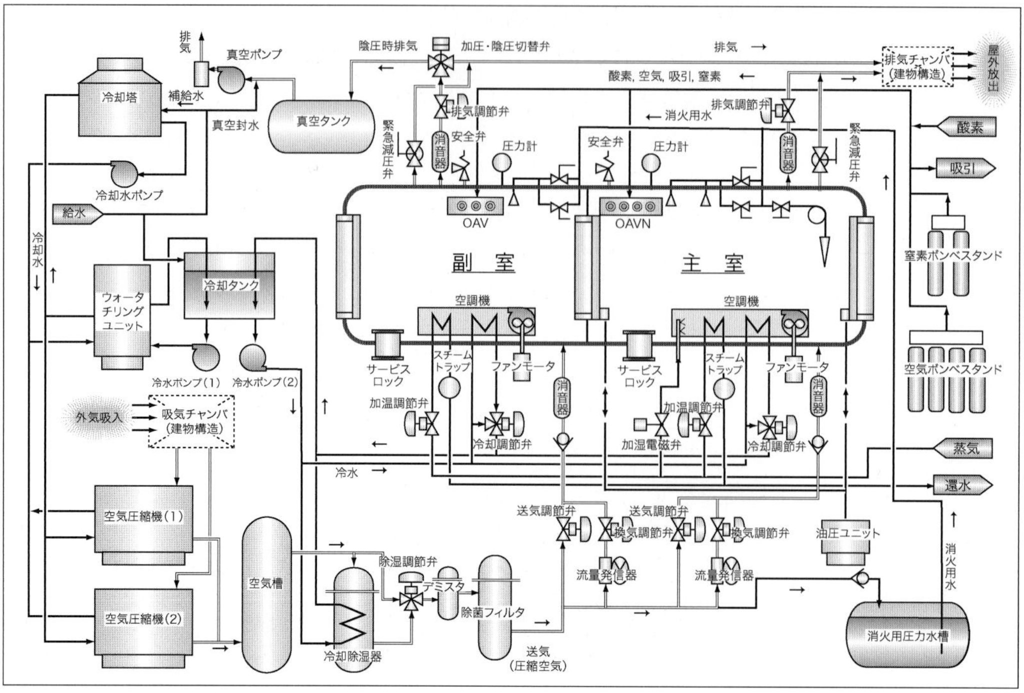

図 19　第 2 種装置の配管系統

1.　収容人員定数

複数の人員を同時に収容する装置である．

① 患者とともに医師その他の医療職員を同時に収容できる．

② 治療プログラムが同一で，かつ感染の心配がない場合は，疾患にかかわらず複数の患者を同時に収容できる．

2.　第 2 種装置全容

第 2 種装置は，装置本体，高圧空気供給装置，計測制御装置，各種医療用ガス供給装置，通信監視装置，本体内空調設備装置，消火装置，各系配管，電気配線，付属医療機器等で構成される総合システム機器である．各装置は次のように区画を設けて配置される．

① 装置本体の設置室：装置本体，付属医療機器，患者待機スペース，更衣室

② 制御室：装置内環境（圧力，換気量，温・湿度）を監視・制御・操作する操作盤，通信装置，装置内監視モニタ

③ 機械室：高圧空気供給装置（コンプレッサ，空気槽，空気清浄装置/ガス気化装置，ガス混合装置等），消火用装置

3.　装置本体（チャンバ）

装置本体は空気槽，消火用圧力水槽等も含めて圧縮気体を保有する容器として第 2

種圧力容器に該当し，金属材料を用いて製造される．

① 圧力容器の形状を強度順にあげると，球形，円筒形，楕円筒形，箱型となる．しかし，内部スペースの有効利用容積順でみると正反対になる．したがって，装置本体は円筒形が大半を占める．

② 出入り口扉：すべての患者搬送形態（歩行，車椅子，ストレッチャ）に対応する形状，サイズを要する．現在，ほとんどの施設でスライド式や自動昇降式扉が採用され，床面段差はない．なお，主室と副室間も同様の扉を設置する．

③ 内部は２室（主室，副室）以上に分割され，主室加圧中に副室を介して人や大型物品の出入りが可能である．

④ 物品授受装置（サービスロック）：加圧中の装置内への物品の出し入れに使用する．その構造は，装置本体を貫通させた横円筒形の管の両端にふたを装着し，内側に均圧弁，外側に排気弁を持つ．通常各室に１組設置するが，清潔物品用・不潔物品用に分けて２組設置された装置もある．

⑤ 耐圧窓：有効径 10～30 cm の円形で，内部観察用，照明用，テレビカメラ用等がある．強化ガラスや合せガラスを透視部に用いる．この部分だけは消耗品扱いとして，定期的交換が必要である．

⑥ 床：導電床とする．装置本体を通じて接地させ，入室者や器材の静電気帯電を防止する．

4. 加 圧 源

装置内の加圧には空気を用い，絶対に酸素を使用してはならない．

① 圧縮空気方式：外気を圧縮空気源として，装置内の加圧・換気用空気を供給する．オイルフリーコンプレッサ，空気槽，冷却除湿器（エアドライヤ），除塵・除菌フィルタ等で構成され，過度の水分や雑菌を除去した清浄空気を供給する．

② 人工空気方式：装置内の加圧・換気用空気として，液体酸素と液体窒素を混合して製造した人工空気を用いる方式．高い供給圧が得られるうえ，原料ガスに細菌その他の有害物質を含有しないため，コンプレッサ，空気槽，空気清浄装置等が不要である．装置自体の購入コスト，メンテナンスコスト，機械室スペースは削減されるが，原料ガスの費用が発生する．

5. 計測制御装置

計測制御装置については環境条件に関する監視項目として，圧力，温・湿度，換気流量，環境気の酸素/炭酸ガスが JIS T 7321：1989 で規定されている．

① 制御機器：装置内圧の手動調節で始まった第２種装置の制御は，科学技術の著しい進歩に合せて自動化し，空気圧式→電気式（アナログ）→ディジタル式へと進化している．しかし第２種装置は耐用期間が長いので，制御方式は多種混在している．

② 圧力制御系：圧力検出器，ループコントローラ，プログラム設定器，送排気自

動調節弁等で構成される．自動調節弁には空圧式ダイヤフラム弁を用いる．加圧・減圧時の速度は 0.078 MPa/分を超えてはいけない[1]．

③ 換気量制御系：流量検出器，ループコントローラ，換気量自動調節弁等で構成し定値自動制御する．なお，火災事故防止のため環境気酸素濃度の上限は 23%[1]に規定される．

④ 温・湿度制御：温度制御系は温度検出器，ループコントローラ，冷却調節弁，加湿調節弁等で構成され，湿度制御系は湿度検出器，ループコントローラ，加湿電磁弁等で構成され，それぞれ定値自動制御する．

⑤ ガス分析装置：ガス分析計は装置外部に設置し，装置内の環境気をサンプリングして分析する．

i）サンプリング装置：高圧フィルタ，圧力調整器，吸引ポンプ，メンブレンフィルタ，流量計等で構成され，大気圧から加圧下までの連続サンプリングを行う．

ii）較正装置：標準ガスによる較正が必要なので，その標準ガスボンベと圧力調整器を配して，サンプリング系との回路切替弁を設置する．

iii）酸素濃度計：ジルコニア式，磁気式等を用いる．

iv）二酸化炭素濃度計：赤外線吸収式が一般的である．

なお，②圧力制御，③換気量制御，④温・湿度制御に関しては，ループコントローラを off にして手動制御することができる．

6.　装置内の空調設備

空調設備としては，装置内に設置する空調機，冷却用の冷水製造機，加温用蒸気または温水製造機で構成される．

① 空調機：吸入側に付けた不織布フィルタで環境気の除塵をはかり，空気循環用ファンで撹拌して装置内の温・湿度の均等化をはかる．吸入側に活性炭を用いて脱臭することも可能である．

② 装置内加湿：通常，空調機内の加湿ノズルから水か水蒸気を噴霧する．

③ 空気循環用ファン：火災防止のため駆動用モータを装置外に設置し，回転部の軸封が不要なマグネットドライブを採用する．

7.　医療用ガス（酸素，窒素，空気等）

医療用ガス供給装置：各ガス供給元弁，圧力調整器，圧力計，装置内アウトレット等で構成される．

① 医療用ガス供給圧：圧力調整器によって，加圧中でもアウトレット出口圧は常に 0.4 MPa 前後（病室アウトレット出口圧と同値）に保たれる．したがって各医療用ガスの供給元圧は 0.8 MPa 以上必要である．

② 酸素：患者投与，人工呼吸器用，装置内職員吸入用

③ 空気：再圧治療時のエアブレイク用，環境気汚染時の呼吸用

④ ヘリウム・酸素・窒素混合気：再圧治療用

⑤ 吸引配管，インレット：患者の吸引処置用

8．通信監視装置

① 通信装置：電源を異にする3系統以上を有する必要がある．停電時でも作動するようにバッテリー駆動式であること．親子式電話機，相互拡声式放送装置，インターフォン，非常呼び出し警報装置等がある．

② 監視装置：テレビ監視装置で映像による監視を行う．ビデオ録画装置や，ビデオ映写装置を有する施設もある．

9．装置内消火

① 装置内消火装置：加圧用窒素ガス，消火用圧力水槽，検水器，フロースイッチ弁，装置内スプリンクラ，手動消火栓等で構成される．

② 消火剤：水．装置内にいる人は緊急退室できないため，消火には水以外使用してはならない．

③ 感電事故防止：散水前に装置内への導入電源を一斉遮断するためのブレーカを設置し，消火装置のスイッチと連動させる．

10．照明装置

① 外付け型：耐圧窓を介して本体外側上部に照明器具を配置する．室内照度が比較的低く薄暗い印象を与える．しかし，万一の装置内火災事故発生時も照明を切る必要がない．

② 室内設置型：照明器具を防曝カバーでおおい，装置内に設置する．室内照度が十分取れ明るい．しかし，万一の火災事故発生時はただちに電源が遮断され室内が暗転するため，本体外側に非常用照明を確保しておく．

11．配管・配線

① 各系配管・電気配線：装置本体まわり，制御室にある制御盤その他の機器ユニット内，機械室にある駆動機器まわり，そして相互間を連結する配管・配線で構成される．

② 貫通端子：各種生体監視モニタ検出部接続用パネルを装置内に設ける．装置外に設置する監視機器本体へ誘導するための貫通配線を敷設して，装置外壁にも接続用パネルを設ける．

12．制御盤（操作パネル）

第2種装置は規模が大きく，また区画に分割されて装置が配置されている．そのため機械室機器の稼働状況，チャンバ内環境，機械室機器アラームは共に制御盤に設置する必要がある．

① 操作部：治療プログラム確認，運転切替え（自動/手動）
チャンバ内環境値（圧力，換気量，温度，湿度，酸素濃度，二酸化炭素濃度）

モニタリングおよび設定変更

② 機械室機器の稼働状況画面：コンプレッサ駆動状況，給水源圧，蒸気圧，蒸気温度，冷却水圧，冷却水温度，消火用水圧，各医療用ガス供給元圧，吸引圧等のモニタリング

③ 機器アラーム：機械室機器の稼働状況についてのアラームを示す

アラームにはランクをつけ色別表示するとよい．

［例］赤：ただちに運転中止，黄：修復まで現状維持，緑：運転終了後修復

13．事前試験

チャンバ内に持ち込み，治療中に使用する医療機器[3]（自動血圧計，人工呼吸器，シリンジポンプ，経皮血液ガス分析器等）に対して施行する．医療機器メーカが高気圧下での使用を認めていない場合でも，管理医の裁量で使用することは可能である[1]．ただし，持ち込み医療機器を原因とする事故発生時には責任はメーカにはなく（PL法による），医療施設および管理医が負う．

① 事前に治療圧における各医療機器の動作試験を行う

② 高気圧酸素治療部門担当医（管理医）へ結果報告

③ 管理医が判断し，了解を得た機器のみ治療中使用を可とする

B 治療前の準備と始業点検

1．治療前の準備

第1種装置の項を参照．

装置内換気：装置内は狭い閉鎖空間である．装置内の環境気を汚染しないよう，装置内での準備作業は装置を運転状態にし，換気を確保した状態で行う．

2．始業点検

参考例として，筆者の施設で使用している装置（エスペック社：PHC-60）の日常作業点検表を**表24**に，装置に関する点検表を**表25**に，操作項目・治療に付随する医療機器・器具の点検として示す．日常作業点検表は5年間の保存が義務付けられている．

C 治療中監視項目と対処

治療中の監視項目と対処を**表26**に示す．なお，**表25**の欄外も参考にされたい．

D 治療後の点検

表24，**25**の日常作業点検表を参照．

表 24　日常作業点検表

確認（√）　要交換（△）　要修理（×）			
治療前・作業点検			
1	μXL SW.	ON	
機械室			
2	空気槽排水弁（V109）	閉	
3	ラインフィルタ/ドレーン弁	閉	
4	消火タンク/供給弁（V502）	開	
	供給圧（V504）	0.7～1.0 MPa	
5	加湿器・ドレーン弁（HU1）	閉	
6	蒸気ストップバルブ（V404）	全開	
7	給水ポンプバルブ（V207）	全開	
制御室			
8	POWER	ON	
9	OPERATION（MAIN）	ON	
	（PRE）	ON	
10	TV-1，2	ON	
11	照明（MAIN）	ON	
	（PRE）	ON	
12	UV LAMP（MAIN）	ON	
13	O_2（酸素）	ON	
14	INTERPHON（POWER）	ON	
	（MAIN）	ON	
	（TALK）	ON	
15	INTERCOM（No. 2）	ON	
	CALL（ブザー音）	確認	
チャンバ本体/外部			
16	観測窓 7 所　傷，汚れなし	点検確認	
17	送風機モータ 3 ヵ所	点検確認	
18	サービスポート	作動確認	
19	排水用ストップ弁	CLOSE	
20	外部緊急減圧弁	作動確認	
チャンバ本体/主室			
21	消火栓ボックス→「開」，確認後→「閉」		
	室内灯　消灯	確認	
	非常灯　点灯（3 秒後）	確認	
22	壁面空調ユニット 2 ヵ所	温度確認	
23	背面緊急減圧弁	作動確認	
24	医用ガス（酸素）	送気確認	
25	サービスポート	作動確認	
26	仕切り壁面均圧弁	作動確認	
チャンバ本体/副室			
27	消火栓ボックス→「開」，確認後→「閉」		
	室内灯　消灯	確認	
	非常灯　点灯（3 秒後）	確認	
28	壁面空調ユニット	温度確認	
29	緊急減圧弁	作動確認	
30	仕切り壁面均圧弁	作動確認	

全体・プログラム運転準備			
31	PRESS. SW. ON/2（点灯）	確認	
32	患者監視モニタ類	作動確認	
33	10 分後，機械室点検	作動確認	
34	冷却水ポンプ（P1）	0.3～0.4 MPa	
	（P2）	0.7～0.8 MPa	
35	蒸気元栓		
	温度（150～160℃）	確認	
	圧力（0.4～0.45 MPa）	確認	
36	コンプレッサ（C1）		
	オイル量（50%以上）	確認	
	シリンダオイル漏れ	なし	
	ストップバルブ（ALS1）	開	
37	コンプレッサ（C2）		
	オイル量（50%以上）	確認	
	シリンダオイル漏れ	なし	
	ストップバルブ（ALS2）	開	
38	ベビコン 2 台	駆動	
	アラーム灯（PS603）	消	
39	チラーユニット	駆出圧	
	高温（1.0 MPa －30℃）		
	低温（0.5 MPa －5℃）		
	運転灯（赤色灯）	点灯	
40	μXL　治療プログラム	確認	
41	MAIN/PRESS.-MAN. OUT 70%	確認	
	VENT.-MAN. OUT 20%	確認	
治療後点検			
42	RECORDER 1.2. RCD-SW.	OFF	
43	INTERPHON（POWER）	OFF	
44	PRESS. SW. OFF	確認	
45	TV-1，2	OFF	
46	照明（MAIN）	OFF	
	（PRE）	OFF	
47	UV LAMP（MAIN）	OFF	
48	O_2（酸素）	OFF	
49	OPERATION（MAIN）	OFF	
	（PRE）	OFF	
50	POWER（PRESS. OFF 後 5 分）	OFF	
51	給水ポンプバルブ（V207）	全閉	
52	空気槽排水弁（V109）	1/4 開	
53	ラインフィルタ/ドレーン弁	1/4 開	
54	消火タンク/供給弁（V502）	閉	
55	加湿器・ドレーン弁（HU1）	開	
56	蒸気ストップバルブ（V404）	全閉	
57	μXL SW.	OFF	
日付　　　/氏名 　　　　　/			

表 25　高気圧酸素治療（HBO）

	治療準備		
1	治療プログラム設定	TREND 確認	
2	酸素マスク用意		
3	TCM3 CAL.		
4	血圧計（受信部）SW.	ON	
5	吸引準備	確認	
	患者入室前チェック		
6	患者持ち込み物なし	確認	
	入室医師持ち込み物なし	確認	
7	持ち込みモニタ入室可否	確認	
8	輸液量・形態	確認	
9	チェックリスト配布（入室者用）		
	患者入室後チェック		
10	酸素マスク装着（10 L）	確認	
	持参のボンベ室外搬送	確認	
11	輸液容器　エア針穿刺	確認	
12	輸液速度設定	確認	
13	カフ・ゲージ接続	確認	
14	NG チューブ　開	確認	
15	その他のチューブ類・状態	確認	
16	血圧測定開始	確認	
	ECG 測定開始	確認	
17	ECG（受信部）SW.	ON	
18	TCM3 測定開始		
19	TCM3-ボンベ室外搬送	確認	
	制御室でのチェック		
20	INTERPHONE SW. ON 作動	確認	
21	血圧・ECG 作動，受信	確認	
22	MAIN/PRESS.-CAS. AUTO 0%	確認	
	VENT.-CAS. AUTO 50%	確認	
23	RECORDER 1, 2 RCD-ON	確認	

	治療開始		
24	チャンバ扉　閉	確認	
25	MAINROOM START SW.	ON	
26	警告音消去（確認画面 & V）	確認	
27	加圧開始（室内へ報告）		
28	患者，室内員の監視・対処	開始	
	治療圧保持		
29	加圧終了（室内へ報告）		
30	監視・対処	継続	
	減圧開始		
31	減圧開始（室内へ報告）		
32	減圧時の注意事項（室内へ再確認）		
33	監視・対処	継続	
34	病棟連絡（治療終了時間）		
35	治療終了（室内へ報告）		
36	DOOR 灯消灯　扉開	確認	
37	MAINROOM FIN. ON		
38	MAIN/PRESS-MAN. AUTO 70%	確認	
	VENT.-MAN. AUTO 20%	確認	
	患者退室前チェック		
39	終了時血圧測定		
40	モニタ類　離脱		
41	酸素マスク→持参のボンベ，流量	確認	
42	ルート，呼吸器等治療前状態に復帰		
43	退室		
	退室後		
44	持参物品返却		
45	治療記録のカルテ記載		
46	チェックリスト回収		
47	MAIN/PRESS.-CAS. AUTO 0%	確認	
	VENT.-CAS. AUTO 50%	確認	

- 持ち込み禁止物の注意点
  ①火気（ライター，携帯カイロ，マッチ，等）
  ②易燃性（タバコ，アルコール，揮発性物質等）
  ③非耐圧性（時計，インク系筆記用具，密封物）
  ★治療に最低限必要な物以外のすべて
- 治療中の注意点
  ①輸液容器にエア針を刺す（気相部分は必ず通気させる）
  ②挿管チューブ・動脈加圧ラインのカフ圧はゲージを用いて気圧調整（室内医師に依頼）
  ③NG チューブ・胸腔ドレーンは開放（減圧時は必須）
  ④モニタ・ポンプ等の設定値の監視（気圧変化により誤作動の可能性）（室内医師に依頼）
  ⑤耳痛・副鼻腔痛（室内全員）の有無に注目，耳抜き方法の指導
  ★患者の酸素中毒に注目（心拍数の急上昇，眼瞼・口唇の痙攣，呼吸苦，手のしびれ）

表 26 第 2 種装置治療中の監視項目と対処

区分	項 目	内 容	対 処
操作盤	圧力・換気流量	プログラムどおりかどうか	CPU の異常：手動操作に変更，治療中止
	温度・湿度	プログラムどおりかどうか 患者が快適かどうか	CPU の異常：手動操作に変更，治療続行 不快感の訴えあり：設定値変更
	酸素濃度	25%以下であること	濃度異常：換気量増加
	二酸化炭素濃度	490 Pa（大気圧換算 5000 ppm）以下であること	濃度異常：換気量増加
	停電時	送排気系が遮断され，保圧されているかどうか 電力復帰または非常電源切替えが完了したかどうか	保圧維持：そのまま待機 電力復帰/非常電源接続後：医師の指示（治療続行/中止）に従う 保圧維持不良/非常電源接続不良：手動操作に変更，大気圧復帰
装置内	人工呼吸器	呼吸回数，換気流量は正常範囲内かどうか	装置内医師による復旧操作/用手呼吸
	シリンジポンプ	設定値表示に変動はないかどうか	装置内医師による復旧操作
	その他の機器，器具	作動しているかどうか 異常音はないかどうか	装置内医師による復旧操作

Ⓔ 消毒・清拭

第 1 種装置に準じる．追加方法として，紫外線ランプが使用できる．

Ⓕ 定期点検

1. 点検項目

『高気圧酸素治療の安全基準』で定められた点検項目と記録保管期間は第 1 種装置に同じ．

安全基準に沿って施行される定期点検リストの 1 例を**表 27** に示す．

2. 第 2 種圧力用器の自主検査

厚生労働省令『ボイラーおよび圧力容器安全規則』により，第 2 種圧力容器の定期自主点検の実施と記録の 3 年間保存が義務付けられている．通常，この検査は 1. の『高気圧酸素治療の安全基準』に定められた定期点検と合せて施行する．

Ⓖ 装置の特別検査

主に設置後 10 年以上経過した装置を対象に，その現状把握のために行う検査である．特別検査を**表 28** に示す．

表 27　定期点検整備要領

装置	対象機器	実施項目	実施要領
治療本体	外観	点検検査	内装板，床板を取り外し腐食，損傷の有無を点検
	耐圧扉	調整検査 点検検査 作動検査	ヒンジ部の開閉作動調整 シール面，パッキン溝の腐食，損傷の有無を点検 整備後，作動確認
	循環ファン駆動装置	分解検査 作動検査	駆動部の分解整備 整備後，作動確認，ファン回転部制御器の作動を確認
	サービスロック	分解検査 調整検査 点検検査 作動検査	外輪の分解整備，誤操作防止装置の分解整備 内外ふたヒンジの開閉作動調整 シール面，パッキン溝の腐食，損傷の有無を点検 整備後，作動確認
	可動床板	調整検査 作動検査	可動床板作動部の調整 整備後，作動確認
	窓	分解検査 点検検査	窓の分解整備 窓ガラスの損傷の有無を点検，シール面，パッキン溝の腐食，損傷の有無を点検
	呼吸装置	作動検査 漏洩検査	酸素アウトレット，空気アウトレット，非常呼吸マスク，吸引インレットは本体内圧力 0.4 MPa で作動 酸素配管，空気配管，の漏洩試験
	消火装置	散水検査 試験圧力	スプリンクラおよび手元消火栓の散水試験を行い，散水状態に異常のないことを確認 本体内圧力 0.5 MPa，消火水圧力 0.65 MPa（スプリンクラ），本体内圧力大気圧，消火水圧力 0.25 MPa（手元消火栓）
	貫通端子	測定検査	本体貫通端子の絶縁抵抗測定
	圧力計	較正検査	圧力計の示度誤差を測定　対象圧力計：主室，副室，サービスロック
	安全弁	作動検査	安全弁の噴き出し圧力，吹き止まり圧力を測定し，所定内圧力であることを確認
	照明装置	分解検査 作動検査	照明灯の分解整備 非常灯の作動を確認
	配管	点検検査	送気系，排気系，酸素系配管の通気清掃
	監視装置	作動試験	通話装置，テレビ監視装置，インターホンの作動を確認
機械室	空気槽	点検検査 作動検査 機密検査 試験圧力	マンホールを開放し，内部の清掃および点検 圧力スイッチの作動を確認 空気槽の機密検査 0.6～0.7 MPa　測定時間 30 分以上
	非常用空気槽	点検検査 作動検査 機密検査 試験圧力	マンホールを開放し，内部の清掃および点検 圧力スイッチの点検調整 消火水槽の機密検査 0.6～0.7 MPa　測定時間 31 分以上
	空気清浄装置	分解検査	除塵，脱臭，除菌フィルタの分解整備
	冷温水装置	点検検査 作動検査	膨張タンク内面の清掃，冷水，温水タンクの通水清掃 冷凍機，冷水ポンプ，温水ヒータ，温水ポンプの作動試験
	クーリングタワー	点検検査 作動検査	内面清掃および配管の通水清掃 ファン，温度スイッチ，循環ポンプの作動を確認
	空気除湿機	分解検査	コンデンサの清掃，ドレントラップの分解整備
	配管	点検検査	通気清掃
	機器配線	測定検査	各機器間配線の絶縁抵抗測定
	圧力計	較正検査	圧力計の示度誤差を測定　　対象圧力計：空気槽，非常空気槽，消火水槽

表 27　つづき

装置	対象機器	実施項目	実施要領
計装機器	マイクロコンピュータ本体	点検検査	システム構成の確認，キーボード，CRT，ファンの清掃，コネクタ，ヒューズホルダ，ケーブル固定ねじ部の接続点検
		測定検査	出力電圧の測定
		作動検査	画面表示，システムロードの確認，キーボード，システム警報，プロセス警報の作動を確認
	ループディスプレイユニット	測定検査	入力電圧，出力電流の測定
		作動検査	出力検出機能の確認，警報，モード切換えの作動を確認
	コントロールユニット	点検検査	カード接触部の清掃，カード挿入状態の点検
		測定検査	入出力電圧の測定，バッテリ電圧の測定
		作動検査	ロード・セーブ機能，IO カード読み込み・書き込み，スイッチ，自動スタートの作動を確認
	記録計	点検検査	摺動部の清掃，給油
		測定検査	入力値に対応する指示値を測定
		作動検査	記録機構の作動を確認
	圧力発信器	測定検査	入力値に対応する出力値を測定
	調節弁	作動検査	締め付けボルトの点検，弁の開閉作動を確認，パイロットリレーの作動を確認，入力値に対応する弁開閉度指示を確認
	換気流量検出器	作動検査	作動を確認
	警報装置	作動検査	各警報装置の調整および作動を確認
	酸素分析計	測定検査	各部の点検，指示値の較正
	二酸化炭素分析計	測定検査	各部の点検，指示値の較正
	圧力計	較正検査	圧力計の示度誤差を測定　　対象圧力計：主室，副室，空気槽，非常用空気槽，消火水槽，酸素
空気圧縮機	圧縮機本体	点検検査	運転音に異常のないこと，油漏れのないことを確認
	吸気調節弁	点検検査	作動圧力の調整
	フィルタ	分解検査	吸気フィルタ，オイルフィルタの分解整備
	配管	点検検査	空気，油配管の点検
	冷却水系統	点検検査	油冷却器，アフタークーラの点検
	保護回路	作動検査	温度リレーの作動を確認
	全体	運転検査	整備完了後空気圧縮機の運転を行い，異常のないことを確認
総合		気密試験 試験圧力	本体の気密試験 0.5 MPa　測定時間 12 時間以上
		総合検査	自動制御運転による治療テーブルの 1 パターンを運転し，次の作動状況を点検 ○本体および付属装置 ○加圧設備 ○環境制御装置 ○安全設備 ○空調設備

整備対象機器および実施項目は適宜状況に応じて追加すること．
判定で不良時は交換，修理を行うこと．

表 28　特別検査

区分	項目	内容	対処
圧力容器	装置本体 空気槽 消火水槽	内外面の塗膜不良，発錆，腐食，磨耗，外傷，変質，劣化その他異常の有無を調査	異常部の板厚検査および深傷検査を施行検査結果によって肉盛補修または切替
	出入口扉 物品授受設備 貫通金物	同上	同上
	アクリル樹脂	製造後または部分更新後 10 年経過	当該部分の新替え
非金属製耐圧部	観測窓ガラス 照明窓ガラス	抜き取りにより耐圧試験，破壊検査	性能劣化時は同種品を全数新替え
機械室	空気圧縮機 その他の機器	分解して，各部の腐食，磨耗，劣化その他異常の有無を調査	不良部品は新替え
	電気機器	耐電圧試験	結果に応じて絶縁処理または新替え
配管	蒸気配管 還水配管，水配管 空気配管 酸素配管	抜き取りにより切開検査	腐食劣化時は同種配管を全数新替え
電気配線	電線	絶縁抵抗計測および体電圧検査 被膜の外傷，ヒビ，べとつき等劣化の有無を調査	劣化が認められた場合は新替え
	電線管	発錆，腐食劣化の有無を調査	劣化時は新替え
総合	気密試験 加圧，減圧試験 換気試験	新造時の各シール部の気密性と要求性能が維持されていることを確認	

参考文献

1）日高気圧環境医会誌 **39**: 250–262, 2004
http://www.jshm.net（2009.6 月現在）

2）森　幸夫：高気圧酸素治療装置概論．高気圧酸素治療法入門　第 4 版，日本高気圧環境医学会，p. 46, 2005

3）伊東範行：高気圧酸素治療関連の ME 機器．高気圧酸素治療法入門　第 4 版，日本高気圧環境医学会，pp. 179–184, 2005

V　関連モニタ機器

1．酸素濃度計

目　的

酸素療法を行う際に，患者の吸入するガスの酸素濃度を確認するために使用する．

A 構成と仕組み

酸素センサは，利用する原理から大きく2つに分けることができる．

1．磁気式酸素センサ（パラマグネティック式）

酸素が不均一な磁場に導入されると，磁場の強いほうに引き寄せられる性質（常磁性）を利用したもので，ダンベル型センサや圧力検出型センサがある．

2．電気化学式酸素センサ

酸素の酸化還元反応を利用したセンサで，ガルバニ電池型電極式，ポーラログラフ電極式，ジルコニア式，定電位電極型などがある．

現在ではガルバニ電池型電極式が小型軽量で，比較的廉価で製作ができ，取り扱いが容易なため多く利用されている．この方式ではセンサを機器外部においたものと内蔵したものがある．センサを内蔵したものでは，ゴム球や吸引ポンプを使い吸湿剤を通したガスをセンサに導いて測定している（**図 20**）．以下ガルバニ電池型電極式について述べる．

B 使用前の準備と始業点検

表 29 に始業点検項目を示す．

C 使用中の注意

① 機器の破損がないか確認する．
② センサが湿っていないか確認する．
③ 時々大気で21％較正をとる．

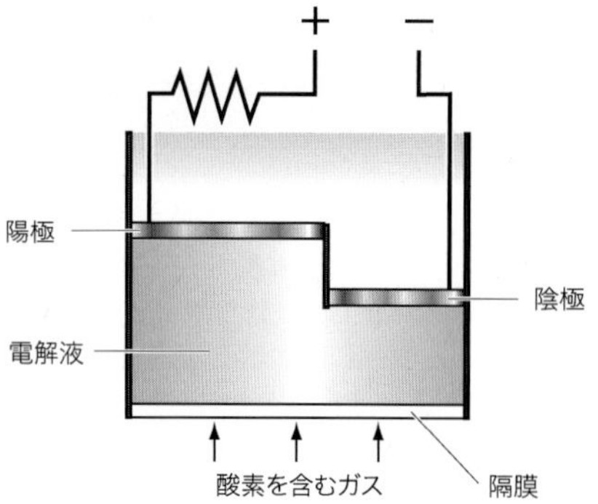

陰極に貴金属(金, 銀など), 陽極に卑金属(鉛など), として, これらを塩化カリ水溶液などの電解液に浸漬させたガルバニ電池では, 酸素の透過性に優れたテフロンなどの隔膜を通してサンプルガス中の酸素が電解液に溶解すると, 溶解した酸素量に比例した還元電流が発生する.
発生した電流は, 隔膜を透過した酸素量, すなわちサンプルガスの酸素分圧に比例するため, この電流を測れば酸素濃度を知ることができる.

図 20　ガルバニ電池の原理

表 29　始業点検項目

項　目	方　法	判　定
外観点検	外装, メータ, セル, ゴム球などに異常がないか点検する	破損があれば使用しない
バッテリーチェック	バッテリー残量点検ボタンがあれば, それを押し点検する	バッテリー残量が規定値以上であること
大気較正	セルを大気に開放する	21%に較正できればよい
アラーム	上・下限値をセットする	正しく作動することを確認する

表 30　トラブルと対応

現　象	原　因	対　策
酸素濃度が表示されない 較正がとれない	バッテリーの消耗	バッテリーの交換・充電を行う
	セルの消耗	セルの交換を行う
	本体の故障	メーカに修理を依頼する
応答時間の延長 測定精度の異常	セルの消耗	セルの交換を行う
	本体の故障	メーカに修理を依頼する
	乾燥剤の効力低下	乾燥剤の交換

D トラブル処理

主なトラブルの原因と対処法を**表 30** に示す.

E 使用後の整理と終業点検

基本的には始業点検と同じことを行い保管する.

センサが機器内部に設置された機器の場合は，吸湿剤の状態を確認し必要であれば交換する．

Ⓕ 消毒・滅菌

センサそのものの消毒・滅菌はできないが，本体および本体外部にあるセンサ表面やゴム球などに汚れがあるときには，希釈した消毒薬（0.5％以下の逆性石鹸液など）で湿らせた柔らかい布で清拭消毒する．

Ⓖ 定期点検

a．外装等の点検

機器本体，セル，コードおよびゴム球などに破損や汚れなどがないか，吸湿剤が乾燥しているかを確認する．

b．電圧点検

使用電池の電圧を確認する．

c．大気での 21％較正

ガルバニ電池型電極式センサの寿命は普通 10 万～20 万％時間（そのときのガスの酸素濃度％と測定時間を乗じたもの）といわれている．セルが劣化してくると 21％較正をとるときに，較正範囲が狭くなる．較正範囲が狭くなってきたときにはセルの交換を考える．

d．100％酸素での濃度点検

2 点較正が可能な機器では大気による 21％較正とともに，100％酸素での較正も行う．

e．応答時間の点検

測定ガスの酸素濃度が 60％以下では数秒以下，90％以上で約 20 秒程度である．

f．精度の点検

人工呼吸器の酸素ブレンダなどを使用し，酸素濃度の比較を行う．

各種点検機器に酸素濃度計が付いているものがあれば，比較を行う．

酸素濃度計の誤差範囲は±3％O_2 とされるものが多い．

参考文献

1）小野哲章，峰島三千男，渡辺　敏(編)：ME 機器保守管理マニュアル 改訂第 2 版，南江堂，東京，1998
2）渡辺　敏(編)：Clinical Engineering Vol. 9 No3, 1998
3）石山陽事(編)：Clinical Engineering Vol. 17 No1, 2006
4）日本電気計測器工業会ホームページ　http://www.jemina.or.jp（2009 年 6 月現在）
5）飯島電子工業株式会社ホームページ　http://www.iijima-e.co.jp（2009 年 6 月現在）
6）横河電気株式会社ホームページ　http://www.yokogawa.co.jp（2009 年 6 月現在）

表 31　流量計の原理と特徴

測定量による分類	名　称	原　理	特　徴
体積流量型	差圧式	抵抗体の前後に発生する差圧が流量の 2 乗に比例する	圧損が大きい 比較的安価 実流検定が不要
	面積式	テーパー管内のフロートの移動量が流量にほぼ比例する	安価 精度はやや落ちる
	超音波式	流れを斜めに通過する超音波の速度が流速によって変化する	圧損なし チューブ外部から測定可能
質量流量型	熱式	熱量を流体に与えたときの温度上昇の度合いが流量によって変化する	小口径用が主体 比較的安価
積算体積流量型	容積式	流体を一定容量の「ます」で測り，その回数を検出する	積算流量計として精度がよい
	渦式	柱状物体の後に発生するカルマン渦の周波数が流速に比例する	圧損が少ない 比較的安価
	タービン式	流れの中においた羽根車またはタービンの回転数が流速に比例する	高精度型あり 軸受部に寿命がある
流速型	ピトーカン式	流れの中においたピトーカンで得られる動圧と静圧の差が流速の 2 乗に比例する	点流速が得られる

2. 換気量計

目　的

呼吸管理時における換気量の測定に使用する．

Ⓐ 構成と仕組み

流量を測定する原理を**表 31** に，原理図を**図 21** に示す．

用途や目的においてさまざまな原理の流量計が利用されているため，使用する換気量計の使用原理を理解することは重要になってくる．

また**表 31** に示した原理を使用する以外に以下のような方法もある．

インダクタンス法：呼気ガス流量を測定するのではなく，胸壁や腹部に伸縮性のコイルを装着して，そのインダクタンス変化から呼吸運動に伴う胸部や腹部の動きを測定し胸壁と腹壁の振幅の合計を換気量としている．個々の症例での較正が必要だが睡眠時無呼吸障害など自然の状態の連続的解析に重要な役割をはたす．

インピーダンス法：肺を含む胸郭の電気インピーダンスの変化を測定する．インピーダンス変化と肺気量変化の関係は，電極装着部位，体型，体重，胸郭内体液量などによって異なる．しかし，正常な呼吸においては各個人間ではほぼ線形とみなすことができる．較正を的確に行えば±10％程度の誤差で換気量の連続測定が可能である．

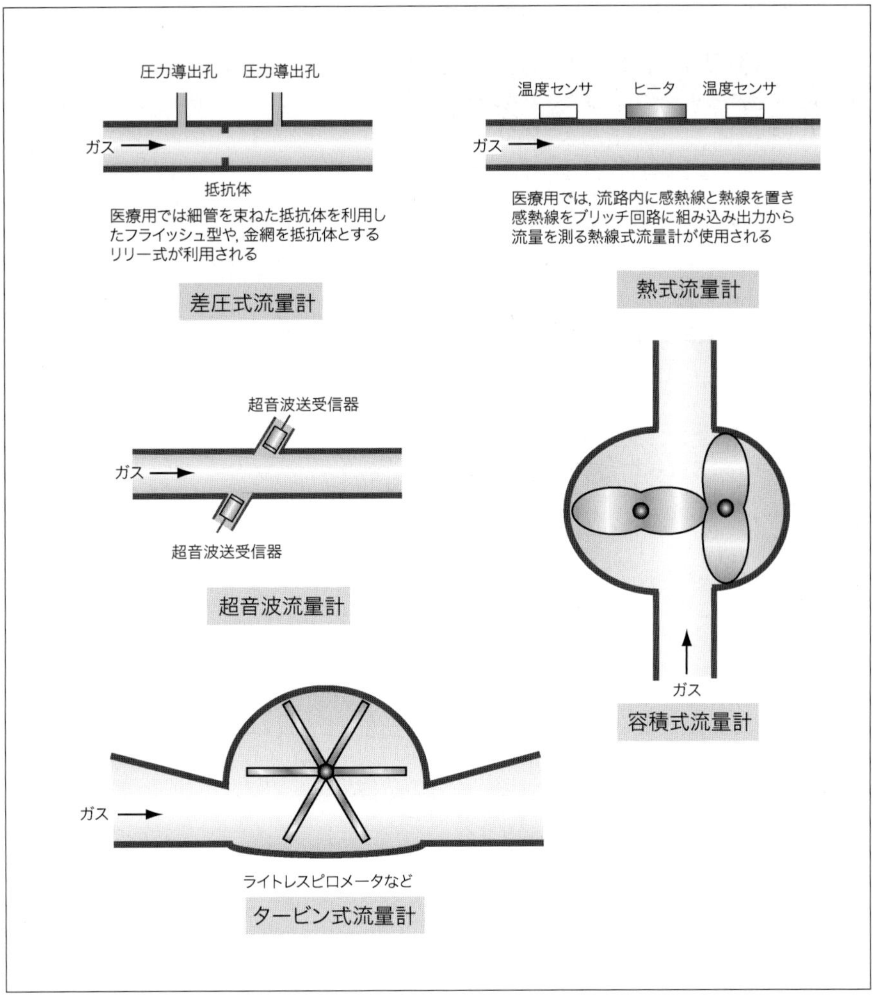

図 21　流量計の原理図

Ⓑ 使用前の準備と始業点検

すべてに当てはまる方法を記載するのは不可能であるため，差圧式換気量計（ニューモタコメータ）について述べる．

1．準　　備

① 測定対象とあったニューモタコメータを選択する．
② 圧力導出孔の位置は上ないしは横向きとし，管内結露や唾液が流れ込まないように注意する．
③ 各チューブのゆるみや破損がないか確認する．

表 32　始業点検

項　目	方　法	判　定
差圧計出力の0調整	流量を0の状態を作り，差圧計出力の0調整を行う	0調整がとれることを確認する
ボリューム較正	既知の容量の較正器（スーパーシリンジなど）を接続しゆっくり押したり引いたりする（理想は患者の吸入するガスと同じガス濃度で使用する）	換気量の測定値が吸気，呼気ともに使用した較正器の容量と等しいことを確認する
感度調整	測定する換気量の最小値をセットする	
加温装置の点検	加温装置やニューモタコメータに手を当ててみる	加温装置が十分に加温されているかを確認する

表 33　トラブルと対策

現　象	原　因	対　策
換気量が正しく測定されない	呼吸回路の接続がゆるんでいる 挿管チューブのカフがゆるんでいる 圧測定チューブの接続ゆるみや折れがある 水分が貯留している ゴミや喀痰がついている 機器の故障	接続をしっかりと行う カフ圧を適当に保つ 圧測定チューブを適切に保つ 加温装置が正しく作動しているか確認する ニューモタコメータを外し，水分を除去する ニューモタコメータを外し，ゴミや喀痰を除去する メーカに修理に出す
換気量が表示されない	電源が供給されていない 機器の故障	コンセントの確認を行う メーカに修理に出す

2.　始業点検

表 32 に点検項目を示す．

C　使用中の注意

① 換気量は正しく表示されているか．
② 圧測定チューブの折れやゆるみ，水分の貯留がないか確認する．
③ ニューモタコメータに水分，汚れ，唾液，喀痰などの付着がないか．
④ 加温器は作動しているか．

D　トラブル処理

主なトラブルの原因と対処法を**表 33** に示す．

Ⓔ 使用後の整理と終業点検

① 圧測定チューブの破損や汚れの点検

② 唾液や水分が付着することが多く，乾燥し抵抗体に付着すると測定誤差の原因となるので水や消毒液につけて汚れを洗い流す必要がある．

Ⓕ 消毒・滅菌

呼気ガスや唾液，分泌物などと接触するため使用ごとの消毒，滅菌が必要であるが，使用する機器により材質が異なるため，その機器に合った消毒，滅菌を選択すること．

一般的にはアルコール類や0.1%塩化ベンザルコニウムが利用される．

Ⓖ 定期点検

1）既知の容量の較正器（スーパーシリンジなど）を接続し，換気量を確認する．その際に以下の点に注意する．

① ピストンは端から端まで完全に動かす．

② ピストンを動かすスピードをいろいろ変える．

③ ニューモタコメータと較正器は平行に接続する．

不用意に傾けると圧力導出孔に直接空気が当たり，差圧が正しく計測できないことがある．

2）標準流量計を使用し，流量の検定を行うことが望ましい．

参考文献

1） 小野哲章，峰島三千男，渡辺　敏(編)：ME機器保守管理マニュアル 改訂第2版，南江堂，東京，1998

2） 渡辺　敏(編)：Clinical engineering Vol. 9 No 3, 1998

3） 中尾農一：知っておきたい流量計測をより正確にするための知識，日本工業出版，東京，2004

4） 松山　裕：実用流量測定，財団法人省エネルギーセンター，1999

5） (有)計装プラザホームページ：流量計入門講座「流量のお話」 http://www.keisoplaza.co.jp (2009年6月現在)

6） (株)エム・システム技研広報誌エムエスツデー

7） 日本電気計測器工業会ホームページ　http://www.jemina.or.jp（2009年6月現在）

8） 飯島電子工業株式会社ホームページ　http://www.iijima-e.co.jp（2009年6月現在）

9） 横河電気株式会社ホームページ　http://www.yokogawa.co.jp（2009年6月現在）

3．経皮ガスモニタ

目　的

経皮ガスモニタ（**図22**）は，経皮酸素・二酸化炭素分圧モニタとも呼ばれる．

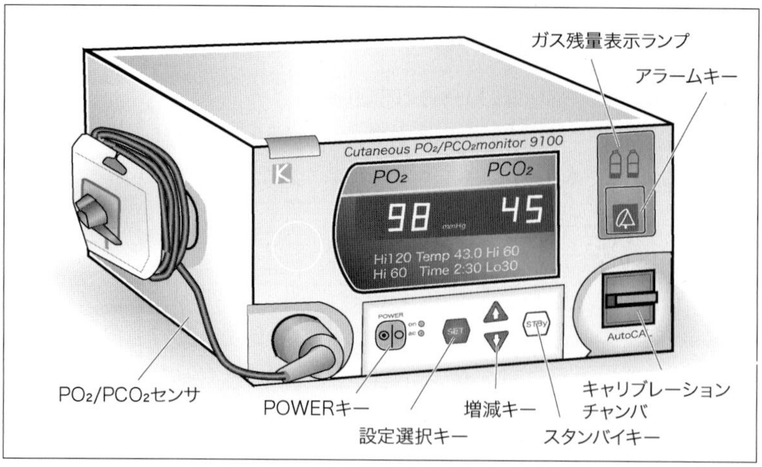

図22　経皮ガスモニタ

経皮ガスモニタは，皮膚に加温したセンサを装着し，皮下を動脈血化することによって，連続的に動脈血酸素分圧（PaO_2）と動脈血二酸化炭素分圧（$PaCO_2$）を測定する装置である．

経皮ガスモニタで測定された値を，皮膚を横断して測定することを意味する transcutaneous を略し，酸素分圧を $tcPO_2$，二酸化炭素分圧を $tcPCO_2$ と呼ぶ．

Ⓐ 構成と仕組み

1．$tcPO_2$ の測定原理

皮膚を42℃以上に加温すると，角質層の脂肪が溶解して拡散が容易となり，白金電極によって $tcPO_2$ を測定することができる．

皮膚の薄い新生児では，センサを43.5℃にすることで $tcPO_2$ は PaO_2 とよく相関する．

年齢が上がるほど，また循環がわるいほど $tcPO_2$ と PaO_2 との誤差が大きくなり，$tcPO_2$ のほうが低値を示す．

2．$tcPCO_2$ の測定原理

常に皮膚から拡散している二酸化炭素を pH センサによって測定する．

センサを37℃に加温することで $PaCO_2$ とよく相関するが，$tcPO_2$ の測定のために加温を行うので，測定された $tcPCO_2$ に対して計算式を加えないと相関した値は得られない．

計算式の一例をあげると，37℃を基準に1℃の加温によって皮下組織の代謝が更新され，$PaCO_2$ より4％の上昇を示し，合せて表皮の代謝によって4 mmHg の上昇が起きる．

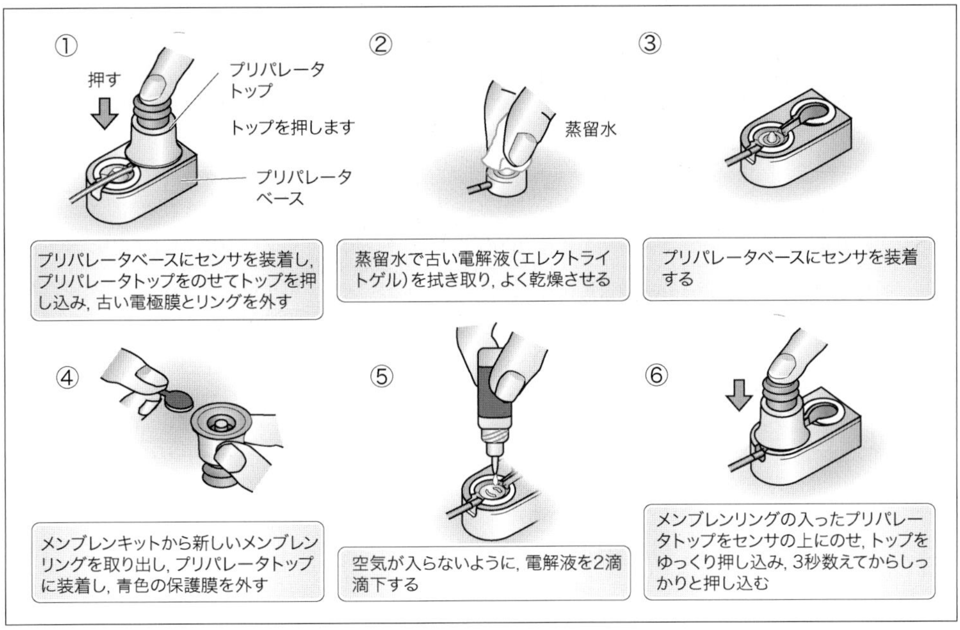

図 23　電極膜の交換手順

① プリパレータベースにセンサを装着し，プリパレータトップをのせてトップを押し込み，古い電極膜とリングを外す

② 蒸留水で古い電解液（エレクトライトゲル）を拭き取り，よく乾燥させる

③ プリパレータベースにセンサを装着する

④ メンブレンキットから新しいメンブレンリングを取り出し，プリパレータトップに装着し，青色の保護膜を外す

⑤ 空気が入らないように，電解液を2滴滴下する

⑥ メンブレンリングの入ったプリパレータトップをセンサの上にのせ，トップをゆっくり押し込み，3秒数えてからしっかりと押し込む

43℃に加温したときの計算式は，

$$PaCO_2 = tcPCO_2 \times 0.76 - 4 \text{(mmHg)}$$

となる．

3．経皮ガスモニタ用センサ

経皮ガスモニタは，1 つのセンサで $tcPO_2$，$tcPCO_2$ の両方を測定できる．

センサは，白金電極，pH ガラス電極，ヒータ，サーミスタなどで構成される．

センサは定期的に膜と電解液の交換を行わなければならない．

センサは常に不安定であるため，較正ガスによるキャリブレーションを行わなければならない．

B　使用前の準備と始業点検

1．センサの準備

a．センサの膜交換手順

1 例を**図 23** に示す．

b．センサの温度の設定，装着時間の設定

センサ温度は 43℃程度が基本となるが，最近はパルスオキシメータを併用することが多いため，$tcPCO_2$ の測定を優先して設定温度を下げて装着時間を延ばす方法が

表 34　経皮ガスモニタの始業点検

	方　法	判定法
外観	機器本体（外観），電源プラグ，電源コード，アース端子，および付属品の点検	破損，亀裂，紛失がないか，汚れがないか
センサ	センサの点検	破損，亀裂はないか，膜に傷はないか
温度設定	設定温度の確認	患者に合せた設定温度になっているか
装着時間	装着時間の確認	患者に合せた装着時間になっているか
キャリブレーションの較正値	較正値の確認	較正値が計算式に合せた値に設定してあるか
センサの膜の交換	膜の交換	定期的に交換されているか
センサのキャリブレーション	自動較正の確認	正常に自動較正が終了するか
警報機能	上限・下限警報の点検	適正に作動するか

取られることも多い．

低温熱傷を起こさないように装着時間は短時間から開始し，装着時間を延ばしていく．

c．センサのキャリブレーション

膜交換後は不安定であるため，センサをセンサホルダに装着し，較正ガスによって安定化させなければならない．

センサの安定後，キャリブレーションのスイッチを押すことで自動的にキャリブレーションが行われる．

$tcPCO_2$ の補正には，キャリブレーション時に較正する方法と，測定時に補正する方法がある．前者は，設定温度によってキャリブレーション時の較正値を計算式によって変更しなければならない．

患者に装着後も，汗や温度による影響により電解質が不安定になるため，定期的にキャリブレーションを行う必要がある．

膜の寿命は約1週間であるが，膜が傷ついたり，キャリブレーションエラーが生じた場合には膜の交換を行う．

2．始業点検

始業点検の方法を**表 34** に示す．

C　使用中の注意

始業点検（**表 34**）の項目に準ずるが，患者の皮膚の状態（低温熱傷）の確認と装着時間の設定には常に注意し，定期的なキャリブレーションも行わなければならない．

表 35　経皮ガスモニタのトラブルの原因とその対処法

現　象	考えられる原因	その対策
作動しない，停電警報が作動する	電源プラグの未接続 電源コードの断線 ヒューズ切れ	電源コードを接続する 電源コードの交換 ヒューズ交換
キャリブレーションができない	膜が劣化している 較正値の保存データと差が大きい 較正値が違っている 較正ガスがなくなっている センサの劣化	膜の交換 較正値の保存データの初期化 正常な較正値の入力 較正ガスの交換 センサのクリーニング メーカへ修理依頼
$tcPO_2$ が低く測定される	センサの装着不良 キャリブレーションが正常にできていない コンタクトゲルのつけすぎ センサの膜の劣化 センサの劣化 設定温度が低い 循環不全	センサの再装着 キャリブレーションの再実施 センサの再装着 膜の交換 センサのクリーニング メーカへ修理依頼 設定温度を上げる 設定温度を上げる
$tcPO_2$ が高く測定される	センサの装着不良 コンタクトゲルのつけ忘れ キャリブレーションが正常にできていない センサの膜の劣化 センサの劣化	センサの再装着 センサの再装着 キャリブレーションの再実施 膜の交換 センサのクリーニング メーカへ修理依頼
$tcPCO_2$ が低く測定される	設定温度が低い センサの装着不良 コンタクトゲルのつけ忘れ キャリブレーションが正常にできていない センサの膜の劣化 センサの劣化	設定温度を上げる センサの再装着 センサの再装着 キャリブレーションの再実施 膜の交換 センサのクリーニング メーカへ修理依頼
$tcPCO_2$ が高く測定される	設定温度が高い センサの装着不良 キャリブレーションが正常にできていない センサの膜の劣化 センサの劣化	設定温度を下げる センサの再装着 キャリブレーションの再実施 膜の交換 センサのクリーニング メーカへ修理依頼
熱傷・発赤	設定温度が高すぎる 設定装着時間が長い 循環不全 皮膚が弱い センサの故障 本体の故障	設定温度を下げる 設定装着時間を短縮する 装着の断念 設定温度・装着時間を下げる メーカへ修理依頼 メーカへ修理依頼
エラーが表示される	膜の劣化 センサの断線 本体の故障	膜の交換 メーカへ修理依頼 メーカへ修理依頼

D トラブル処理

表35 に経皮ガスモニタのトラブルの原因と対処法を示す．

E 使用後の整理と終業点検

① 本体の破損，付属品の破損・紛失がないか確認する．
② とくにセンサは断線を起こしやすいのでていねいに扱うこと．
③ 本体・付属品に次項に示す消毒・清拭を行う．
④ 始業点検と同じ点検を行い，次回の使用に備える．

F 消毒・清拭

消毒方法の一例を示すが，各経皮ガスモニタの取扱説明書の消毒方法に従って行うこと．

モニタ本体およびセンサの清拭・消毒は，0.2～0.5％塩化ベンザルコニウム水溶液，0.2～0.5％塩化ベンゼトニウム水溶液などの洗浄消毒液を用い，アルコールやアセトンなどは使用しないこと．

G 定期点検

始業点検（**表34**）の項目の点検に準じ，センサの点検（白金電極のクリーニング，温度制御の点検等），警報機能の点検，電気的安全性の点検を1年に3～4回実施する．

参考文献

1） 側島久典：経皮酸素炭酸ガスモニター．小児看護 **20**: 1243–1248, 1997
2） 秋山和範：同一電極による経皮酸素・炭酸ガス分圧モニタリング．周産期医 **19**: 213–218, 1989
3） 宮地哲也：経皮ガスモニター．臨看 **24**: 926–930, 1998
4） 松井　晃：ME機器こんなときどうしよう！　経皮酸素・炭酸ガス分圧モニタその1．Neonatal Care **16**: 360–365, 2003
5） 松井　晃：ME機器こんなときどうしよう！　経皮酸素・炭酸ガス分圧モニタその2．Neonatal Care **16**: 463–469, 2003

6

ICU・手術室関連機器

I　患者モニタ・計測機器

1．心電図モニタ（心電図テレメータ）

心電図は患者モニタリング情報の基本でありもっとも大切な情報である．

心電図モニタは単独でも，他のモニタ情報との組合せでも，もっとも多く使われている．

心電図モニタは大別すると，モニタ本体と患者が誘導コードで接続されている有線式と，患者には小型の心電図送信機を持たせて，離れたところにおいたモニタ本体で波形の観察・記録をする無線式（wireless＝ワイヤレス）がある．前者は，手術室やICUなど患者がベッドに固定されている環境で使われ，後者は，病棟などで患者が比較的自由に動き回れる環境で使われている．

後者の無線式は一般にテレメータと呼ばれているが，テレ（tele-）とは「遠隔の」を意味し，メータ（-meter）とは「計測器」を意味するもので，本来は「テレメータ」とは「遠くへ情報を運んで計測するもの」という意味である．この意味では電話（テレフォン）もテレメータなのであるが，前述のように，医療の中では一般に無線式のものをそう呼んでいる．

有線式の心電図モニタと無線式の心電図テレメータは，電波を使う使わないの違いはあるが，本質的には取り扱い上同じような注意や保守上の要件が必要であるので，ここでは一括して述べることにする．

A　基本構成

心電図テレメータは，誘導電極，誘導コード，心電図信号増幅・変調部，電源部および送信アンテナからなる送信機と，受信アンテナ，受信部，心電図信号復調部，心電図信号出力部および電源部からなる受信機で構成されている．

送信機および受信機のこれらの構成を**図1**に示す．

送信機は誘導した心電図波形を増幅するとともに，電波として空中を飛ばすために高周波の搬送波（心電図信号を運搬する波）を用いて変調する．主搬送波はUHF波を用いるが，その理由は帯域を広くとれること，送信アンテナが短くてすむこと，送信機を小型化できることなどである．なお変調方式にはAM（振幅変調方式）とFM（周波数変調方式）の2つがあるが，一般には広帯域での雑音改善が得られて直線性がよく，SN比（信号成分と雑音成分の比）の優れたFM方式が多く用いられている．

現在使用されている小電力医用テレメータには400 MHz帯に帯域幅6 MHzの専用バンドを与えられているが，混信を防ぐために10のグループに分けて（これをゾーン配置という）同一ゾーンでは最大でも60チャネル程度のテレメータしか使え

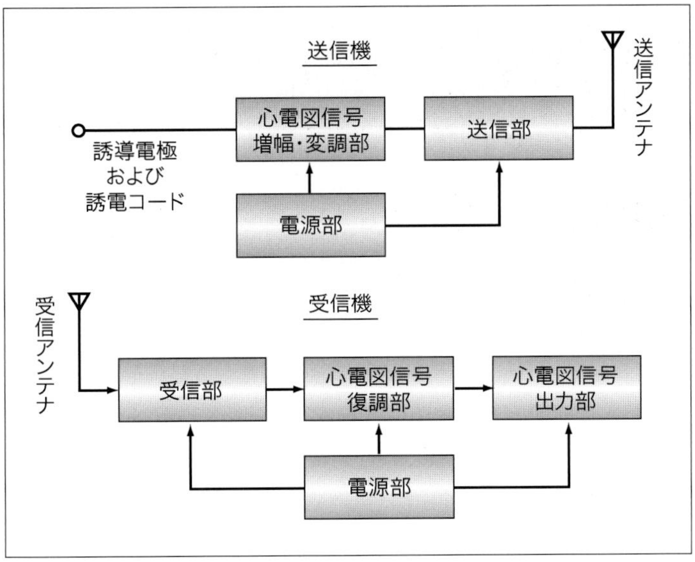

図 1　心電図テレメータの構成

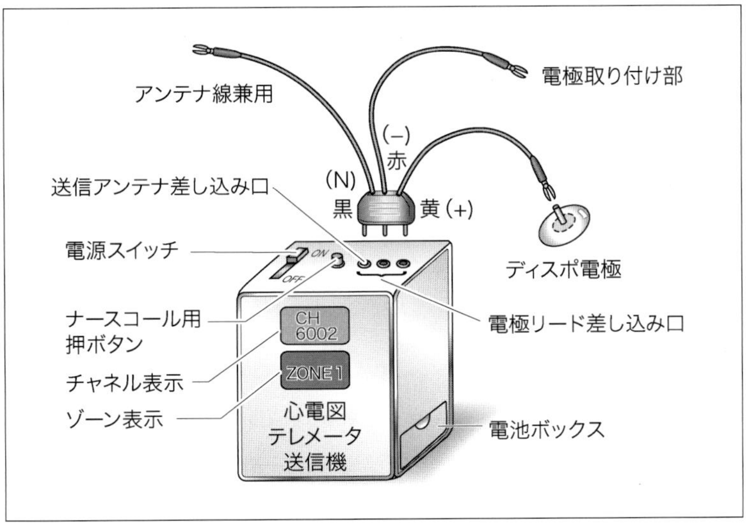

図 2　心電図テレメータ送信機

ない．なお，1 チャネルが 12.5 kHz の帯域幅なので，全病院で最大 480 チャネルまで使える．

1．送信機

送信機の外観の代表的なものを**図 2** に示した．それぞれの機能を簡単に説明する．

a. 電極端子・患者リード線

患者の心電図を誘導してくるのが患者リード線である．患者コード，誘導コードなどとも呼ばれている．＋電極，－電極，中性点電極の3本が一体になっている．なお，患者に取り付ける部分はディスポ電極のスナップ部がかめるような構造になっている．

b. アンテナ端子・アンテナ線

送信機から患者の心電図がのった電波を外に発射するのがアンテナ線である．心電図テレメータの場合は通常，患者リード線のうちの1本（中性点電極）をアンテナ線として共用している．

c. 電　池

各社各様のものが使われている．一般的には1.5Vのアルカリ乾電池の単3形が使われる．

d. その他の付属機構

電池電源のon-offのためのスイッチが付属したものもある．また，電池ホルダがスイッチになっているものもある．このようなスイッチのないものは，電池を抜かない限り電波は止まらない．ナースコール用押しボタンスイッチの付属したものもある．これを押すと，受信機側のディスプレイ上にナースコールのマークとアラームが出る．このほか，電極の装着状態をチェックして受信機側に知らせる電極チェック回路が内蔵されている．

2. 受信機（モニタ部）

受信機の機能と構造は，心電図モニタと本質的にはほぼ同じである．**図3**は機能をわかりやすく示したもので実際の外観とは異なる．

テレメータ受信機には，一度に多人数の心電図をモニタできる「多人数用」もあるが，ここでは「一人用」について述べる．多人数用は一人用を数台合体させたものと考えてよい．

a. チャネルセレクタ（設定画面による）

送信機の周波数に合わせて設定するのがチャネルセレクタである．テレビのチャネルと同じ役割で，目的の電波を選択するものである．これを正しく合わせないと目的の信号は受けられない．

b. モニタディスプレイ

波形を表示するのがモニタディスプレイである．従来はブラウン管が使われていたが，最近は液晶ディスプレイが一般的になっている．

ディスプレイ上には，心拍数などの数値やアラーム発生などの各種イベント情報が表示される．

c. 心拍数メータ（ディスプレイ上）

心拍数を内部で計測（R波を検出して，RR間隔より心拍数を計算する）してディジタル表示する．心拍数メータには，心拍数の上限と下限を設定し，この範囲を超えたらアラーム（警報）を発する機構が付属しており，異常時は特別な音（ピッピッピ

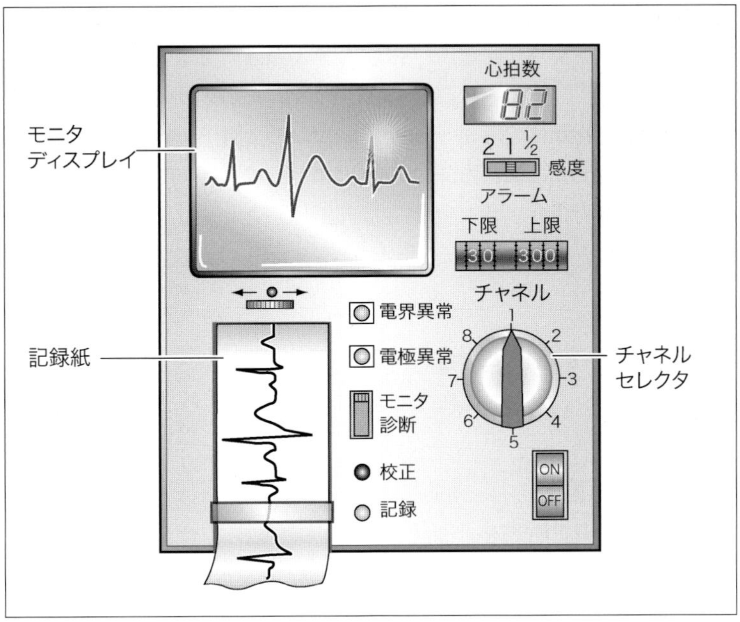

図 3　受信機の外観（例）

ッ…という断続音が多い）を発する．

なお，R 波検出のたびに“ピー”と鳴る，いわゆる「ピー音」回路も内蔵されているが，この音量は調整ツマミで変えられる．

d．モニタフィルタ（設定画面による）

受信機側で基線の変動やハムなどをカットするもので，“モニタ”側にしておくと，一見「きれいな心電図」をみることができる．しかし，波形は歪んでしまうので，正確な診断をするときは“診断”側にしなければならない．

e．「電界異常」と「電極異常」のランプ（ディスプレイ上）

電波が届かないと，「電界異常」（もしくは「受信不良」）が表示され，電極が外れかかると，「電極異常」が表示される．

「電界異常」のときは，人工的な波形（方形波など）が表示される機種もある．

f．記録器（レコーダ）

心電計と同じサーマルアレイレコーダが付属している．

g．マイコン内蔵

最近，モニタは，画面の表示モードの切り替え，異常の警報，定時記録，故障の表示などに加えて，心拍数などを長時間グラフに表すトレンド機能などを備えている．

h．差動増幅器

有線式の心電図モニタの場合は，モニタ本体に心電図増幅器が内蔵されており，心電図テレメータの場合は，小型の送信機の中に内蔵されている．

どちらの場合も，差動増幅器が使われている．これは，入力が 2 つありその入力電圧の差を増幅するもので，「差動」とは「差分で動く」という意味である．差動増幅器では，2つの入力に同電圧（信号）が入力されると，出力はゼロすなわち何も出力されない．2入力が違った波形のときのみ，その差が増幅されて出力されるわけである．これは，身体にのってくる交流障害（ハム雑音；後述）を除去するのに効果があり，心電図のように微小な電位を検出するものに不可欠の要素である．同じ電圧を打ち消す能力を同相弁別比（同相信号抑圧比）といい，これが大きいものほどよいモニタであるということになる．

B 使用前の準備と始業点検

ここでは基本手順について述べる．

1. 取扱説明書の熟読

まず付属の取扱説明書をよく読む．

2. 電池と電源スイッチ

テレメータ送信機に電池（未使用のものが望ましい）を入れ，次に，受信機の電源スイッチをonにし，チャネルセレクタを送信機と同じチャネルに正しく合わせる．なお，受信アンテナが敷設されている場合は受信機側をそのアンテナコンセントへ接続する．

3. 電極装着

電極はモニタ目的に応じて適切な部位に装着する．このとき，ディスポ電極のペーストが乾燥していないことをよく確かめる．装着皮膚面はアルコール綿で強くこすって脂質や垢をよく取るとモニタ波形がきれいになる．なお，角質層が目立つ場合はヤスリ状のもの（ガーゼなどでもよい）で除去する．

4. 受信状態の確認

送信機の電源をonにし，受信機のディスプレイ上に歪みのない波形が表示されていることを確認する．同時に，心拍数の表示も正しいことを確認する．またピー音（R波同期音）が鳴るかを確かめ，適当な音量に調整する．

5. 警報の設定

心拍数の極端な減少・増加の警報（アラーム）を出すため，心拍数の上限・下限を設定する．また，不整脈アラームやSTアラームを患者に合わせて適切に設定する．なお，警報用の音のスイッチは切ってはいけない．

6. 観測と記録

波形の観測がしやすい明るさに輝度を調整し，位置を調整する．忠実な波形より，不整脈の監視や心拍数を計数するのが目的ならば，フィルタは「モニタ」側でよい．

記録法は心電計とまったく同じである．「定時記録」の機能が付属した機種もある．

Ⓒ 使用中の注意と点検

1．トラブル対策

a．「受信不良」の場合

1）電池のチェック

① 電池消耗

電圧が低下してくると電波が届かなくなる．その場合，電池は必ず「新品」と交換する．もし2本使っていたら，両方とも取り替える．使い古したものはすぐ捨てる．

② 電池の保管

電池は（湿気や熱が加わるなど）保管状態がわるいと，自然に消耗してしまうことがあり新品に取り替えたのに電波が飛ばないということも起こり得る．乾燥した冷暗所に保管しておくべきである．使用する前に，電池チェッカで電池の電圧を調べるとよい．

③ 電池の極性ミス

電池トラブルで多いものに，電池のプラス・マイナスの向きを逆に入れてしまう極性ミスがある．

2）アンテナのチェック

受信機付属の棒アンテナを使用する場合は，受信機のアンテナ端子に確実に取り付ける．

付属の棒アンテナはテレビのいわば室内アンテナに相当するもので，受信可能な範囲は限られる．遠くの病室の患者をモニタするときには病棟内に敷設した外部アンテナが必要になる．この外部アンテナのコネクタが外れていることもあるのでしっかり接続する．

3）妨害電波

テレメータの出力電波は弱いため，そばに強力な電磁波発生源，たとえば，電気メス，ハイパーサーミアなどがあると影響を受け「受信不良」になることがあるので注意が必要である．

b．「電極異常」の場合

1）電極取り付けミス

電極の取り付け方がまずかったり，患者の体動などで電極が浮き上がり気味になると心電図はうまく誘導できなくなる．

2）電極ペーストの乾燥

ディスポ電極は，保管がわるいとゲルが乾燥してしまうことがある．こうなると，ハム雑音が増えたり，基線の変動が激しくなったり，波形が変形することがある．

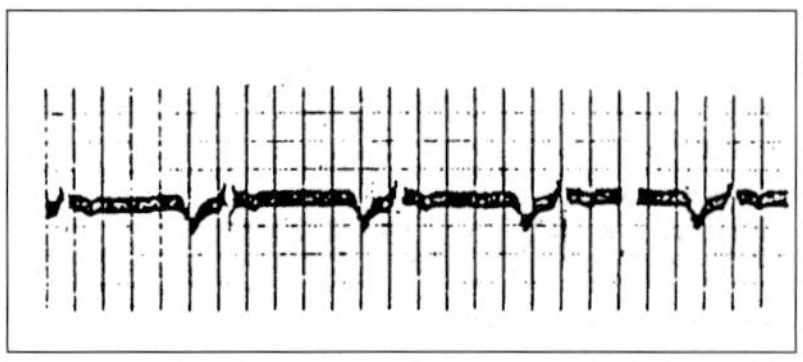

図4　ハム雑音（交流障害）

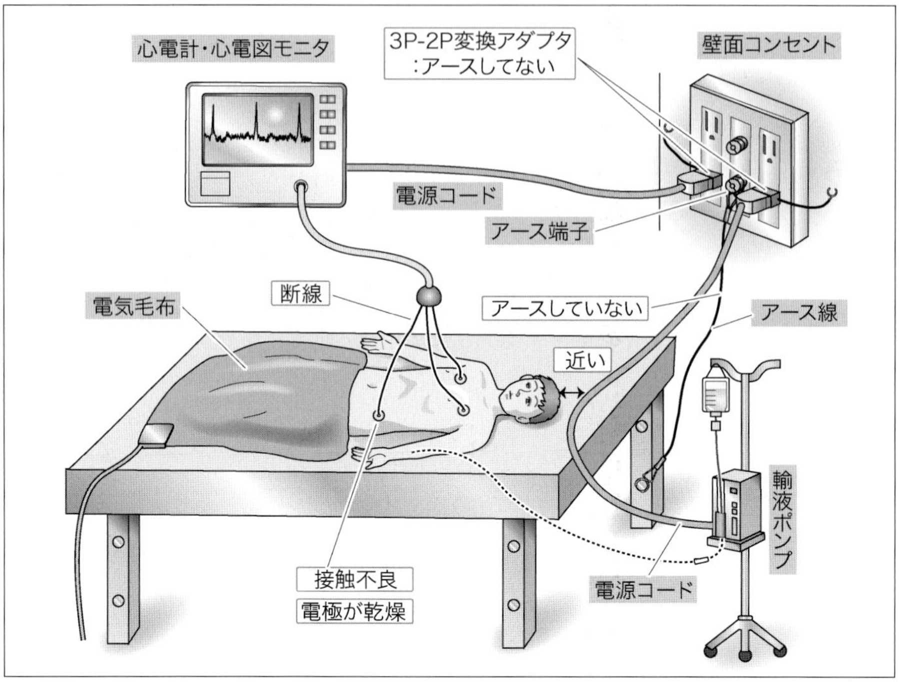

図5　ハム混入時のチェックポイント

［加納　隆（編著）：ナースのためのME機器トラブルチェック，南江堂，東京，p9，2005より一部改変］

3）電極リード線の断線

リード線の断線はもっとも多いトラブルの一つである．断線しても，外見上はビニル被覆でつながっているようにみえるため容易に判断できない．とくに，コネクタ部で断線することが多い．テスタを使用して簡単に導通の有無をチェックできる．リード線は消耗品と考えて予備を用意しておき，具合がわるければすぐ取り替えてみる．

c．アーチファクトの混入

心電図記録に混入するアーチファクトは大別すると，外部雑音の混入，波形歪の2つに大別できる．以下，それらの例と対策を述べる．

1）外部雑音

① ハム雑音

電灯線や機器の電源コードの交流電圧が患者の体や誘導コードに誘導されると交流

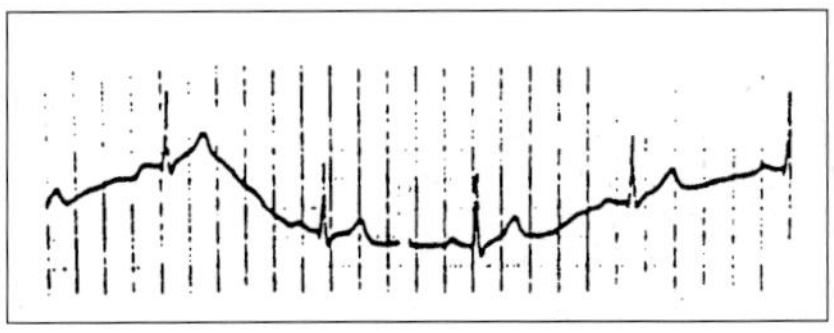

図 6 基線の動揺

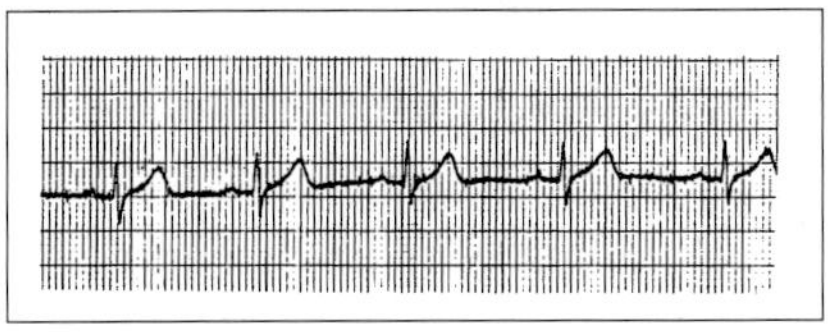

図 7 筋電図混入

障害となる（**図 4**）. 心電図検査やモニタの最大の問題点である. **図 5** に示すような点をチェックする.

② 静電気雑音

最近の心電計は，患者の安全のため，患者回路をフローティング（非接地）にしているので，乾燥した時期に操作者の着衣やそばのカーテン等に静電気が帯電すると，操作者の動きやカーテンの揺れで患者の電位がゆっくり変動する. これが心電図の基線の動揺になる. 対策としては，部屋の十分な加湿やカーテンを導電繊維製のものにするなどがある.

③ 体　　動

患者の体動によって電極が多少でも動くと，基線が動揺する. 患者の呼吸によって電極が動くと基線の呼吸性変動が起こりやすい（**図 6**）. 短時間なら患者に息こらえをさせる.

④ 生体電気

心電図以外の生体電気は雑音になる. 心電図に筋電図が混入すると，**図 7** に示すような心電図波形に細かい棘波が生ずる. 寒さや緊張が原因ならば，室温を上げ緊張を解かせる. 痛みを発している筋肉から電極を遠ざける.

⑤ 電気メス

電気メスは 500 kHz～3 MHz 程度の高周波高電圧を患者にかけて，組織を切開・凝固するものである. 患者の身体に大きな電圧がかかるので，心電図にも大きな雑音がはいる. 空中や電源線を通って，他の部屋の心電図検査・モニタに影響することもある. 電気メス対策ずみの心電計・モニタを使うのがよいが，完全なものはない.

⑥ 断線・接触不良

誘導コードが断線しかかったり，コネクタが接触不良を起こすと，基線が激しく上下に飛ぶ. 定期的な点検が必要である.

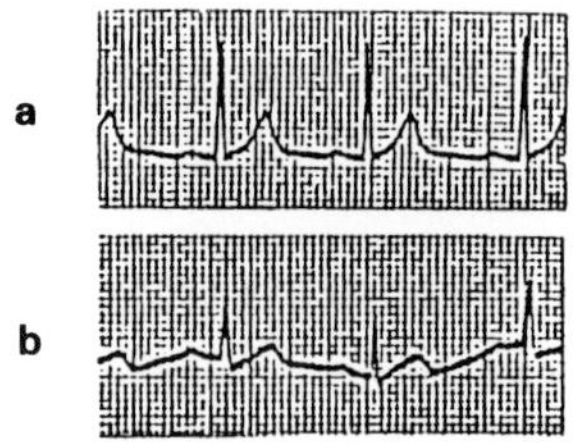

a．正常な場合　b．ペーストが乾燥した場合（同一人，同一部位）

図8　電極ペースト乾燥化の影響

2）波形歪

① ハムフィルタ・筋電図フィルタ

ハム雑音が混入したとき，前述の対策を施しても混入が防げないときには，ハムフィルタで50～60 Hzの信号を除去する．しかし，この周波数付近にはR波の成分も含まれるので，R波の減高やノッチの消失などが起こる．筋電図フィルタはさらに高い周波数の雑音（筋電図など）を除去するフィルタであるが，ハムフィルタと同じような心電図波形の歪が起こるので注意する．

② ペースト乾燥

乾燥した心電図ペーストが電極にこびりついていると心電図にとって抵抗になり，波形が変形してしまう（**図8**）．電極は常にきれいに洗っておく．また，ディスポ電極は保管に十分気をつけて，ペースト（ゲル）部が乾燥しないようにする．

③ ペースト過多

胸部電極の取り付け時，ペーストが過多になると電極同士がペーストでくっついてしまい，隣接した誘導が同じ心電図波形になってしまう．よくペーストを拭き取り，電極は装着し直す．

D 消毒・滅菌

とくに消毒・滅菌する部分はないが，感染症の患者に使用するときは，送信機はビニル袋などでシールし，電極リード線は使用後捨てるとよい．

E 定期点検

外観点検や作動点検は目視検査（目で見て確認すること）ですむので誰でも容易に実施できるが，電気的安全性や性能についての主要部分は，電子測定器や測定技術が必要なので臨床工学技士などに任せなければならない．

定期点検でチェックすべき項目を以下に示す．

1．備品（付属品，消耗品）のチェック

① 電源コード，アース線，誘導コード，電極が本体内もしくは台車に収納されているか．
② 心電図用クリーム，記録紙，ディスポ電極などの消耗品は所定の場所に保管してあるか．
③ 取扱説明書は所定の位置にあるか．

2．外観チェック

① コード類に破損はないか．
② ツマミやスイッチなどに破損はないか．
③ パネル面の表示（文字や数字）は読めるか．
④ 本体にキズやへこみはないか．
⑤ ヒューズは所定のものがはいっているか．
⑥ 電極に錆や汚れが付着していないか．

3．機械的特性のチェック

① ツマミやスイッチなどの動きはスムーズか．
② 電源プラグのコンセントへの保持力は良好か（抜けやすくないか）．
③ コネクタにガタはないか．
④ 電極と電極端子との接続状態は良好か（抜けやすくないか）．
⑤ 記録器はスムーズに回り，変な音はしないか（キーキーとかカタンカタンなどの音をきく）．
⑥ 台車の移動はスムーズか（台車のキャスタの点検）．
⑦ 台車は水平に保っていられるか（心電計やモニタがすべり落ちないか）．

4．電気的安全性のチェック

電気的安全性の点検は，安全の知識と測定技術および測定器が必要なので，院内の臨床工学技士や，メーカの技術者に依頼しなければならない．年2回以上（できれば4回以上）行うことが望ましい．

① 漏れ電流（接地漏れ電流，外装漏れ電流，患者漏れ電流など）の測定
② アース線抵抗の測定
③ 絶縁抵抗の測定

5．電気的性能のチェック

電気的性能の点検は，専門的な知識・技術，測定器が必要なものと，目視でできるものとがある．目視でできるものは始業点検の際や日常の使用中に行うとよい．専門的な性能点検は少なくとも年1回以上（できれば年4回以上）行うことが必要である．

以下，目視でできるものと，定量的な点検が必要な項目に分けて列挙する．

a.　目視でできるもの

① 記録器上に心電図波形は出るか．
② 校正信号を入れたとき正しい振れ（感度1で10 mmの振れ）が記録器上に出るか．
③ 校正信号を入れっぱなしにしたとき，振れが約1/3（正確には37%）になるのに何秒かかるか（時定数の点検）．
④ 記録器を25 mm/秒で10秒間流して25 cm出てくるか．
⑤ アース線，誘導コードの導通はあるか（テスタでチェックする）．

b.　定量的な点検が必要な項目

① 感度の測定
② 周波数特性（高域）の測定
③ 時定数の測定
④ 同相弁別比の測定
⑤ 入力換算雑音の測定
⑥ 校正信号のチェック
⑦ 記録器紙送り速度の測定
⑧ その他必要な測定

なお，心電計・モニタのチェックリストを**表1**に示したので参照されたい．

6.　定量点検に必要な測定器

上記の専門家が行うべき点検を院内で行うためには，次のような測定器をそろえる必要がある．

① 低周波信号発生器（0.1～500 Hz）
② アッテネータ
③ 1 mV標準電圧発生器
④ オシロスコープ
⑤ 高感度交流電圧計
⑥ 標準時間パルス発生器

2.　血圧モニタ

血圧測定には，マンシェット式（間接法）とカテーテル式（直接法）があるが，後者は「観血式測定法」と呼ばれる．ICUや手術室での血圧モニタには，この観血式が使われるが，これは，

① 異常に低い血圧（静脈圧）も測れる．
② 血圧波形を連続的に観測できる．
③ 不整脈や無効収縮の診断に有効である．
④ 血圧異常時にアラームを発してくれる．

表 1　心電計・モニタのチェックリストの例

	項　目	良	否	実測値（状態）	修正値	良	否
電源	備品チェック			備品カード参照			
	電源コードと電源プラグの接触状態				修理		
	電源プラグのテンション				g		
	電源ヒューズ			断　線　g	交換		
アース	アース端子とアースコードの接触状態				修理		
	アースコード				修理		
誘導コード	誘導コードと電極の接触状態				修理		
	誘導コード				修理		
	インジケータランプの点検				修理		
	モニタディスプレイの状態				調整		
	レコーダの紙送り速度　25 mm/秒			mm/秒	mm/秒		
	50 mm/秒			mm/秒	mm/秒		
動作ツマミ	モード切り替えスイッチ				調整		
	インストスイッチ				調整		
	校正電圧印加スイッチ				調整		
校正波形	記録感度　×1/2			mm	mm		
	（標準感度）×1			mm	mm		
	×2			mm	mm		
	時　定　数			秒	秒		
	ノイズレベル（最大感度）			mm(P–P)	mm (P–P)		
	弁別比（50 Hz）			dB	dB		
	患者ヒューズ			断　線	交換		
周波数特性	（10 Hz→100%）　30 Hz			%	フィルタ　on　%		
	60 Hz			%	〃　%		
	90 Hz			%	〃　%		
	100 Hz			%	〃　%		

などの特徴を持っているからにほかならない．

また，心臓カテーテル室では，心臓疾患の鑑別診断のために，観血式血圧計で心内圧波形が測定・記録され，解析される．

なお，脳外科領域では脳圧もモニタされることがあるが，構造的には観血式血圧モニタと同じであるので，同様の取り扱い上の注意，点検が必要である．脳圧モニタについては，ここではこれ以上ふれない．

Ⓐ 基本構成

装置の全体構成は，カテーテル(およびモニタリングライン)，血圧トランスデューサ，装置本体の 3 つの部分に大きく分かれる（**図 9**）．

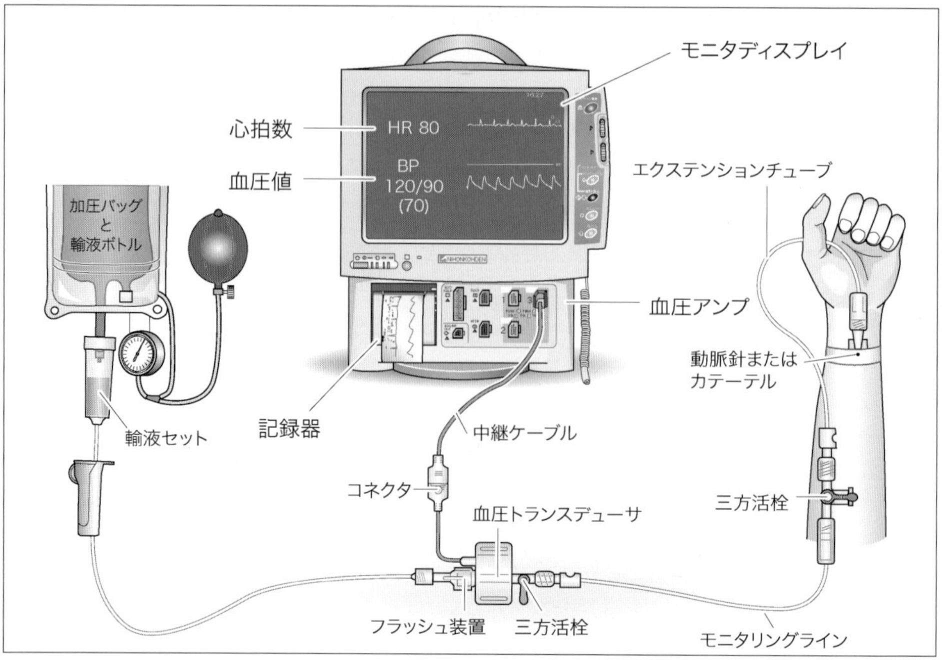

図 9　装置の全体構成

1.　カテーテル（およびモニタリングライン）

血管内で発生している血圧を，生理食塩液を介して血圧トランスデューサまで導く管で，目的に応じていろいろなタイプのものがある．

a.　スワン–ガンツ（心臓）カテーテル

先端に小さなバルーン（注射器内の空気により膨張・収縮が可能）がついたカテーテルで，少なくとも 2 つの内腔（血圧測定用とバルーン用）を持っている．末梢の静脈（肘静脈，大腿静脈など）からカテーテルを挿入し，空気で膨張したバルーンが血流に導かれて心臓内に自然にはいることを利用する．

通常は X 線透視装置を必要とせず，血圧波形をモニタしながら，目的の位置（肺動脈が多い）まで挿入する．スワン–ガンツカテーテルには，その目的に応じていくつかの種類があるが，もっとも多く用いられているものに，サーモダイリューションカテーテルがあり，これは，サーモダイリューション（熱希釈）式心拍出量測定も可能なカテーテルである．その他，ペースメーカ用電極がついたものや酸素飽和度測定用の光ファイバがついたものもある．

b.　動脈針

動脈圧モニタを行う際に使用する．プラスチック（テフロンなど）製の針で，通常は橈骨動脈に経皮的に挿入して，モニタリングラインと接続する．

c.　モニタリングライン

動脈針やカテーテルと血圧トランスデューサを結ぶ途中のラインで，エクステンションチューブと三方活栓を中心としたものである．通常は，輸液セット，輸液ボトル(ヘパリン入生理食塩液)，フラッシュ装置などを組み合せて使用する．

2. 血圧トランスデューサ

カテーテル（およびモニタリングライン）によって導かれた血圧を電気的な量（電気抵抗値など）に変換するもので，トランスデューサ（transducer）とは変換器の意味である．以前は各種の方式の再使用型トランスデューサが使われていたが，現在は半導体ストレインゲージを使用したディスポ型のトランスデューサが主流である．

3. 装置本体

血圧アンプ，モニタディスプレイ，記録器よりなる（**図 9**）．血圧トランスデューサによって電気抵抗値などに変換された血圧信号を電圧の形で増幅する．これを血圧波形としてモニタディスプレイに表示し，必要なときは記録器により波形記録する．

また，時々刻々と変化する血圧の最高値，最低値，平均値などをディジタル表示し，これらの値がある設定範囲を超えると警報（アラーム）が鳴る．

なお，市販の装置は観血式血圧モニタ単体のものはなく，心電図，呼吸，体温，SpO_2 といった他の生体信号の測定機能も有したモニタ装置（またはポリグラフ装置）となっている．

B 使用前の準備と始業点検

1. 測定の準備（通常，医師の指示のもとに行う）

観血式血圧計本体装置，血圧トランスデューサ，動脈針またはカテーテル，エクステンションチューブ，三方活栓，輸液セット，輸液ボトル(ヘパリン入生理食塩液)，フラッシュ装置，加圧バッグ（フラッシュ装置を使用する際に輸液ボトルを加圧するもの），ディスポーザブルドームなどを用意する．

2. 測定開始までの手順

a. 測定に必要なモニタリングラインの組み立て

エクステンションチューブ，三方活栓，輸液セット，ディスポトランスデューサ，フラッシュ装置（ディスポトランスデューサと一体化している場合が多い），ディスポーザブルドームなど，測定に必要なモニタリングラインを組み立てる．最初から組み立てられた状態で供給される場合も多い．

b. モニタリングライン

血圧トランスデューサドームならびにモニタリングライン内をヘパリン入生理食塩液で満たす（フラッシュ装置を使用する場合は急速フラッシュ状態で行う）．残留気泡がないことを確認する．

c. ディスポーザブルドーム使用の場合

ドームを血圧トランスデューサに接続するとき，ドームの膜と血圧トランスデュー

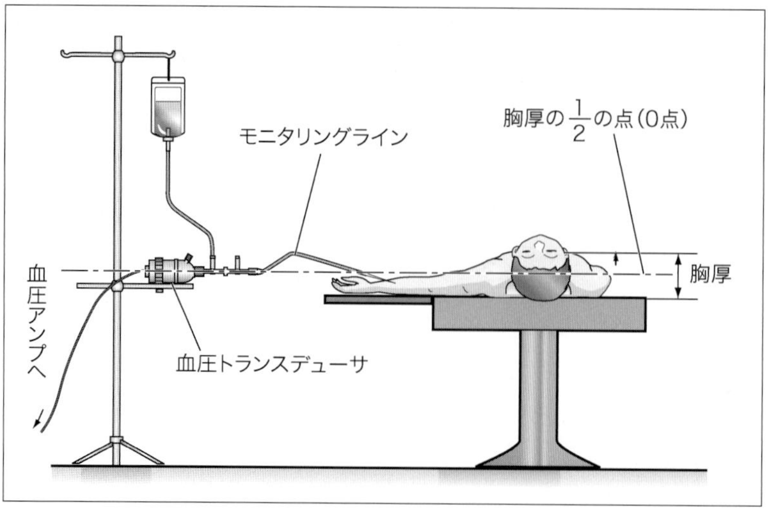

図 10 血圧トランスデューサの位置(右心房の高さ)

サの受圧面の密着をよくするために，適量の水をつけるように指示されている場合もある(取扱説明書で確認する).

d. 血圧トランスデューサのゼロ調整(ゼロバランス)

これは，血圧トランスデューサを大気開放状態にして，装置本体の血圧アンプのゼロ調整ボタンによって行う.

e. 血圧トランスデューサの位置

右心房の高さ(胸厚の 1/2 の点または前腋窩線)にする(**図 10**).

f. 動脈圧モニタの場合

動脈針を経皮的に挿入し(医師による)，モニタリングラインと接続する．動脈圧波形が出ることを確認する.

g. 肺動脈圧モニタの場合

スワン-ガンツカテーテルにモニタリングラインを先に接続し，カテーテルを挿入する．バルーンを膨張させ，血圧モニタをみながら肺動脈圧波形が出るまでカテーテルを進める．X 線透視下でカテーテルを挿入する場合もある.

h. フラッシュ

ヘパリン入生理食塩液で十分にフラッシュして，動脈針やカテーテル内に血液が残留しないようにする．フラッシュには注射器またはフラッシュ装置(急速フラッシュ状態)を使用する.

i. 固 定

動脈針およびスワン-ガンツカテーテルは，患者の体に固定し，位置がずれないようにする.

j. 補 強

動脈針は三方活栓またはチューブコネクタによって，モニタリングラインと連結さ

表 2　直接血圧測定法の誤差要因とその対策

誤差要因	測定される血圧値			対　策
	最　高	最　低	平　均	
血圧トランスデューサの位置が右房の位置より高すぎる	下がる	下がる	下がる	血圧トランスデューサを右房の高さ（胸厚の約1/2）に設定する
血圧トランスデューサの位置が右房の位置より低すぎる	上がる	上がる	上がる	血圧トランスデューサを右房の高さ（胸厚の約1/2）に設定する
ゼロ点がドリフトする	同じ方向へ同じだけずれる			血圧トランスデューサを大気開放にしてゼロ点をチェックする
カテーテル内や血圧トランスデューサのドーム内に気泡がはいっている	下がる	上がる	変わらない	気泡抜きを十分に行う
カテーテルの先端がつまったり先が血管壁にあたっている	下がる	上がる	変わらない	フラッシングを行う，少しカテーテルを引き抜く
カテーテルと血圧トランスデューサの全体の系が共振する	上がる	少し下がる	変わらない	適切な系と取り替える，カテーテルをブラブラさせない
カテーテル先端で圧力の反射などにより血圧値が変わる	状況によって上下する		変わらない	本質的な問題であり容易には取り除けない

せるが，ロックすることができないので，なんらかの補強（テープまたは糸）が必要である．

f〜i は通常医師が行う．

Ⓒ 使用中の注意と点検

1．測定中に行うこと

a．フラッシュ（通常，医師が行う）

動脈針やカテーテル先端部分での血栓形成を防ぐために，測定開始時だけでなく，測定中にもヘパリン入生理食塩液でフラッシュする．

フラッシュ装置を使用する場合は，持続的な微量のフラッシュを自動的に行うので，その必要はない．

採血後は必ず，十分なフラッシュを行う（フラッシュ装置の場合は急速フラッシュ）．

b．ゼロ調整

長期の血圧モニタリングでは，ゼロ圧がずれてくることがあるので，ときどき調整（ゼロバランス）をやり直す．とくに，低圧（肺動脈圧，静脈圧）のモニタをする場合は重要である．

2．波形歪と対処法

直接法も，血圧トランスデューサの設置法，本体の調整法，測定ラインの確保法を誤ると測定値には誤差が生じる．誤差要因にその対策をまとめて**表 2** に示す．また，そのときの正しくない測定血圧波形を**図 11** に示す．

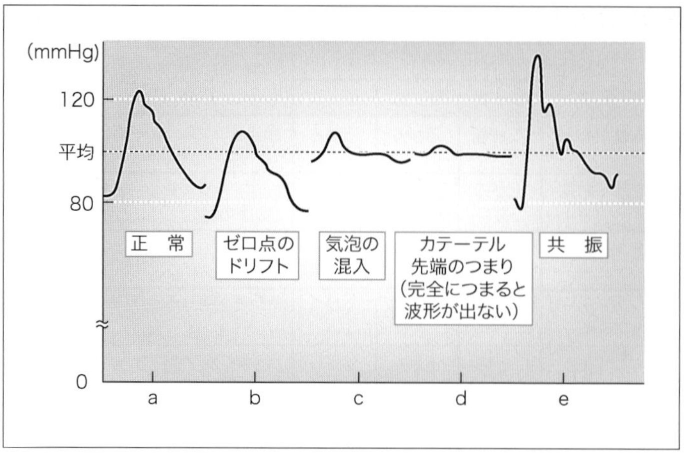

図 11　正しくない測定血圧波形

D 消毒・滅菌

モニタリングライン，動脈針，カテーテル，三方活栓等は滅菌済みのディスポ製品を使うので問題はない．

また，血圧トランスデューサもディスポ型を使ったり，膜つきのディスポドームを使うので滅菌の必要はない．

E 定期点検

1. 観血式血圧モニタのチェックポイント

a. 備品（付属品，消耗品）のチェック

① 電源コード，血圧トランスデューサ接続ケーブルが本体もしくは台車に収納されているか．

② ディスポトランスデューサ，ディスポドーム，延長チューブ，フラッシュデバイス，もしくはこれらのセット，加圧バッグ，記録紙，などは予備品も含めて所定の場所に保管してあるか．

③ 取扱説明書は所定の位置にあるか．

b. 外観のチェック

① コード類に破損はないか．

② ツマミやスイッチなどに破損はないか．

③ パネル面の表示（文字や数字）は読めるか．メータ類は読めるか．

④ 本体にキズやへこみはないか．

⑤ ヒューズは所定のものがはいっているか．

⑥ 血圧トランスデューサの金属受圧膜に汚れがないか．

c. 機械的特性のチェック

① ツマミやスイッチなどの動きは円滑か.
② 電源プラグのコンセントへの保持力は良好か（抜けやすくないか）.
③ コネクタにガタはないか.
④ 本体とトランスデューサコネクタの接続状態は良好か（抜けやすくないか）.
⑤ 記録器は円滑に回り，変な音はしないか（キーキーとかカタンカタンなどの音をきく）.
⑥ 台車の移動は円滑か（台車のキャスタの点検）.
⑦ 台車は水平に保っていられるか.

d. 電気的安全性のチェック

① 漏れ電流（接地漏れ電流，患者漏れ電流，外装漏れ電流など）の測定
② アース線抵抗の測定
③ 絶縁抵抗の測定

e. 電気的性能のチェック

1）目視でできるもの

① ディスプレイ上，記録器上に血圧波形は出るか.
② 空気圧を血圧トランスデューサにかけ，水銀柱と比較して正しい値を表示するか（感度の点検）. このとき，何点か（たとえば 50, 100, 150, 200 mmHg）圧力を加えて，どんな点でも正確な表示をすることを確かめる（直線性の点検）.
③ 警報発生部は正しく動作するか（低血圧側は，血圧トランスデューサを大気開放にして警報が出ればよい. 高血圧側は空気圧をかけて，設定値を超えたとき警報が出ればよい）.
④ 記録器・ディスプレイ上の送り速度は規定どおりか.

2）定量的な点検が必要な項目

① 測定系全体（たとえば，動脈針＋延長チューブ＋血圧トランスデューサ＋本体）の周波数応答試験
② 血圧トランスデューサのゲージ抵抗の測定
③ 血圧トランスデューサの絶縁抵抗の測定
④ 血圧トランスデューサ励振電圧とその安定性の測定
⑤ 血圧トランスデューサの温度ドリフトの測定
⑥ ディスプレイ掃引速度，記録器送り速度の正確な測定
⑦ その他必要な測定

2. 簡易試験法

a. 感度チェック

装置の総合感度は，月に1回程度，動作状態で血圧トランスデューサに既知の圧力を加えて校正（キャリブレーション）しなければならない. 専用のチェッカを使用すれば簡単に行えるが，ここではチェッカがない場合の方法を示す.

本体に専用血圧トランスデューサを接続し、ドーム内を生理食塩液で満たし，通常

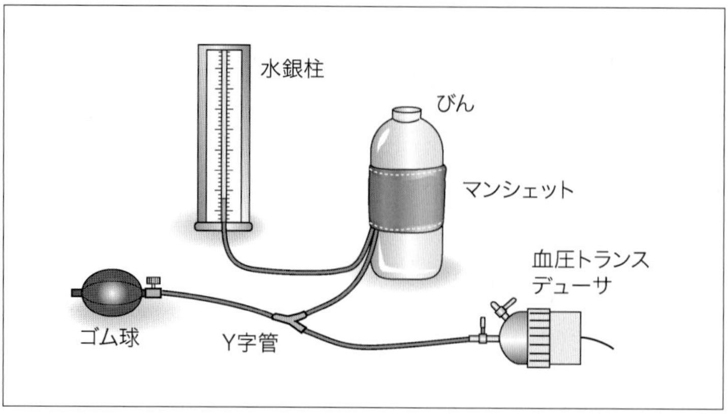

図 12　間接血圧測定セットを使ったキャリブレーション法

使用の状態にセットし，大気開放にしてゼロバランスをとる．水銀柱式間接血圧測定器を用意して，Y字管またはT字管を用いて，ゴム球，水銀柱，びんなどに巻いたマンシェットおよび血圧トランスデューサの測定側三方活栓を，**図 12**のように，それぞれ接続する．準備ができたらゴム球で加圧し，水銀柱の読みと，観血式血圧計の表示圧力値と合っているかを確認する．これが違う場合は正しく調整し直さなければならない．その調整法は機種によって違うので，それぞれの取扱説明書に従って行う．

b.　ステップ応答試験

観血式血圧モニタの表示値と，マンシェット法（間接法）で測った値がずいぶん違うことがある．その原因は，間接法でのマンシェットの選択法や測定法に問題のある場合もあるが，観血法（直接法）にも，カテーテルの詰まりによる波形のなまりや共振による異常な振動波形などの誤差要因もある．とくに共振による振動は，その測定系固有のもので容易には取り除けない．それ故，いま使っている直接法の測定系（カテーテルまたは動脈針＋延長チューブ＋血圧トランスデューサ）の特性をあらかじめ知っておく必要がある．

共振特性は系の周波数特性を測定することによって知ることができる．このためには，カテーテルや動脈針の先から既知の周波数の正弦波圧力を入力し，これが血圧トランスデューサを介して記録器上（またはモニタディスプレイ上）にどのように描かれるかを，周波数を変えながら観測しなければならず，かなり大がかりな試験システムが必要となる（専用のチェッカも市販されている）．しかし，この試験の代用として，ステップ応答試験を行うと，正弦波試験とほぼ同様な結果を得ることができる．以下，その測定法ならびに評価法を述べる．

図 13に示すように，使用している測定系の先に短かいゴム管をつけ，これを三方活栓をつけた注射筒に接続する．通常の方法で系全体を生理食塩液で満たし，大気開放にしてゼロ・バランスをとる．指で押さえている側の三方活栓内も生理食塩液で満たす．指側の活栓を閉じたまま，注射筒で血圧トランスデューサに適当な圧力（値は

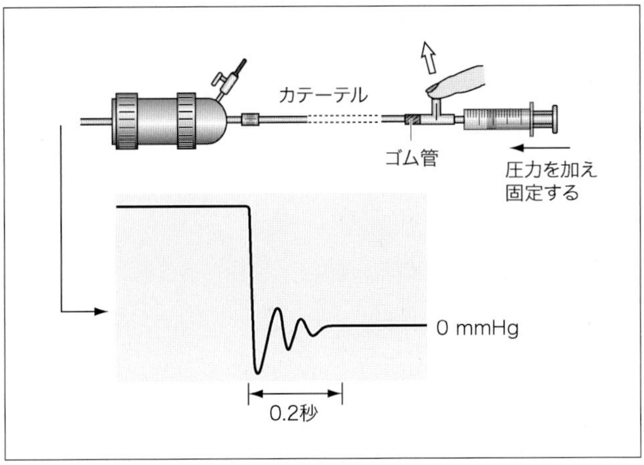

図 13　簡易ステップ圧力応答試験
（注射器で圧力を加え，三方活栓を閉じ，指を勢いよく離す）

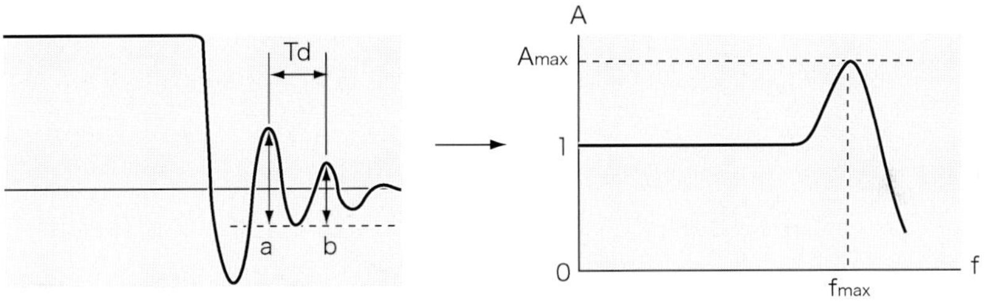

$$D = \frac{1}{\sqrt{\left(\frac{\pi}{\ln a/b}\right)^2 + 1}}$$

$$A_{max} = \frac{1}{2D\sqrt{1-D^2}}$$

$$f_{max} = \frac{1}{Td}\sqrt{\frac{1-2D^2}{1-D^2}}$$

図 14　ステップ応答波形（左）とそれから計算された周波数特性（右）
（ここで D はダンピング定数である）

いくらでもよい）を加える．圧力を加えたまま三方活栓を操作し注射筒側を閉じる．このとき指は開放された三方活栓側をきつく押さえていなければならない．記録器を毎秒 10〜50 cm ぐらいのスピードで流しながら指を勢いよく離す．すると，図下段のような振動波形が描かれる．これが簡易ステップ圧力応答試験である．同じ設定で何度か行う．

得られた振動波形から**図 14** 左に示すパラメータ（振幅 a および b，時間 Td）を計測し，下段のような計算を行うと，図右に示すような周波数特性が求められる．

ここで D はダンピング定数を表しており，この値が 0.4 以下では系は顕著な共振特性を示し，測定波形は振動的になる．Dは0.7付近が最適とされる．気泡が混入するとDは大きくなり適正状態に近くなるが周波数応答がわるくなる（波形がなまる）．

このような試験を行って使用している測定系の特性をよく知っておくことが，測定波形を解釈するうえで大切である．

3．体温モニタ

体温とは

ヒトのバイタルサインは，呼吸，血圧，脈拍，体温の4項目があげられる．よく母親が風邪気味の子供の体温を知るために，手のひらを体に当て「熱がある」といった感覚で表現されるものである．一般的に体調を簡単に知るバロメータでもある．さらに詳しく知るためには，体温計で測定することで正確な値がわかる．ヒトの体温はどこで測定するのが正確か一致した意見はない．核心温として脳室温や動脈血温があげられるが，特殊な事例に限られ一般的な計測法ではない．看護記録に記載されている体温とは体温計による検温値であり，測定部位は腋窩，口腔，直腸などがある．簡単な測定であるが，測定値に影響を与える因子も多い．

体 温 計

一般的に使用されている体温計は2種類で，ガラス製体温計（水銀体温計）と電子体温計である．いずれも検温部は腋窩，口腔内のどちらかである．共に外気温が遮断され簡単に測れる部位である．

ガラス製体温計はガラス管内に水銀を封じ込めている．ガラス製品であるため衝撃に弱く，破損すると水銀も飛び散る危険がある．

電子体温計は水銀体温計に変わるもので利用は急激に増えている．

鼓膜温を測定する耳用赤外線体温計もある．

3-1　ガラス製体温計

1．構　　造

ガラス管に水銀を閉じ込め，熱による水銀の膨張を応用し測定している．測定後は温度が下降しても，測られた最高温度を維持するような留点構造がある．留点は，温度が下降しても水銀系が測られた最高温度の位置に保たれるよう毛細管の一部を狭くした構造をいう．ガラス製体温計の構造を**図15**（JIS抜粋）に示す．

2．性　　能

測定範囲は一般用では35～42°Cの範囲で，目盛りは0.1°Cきざみ．婦人用では33.5～38°Cの範囲で，目盛りは0.05°CきざみとJIS T 4026で規定されている．

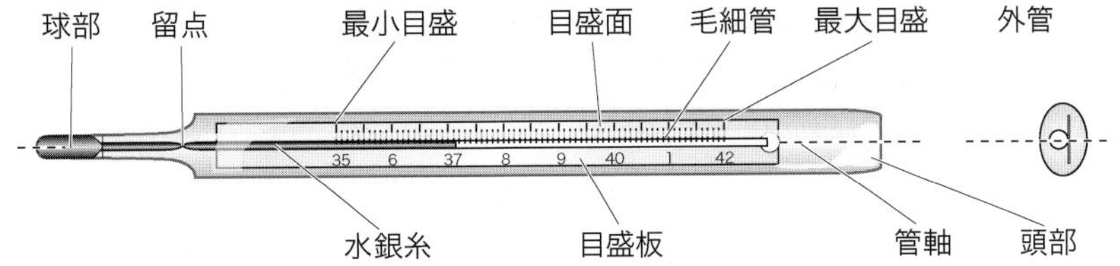

図 15　ガラス製体温計の構造

表 3　電子体温計の規格基準

1．ヒトの体温を検出するもの
2．体温の検出に感温素子を用いるもの
3．最高温度保持機能付き
4．内部電源により作動するもの
5．体温をデジタル表示するもの
6．熱伝導の原理に基づき体温を検出する

3．保守管理

単純な構造でメンテナンスは不要である．清潔維持のため，消毒液に浸けるかアルコール綿でガラス管を拭く程度であれば十分である．それ以外にメンテナンスする必要はまったくない．ただし，ガラス製品であるから破損すると水銀が飛び散るため危険である．取扱いには十分に注意し，ていねいに扱うこと．

3–2　電子体温計

大きさは水銀体温計よりわずかに大きい．本体強度はガラス管の比ではない．体温検出は水銀の代わりに感温素子を使っている．体温による電気抵抗の変化を演算回路処理してデジタル表示している．感温素子には白金抵抗線，水晶振動子などがあげられるが，電子体温計ではサーミスタが一般的である．電子体温計規格基準は**表 3**のとおりである．

1．構　　造

電子体温計の構造はセンサ部，演算回路，表示部，電源の四つに分けることができる．センサ部はサーミスタを使用し，温度変化による抵抗値の変化を電子回路でデジタル変換し表示する．サーミスタは thermally sensitive resistor の略名で，温度の変化により内部抵抗が大きく変化する半導体素子である．小型軽量，形状も多種である．一般的には負の温度特性を持った NTC（negative temperature coefficient）サーミスタ（**図 16**）が使用されている．電子体温計の内部回路を**図 17** に示す．

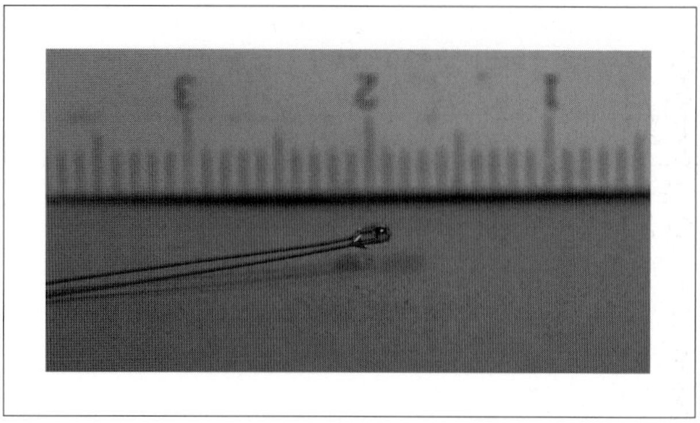

図 16　サーミスタ

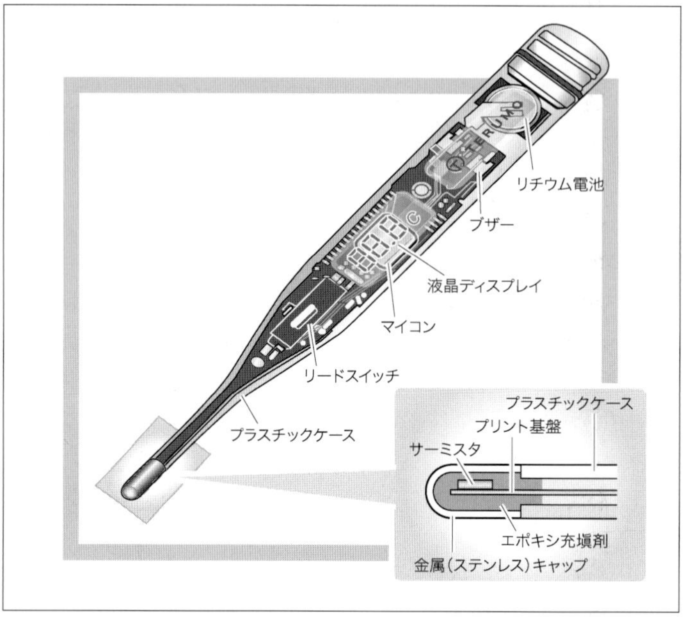

図 17　電子体温計の構造

2．性　　能

電子体温計の測定表示方法として，実測値表示と予測値表示の2つがある．検温時間は，タイマーによる電子音で知らせてくれる．これらの利便性が受けいれられ，病院でも普及してきた．測定は，腋窩で10分以上の時間をかけて測定する実測式電子体温計と，1分程度で平衡温を予測する予測式電子体温計がある．いずれも，リセットスイッチを押すことや専用ケースに戻すまでは，検温値は保持されている．

3．保守管理

体温計が防浸型であれば消毒液に浸けるか軽く拭く程度でよい．80°Cの耐熱試験

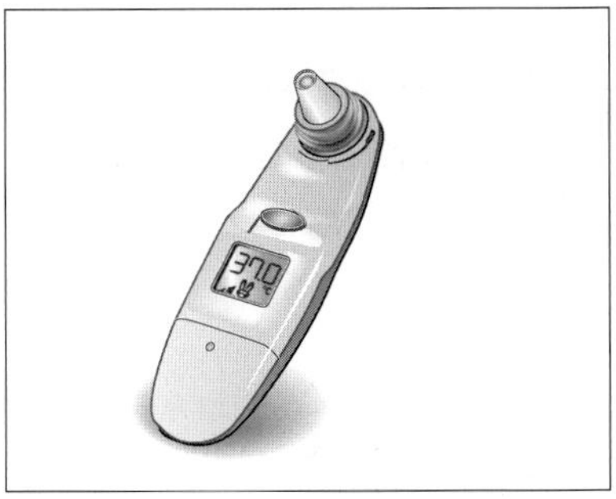

図 18　耳式赤外線体温計

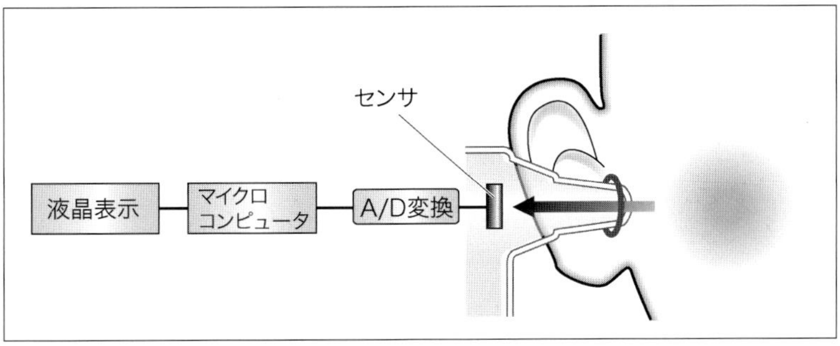

図 19　耳式赤外線体温計の構成

は行っているが高温による滅菌は行わないこと．本体寿命は，内部バッテリーがなくなるまで何度でも使用できる．故障することはまれであるが，修理は行われていない．

3–3　耳式赤外線体温計（図 18）

すべての物体は赤外線を発していることから，鼓膜から放射されている赤外線量をセンサで検出して，鼓膜温≒脳温として臨床応用されている．測定は数秒で，非常に早い検温が可能である．鼓膜には非接触であるため安全である．

測定誤差は測定手技で起こり，体温計自体の誤差は無視できる．また耳垢，外耳炎，中耳炎などによって正確な測定ができないので，外耳道に炎症などがないことが条件である．

1．構　造

鼓膜から放射される赤外線の強さを測定する．このセンサはサーモパイルと呼ばれ，鼓膜に直接触れなくても温度を測定できる．耳式赤外線体温計の構成を**図 19** に示す．

2. 性　能

測定時間は1秒程度と瞬時である．測定にはコツがあり，鼓膜から放射された赤外線をとらえられず外耳道の温度を測定し，測定ごとに値がばらつくことがある．鼓膜温を正確にとらえるためには，何回か測定を繰り返す．

3. 保守管理

他の体温計のように消毒液に浸けることはできない．消毒液を含ませた柔らかい布などで，定期的に本体表面を拭くようにする．なお消毒液の成分を確認しておくこと．

センサ部が耳垢や分泌液で汚れないように，センサカバーを付けて測定する．

3-4　電子体温モニタ

集中治療室や手術室で長時間観察できることから，麻酔管理の必需品となっている．電子体温モニタは本体とセンサが分離しているため，センサを超小型にすることで，あらゆる部位で測定が行える．電子体温モニタは，電子体温計の規格 JIS T 1140 である最高温度保持機能はないため，分類上は電子体温計の規格外になる．連続測定する意味では，電子体温モニタに分類する．

1. 構　造

体温表示本体とセンサを接続して，測定部位にセンサ部の先端を留置する．体温測定値は連続して表示される．手術室や集中治療室では，膀胱温，直腸温などを観測する．

2. 性　能

サーミスタはフレキシブルプローブであり，さまざまな用途に使用でき信頼性も高い．体温表示の誤差があるとするならば，ほとんどがセンサの問題である．膀胱カテーテルの先端にサーミスタを埋め込み直接膀胱内温度を測定できる（**図 20**）．針状のセンサで生体組織の局部を測定することができ，その臨床応用は多い．

3. 保守管理

体腔挿入型温度プローブは互換性に優れ，精度は±0.1°Cである．安価でもあり大半の体温モニタに使用されている．センサは使い捨てである．本体の調整はないが，精度確認のため，ガラス製体温計とセンサを温水に浸け温度表示の差がないことを確認することが簡易的な方法である．

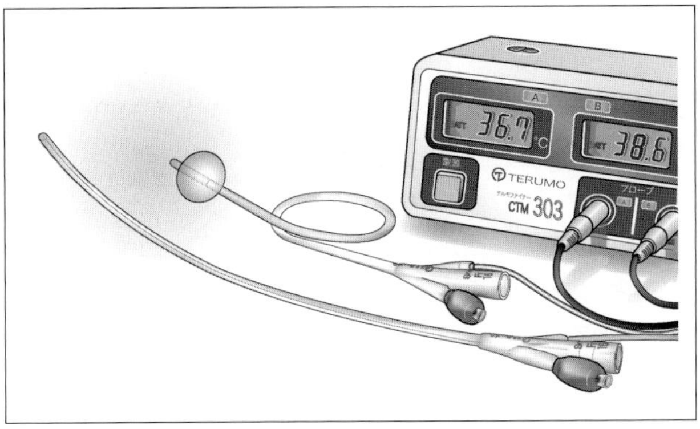

図 20　膀胱カテーテル（体温センサ付き）

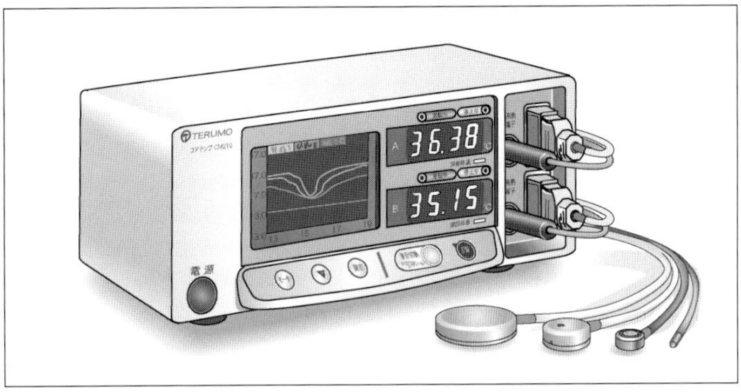

図 21　深部温モニタ

3–5　深部温モニタ

熱流補償式

一般的に，体表面にセンサを装着しての体温測定は外気温により左右され，再現性に乏しく，測定値は低い．そこで，体表面を外気温の影響を受けないよう断熱材で保護して測定することで，深部体温が測定できるという原理から考案された機器である（**図 21**）．

1．構　　造

深部温モニタの最大の特徴は，大きめのセンサ部にある．センサには皮膚からの熱放散を防止するために，外殻にヒータが組み込まれている．断熱材とヒータでコントロールされた体表面からは熱放散を抑え，深部体温の測定が可能になる．深部温測定原理を**図 22** に示す．

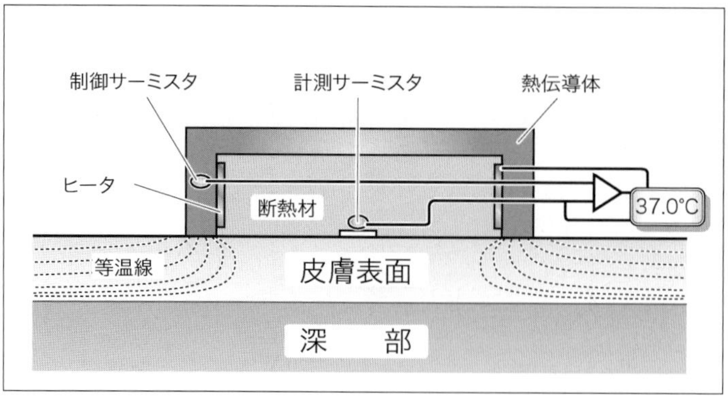

図22　センサ構造

2. 性　　能

センサは直径43 mm×8.5 mmと，大型である．30〜40°Cの範囲では，精度±0.1°Cである．

3. 保守管理

本体の外観に，ひび割れ（落下）や破損の有無を確認する．感染予防のためにも，本体外装部を消毒する．センサのコードの被覆の破れ，鋭角な折れなどがないか目視点検する．その他のセンサ異常は，本体のセルフチェック機能でも確認できる．

参考文献

1） JIS T 4206: 2005「ガラス製体温計」
2） JIS T 1140: 2005「電子体温計」
3） JIS T 4207: 2005「耳用赤外線体温計」
4） JIS T 1306: 1989「電子体温モニタ」

4. 血流計・心拍出量計

4-1　超音波ドプラ血流計

非観血式に，血流波形を手軽に得る方法として，現在もっとも普及している血流計測法である．プローブを皮膚に装着することによって皮下の血管の血流速度が無侵襲的に計測できる．パルスゲート法を用いると，深部血管や心臓内血流速度を測定することもできる．ただし，血管径や血管走行角度が正確にわからないと，血流量は求まらない．ここでは主に末梢動脈の血流を測定するタイプのドプラ血流計について述べる．

Ⓐ 基本構成

音を発している物体が移動すると，その音の周波数が変化し，その変化分周波数は物体の移動速度に比例するというドプラ現象を応用した血流（速度）計で，皮膚表面から発射した超音波が，血流中の血球から反射してドプラ現象を起こすことを利用している．

1．本　体

数 MHz の高周波電流をプローブに送り，超音波に変え発射する．また，反射超音波による電気信号を検出し，これより血流速度（波形）を演算処理する．

2．プローブ

皮膚表面に装着するトランスデューサで，高周波電流を超音波に変え，かつ反射超音波を受けて電気信号に変える圧電素子からなるセンサである．

人工心肺回路，人工透析回路等のチューブにかませるカフ型もある．

Ⓑ 使用前の準備と始業点検（準備）

次の手順で測定準備を行う．

1．キャリブレーション信号

本体からキャリブレーション信号をレコーダに送り，レコーダのゼロ点と感度を調整する．

2．ゼリーの塗布とプローブの装着

プローブに付属の超音波ゼリーをつけ，血管の直上に，血管走行に合わせて装着する．必要があれば粘着テープで固定する．このときドプラうなり音が最強になる点を探す．

Ⓒ 使用中の注意と点検

1．動静脈混在波形

発射された超音波ビームが動脈と上下に平行して走っている静脈とに同時にかかると，両者の血流信号が混ざってしまい，正確な波形が得られなくなる．プローブの位置を変えたり，プローブサイズを変えたりする．プローブを皮膚に強く押しつけて静脈流を遮断すれば，一時的だが動脈信号のみの測定ができる．

2．雑音障害

外部より使用周波数に近い高周波がはいってくると，これにより妨害され，測定不

能になったり，波形に雑音がのる．適切なシールドなどの対策が必要である．

3. プローブ不良

プローブのコードの断線，コネクタ接触不良などによって，測定不能になったり，基線が飛ぶなどの雑音がはいることがある．また，プローブが劣化し絶縁不良になると，雑音が混入する．

D 使用後の整理と終業点検

1. キャリブレーション信号

測定の最後に必ずキャリブレーション信号を入れる．

2. プローブの清掃

付着した超音波ゼリーを水道水で洗い流すか，柔らかい濡れガーゼ等でていねいに清掃し，所定の場所に保管する．

3. プローブの滅菌

E 定期点検

1. 外観・機械的特性点検

次の各点をチェックする．

a. 本　体

① 表示部，ツマミ部，パネル面の汚れ
② ツマミの可動性
③ 電源コード，電源プラグの状態

b. プローブ

① 汚れ
② 破損状態
③ コードとコネクタの状態

c. 超音波ゼリー

① 残量と予備の確認

2. 電気的安全性

① 漏れ電流（接地，外装，患者）
② 接地線抵抗

3．電気的性能

a．キャリブレーション波形

キャリブレーションが確実にはいることを確かめる．

b．表示器

ディスプレイ面や数値表示器の輝度，鮮明度等をチェックする．

c．レコーダ

レコーダの紙送り速度，速度ムラ，刻時装置等を点検する．

4-2　熱希釈式心拍出量計

心拍出量を手軽に再現性よくかつ頻回に測定できる方法で，サーモダイリューション法とも呼ばれる．静脈ならびに右心系にサーモダイリューションカテーテルを挿入して測定する．

Ⓐ 基本構成

右心房に一定量の冷却ブドウ糖液を一気に注入し，血液温を肺動脈でモニタすると，いったん血液温は下がり徐々に元に戻る，いわゆる熱希釈曲線を描く．これより心拍出量を演算する．

1．本　体

カテーテルの先端のサーミスタからの温度変化信号を検出し，内蔵コンピュータで熱希釈曲線から心拍出量を計算する部分．

2．サーモダイリューションカテーテル

先端にサーミスタがついた冷水注入用のカテーテルで，一般に先端にバルーンのついたスワン-ガンツカテーテルが使われる（**図 23**）．

Ⓑ 使用前の準備と始業点検

次の手順で測定準備を行う．

1．冷却ブドウ糖液の準備

ほぼ0°Cの5%ブドウ糖液を用意し，注射器などの注入器に規定量を入れておく．

2．カテーテル係数の入力

本体に使用するサーモダイリューションカテーテルのカテーテル係数の値を入力する（係数の値は取扱説明書で調べる）．

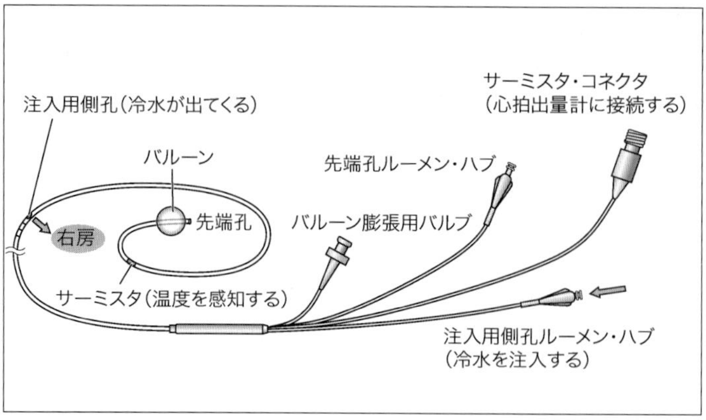

図23　サーモダイリューションカテーテル

3.　サーモダイリューションカテーテルの挿入（医師）

サーモダイリューションカテーテルを末梢の静脈から挿入し，右心房，右心室を経て先端を肺動脈まで挿入する．挿入過程で血圧波形より，挿入部の確認を行う．

4.　血液温度・冷却水温度の確認

サーミスタで計測された血液温度を確認する．冷却水の温度も本体に入力する(0°Cとすることが多い)．

5.　冷却水の急速注入（医師）

本体を計測状態にして，冷却水を一気に注入する．数回測定し，極端な値を捨てて平均値を記録する．

C　使用中の注意と点検

1.　注入速度不全

注入速度が遅すぎると，冷却液がカテーテル先端部に運ばれる途中で温められてしまうため測定誤差が大きくなる．

2.　注入液温度不良

注入時に注射器を長く手で持っていると，液温度が温められるので誤差を生む．

3.　サーミスタ位置不良

サーミスタの位置が肺動脈末梢にはいりすぎたり，血管壁に接触していると誤差になる．

4．不 整 脈

通常10秒くらいで測定されるので，心拍出量はその間の平均である．不整脈があると平均値がばらつくので，毎回の測定値が上下することになる．

5．体　　動

患者が動くとカテーテルが動いてしまうため，相対的な血流が生じ誤差になる．

D 使用後の整理と終業点検

1．サーモダイリューションカテーテルの廃棄

サーモダイリューションカテーテルはディスポなので，使用後は廃棄する．

2．バッテリーの充電

充電式のバッテリーを内蔵したものが多いが，使用後は必ず充電作業を行い，次回の測定に備える．

E 定期点検

1．外観・機械的特性点検

次の各点をチェックする．

a．本　体

① 表示部，ツマミ部，パネル面の汚れ
② ツマミの可動性
③ 電源コード，電源プラグの状態

b．プローブコード

① 汚れ
② 破損状態
③ コードとコネクタの状態

2．電気的安全性

① 漏れ電流（接地，外装，患者）
②（もしあれば）接地線抵抗

3．電気的性能

a．キャリブレーション波形

キャリブレーションが確実にはいることを確かめる．

b．ディスプレイ

波形・数値表示用ディスプレイの輝度，鮮明度等をチェックする．

c. レコーダ

レコーダの紙送り速度，速度ムラ，刻時装置等を点検する．

d. シミュレータによる動作確認

サーミスタの温度変化を模擬できるシミュレータを用いて全体の動作を確認する．

5．パルスオキシメータ

目 的

動脈血中の酸素飽和度を経皮的に測定する装置．直接測定した動脈血酸素飽和度とよく相関するため，低酸素血症の早期発見に重用されている．人工呼吸器装着時，気管挿管・抜管時，気管内吸引時，気管内洗浄時，気管支ファイバースコープ実施時などの患者モニタの一つとして使用される．装置の小型化が進み手術室やICU・CCUだけでなく，一般病棟や在宅医療での呼吸管理にも使われている．

A 構成と仕組み

測定部（指や耳朶）を透過した光の強度が心臓の拍動に同期して変化することと，脱酸素ヘモグロビンと酸素化ヘモグロビンで光の吸収スペクトルが異なることを利用して，動脈血の酸素飽和度を測定する（**図24**）．**図25**にパルスオキシメータの構造を示す．

1. プローブ部

一般に使用されているのは透過型センサで，発光部と受光部が測定部（指や耳朶など）を挟んで向かい合い，測定部を透過した光を検出する．最近商品化された反射型（ミラー型）センサでは，発光部と受光部とを同一平面に配置し，平坦な測定部（額

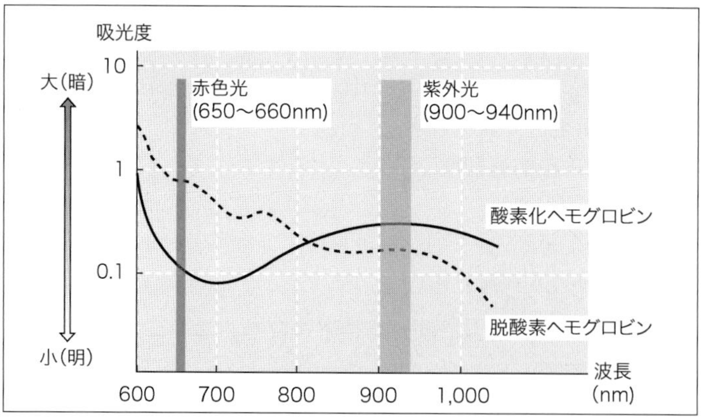

図24 ヘモグロビンの光吸収スペクトル

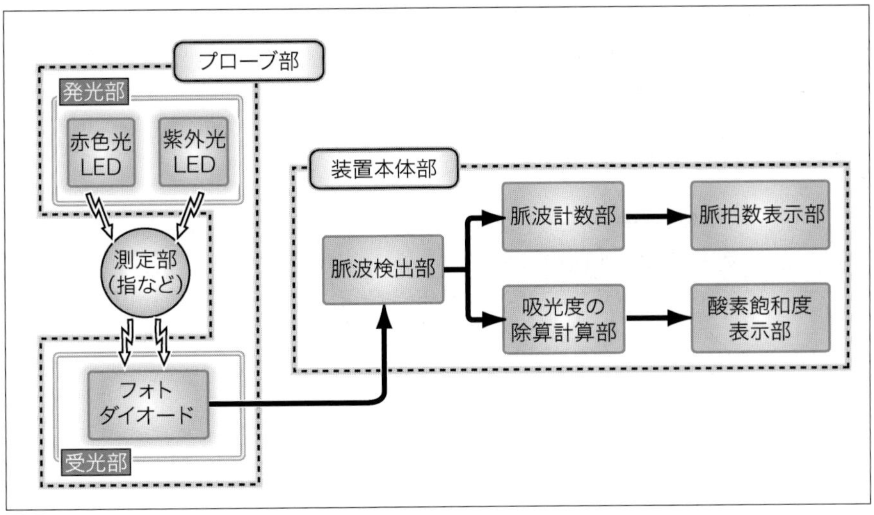

図 25　パルスオキシメータの構造

など）に装着して反射光を検出する．

a．発光部

発光部はLEDで，赤色光には650～660 nmの波長と赤外光には900～940 nmの波長を使用する．赤色光と紫外光は高周波で切り替えられ，交互に発光する．

b．受光部

受光部はフォトダイオードで，測定部を透過してきた光の強度を測定し，電気信号に変換する．

2．装置本体部

プローブ部からの信号により脈波を検出し，脈波から計測される脈拍数と計算による酸素飽和度を表示する．

a．脈波検出部

プローブ部からの電気信号を発光部と同期させて切り替え，測定部を透過してきた赤色光と紫外光の強度信号変化から，それぞれの脈波を検出する．

b．脈波計数部

赤外線信号の脈波から，脈波数を計数する．

c．脈拍数表示部

計数された脈拍数を表示する．

d．吸光度の除算計算部

2つの波長の電気信号からそれぞれの吸光度を計算し，これらの割合（赤色光の吸光度/紫外光の吸光度）から酸素飽和度を計算する．この計算式は実測値に基づいた経験式によるもので，メーカによって異なる．

e. 酸素飽和度の表示部

計算された酸素飽和度を表示する．

B 使用前の準備と始業点検

1. 使用前の準備

基本的に使用前の準備はなく，装置本体とプローブを用意するだけである．実際の動脈血酸素飽和度と比較して較正することは臨床的には不可能である．

2. 始業点検

a. 本体とプローブの整合性確認

本体とプローブが接続可能であることだけでなく，同一メーカのものであるか確認する．

b. プローブ部の点検

① プローブ部の発光部および受光部に絆創膏の糊や血液や薬液の付着などの汚れはないか．

② プローブケーブルの断線はないか．

③ プローブと本体の接続部のゆるみや破損はないか．

c. バッテリーの確認

電源プラグを接続せずに電源を入れ，バッテリー作動を確認する．

d. 健常者での動作確認

大気呼吸で健常者（看護師など）に装着し，SaO_2 が96～98%を示すことを確認する．

C 使用中の注意

表4 の項目は SaO_2 測定値の誤差要因となる．使用中に精度の較正が行えないため注意が必要である．

D トラブル処理

主なトラブルの原因と対策を**表5** に示す．

E 使用後の整理と終業点検

1. 終業点検

① プローブ装着部に圧迫壊死や熱傷はないか．

② プローブ部の汚れはないか．

表 4　パルスオキシメータ使用中の注意点

項目		原因
生体によるもの	体動はないか 低還流はないか 色素の影響はないか 異常ヘモグロビンは存在しないか	シバリング，不穏，けいれん発作 強度血管収縮，低体温，循環血液量低下など インドシアニングリーン，メチレンブルーなどの使用 メトヘモグロビン，カルボキシヘモグロビンの存在
使用法によるもの	プローブ部の装着は正しいか 圧迫による低還流，静脈拍動はないか 外光が入っていないか 電磁波の影響はないか	発光部と受光部が向かい合っていない 絆創膏によるプローブ固定 蛍光灯，無影灯，直射日光 電気メスなどの使用

表 5　パルスオキシメータのトラブルとその対策

トラブル	原因	対策
スイッチを入れても電源が入らない	電源プラグの未接続 バッテリーの未充電	電源プラグの接続 バッテリーを充電 メーカに連絡
電源は入るが測定できず	プローブ部に断線がある プローブと本体が未接続 プローブ外れ 患者の末梢循環不良	プローブの交換 プローブを本体に接続 プローブを皮膚に密着させる 装着部を変える 装着部を温める
測定値が表示されない	表示部の不良	電源を入れ直す メーカに連絡
測定値が不適切と考えられる	患者に体動がある 測定部に低還流がある 色素希釈法による検査を行った プローブの装着不良 プローブで装着部を圧迫している 周囲の光が受光部に干渉する 電磁的干渉がある 装置本体またはプローブの故障	医師に連絡し処置を行う 測定部を動きのない位置に変える 医師に連絡し処置を行う 測定部を変える 色素の排泄されるのを待つ 発光部と受光部が向き合うように装着し直す プローブ部に圧が加わっていないか確認 プローブに毛布などを掛け光を遮る 電気メスの電極コードを遠ざける バッテリー駆動にする メーカに連絡

2.　使用後の整理

① 本体とプローブをそろえて保存しておく．

② 充電状態にしておく．

F 消毒・滅菌

プローブを滅菌できる機種もあるが，一般的にはアルコールで清拭する程度しかできない．感染症例にはディスポーザブルプローブを使用する．

Ⓖ 定期点検

基本的にユーザでの較正が不可能なので，性能点検は行えない．パルスオキシメータ専用チェッカが何社からか発売されているが，すべての機種に対応しているわけではないので万能ではない．

セルフチェック機能を備え故障の部位を自己診断できる機種もあるので，これを利用して定期的にチェックするとよい．

参考文献

1） 久保田博南：酸素飽和度．バイタルサインモニタ入門―心電図からパルスオキシメータまで，臨床工学ライブラリーシリーズ1，秀潤社，東京，pp. 61–70, 2000
2） 深澤伸慈：7．パルスオキシメータ．フローチャートでみるナースのためのME機器トラブルチェック，南江堂，東京，pp. 37–40, 2005

6．カプノメータ（呼気二酸化炭素モニタ）

カプノメータは，呼吸内の二酸化炭素濃度または二酸化炭素分圧を測定する装置の総称であり，麻酔中ならびにICU等で，患者の呼吸循環動態をモニタもしくは解析するものである．

目　的

1）換気の適性：換気量が適性であるかの推定．
2）患者の安全をはかる：空気や二酸化炭素のガス塞栓の発見，気管チューブの食道内挿管の発見．
3）麻酔中の異常や気管チューブの異常発見：呼気二酸化炭素分圧の上昇や吸気ガスに二酸化炭素を含んでいること（通常ゼロ）から，二酸化炭素の再呼吸を発見する（麻酔器の吸呼気弁の異常，二酸化炭素吸収装置の不良，呼吸回路の新鮮ガス流量が不十分なもの）．
4）動脈血二酸化炭素分圧（$PaCO_2$）の推定：二酸化炭素を連続モニタしたい症例，人工呼吸管理を行っている新生児や未熟児，もやもや病や脳梗塞患者等の脳神経外科手術，液化二酸化炭素気腹を用いる内視鏡下外科手術（腹腔内に注入された二酸化炭素は腹膜を介し血管内に吸収され，そのため$PaCO_2$が上昇する）[1]．
5）心拍出量の推定：心肺蘇生時の心マッサージの有用性の評価．

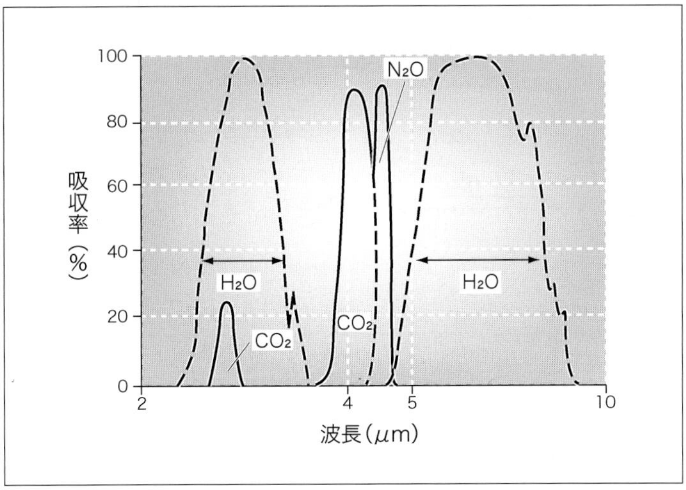

図 26　赤外線吸光スペクトラム　［文献 2 より一部改変引用］

Ⓐ 構成と仕組み

1．測定原理

質量分析法やラマン散乱光を応用した分光分析法，ガス分子の膨張と振動を音波として検出する光音響分光法がある．ここではもっとも普及している赤外線吸収法について述べる．

二酸化炭素（CO_2），亜酸化窒素（N_2O），水（H_2O）など，原子を 2 種類以上含む分子は，**図 26** のように特定な波長の赤外線を吸収する．二酸化炭素は，4.26 μm 付近での赤外線を吸収する性質を利用したもので，吸収される光量は二酸化炭素分子の数に比例することから，二酸化炭素に吸収された赤外線量により二酸化炭素濃度が求められる[2)]．

センサは，①赤外線光源，②試料（サンプル）導入部，③特定の周波数をカットする赤外線フィルタ，④受光部に到達する光線を切り刻み，ノイズを防いで安定した交流信号を作るチョッパ，⑤受光部（ディテクタータ），⑥測定演算回路，⑦表示記録部から構成されている（**図 27**）．

2．測定方式[4)]

呼吸ガスが測定部まで達するには，基本的に 2 つのタイプに分類され，それぞれ特徴を理解した利用法が必要である．

a．サイドストリーム方式

図 28a に示すように，呼吸回路からガスの一部を吸引し機器本体内で二酸化炭素を測定する方式である．

基本構成は，①前に述べた測定原理を用いた機器本体（内部には，ガスを吸引するサンプリング用ポンプも含まれる），②患者気道との接続部を含めたサンプリングチ

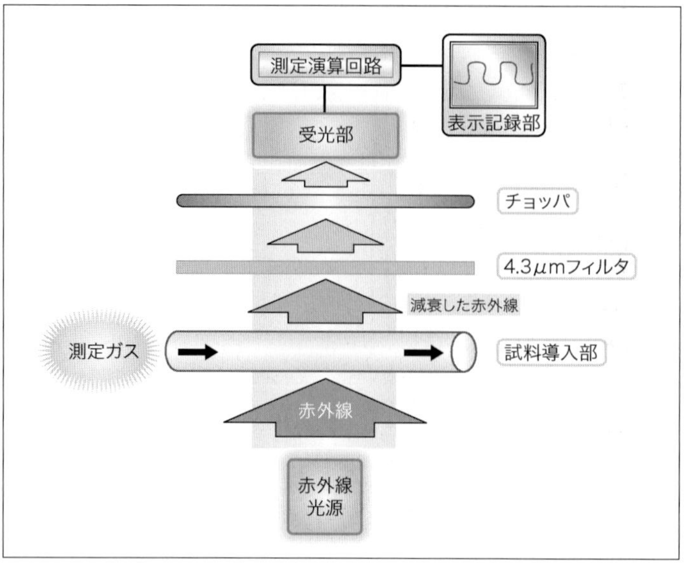

図 27 測定原理 ［文献 3 より一部改変引用］

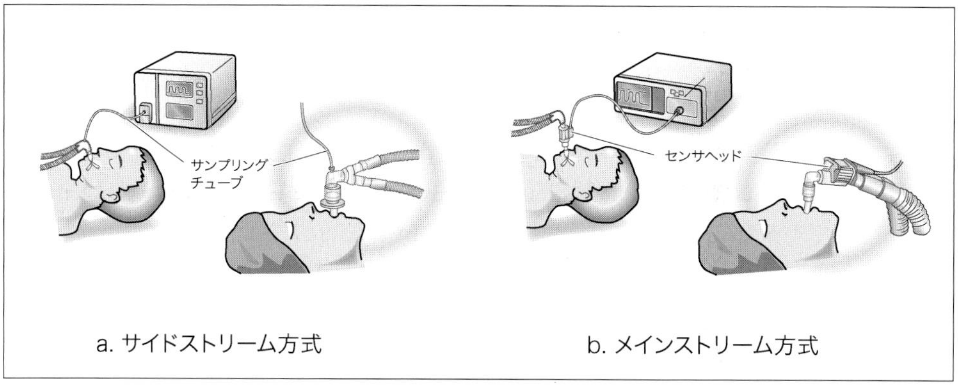

図 28 カプノメータの 2 種類の測定方式 ［文献 4 より一部改変引用］

ューブ，③測定部に水分が入らないようにする水分分離装置から成っている．

特徴としては，サンプル部位を患者の肺に限りなく近づけることが可能であり，死腔量に影響されない肺胞レベルの二酸化炭素濃度または分圧が得られる方法である．

b. メインストリーム方式（図 28b）

基本構成は，①呼吸回路に直接接続する測定チャンバ（エアアダプタ），②赤外線光源，③検出器，④モニタ用ケーブルから成っている．

呼気ガスを吸引することなく，測定チャンバを患者の口元に接続し測定する方法で，換気条件に及ぼす影響はなく，サンプリング部がないため応答速度がサイドスト

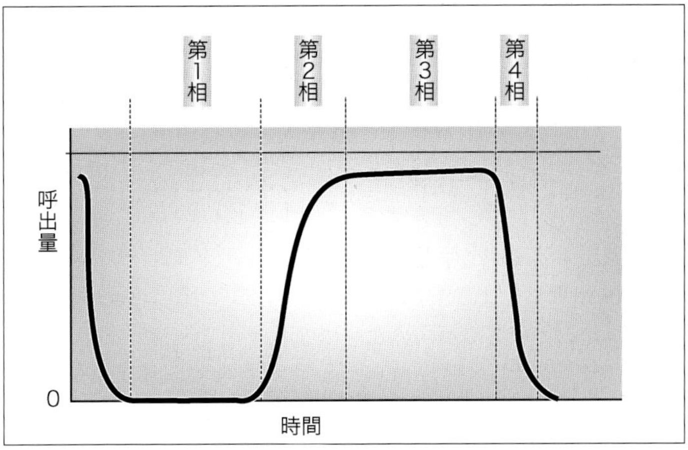

図 29　カプノグラムの成り立ち　［文献 5 より一部改変引用］

リーム方式より比較的速い．しかし，測定チャンバを付け加えるために重量や死腔量が問題になることがあり，最近はセンサの小型軽量化により新生児でも使用可能な機器が開発されている．

3．測定項目と表示

a．カプノメータの表示

二酸化炭素濃度は％表示され，二酸化炭素分圧は mmHg で表示される．臨床使用の場合で，血液ガス値との比較のため，分圧（mmHg）表示が多く用いられる．

b．呼吸数

1 分間の呼吸数で，機器によって異なるが二酸化炭素分圧が 5 mmHg 以上を超えないと呼吸と認識しない．

c．カプノグラム[5)]

カプノグラムは，呼吸気中の二酸化炭素濃度の変化を波形にしたもので，第 1 相から第 4 相に分けられる（**図 29**）．

第 1 相：吸気基線相（呼気開始）
第 2 相：呼気上昇相（解剖学的死腔）
第 3 相：呼気平坦相（肺胞混合気排出）
第 4 相：吸気下降相（吸気開始）

B　使用前の準備と始業点検

① 医療コンセントに差し込み電源を投入し，カプノメータ内部の温度や気圧を安定させるために 5～20 分間のウォーミングアップを行う．

② サンプリングチューブを大気にさらして，カプノグラムの基線や表示値が 0

mmHgまたは0%であることを確認する．もし，0がずれている場合は必要に応じて較正ガスでキャリブレーションを行う．

③ サンプリングチューブの接続部に漏れがないことを確認する．

Ⓒ 使用中の注意

1. 動脈血–呼気終末二酸化炭素分圧較差

呼気終末二酸化炭素分圧は$PaCO_2$より低く，この値は自発呼吸で心肺異常のない人では，1～2 mmHgであるが，人工呼吸を行うと4～5 mmHgに拡大される．また心肺異常や体位などでこの値はさらに増大するので，呼気終末二酸化炭素値から$PaCO_2$を推定するときは変動因子の存在に注意をする．

2. 笑気補正[4)]

カプノメータを笑気麻酔中に使用する場合，二酸化炭素分圧4～8 mmHg高めに表示する大きな影響因子である．これは，二酸化炭素の吸収帯を広げる効果（collision effect）を有するためで，自動で補正する機器もあるが，手動での笑気補正装置を有する機器では補正ボタンをONにし，補正のない機器では使用者が認識しておかなければならない．

3. 水蒸気補正[4)]

患者の呼気は通常体温で加湿飽和されており，飽和水蒸気圧47 mmHgである．サイドストリーム方式の場合，呼気ガスは室温で低下し飽和水蒸気圧は18 mmHgとなり，二酸化炭素濃度が誤って高値を示すことになる．よって，肺内では

$$P_{ET}CO_2 = F_{ET}CO_2 \times (\text{大気圧} - 47)$$

が正しい値であり，水蒸気補正をしていない機種ではユーザが補正する必要がある．

Ⓓ トラブル処理

分泌物と水蒸気およびネブライザの影響により，サンプリングチューブやセンサヘッド（エアアダプタ）の詰まりによる測定不能が使用中にもっとも多いトラブルである．水蒸気による影響の防止策は，サンプリングチューブにナフィオンチューブ（チューブ内を通過中に湿気を含んだ呼気ガスの除湿）の使用やセンサヘッドを40°C程度で温め水蒸気を防止する方法，ウォータトラップの改良により，サンプリングチャンバへの水蒸気の浸入を防止することが可能である．その他のトラブル対策は**表6**に示す．

表6　カプノメータのトラブルシューティング

トラブル	考えられる原因	対策および処置
電源を入れても稼働しない	ヒューズ　電源コード断線	ヒューズ交換 電源コード修理または交換
CO_2 値に現実性がない 異常高値	測定室内の水分浸入	サンプリングチューブを外し高サンプル流量に設定し，大気を吸引し暖気運転を行う
較正モードでゼロ点がドリフト，頻回の調節が必要	エアウェイアダプタの汚れ・水分の浸入	エアウェイアダプタの交換
較正が取れない	較正ガスボトルの有無 サンプリングチューブの閉塞	較正ガスの交換 サンプリングチューブの交換
予想より低値を示したり，呼吸波を検知しない	サンプリングチューブの閉塞 サンプリングシステムにリーク	ウォータトラップのゆるみ，漏れの確認 サンプリングチューブの交換
エアリーク	サンプリングチューブのリーク 呼吸回路のリーク	ラインの確認
CPU エラー ROM エラー RAM エラー	本体の不良	測定を中止し修理を依頼する

Ⓔ 使用後の整理と終業点検

a.　サイドストリーム方式

患者接続回路接続部も含めて，サンプリングチューブはディスポ製品の場合が多く，患者ごとに交換するほうがよい．またウォータトラップ内の水を排水しなければならない．

b.　メインストリーム方式

エアアダプタ内ウィンドウの汚れや損傷の有無を確認する．

Ⓕ 消毒・滅菌

a.　本体の清拭

本体外面は，少量の中性洗剤で濡らした柔らかい布で清拭をし，場合によりイソプロピルアルコールを用いて清拭を行う．

b.　メインストリーム方式

再使用型エアアダプタの滅菌は，機種にもよるがオートクレーブ滅菌や EOG 滅菌が可能であるが取扱説明書にて確認する．

Ⓖ 定期点検

① 安定した測定精度を得るためには，定期的に既知の濃度ガス（較正用ガス）により較正を行う．

② 各種フィルタの掃除と交換を行う.

引用文献

1) 謝　宗安：腹腔鏡的胆摘術と呼気炭酸ガスモニタ．臨麻 **15**(6): 719–722, 1991
2) Dean Hess: Capnometry and Capnography: technical aspects, physiologic aspects, and clinical applications. Respir Care **35**(6): 557–573, 1990
3) 廣瀬　稔：カプノメーター―呼気二酸化炭素の測定．Clin Eng **15**(11): 1088–1094, 2003
4) 宮坂勝之：麻酔の安全とカプノメーターの応用，日本医学館，1988
5) 田勢長一郎：炭酸ガスを応用したモニタリング．LiSA **8**(5): 408–415, 2001

7. 麻酔ガスモニタ

目　的

麻酔ガスモニタは，全身麻酔時における常備モニタともいえるもので，麻酔中の吸気・呼気のガス濃度を連続測定し，麻酔をより安全に維持することを目的としている.

患者の心電図，呼吸，血圧等をモニタするベッドサイドモニタに，小型化された麻酔ガス測定モジュールを組み込んだ機種が，手術用モニタとして主流となっている．測定されるガスは，呼気二酸化炭素，吸気および呼気中の麻酔ガス，酸素，笑気の濃度である．この麻酔ガスモニタにより，より正確な麻酔管理を行うことができると同時に，吸入麻酔薬の気化器の精度管理や麻酔ガスによる手術室内環境汚染の監視にも用いられる.

A 構成と仕組み

1. 麻酔ガス測定のサンプリング

麻酔ガス測定のサンプリングは測定系が複雑なため，サンプリングチューブを用いて測定系のあるモニタ本体まで導くサイドストリーム方式が用いられている．以前は吸入麻酔薬の種類による自動識別はできなかったが，最近では多数の波長を使用して測定するため，ハロタン，エンフルラン，イソフルラン，セボフルランを自動的に識別して測定するだけでなく，笑気，二酸化炭素，酸素，窒素などあらゆる吸入ガスの吸気，呼気の濃度が測定できるようになった.

このサイドストリーム方式では，患者呼吸回路のYピースにTアダプタを接続しサンプリングチューブを介して，呼気ガスを吸引しモニタの本体へと導く．したがって，サンプリングチューブの長さ，ガスの吸引流量により，測定までの時間差が発生する．吸引流量は，自動設定で成人用 200 mL/分および新生児用 100 mL/分，手動設定では低出量麻酔や小児などの用途別に 70～200 mL/分の範囲で設定できる．また，サンプリングチューブは吸引流量の関係で，モニタ指定（ポリエチレンタイプ）

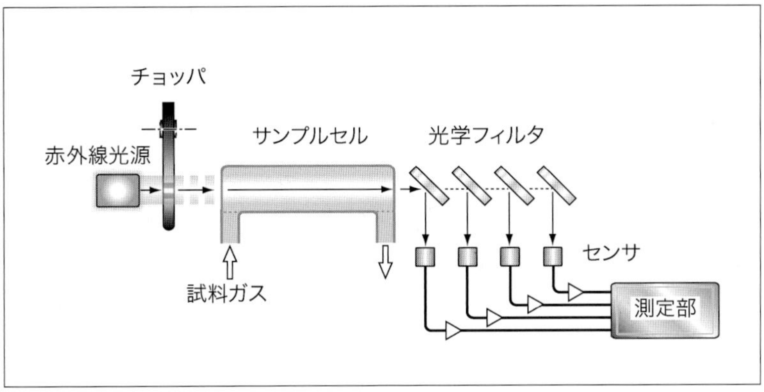

図 30　麻酔ガス測定原理（赤外線吸収方式）

のものを使用する必要がある.

2. 測定原理

麻酔ガスの測定には，赤外線吸収法，質量分析法（マス・スペクトロメトリ），ラマン分光分析法，光音響分析法などがある．揮発性麻酔ガス，笑気ガス，二酸化炭素は，プリズムや回析格子を使用して光を連続的に分光し，波長と光の強度を調べる非分散赤外線吸収方式が一般的に用いられている．笑気は 3.9 μm，二酸化炭素は 4.26 μm，麻酔ガスは 3.2～3.6 μm 帯域の吸光特性がある．たとえばイソフルランは 3.3 μm 付近と 3.4 μm 付近の 2 つのピークがあるように，各麻酔薬にそれぞれ特異な吸光がある．その特異波長の数のセンサを設置，麻酔ガス固有の吸光度から特定する自動識別をとっている.

測定系は特定の波長以外の赤外線をカットするフィルタ，基準点を得るために赤外線を間欠的に通過させるチョッパ，試料導入部，赤外線検知器，光学フィルタ，センサから構成される.

測定原理は**図 30** に示すように，チョッパに設けられた光学フィルタで光源より照射された赤外線から測定対象ガスに適した波長の光が選択される．これをサンプルセル中に導入した試料ガスに存在する測定対象ガス成分により光が吸収され，透過光量を測光部で検出し，光の減衰量から測定対象ガスの濃度が算出される.

3. 表示方法

ディスプレイには呼吸数，呼気二酸化炭素分圧，呼気終末二酸化炭素分圧，吸気酸素濃度，呼気終末酸素濃度，吸気亜酸化窒素濃度，呼気終末亜酸化窒素濃度，吸気麻酔ガス濃度，呼気終末麻酔ガス濃度をそれぞれ数値で，二酸化炭素分圧を曲線として表示する．測定された情報は，重要度により画面の設定を変えることで，麻酔ガスの曲線波形に加えて酸素波形，亜酸化窒素波形をみることもできる．呼気二酸化炭素を表示する呼吸曲線は呼吸状態を示すもので，波形のパターンにより症状，閉塞などの現象が把握できるので重要な情報となる.

B 使用前の準備と始業点検

1. 使用前準備

呼気ガスを含む麻酔ガスは，ウォーミングアップ後の安定した環境で測定することが重要である．呼気ガスを測定する機器は，測定系が安定するまで数分から数十分のウォーミングアップが必要であった．最近では，マルチモニタ自体の電源を投入し，麻酔ガス測定の選択を行うとセンサの予熱が約 1 分間行われる．予熱中は測定できない．測定回路である T アダプタおよびサンプリングチューブの準備では接続をしっかりと行い，ガス漏れのないように注意する．また，T アダプタのサンプリングポートが上側になるように接続することで，サンプリングチューブへの水分の流入を防ぐことができる.

使用に際しては吸引するガス流量の設定が必要な場合があり，患者が成人であるか小児であるかを確認する．その他，ゼロ点較正などは，モニタから出される指示どおりに行えば簡単に行える.

麻酔ガスモニタは麻酔ガスを吸引しているため，麻酔ガスにより手術室が汚染される．したがって，サンプルガスはモニタの排気口を麻酔器の「モニタ用余剰ガス接続口」に接続して排気する．ここでは排気ガスチューブの折れ曲がりに注意する.

なお，サンプリングチューブや T アダプタは交差感染のおそれがあるため，1 人の患者に 1 回限りとする.

2. 始業点検

始業点検項目を**表 7** に示す.

C 使用中の注意

呼気ガス波形を監視することが重要で，基線の上昇，二酸化炭素蓄積パターン，測定系に痰等の分泌物による閉塞，空気の混入などがチェックできる．測定中に呼気中に含まれる水蒸気がサンプリングチューブに入り，閉塞することがあるので，サンプ

表 7　始業点検

1. 指定のサンプリングチューブを接続したか
2. モニタのウォーミングアップは十分か
3. 使用は成人かまたは小児か
4. ゼロ点較正は正常か
5. アダプタのサンプリングポートは上向きか
6. 排気ガスチューブは所定の位置に接続したか
7. チューブが折れていないか
8. コネクタ類にゆるみはないか

表8　トラブルの原因と対処法

トラブル	原　因	対処法
波形が出ない	チューブの詰まり チューブの折れ曲がり	チューブを交換する
波形がなまっている	チューブに異物・水等が混入	異物・水等を除去するまたはチューブを交換する
測定値が低すぎる	チューブコネクタのゆるみ 測定系に穴があいている	コネクタを締め直す チューブ類を交換する
測定値が高すぎる	較正の不良	再度較正する

リングチューブの管理をこまめに行う．

測定に際し正確に測定するため電源投入後一定時間ごとに，ゼロ点ドリフトを補正するため大気を取り込み，自動的にゼロ補正を行っている．ゼロ較正に要する時間は5秒程度で，この間測定できない．

D トラブル処理

トラブルの多くはサンプリングチューブの閉塞である．チューブが折れ曲がっていないことを確認する．一方，チューブの接続部がゆるんでいると，空気が混入し正確な測定ができない．したがってチューブのゆるみがないことを確認する．

波形になまりがあるときは，チューブが詰まっている可能性がある．水分，分泌物等の有無を確認する．

代表的なトラブルの原因と対処法を**表8**に示す．

E 使用後の整理と終業点検

分泌物の多い患者に使用すると，サンプリングチューブに異物が混入していることがある．したがって，次回使用のために点検を行い，汚れがあったときは交換しておく．また，ウォータトラップ内に水が溜まっていたら水を取り除く．メーカによってはそのままウォータトラップごとに捨てるものもある．ウォータトラップには使用期限のついたものもあるので取扱説明書に従って対応する．

F 消毒・滅菌

呼吸回路からモニタ本体まで導くサンプリングチューブやTアダプタのほとんどはディスポーザブルであるため，滅菌・消毒は不要である．

G 定期点検

麻酔ガスモニタは分析装置であるため，より正確性が求められるので定期点検を勧める．酸素濃度を測定する磁気式センサはメンテナンスフリーといわれている．しかし，装置を長期間使用していると測定ポートにある光学フィルタの回転軸のズレやセルの窓の汚れが生じてくる．したがって，定期的（半年に1回以上）に較正ガスにてキャリブレーションを行いたい．同様に，感度較正は定期的（較正時期はメーカによって異なるが，通常半年から1年ごと）に行い，または測定値が疑わしいときには標準ガスを用いて感度較正を行う．その他，メーカによっては部品の定期交換が必要な場合があるので，取扱説明書に従って対応する．麻酔ガスモニタの保守点検を院内で行う場合には，麻酔器の気化器の濃度点検を兼ねて行うことを勧める．

参考文献

1）戸畑裕志ほか：酸素・麻酔ガスおよび検査に使用される指示ガスの分析装置．Clin Eng **15**(11)：1105–1111, 2004

Ⅱ ICU・CCU 関連機器

1．輸液ポンプ

目　的

輸液ポンプは，輸液療法においてポンプにより発生した陽圧により，薬液を正確な流量で一定量患者に輸液するために，薬液の流れを制御することを意図した機器である．

A 構成と仕組み

輸液ポンプは，求められる流量や流量精度および使用方法により，さまざまな構造のものがある．送液方式により分類すると，機械的に薬液を送り出す機械注入方式，重力により滴下する薬液をオクルーダで制御する自然滴下方式，あらかじめ気体やバネにより薬液に圧力をかけておき，リリース弁から徐々に薬液を送出する予圧注入方式がある（**表 9**）．

機械注入方式には，さらにチューブを蠕動運動させて薬液を送り出すペリスタルティック方式と，薬液容器の体積を機械的に縮小させて薬液を送り出すピストンシリンダ方式がある．ペリスタルティック方式の代表的なものはローラポンプとフィンガポンプで，ピストンシリンダ方式の代表的なものはシリンジポンプである．反復ピストンポンプは小型のカセット式のものに使用されることが多い．自然滴下方式の代表的なものには輸液コントローラがある．予圧注入方式にはバルーン式インフューザやバネ式インフューザがあるが，いずれもディスポーザブル方式のものが多く，保守点検の対象にはならない．

ペリスタルティック方式の輸液ポンプでは，流量の制御方式により滴下制御方式と容積制御方式がある．滴下制御方式は点滴筒内を滴下する滴数を検出して流量を制御

表 9　送液方式による輸液ポンプの分類

	方　式		名　称
輸液ポンプ	機械注入方式	ペリスタルティック方式	ローラポンプ フィンガポンプ
		ピストンシリンダ方式	シリンジポンプ 反復ピストンポンプ
	自然滴下方式		輸液コントローラ
	予圧注入方式		バルーン式インフューザ バネ式インフューザ

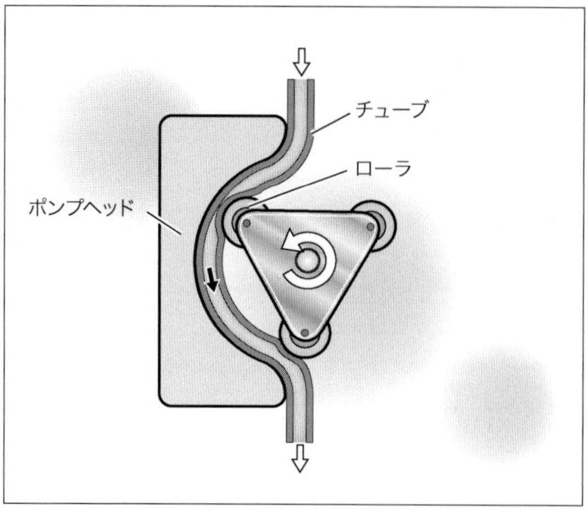

図31　ローラポンプの構造

するもので，専用の輸液セットを使用しなくてもよいが，薬液の表面張力や密度により，輸液量に差を生じることもある．容積制御方式は専用の輸液セットを使用し，設定した流量に対応したチューブ変形を与え，送り出す薬液の量を制御する．

JIS T 0601-2-24: 2005（輸液ポンプのJIS）においては，薬液の流量を単位時間当たりの体積として機器に表示するものをボルメトリック形とし，単位時間当たりの滴下数として機器に表示するものを滴数形としている．

1．ポンプの構造

a．ローラポンプ

輸液セットのチューブを回転するローラでしごくことにより薬液を送り出すポンプで，円弧状のポンプヘッド内にチューブを装着し，モータにより回転するローラでチューブをしごく構造である（**図31**）．小型にした場合でも高流量が得られるので，携帯型の輸液ポンプに用いられることが多い．ポンプの動作をローラの動きで確認できる．

b．フィンガポンプ

輸液セットのチューブをフィンガで順次押しつぶして，薬液を送り出すポンプである（**図32**）．フィンガはカムによって動作する．カムは減速機構を介してモータと連動している．連続的に長時間の輸液が可能である．

c．シリンジポンプ

注射用に使用されるシリンジに薬液を充塡し，シリンジの押し子をスライダにより自動的に押し込んでいく構造である（**図33**）．スライダは送りネジに噛み合って動作する．低流量の場合でも輸液量の精度が高い．

d．輸液コントローラ

通常の点滴と同様に，落差により滴下する薬液量を，点滴筒に取り付けた滴下セン

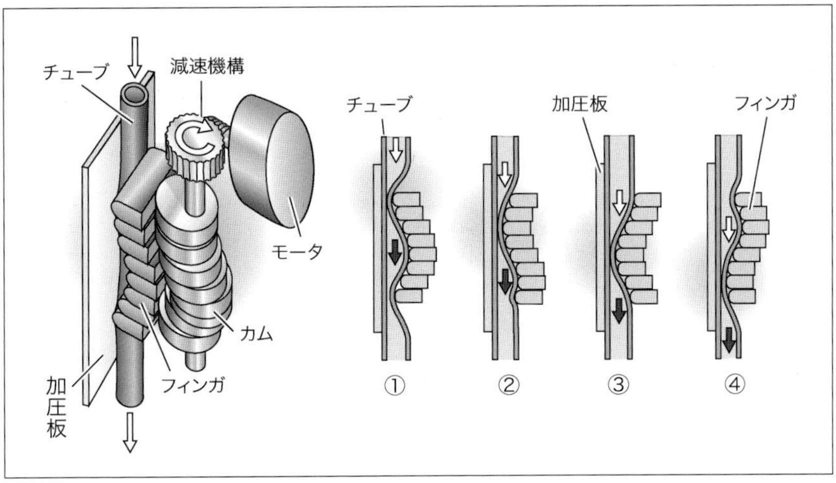

図 32　フィンガポンプの構造

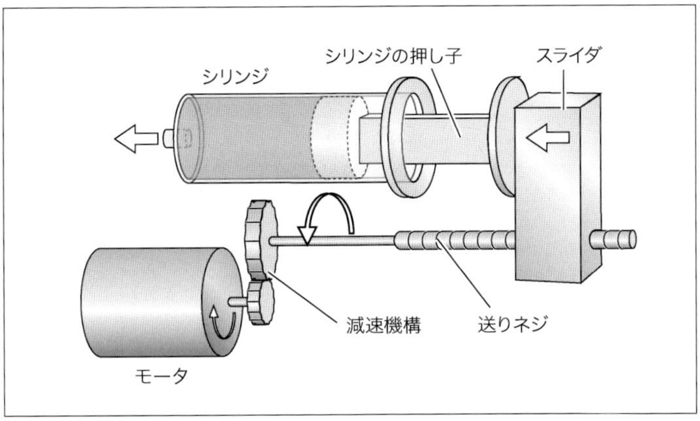

図 33　シリンジポンプの構造

サにより検出し，設定した流量（滴下数）になるように，チューブをオクルーダで自動的に圧閉する構造である（**図 34**）．装置の構造が簡単で，小型軽量である．

2．輸液ポンプの流量精度

輸液ポンプの JIS では作動データの正確度をスタートアップカーブ（スタートアップグラフ）とトランペットカーブ（トランペットグラフ）で表すことを求めている．

a．スタートアップカーブ

ポンプスタート直後から 120 分間に送り出された液の質量を 30 秒間隔で測定する．各サンプリング間で増加した液の質量から 30 秒間の平均流量を求め，グラフを作製する（**図 35**）．ポンプのスタート直後から流量が安定するまでの流量変化の状態を知ることができる．

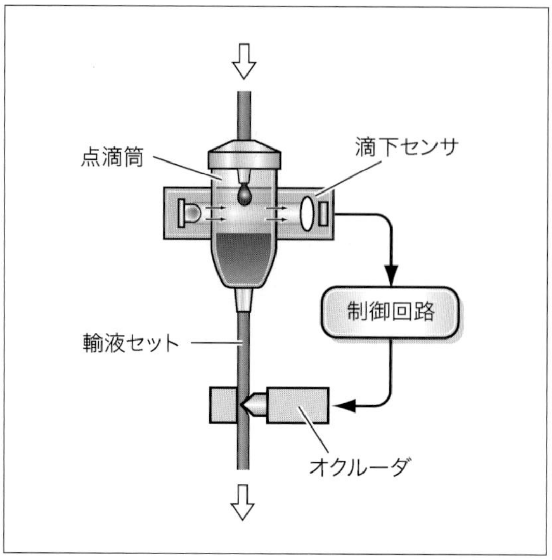

図 34　輸液コントローラの構造

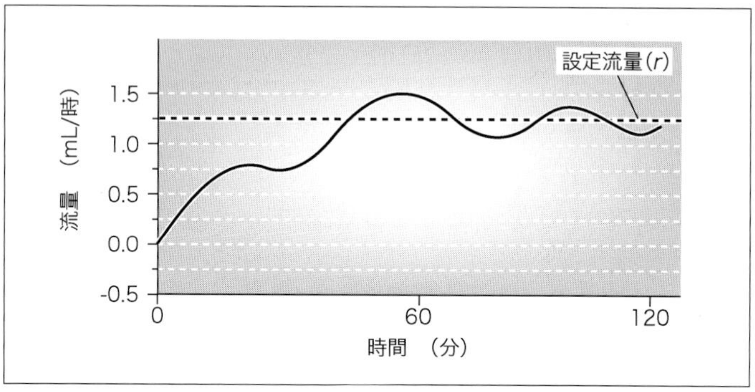

図 35　スタートアップカーブ

〔JIS T 0601-2-24 : 2005 より引用〕

b. トランペットカーブ

ポンプスタート 60 分後から 120 分まで送り出された液の質量を 30 秒間隔で測定する．2 分，5 分，11 分，19 分および 31 分間の観測ウィンドウの平均流量を計算する．解析期間 60 分内で 30 秒ずつ観測ウィンドウを移動させ，平均流量を各観測ウィンドウ時間ごとに比較し，それぞれの観測ウィンドウ時間での流量誤差の最大値と最小値を求めグラフを作製する（**図 36**）．観測ウィンドウが短時間の場合ではポンプ流量の脈動の状態が評価でき，観測ウィンドウが長時間の場合には流量が安定後の全体誤差百分率の状態を知ることができる．

JIS T 1653 : 1991 では輸液流量は設定値の±10％でなくてはならないとしていたが，2005 年に制定された輸液ポンプの JIS では精度の上限を規定していない．使用

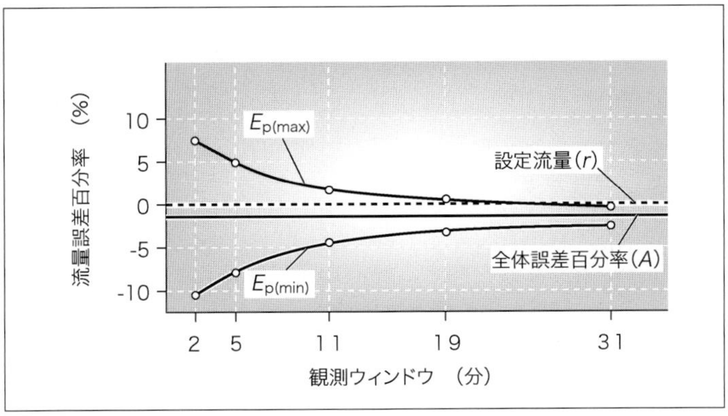

図 36　トランペットカーブ

[JIS T 0601-2-24:2005 より引用]

者は輸液する薬剤の効果と，ポンプの正確度を総合的に評価して，使用する輸液ポンプを選択する必要がある．

B 使用前の準備と始業点検

1）本体，センサ部，電源コードおよびプラグなどに破損，亀裂，汚れおよび水濡れがないか確認する．

2）輸液セットを装着しない状態で電源を入れ，アラームが鳴ることを確認する．

3）セルフチェック機能があるものは，取扱説明書に記載された方法でセルフチェックを行う．

4）内蔵バッテリーで動作することを確認する．

5）フィンガポンプの場合

① 使用する輸液セットが正しいか確認する．

② 輸液セットのクレンメは，輸液ポンプとルアーコネクタの中間に位置させてクレンメを閉じる．

③ 輸液セットのビン針を輸液剤容器に刺し，点滴筒の 1/3 位まで薬液が溜まるようにする．

④ クレンメを開き静脈針先端まで薬液をプライミングする．

⑤ プライミング後クレンメを閉じる．

⑥ 輸液セットを正しく装着し，ドアを閉じる．

⑦ 滴下センサを使用する場合は，点滴筒の液面と滴下口の中間に正しくセットする．

⑧ 流量の設定を行う．流量の単位，予定輸液量に誤りがないことを確認する．

⑨ クレンメを開き，針先から薬液の滴下がないことを確認する．

⑩ 静脈針を穿刺後，輸液を開始する．

6）シリンジポンプの場合

① 使用するシリンジが正しいか確認する.
② 輸液ラインを接続後，シリンジをセットする.
③ フランジ部の取付けおよび押し子の取付けが正しいか確認する.
④ 早送りでプライミングを行い，三方活栓を閉じる.
⑤ プライミング量をクリアし，流量設定を行う．流量の単位，予定輸液量に誤りがないことを確認する.
⑥ 静脈穿刺後，三方活栓を開き，輸液を開始する.

C 使用中の注意

① 薬液の減り具合と機器に表示された積算量が同じであることを確認する.
② 穿刺部位およびコネクタ部が正常であることを確認する.
③ チューブの折れなどがないか確認する.
④ 長期間輸液を行う場合，チューブ内に気泡が発生することがあるので，必要に応じて除去する.
⑤ フィンガポンプを長時間使用する場合は，定期的にポンプ装着部のチューブ位置を 15 cm 以上ずらすか，新しい輸液セットと交換する.
⑥ 内蔵バッテリーで動作させる場合は，バッテリーの残量を確認する.
⑦ 各種アラームに注意する.
⑧ フィンガポンプは，使用法を誤ると，重力によりポンプで制御を受けない流れ（フリーフロー）が発生する場合がある.
⑨ シリンジポンプではシリンジの押し子またはシリンジのフランジが外れていると，重力により，機器で制御しない流れ（サイフォニング）や，血液の逆流が発生する場合があるので注意する.

D トラブル処理

① 閉塞アラームが発生した場合，閉塞部位をそのまま解除すると一時的に設定流量以上の薬剤（ボーラス）が投与される場合があるので，まず圧力を大気に解放したのち閉塞部を解除する.
② 商用電源で使用中，バッテリーアラームが発生した場合，AC コードが確実に差し込まれているかを，実際に押し込んで確認する.
③ 取扱説明書に記載されたトラブル時の対処方法に従う.
④ 落下など衝撃が加わった場合は，本体の外観や動作に異常が認められない場合でも，その旨を伝えメーカに点検を依頼する.

E 使用後の整理と終業点検

① フィンガポンプはドアを開ける前に必ず輸液セットのクレンメを閉じる.

② シリンジポンプは三方活栓を閉じてからシリンジを外す.
③ 電源を切り，電源ケーブルを抜く.
④ 本体を柔らかいガーゼ等の布で清拭する.
⑤ 薬液等が付着し，汚れがひどい場合は水またはぬるま湯を浸したガーゼ等の布でていねいに清拭する.
⑥ アルコール，シンナなどの有機溶剤で拭いてはいけない.
⑦ 細部に薬液などが付着している場合は綿棒などを用いて拭き取る.
⑧ 水滴等が付着していないか確認する.
⑨ ドライヤ等を使用して乾燥させてはいけない.
⑩ 直射日光や紫外線照射下に長時間放置しない.

Ⓕ 消　毒

① 消毒はメーカの指定した消毒液を使用し，布に含ませて清拭する.
② 消毒液の使用については各消毒液の取扱説明書に従う.
③ 消毒液を使用した後は，水またはぬるま湯を浸したガーゼ等の布で，消毒液を拭き取る.
④ 使用できる薬剤の一例を示す.
- グルコン酸クロルヘキシジン（ヒビテン®液，マスキン®液）
- 塩化ベンザルコニウム（オスバン®液）

⑤ オートクレーブ滅菌を行ってはいけない.

Ⓖ 定期点検

図 37 に示す測定用輸液回路を用意する.

1. 1ヵ月に一度

a. 内蔵バッテリーの点検

① AC 電源で 12～15 時間以上充電する.
② 測定用輸液回路を装着し，輸液ポンプの JIS に示された中間流量，フィンガポンプでは 25 mL/時，シリンジポンプでは 5 mL/時にてシャットダウンするまで内蔵電源のみの動作をさせる.
③ 再び AC 電源に接続し，12 時間またはメーカが指定した時間充電する.
④ すべてのバッテリーランプが点灯すれば正常．その他の場合はメーカに点検を依頼する.

2. 2ヵ月に一度

a. チューブクランプ機構の点検（フィンガポンプの場合）

① 測定用輸液回路をポンプにセットする.

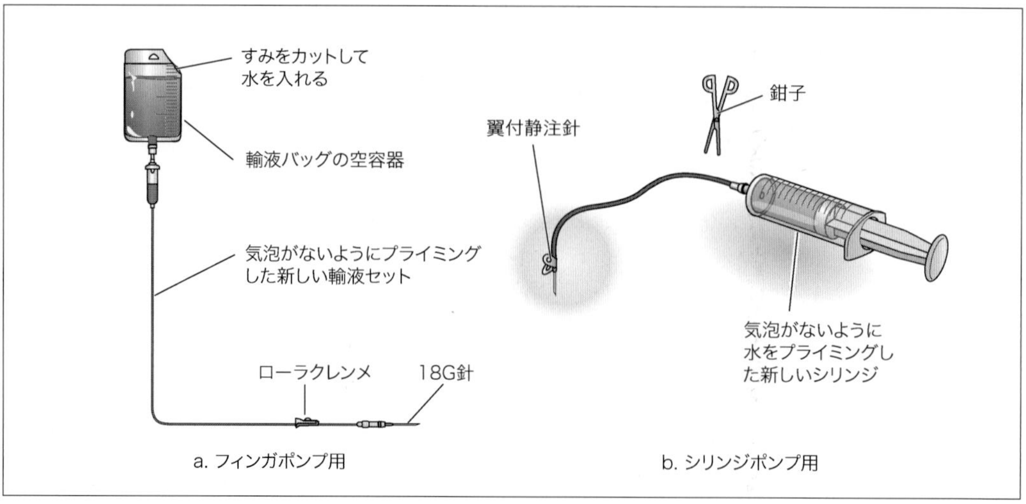

図 37　測定用輸液回路

② 通常と同じ操作で，針先から水が出ることを確認して停止状態にする．
③ ドアを開けて，針先から連続した滴下がないことを確認する．
④ 滴下がある場合は検査不合格として，メーカに修理を依頼する．

b.　閉塞検出の点検

① 測定用輸液回路をポンプにセットする．
② チューブのもっとも患者よりの部分またはメーカが指定した部位をクレンメまたは鉗子で閉塞する．
③ 中間流量またはメーカが指定した状態でポンプ動作をさせる．
④ スタートから閉塞アラーム発生までの時間を測定する．
⑤ 測定した時間がメーカの指示する範囲にあれば合格．その他の場合はメーカに修理を依頼する．

c.　気泡検出の点検（フィンガポンプの場合）

① 測定用輸液回路をポンプにセットする．
② 点滴筒部分などからチューブ内に 10 mm 程度またはメーカが指定した長さの気泡を混入させる．
③ 中間流量またはメーカの指定した条件でポンプ動作をさせる．
④ 気泡アラームが発生することを確認する．
⑤ アラームが発生後 1 回の操作で再スタートしないことを確認する．
⑥ ポンプ本体を気泡が通過してもアラームが発生しない場合，または 1 回の操作でポンプが再スタートした場合はメーカに修理を依頼する．

d.　流量精度の点検

① 測定用輸液回路をポンプにセットする．
② 積算流量をゼロにセットする．
③ 中間流量またはメーカが指定した流量でポンプを動作させ，送り出された水を

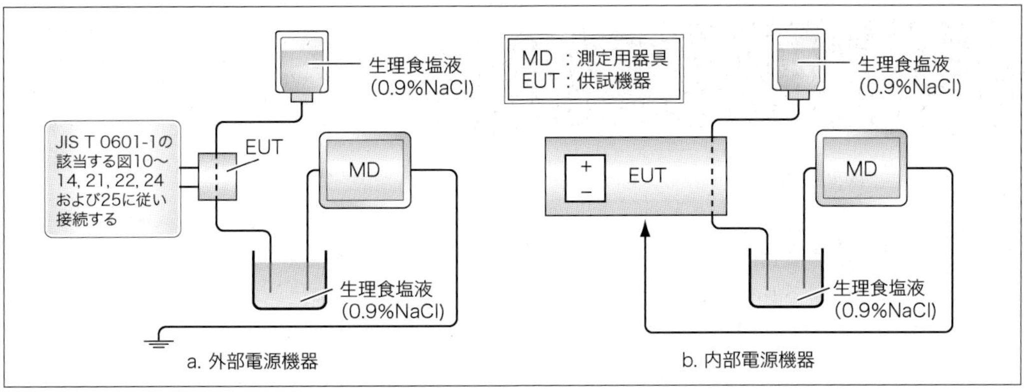

図 38　患者漏れ電流測定回路の構成　[JIS T 0601-2-24 : 2005 より引用]

メスシリンダに溜める.

④ ポンプが示す積算流量と実際に送り出された水の体積を比較し，誤差がフィンガポンプで±10%以下，シリンジポンプで±3%以下ならば合格．それ以上の場合はメーカに修理を依頼する.

3.　1 年に 1 度

① JIS T 0601-1 に従い漏れ電流を測定するが，患者漏れ電流の測定は**図 38** に従って回路を構成する.

② 1 年に 1 度を目安に，定期点検をメーカに依頼する.

参考文献

1) 樺澤寛二：ME 機器中央管理における輸液・シリンジポンプのヒューマンエラー対策．医工学治療 **17**(2): 89–94, 2005
2) 堀内邦雄：輸液ポンプ，日本生体医工学会 ME 技術教育委員会（監），ME の基礎知識と安全管理（改訂第 5 版），南江堂，東京，pp. 326–333, 2008
3) 加納　隆（編）：輸液ポンプとうまくつき合おう．クリニカルエンジニアリング **11**(5): 371–412, 2000
4) 奥田恵里哉：輸液ポンプと持続注入ポンプの使い方，田中　勧（編），最新・静注マニュアル，エキスパートナース 23，照林社，東京，pp. 30–34, 1996
5) 朝比奈　完：輸液ポンプ．看護技術 **34**(6): 659–663, 1988

2．加温・冷却装置

目　的

加温・冷却装置は，以下の臨床現場において使用される．

1）手術室では麻酔管理下での合併症を予防するための体温維持や低体温手術における体温管理．

2）ICU（集中治療室）では低体温症例や脳低温療法等における治療中の体温管理．

Ⓐ 構成と仕組み

加湿・冷却装置には，エアフロータイプ（**図 39**）とウォータフロータイプ（**図 40**）がある．本体とブランケット，それらをつなぐホースから構成される（**表 10**）．

1．エアフロータイプ

主として体温維持に用いる．本体で温度調整された空気を，患者を覆うブランケットに送風し，その温度と対流で体温を加温または維持を行う．次のような構成から成る．

a．吸入部

室内の空気をフィルタに通して無菌化し，本体へ吸入する．

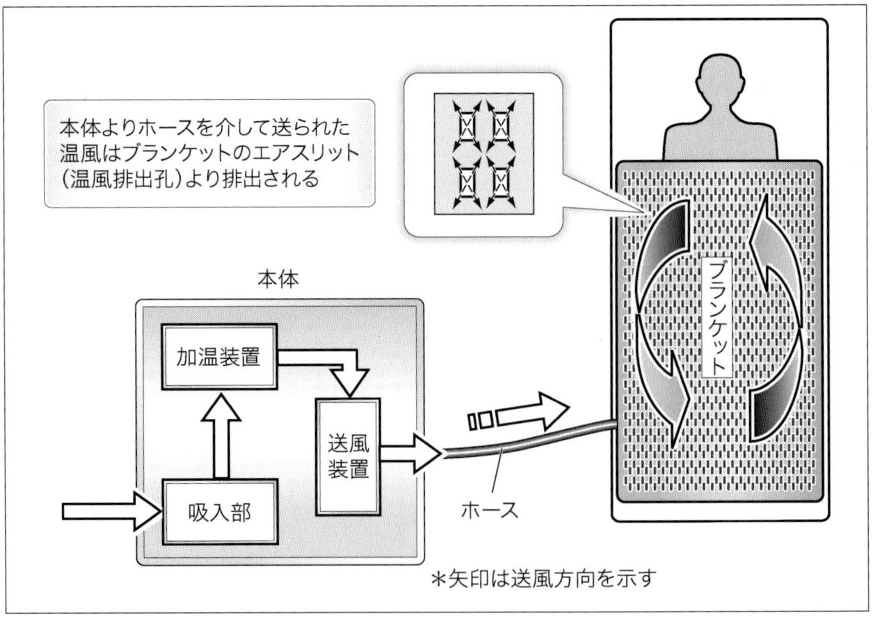

図 39　エアフロータイプ

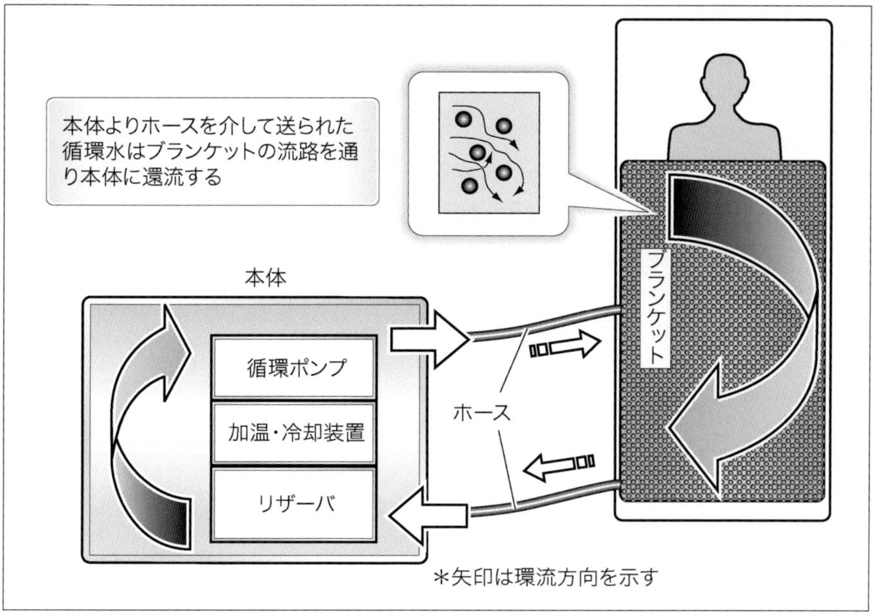

図 40　ウォータフロータイプ

表 10　比較表

	エアフロータイプ	ウォータフロータイプ
リーク時の汚染の有無	なし	あり
加温効率	高い	より高い
冷却効率	×（室温に依存）	高い
準備の煩雑性	低い	高い（循環水の補充が必要）
体温コントロール	アバウト	綿密
熱効率（熱伝導率）	空気：約 0.024 W/m·K	水：約 0.6 W/m·K
設定温度*	30～45℃	4～42℃
使用中のブランケット重量	軽い	重い
構造	比較的単純	複雑

* 代表的な機種より抜粋

b.　加温装置

吸入した空気を加温する.

c.　送風装置

加温された空気をブランケットに送風する.

d.　ホース

本体で加温された空気をブランケットへ送風する.

e.　ブランケット

無数のエアスリットが施され温風を吹き出す.

2. ウォータフロータイプ

循環水を利用することにより高い効率で加温・冷却を行える装置で，次のような構成からなる．

a. リザーバ

循環させるための水を貯蔵する．

b. 加温・冷却装置（コンプレッサ含む）

循環水を加温・冷却する．

c. 循環ポンプ

温度コントロールされた循環水をブランケットに送水する．

d. ホース

本体とブランケットをつなぎ，温度コントロールされた循環水を環流させる．

e. ブランケット

内部の流路を循環水が環流する．

B 使用前の準備と始業点検

1. 設置条件（電源等）

① 平坦で安定した場所に設置する．

② 排気，吸気部分がある場合はそれらをカーテン等で塞がない環境で使用．

③ ヒータやコンプレッサを内蔵していることから比較的高い電気容量（10 A 以上）を必要とするので，他の機器とのコンセントの共有には注意する（人工呼吸器等の生命維持管理装置との共用は避ける）．

2. 始業点検

次の項目について点検を行う

① 消耗品：（ウォータフロータイプ）循環水量，フィルタ

② 接続：電源コードおよび本体，ホース，ブランケットの接続

③ 外観：各部の汚れ，破損

④ 機能：起動確認
異常動作の有無（発火・発煙，異音，異臭等）

⑤ 設定：コントロールパネルの操作，表示（設定温度等）

C 使用中の注意

1. 禁忌事項

1）体表面からのエネルギー負荷を原理とするため，患者が以下の状態にあるときは，熱傷（または意図しない低温状態）を誘因する可能性がある．

① 著しい末梢血管障害

② 低心拍出量

表 11　トラブル処理

現　象	原　因	対処法
動作しない	ヒューズが切れている 電源モードのプラグが抜けている コンセントに電気が来ていない システムエラー	ヒューズ交換 電源コードを正しく差し込む 電気系統の確認 再起動
温度制御不良	ホースの折れ，接続不良 送気（水）不良 エア(コンプレッサ)吸入部が塞がれている 内部故障	本体，ホース，ブランケットの接続を確認 ファン（ポンプ）の動作確認 障害物の除去，フィルタ清掃 サーミスタ等の点検修理

③ 患者がまったく動けない状態で，常時監視できない場合

2）高圧酸素療法装置内での使用，可燃性ガスおよび高濃度酸素暴露環境での使用は，ともに爆発や火災の原因となりうる．

2. バイタルチェック

患者の体温をはじめとするバイタルサインを，定期的に監視する．

3. その他

① ブランケットによる窒息の可能性が成人より高いことから，小児や乳幼児に使用する場合は，とくに監視を怠らない．

② 送風（水）開始時に，ホースの接続口にブランケットの折れや閉塞がないか確認する．ブランケットが正常に膨らんでいない場合，期待する効果が得られないばかりか熱傷（または意図しない低温状態）を引き起こす可能性がある．

③ 日頃より正常作動中のブランケットに手を触れ，適温の確認を行う．

D トラブル処理

トラブルの原因と対処法を**表 11** に示す．

とくに送気（水）に関しては定期的にインジケータ等で確認を行い，トラブルを確認した場合には速やかに対処を行う．

E 使用後の整理と終業点検

両タイプともエア吸入部の清掃・確認を行い，ほこりによる目詰まりなどを放置しないよう注意する．点検項目と点検事項を**表 12** に示す．

F 消毒・滅菌

① 本体の電源を切り，コンセントから電源プラグを抜いた状態で行う．

表12　使用後の整理と終業点検

項　目	点検事項
異常の確認	使用中に何らかの異常が生じなかったか リークの有無 （ウォータフロータイプの場合）水漏れによる内部ショート 外観上で汚れや破損が生じなかったか
吸入部清掃・確認	エア（コンプレッサ）吸入口の清掃，フィルタ類の確認
整理・保管	ブランケット（ディスポーザブル）の廃棄および在庫確認 （ウォータフロータイプの場合）循環水の確認（残量等）

表13　定期点検（3ヵ月ごと）

項　目	点検内容	備　考
外観チェック	本体破損，漏れ	目視，動作で確認
電気的安全性	接地線抵抗，漏れ電流試験	リークテスタで測定
温度チェック	送気（水）温度	温度測定器で測定
出力チェック	送気（水）速度	流速計等で測定

② 本体の清掃は水，中性洗剤，消毒用アルコール等を含ませた柔らかい布で清拭した後，乾いた布でから拭きを行う．

③ リユーザブルタイプのブランケットの清掃は水，中性洗剤等を含ませた柔らかい布で清拭する．必要であればEOG滅菌を行う．

④ ディスポーザブルタイプのブランケットは医療廃棄物として処分する．

Ⓖ 定期点検

定期点検の概略を**表13**に示した．

温度測定等医療機関単独でのメンテナンスにはコスト，技術面等を含めて難渋する項目も多いため，製造メーカとの連携を密にし性能維持に努める．

参考文献

1）酒井順哉：MEとなかよく〈14〉治療用ME機器（1）高・低体温維持装置（ハイポハイパーテルミア）．Emerg Nurs **5**(6): 534–539, 1992

2）木下浩作：基礎から学ぶ低体温療法とケア．第2回　脳低温療法の基本的事項と治療の実際，脳外看護 **2**(2): 34–38 (2003.07.25)

3）棚町明代：体温系2体温維持装置について．Emerg Care: 194–203, 2005

3. 吸引器

目的

医療ガス配管設備の吸引がない場所，あるいは不足している場合に用いるもので，以下の目的がある．

① 気管挿管や気管切開をしている患者の気管内や口腔内にある分泌物の吸引
② 手術中の術野からの出血や洗浄液などの吸引
③ 手術後のドレーンチューブや胃内部からの吸引など

種類

電気を使用する吸引器には，電気吸引器と低圧持続吸引器がある．電気吸引器は，ベッドサイドや患者の搬送中に患者の気管内や口腔内にある分泌物，また手術中に出血した血液や洗浄液などを吸引するときに使用する装置である．低圧持続吸引器は，開胸手術や呼吸器疾患で胸腔内に貯留した血液や滲出液を持続的に一定の陰圧(低圧)をかけ，ドレーンチューブから血液や滲出液を吸引する装置である．これらの吸引器は，使用目的や吸引圧力の違いにより異なる．

3-1 電気吸引器

Ⓐ 構成と仕組み

電気吸引器は一般的に，陰圧発生部（電気駆動用のモータ），排液ビン（排液ボトル），逆流防止ビン（補助ビン）およびフィルタ，吸引圧調整器から構成されている（**図 41**）．

a. 陰圧発生部（吸引ポンプ）

電気吸引器は，気管内の分泌物の吸引などのように，比較的高い吸引圧を必要とする．そのため陰圧発生部にロータリーポンプやダイアフラムポンプが用いられる．

1) ロータリーポンプ型電気吸引器

ロータリーポンプを使用し，モータ内に付けられた羽根を回転させることによって陰圧を発生させている．モータ内にはモータの気密性を維持し，羽根が回転するときの摩擦を減らし，同時にモータを冷却するためにオイルが入っている（**図 42**）．

2) ダイアフラムポンプ型電気吸引器

ダイアフラムポンプはモータの回転を往復運動に変え，ゴム製のダイアフラム（振動板）を上下させ空気を吸入し陰圧を発生させている（**図 43**）．なお，ロータリーポンプのようにオイルを使用していないために排気側にオイルが排気されない．そのため，ネブライザの駆動源として用いられることもある．

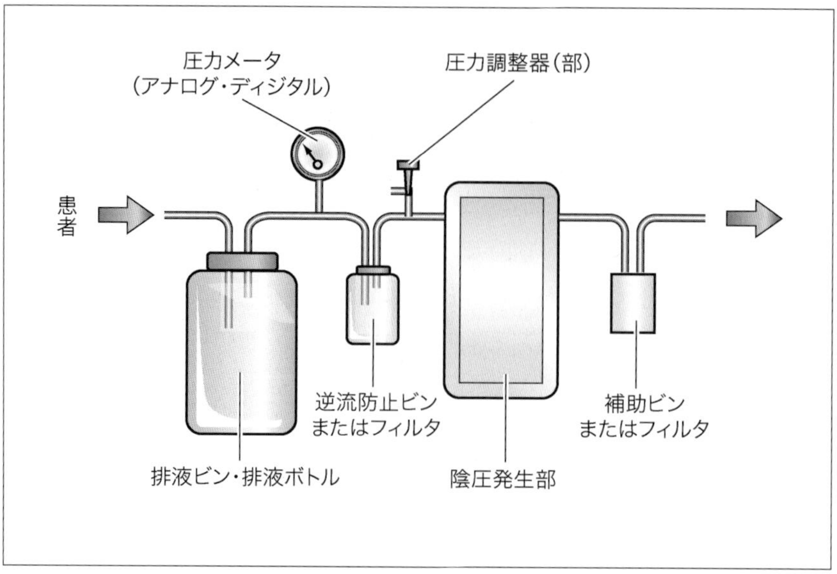

図41　電気吸引器の仕組み

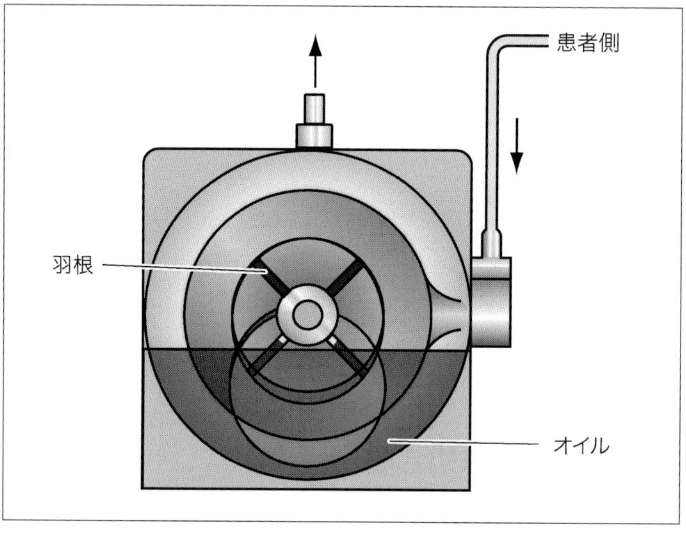

図42　ロータリーポンプの構造　［文献1より一部改変］

b.　排液ビン（排液ボトル）

電気吸引器や携帯用吸引器では，何回も消毒または滅菌して使用できるガラス製のビンが使用されている．低圧持続吸引器にはプラスチック製のディスポーザブル排液ボトルが使用できるものもある．

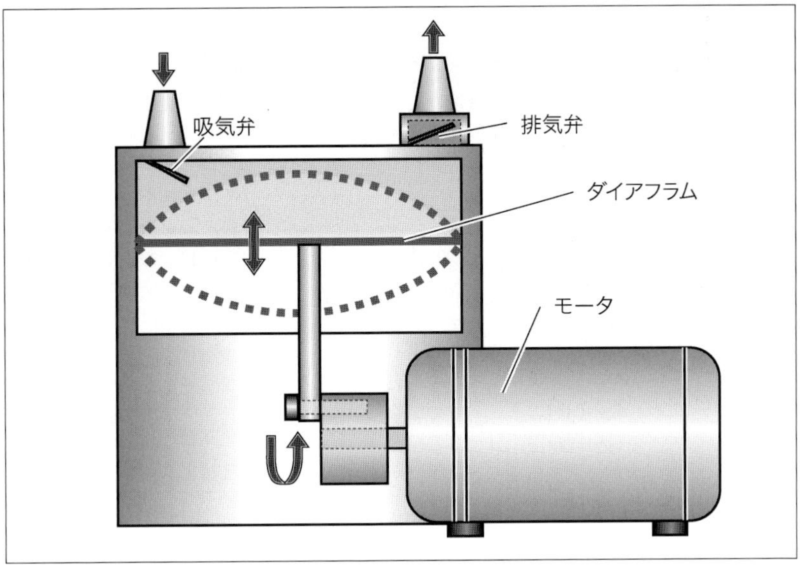

図 43　ダイアフラムポンプの構造

表 14　電気吸引器の始業点検

点検項目	方　法	判　定
外観	電源コードや電源プラグなどの点検 吸引ビンや接続チューブなどの点検 モータオイルのレベルの点検 モータオイルの汚れ 本体・キャスタ・架台の点検 ダイヤルや表示部の点検	破損がないか 破損や亀裂がないか 接続に異常がないか モータオイルの異常はないか モータオイルの汚れはないか 破損や損傷はないか 破損や損傷はないか
動作	モータの駆動点検 吸引圧力の点検	異常な音，熱，臭いがないか 吸引口を塞ぎ，吸引圧力の上昇を確認する 圧力調整器で吸引圧力が変更できるか確認する

c.　逆流防止ビンまたはフィルタ

吸引された吸引物が陰圧発生部に入り込まないように，排液ビンと陰圧発生部の間に逆流防止用の補助ビンやフィルタが入っている．機種によっては補助ビンやフィルタが本体内部にあるものと外部にあるものとがある．

d.　吸引圧調整器

一般的には，吸引流量を調整し，吸引圧の度合いを調整する機種が多い．

Ⓑ 使用前の準備と始業点検

表 14 に従って始業点検を行うが，とくに吸引器本体と排液ビン（ボトル）をつな

表 15　電気吸引器のトラブル対策

現　象	原　因	対処法
ポンプが作動しない	電源プラグの未接続 電源コードやヒューズの断線 ポンプの故障 電気回路の故障	確実に接続する 電源コードやヒューズを交換する 機器を交換し，メーカへ連絡する 機器を交換し，メーカへ連絡する
補助ビンまで吸い込ませた	過剰な吸引物の貯留	吸引物を捨てる 補助ビンの吸引物を捨てる 吸引器を交換する
吸引力が弱い	排液ビンの蓋が締まっていない 排液ビンの破損・亀裂 吸引回路のチューブの外れ 吸引回路のチューブの亀裂 吸引回路のチューブの閉塞 ポンプ排気側の目詰まり	蓋を確実に閉める 吸引ビンを交換する チューブを確実に接続する チューブを交換する チューブの閉塞を解除する 目詰まりを除去する

ぐチューブが確実に接続されていない場合や，吸引ビンの蓋が適切に設置されていない場合には，十分な吸引圧力が得られないことがあるため必ず確認する．

C　使用中の注意

① 電源は使用時のみ入れること（オーバーヒートの原因になる）．
② 本体および吸引ビンに破損がないことを確認する．
③ 異常な音，臭い，発熱の有無を絶えず確認する．
④ 吸引ビン内の吸引物のレベルを確認すること（十分な余裕があること）．
⑤ モータオイルの過不足はないか，また汚れがないかを確認する．
⑥ 吸引口を塞ぎ，吸引圧力の上昇および調整ができるかを確認する．

D　トラブル処理

電気吸引器のトラブルは，吸引ができない，または吸引力が弱いということが大半である．このようなときは**表 15** に従って対処する．

E　使用後の整理と終業点検

使用後は**表 16** に従って点検を行う．とくにロータリーポンプではオイルレベルの確認や，オイル交換時期かどうかを把握することが必要である．

表 16　電気吸引器の終業点検

点検項目	方　法	判　定
外観	電源コードや電源プラグなどの点検 吸引ビンや接続チューブなどの点検 本体・キャスタ・架台の点検 ダイヤルや表示部の点検	破損がないか 破損や亀裂がないか 接続に異常がないか 破損や損傷はないか 破損や損傷はないか
動作	モータの駆動点検 吸引圧力の点検	異常な音，熱，臭いがないか 吸引口を塞ぎ，吸引圧力の上昇を確認する 圧力調整器で吸引圧力が変更できるか確認する

F 消毒・滅菌

a.　吸引器本体

血液や吸引物による汚染がない場合は，両性界面活性剤（塩化ベンザルコニウムなど）などの消毒剤を用いて消毒をする．血液や吸引物による汚染がある場合は，水またはぬるま湯で十分に洗い落とした後に次亜塩素酸ナトリウムやアルコールなどで消毒を行う．

b.　排液ビン，チューブ類

排液ビン，チューブ類は水洗いを行い，一時消毒を行う．通常は両性界面活性剤（塩化ベンザルコニウムなど）などの消毒剤を用いて消毒をするが，感染症の場合は次亜塩素酸ナトリウムやアルコールなどで消毒を行う．

G 定期点検

ロータリーポンプは定期的（6ヵ月間隔が目安）にモータオイルを交換する．またモータオイルが汚れた場合にはオイルを適時交換する必要がある．携帯用吸引器のようにバッテリーを内蔵した機種は，次の使用に備え必ず充電しておく．またバッテリーでの駆動時間などについて定期的に点検を行う（**表 17**）．

3-2　低圧持続吸引器

A 構成と仕組み

低圧持続吸引器は，小型のダイアフラムポンプを用いて比較的低い陰圧を発生させ，一定の陰圧で連続または間欠的に吸引が行える装置である．一般的に，陰圧発生部（ダイアフラムポンプ），排液ボトル（排液バッグ），陽圧防止弁，逆流防止ビン，フィルタ，吸引条件設定部，バッテリー部から構成されている（**図 44**）．

a.　陰圧発生部（吸引ポンプ）

ダイアフラムポンプにより −50 cm H_2O 程度の陰圧，また 1.5 L/分以上の吸引量

表 17　電気吸引器の定期点検

点検項目	方　法	判　定
外観	電源コードや電源プラグなどの点検 チューブの点検 本体・キャスタ・架台の点検 ダイヤルや表示部の点検（ロータリーポンプ） オイルレベルの点検	破損，亀裂，断線がないか 劣化，破損，損傷がないか 破損や損傷はないか オイルの量が適正か オイルの汚れがないか
動作	モータの駆動点検 吸引圧力の点検	異常な音，熱，臭いがないか 吸引口を塞ぎ，吸引圧力が正しく表示されることを確認する 吸引口を開き，吸引流量を確認する 圧力調整器で吸引圧力が変更できるか確認する
電気的安全性	接地漏れ電流，外装漏れ電流など	“第2章”参照

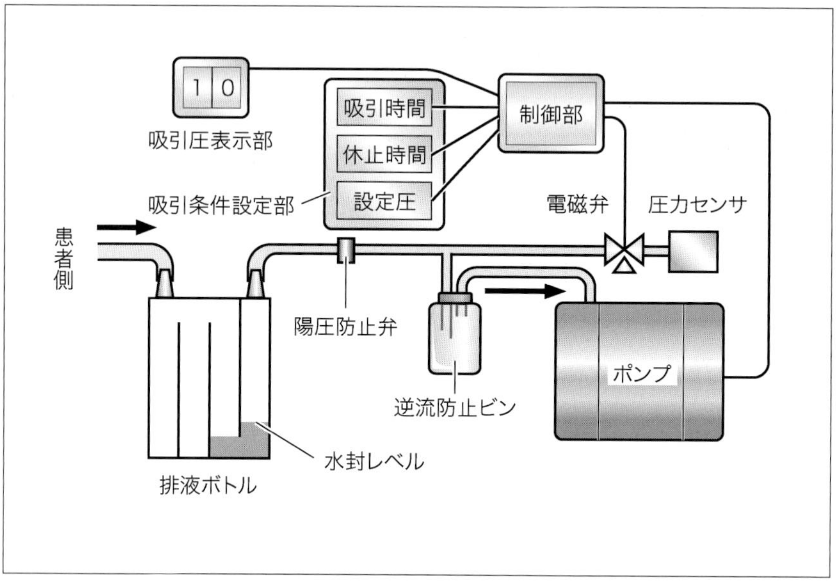

図 44　低圧持続吸引器の仕組み

が設定できる．

b.　排液ボトル（バッグ）

体内からの排液を回収するもので，最近では使い捨ての排液ボトルが使用されている．また，オーバーフローしないように逆流防止弁を装着しているものもある．

c.　陽圧防止弁

患者の咳，くしゃみなどにより発生する陽圧を解除し，大気に開放するものである．

表 18　低圧持続吸引器の始業点検

点検項目	方　法	判　定
外観	電源コードや電源プラグなどの点検 接続チューブなどの点検 本体の点検 スイッチや表示部の点検	破損がないか 破損や亀裂がないか 接続に異常がないか 破損や損傷はないか 破損や損傷はないか
動作	モータの駆動点検 吸引圧力の点検 吸引機能の点検 アラームの点検 バッテリー駆動の点検	異常な音，熱，臭いがないか 吸引口を塞ぎ，吸引圧力の上昇を確認する 圧力調整器で吸引圧力が変更できるか確認する 間欠吸引機能が働くことを確認する 吸引口を開放しエアリークアラームが鳴ることを確認する 電源プラグをコンセントから抜き，バッテリー駆動になることを確認する

d．逆流防止ビンおよびフィルタ

流れ込んだ排液などが装置本体に流れ込まないようにするものである．フィルタは吸引ポンプを保護するものである．

e．吸引条件設定部

圧力センサを含むコンピュータ制御により吸引圧を加減するもので，持続吸引や間欠吸引機能などの設定ができる．またアラーム（回路リーク，高陰圧，バッテリー残量など）表示もある．

f．バッテリー部

停電時や患者の移動時に対応するためのものである．

B 使用前の準備と始業点検

装置は，水平なところで，患者より低い位置に，垂直に設置する．排液ボトルには蒸留水を水封レベルまで注入した後，機械側接続チューブを排液ボトルの吸引ポートに接続し，**表 18** に従い始業点検をする．

C 使用中の注意

① 本体および排液ボトルに破損がないことを確認する．
② 異常な音，臭い，発熱の有無を絶えず確認する．
③ 吸引ボトル内の吸引物のレベルを確認すること（十分な余裕があること）．
④ 設定した吸引条件（吸引圧，吸引間隔など）で動作しているか．

表 19　低圧持続吸引器のトラブル対策

現　象	原　因	対処法
ポンプがAC 100Vで作動しない	電源プラグの未接続	確実に接続する
	電源コードやヒューズの断線（バッテリー駆動になる）	電源コードやヒューズを交換する
	ポンプの故障	機器を交換し，メーカへ連絡する
	電気回路の故障	機器を交換し，メーカへ連絡する
	吸引圧を設定していない	適切に設定する
バッテリーで動作しない	充電不足	十分充電する
	充電不良	バッテリーを交換する メーカへ連絡する
補助ビンまで吸い込ませた	過剰な吸引物の貯留	排液ボトルを交換する 補助ビンの吸引物を捨てる 吸引器を交換する
吸引力が弱い	接続チューブのゆるみ	強く接続する 接続チューブを交換する
	吸引圧設定の異常	適切に設定する
	機器の故障	機器を交換し，メーカへ連絡する

表 20　低圧持続吸引器の終業点検

点検項目	方　法	判　定
外観	電源コードや電源プラグなどの点検	破損がないか
	接続チューブなどの点検	破損や亀裂がないか 接続に異常がないか
	本体の点検	破損や損傷はないか
	スイッチや表示部の点検	破損や損傷はないか
動作	モータの駆動点検	異常な音，熱，臭いがないか
	吸引圧力の点検	吸引口を塞ぎ，設定した吸引圧までの上昇するかを確認する 圧力調整器で吸引圧力が変更できるか確認する
	吸引機能の点検	間欠吸引機能が働くことを確認する
	アラームの点検	吸引口を開放しエアリークアラームが鳴ることを確認する
	バッテリー駆動の点検	電源プラグをコンセントから抜き，バッテリー駆動になることを確認する

D トラブル処理

低圧持続吸引器のトラブルは，吸引ができない，または吸引力が弱いということが大半である．このようなときは**表 19** に従って対処する．

E 使用後の整理と終業点検

使用後は**表 20** に従って点検を行う．

表 21　低圧持続吸引器の定期点検

点検項目	方　法	判　定
外観	電源コードや電源プラグなどの点検	破損がないか
	接続チューブなどの点検	破損や亀裂がないか
	本体の点検	接続に異常がないか
	スイッチや表示部の点検	破損や損傷はないか
動作	モータの駆動点検	異常な音，熱，臭いがないか
	吸引圧力の点検	吸引口を塞ぎ，設定した吸引圧力まで上昇することを確認する
		圧力調整器で吸引圧力が変更できるか確認する
		吸引口を開き，吸引流量を確認する
	吸引機能の点検	間欠吸引機能が働くことを確認する
		吸引/休止時間が正しいか
	アラームの点検	吸引口を開放しエアリークアラームが鳴ることを確認する
	バッテリー駆動の点検	電源プラグをコンセントから抜き，バッテリー駆動になることを確認する
		バッテリーでの駆動時間を確認する（バッテリー低下アラームの確認を含む）
電気的安全性	接地漏れ電流，外装漏れ電流など	“第 2 章”参照

F　消毒・滅菌

吸引器本体は電気吸引器の消毒・滅菌と同様に実施する．また機器内の吸引回路の消毒・洗浄はメーカが推奨する方法で行う．

G　定期点検

バッテリーは次の使用に備え必ず充電しておく．またバッテリーでの駆動時間などについて定期的に点検を行う必要がある．定期点検項目を**表 21** に示す．

参考文献

1）渡辺　敏：吸引器．ME 機器保守管理マニュアル　改訂第 2 版，南江堂，東京，pp. 276-280, 2005
2）桜井靖久(監)，菊地　眞(編)：ME 早わかり Q & A　4．外科用手術装置・手術台・手術用無影灯・持続注入ポンプと吸引器・バイオクリーンルームと滅菌・その他の機器と電気設備，南江堂，東京，pp. 164-170, 1989
3）廣瀬　稔：吸引器．ナースのための新 ME 機器マニュアル，医学書院，東京，pp. 75-79, 1999

III　手術用機器

1．電気メス

電気メスは高周波電流を身体に流して，その電流による発熱を利用して，生体組織を切開・凝固するME機器である．正式名称を「電気手術器」というが，これは英語のElectro-Surgical Unit（Device）の日本語訳である．なお，凝固のみを行うものは電気凝固器（Elecro-Coagulator）というが，これも電気メスの一種と考えてよい．

脳外科医H. Cushingは1926年に，電気工学者W. T. Bovieが開発した「電気メス」を用いて，はじめて脳腫瘍の摘出手術に成功をおさめた．手術に伴う出血を画期的に抑え，当時は無血手術とさえ呼ばれた．その後，電気メスは，これなしで外科治療は語れないほどの勢いで普及し，今日の「手術用機器の王様」としての地位を築いてきたのである．

A 原理と構成

1．原　　理

電気メスは，生体に高周波電流を流し，生体の抵抗で発生するジュール熱を利用して，生体の切開・凝固を行う．高電圧による放電火花からの熱供給も作用に関与する．

人体は低周波電流には敏感であるが，周波数が高くなるほど鈍感になるので，安全に大電流を流すことのできる高周波電流が使われるのである．

2．基本構成

電気メスは，一般的にいって「本体，アクティブ電極（メス先電極），対極板」の3要素からなる（**図45**）．

a．本　体

高周波電流を発生する高周波発振器である．中波ラジオ放送（AM放送）の電波くらいの周波数を使っている．ラジオに使う周波数という意味でRF（radio frequency）波とも呼ばれる．

初期の頃は，火花ギャップ方式や真空管方式の発振器が使われたが，現在ではトランジスタ化・IC（集積回路）化されている．

現在使われている電気メスの代表的特性を**表22**に示す．

なお，電気メスの負荷抵抗は，ほとんどがアクティブ電極の生体接触抵抗で，出力モードや使用方法で違うが，切開で500 Ω，凝固で300 Ω付近に設定されている．

対極板回路は，高周波的に接地された「接地形（ノンフローティング形）」と，高

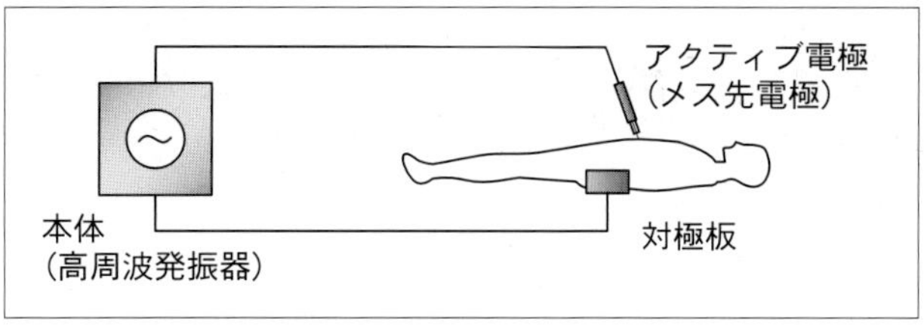

図 45　電気メスの基本構成

表 22　電気メスの代表的特性

高周波の基本周波数	0.3〜5 MHz（500 kHz 付近が主流）
最大出力	切開 400 W，凝固 200 W 程度
最大電圧（Vpp）	切開 2,000 V，凝固 3,000 V，スプレー凝固 9,000 V
負荷抵抗	200〜2,000 Ω 程度（500 Ω を代表値とする）

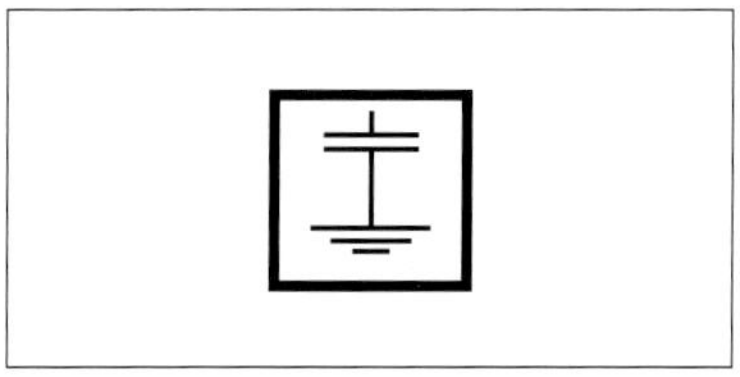

図 46　高周波接地形の図記号

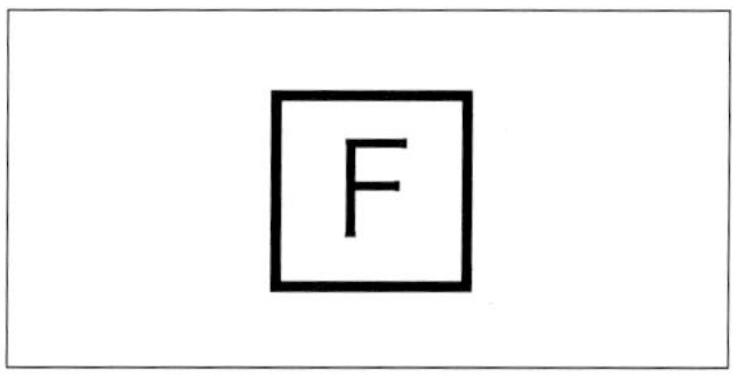

図 47　高周波非接地形の図記号

周波的に接地されていない「非接地形（フローティング形）」に分類されるが，現在市販されている電気メスのほとんどは非接地形である．それぞれ，**図 46，47** のような図記号で表示されている．

b．アクティブ電極

高周波電流を集中的に身体に流し込んで，その付近の細胞の一群を切開・凝固する小さな接触面積を持った電極のこと．一般にはメス先電極と呼ばれる．用途別に，メス型や針型のほか，ボール型，スネア型（輪状ワイヤ型）など，さまざまな形状がある．

電極に通電する出力スイッチは足踏み式のフットスイッチ型とメス先ホルダに出力スイッチが付属したハンドホルダ型がある．

なお，対極板と一対になったモノポーラ方式と，両者が一体化したピンセット型をしたバイポーラ方式がある．

c．対極板

アクティブ電極から流入し，電気メス作用を行って，身体内部に広がって流れた高周波電流を，広げたまま安全に回収する大きな面積の電極のこと．広がって分散した電流は，細胞 1 個当たりの電流が小さい（電流密度が小さい）ので，生体組織を発熱させることはない．患者プレート，プレート電極，受動電極，帰還電極，拡散電極などとも呼ばれる．

電気メス本体に付属してくる半永久使用のものと1回限りの使用のディスポ型があるが，現在使われているのはほとんどディスポ型である．電極部の面積の規定はなく，通常100～150 cm^2 が使われるが，小児用として70 cm^2 程度，新生児用として40 cm^2 程度の小さなものもある．

3．出力波形

電気メスの作用には，切開・凝固がある．切開には純切開と混合切開がある．凝固にもさまざまな種類があるが，代表的には，ピンポイント凝固とスプレー凝固がある．

a．切開（cutting）

一点に集中して電流が流れると，接触点の生体組織内に大きな発熱が起こり，0.1 ms程度の短い時間で，細胞は一気に蒸気になって吹き飛んでしまう（蒸気爆発）ので，生体組織は裂ける．これが電気メスの切開作用である．このために，通常，高電圧の連続正弦波電流が使われる．通常これを「純切開（pure cutting）」と呼ぶ．

b．凝固（coagulation）

電流を断続して流すと，生体組織は熱せられたり冷やされたりで，切開のように大きな発熱が起こらず蒸気爆発は起きないが，細胞・組織・血液は熱的に固まってしまう．これが電気メスの凝固作用である．断続的に流れるピーク電圧の高い電流波形の「バースト波」を利用する．

バースト波の持続時間を極端に短くし，ピーク電圧を極端に上げたパルス波を用いると火花がより広範に飛び，広範囲の面凝固ができるが，これをスプレー凝固という．これに対して，電圧は低く，持続時間の長い通常の凝固をピンポイント凝固と呼ぶこともある．

アクティブ電極（メス先電極）の腹の部分を接触させて，広い面積から電流を流すと，電流密度が小さくなるので徐々に水分がなくなるマイルドな凝固作用を起こすことができる．また，切開電流のような連続電流を流しても小電流なら細胞が蒸気爆発することはなく，熱的な凝固作用が起きる．

c．混合（blend cutting）

凝固の断続電流の流れる時間を少しずつ長くしていくと，凝固と切開の中間的な現象が起きる．すなわち，凝固しつつ切開できるようになる．これを混合切開と呼ぶ．持続時間が短いほど凝固性の強い切開になる．この持続時間を操作者が調整することができるものもある．また，混合モードをいくつか備えた機種もある．

B　使用前の準備と始業点検

① 必要な付属品（対極板，滅菌したメス先ホルダ，フットスイッチ等）を準備する．
② すべてのスイッチやツマミをoffまたは最低位置にセットする．
③ 電源コードをコンセントに接続する．モニタ機器などの電磁障害を受けやすい機

器とは別のコンセントに差し込むことが望ましい．

④ 対極板を適切な位置（フラットで広い面積を持った体毛のない筋肉質の部分）に装着し，本体に対極板コードを接続する．

Ⓒ 使用中の注意と点検

① 患者が手術台や周囲の金属部分に直接接触していないことを確認する．

② 術者からメス先ホルダのコードを受け取り，清潔・不潔部分の境界にガーゼなどを巻いて，必要に応じて四角布などに，コードを傷めないように固定する．

③ 電源を on にして，対極板アラーム（断線，接触不良）が発報しないか確かめる．

④ 術者の要請により本体の出力ダイヤルを設定する．必要最小限に設定することが望ましい．

⑤ 1 回の出力 on 時間はできるだけ短くする．

⑥ マット上に流れた薬液や体液は適宜拭きとる．

⑦ 体位変換時や対極板コードを過度に引っ張ってしまった場合は，対極板の装着状態を点検する．

⑧ 使用中のアラーム音や異常音に注意を払い，適切に対処する．

⑨ 切れ味がわるくなったときは，アクティブ電極の掃除や交換を行い，それでも改善しない場合は本体の点検を行う．

⑩ モニタ類や併用計測器への電気メスの影響が観測された場合は状況を記録する．

Ⓓ 使用後の整理と終業点検

① 電源を off にする．

② 対極板を除去して貼付部に異常がないかどうか点検する．異常があった場合は，詳細な記録をとる．その他の身体部分の異常の点検を行う．その場合，その原因となったと思われる対極板等は保管しておくこと．

③ 付属品を取り外し，すべてのスイッチやツマミを off または最低位置に戻す．

④ すべてのディスポ付属品を廃棄する．

⑤ 滅菌が必要な付属品は滅菌工程に回す．

以上の始業点検，終業点検にはチェックリストを用意しておくと，抜けなく確実にチェックすることができる．例を**表 23** に示す．

Ⓔ 定期点検

定期的（少なくとも年 2 回程度）に，また故障時には，**表 24** のようなチェックリストに則った点検が必要である．定量点検のためには，専用の電気メスチェッカ（テスタ，アナライザなどとも呼ばれる）があると便利である．各種のチェッカが市販されているが，以下には原理的なチェック法を示す．

表23　電気メスの始業・終業点検用チェックリスト*の1例

手術年月日		術者				
患者名	♂♀	歳	体重	kg	身長	cm
病名		術式				
体位		手術室番号				
使用電気メス		使用対極板				

対極板取付位置（下記に記入せよ）	○で囲む	
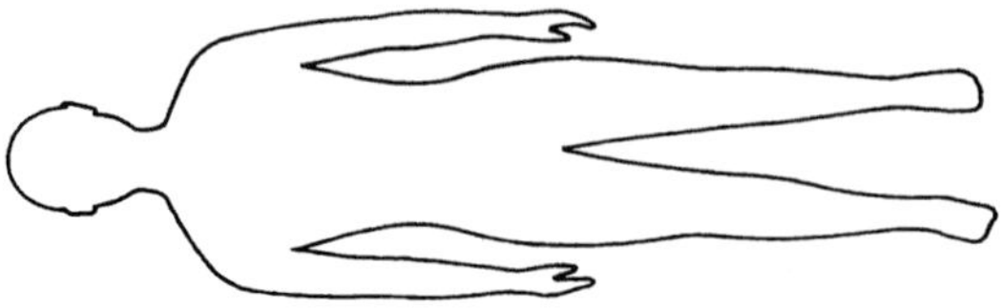	表面図	裏面図
	出力レベル	
	CUT. BLEND COAG.	

		チェック項目	チェック欄
始業点検	1	本体のアースはとれているか？	
	2	対極板コードの本体への接続は完全か？	
	3	対極板コードと対極板との接続は完全か？	
	4	対極板コードの破損はないか？	
	5	対極板のゼリーは乾燥していないか？	
	6	対極板は身体に均一に密着させたか？	
	7	対極板装着部位は傷や毛のないところを選んだか？	
	8	対極板コードはぐるぐるコイル状になってしまっていないか？	
	9	コード類は足などで引っかけることがないようにしてあるか？	
	10	身体が手術台の金属部や周囲の機器に直接触れていないか？	
終業点検	1	電気メスに異常が起こらなかったか？	
	2	対極板コード外れの警報が出たか？	
	3	術中，電気メスが作動不良（切れない，凝固しない）にならなかったか？	
	4	途中で出力を上げる必要が生じたか？	
	5	術後，身体と手術台との間に水が溜まっていなかったか？	
	6	術後，取り外した対極板のゼリーは乾燥していなかったか？	
	7	取り外した対極板の一部に黒こげなどの異常はなかったか？	
	8	対極板を取り外した部分の身体に熱傷などの異常はなかったか？	
	9	心電図電極の装着部に熱傷などの異常はなかったか？	
	10	その他の身体の部分に熱傷などの異常はなかったか？ （身体の熱傷などが発見された場合，上図人体図に図示せよ） 点検者サイン	

＊ フローティング型ソリッドステート電気メス＋ゼリー式ディスポーザブル対極板の場合

1.　基本的な電気安全の試験

低周波の漏れ電流に関する試験を行い，BF形もしくはCF形装着部の許容値以内であるかどうか確かめる．また，クラスI機器としての保護接地線の抵抗も測定し，許容値以内かどうかを確かめる．

2.　出力電力の測定

図48に従って，電気メスに指定負荷抵抗：R（Ω）をつけて，出力電流I(A)を高

表 24　電気メス定期点検チェックリストの 1 例

No.

年　月　日

チェック項目		電気メス番号				備考（要修理品など）
外観・付属品・機械的特性	電源コード・プラグ					
	電源ヒューズ					
	フットスイッチコード					
	メス先電極コード・コネクタ					
	対極板コード・コネクタ					
	アース線					
	メス先電極ホルダ					
	ハンドコントロールスイッチ					
	対極板（形状）					
	対極板ゼリー					
	ツマミ類					
	目盛					
	メータ					
	指示ランプ					
	音指示器（音調・音量）					
電気的安全性	接地漏れ電流					
	患者漏れ電流					
	アース線抵抗					
	対極板コード抵抗					
	高周波漏れ電流					
	患者安全回路動作					
電気的性能	切開出力・最小目盛					
	中間目盛					
	最大目盛					
	凝固出力・最小目盛					
	中間目盛					
	最大目盛					
	混合出力・最小目盛					
	中間目盛					
	最大目盛					
	波形観測					
その他						
備考					点検者サイン	

周波電流計で測って，出力 P(W) を，$P=I^2R$ から求め，パネル上の表示値と比較する．測定値は表示値と ±20％以内でなければならない．

なお，このとき，負荷抵抗は無誘導抵抗または高周波抵抗でなければならない．また，電流計も高周波実効値型電流計を使う．なお，市販の電気メス測定器（電気メスアナライザ，電気メスチェッカ等）を使うと測定が容易である．

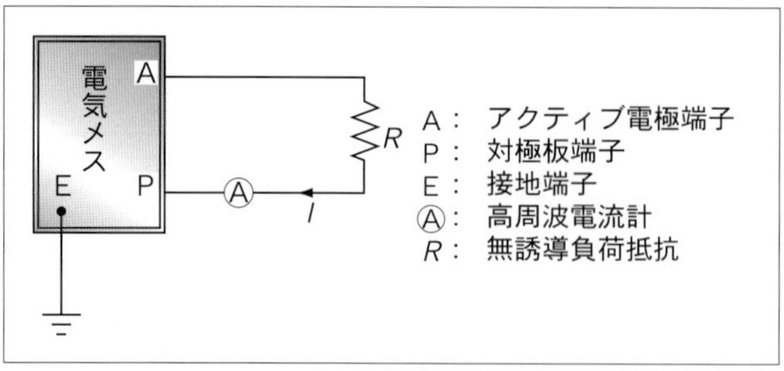

図48　電気メスの出力電力の基本測定法

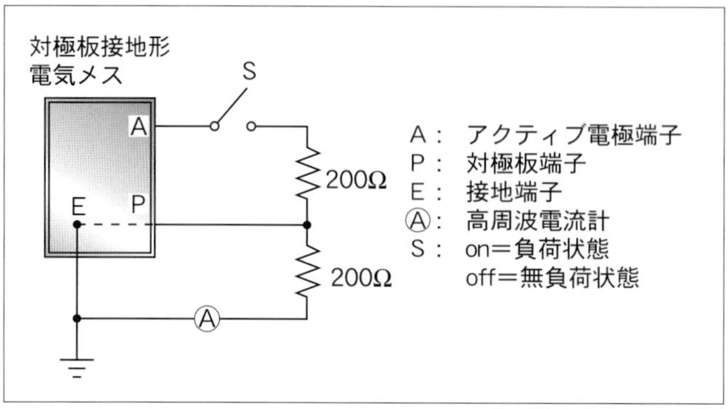

図49　対極板接地形電気メスの高周波漏れ電流測定法

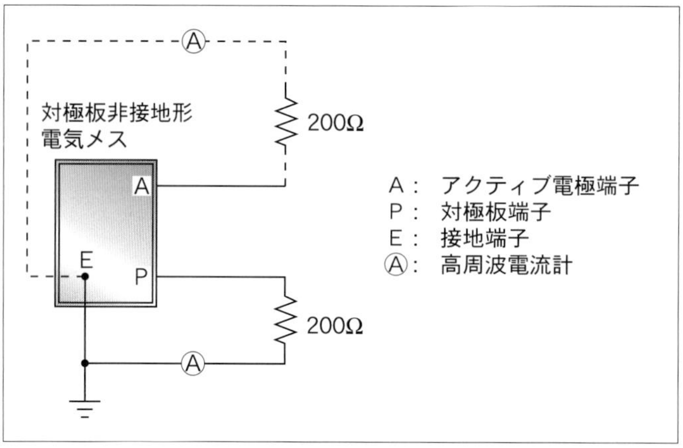

図50　対極板非接地形（フローティング形）電気メスの高周波漏れ電流測定法

3.　高周波漏れ電流の測定

対極板回路やアクティブ電極回路からの高周波の漏れ電流は**図49**，**50**のような方法で測定する．接地形電気メスの場合は**図49**のように負荷状態（Sがon）と無負

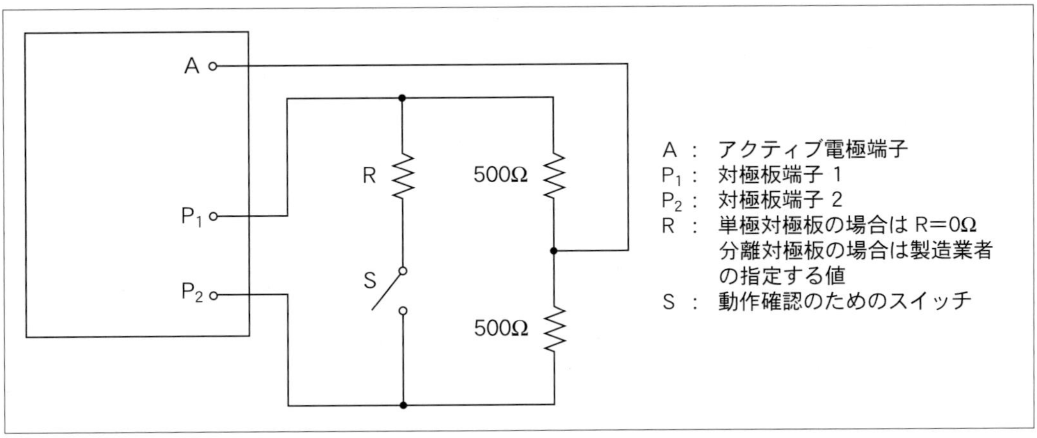

図 51　対極板モニタ回路の試験法

荷状態（S が off）で測定し，非接地形（フローティング形）電気メスでは**図 50** のように無負荷状態で測定する．150 mA 以下であることを確かめる．なお，本体の対極板端子等に直接つないで測定する場合は 100 mA 以下であればよい．

4.　対極板モニタ回路の試験

図 51 に示す回路で，スイッチ S の on-off で警報が鳴り出力が停止することを確かめる．

参考文献

1）都築正和・斎藤正男(編)：電気メスの理論と実際，文光堂，東京，1984
2）桜井靖久(監)，菊地　眞(編)：ME 早わかり Q & A　4．外科用手術装置・手術台・手術用無影灯・持続注入ポンプと吸引器・バイオクリーンルームと滅菌・その他の機器と電気設備，南江堂，東京，pp. 164–170, 1989
3）JIS T 0601-2-2：2005「医用電気機器―第 2-2 部：電気手術器（電気メス）の安全に関する個別要求事項」
4）小野哲章（編)：電気メスハンドブック―原理から事故対策まで，クリニカルエンジニアリング別冊 3，秀潤社，東京，1993

2．レーザ手術装置

2–1　炭酸ガスレーザ手術装置

1968 年に開発され，レーザ手術装置のなかでもっとも波長の長い遠赤外光の 10.6 μm であり，水によく吸収されるため，生体組織のあらゆる部分に対して，切開，蒸散，止血，凝固効果の医用レーザとして利用されてきている．

Ⓐ 基本構成

装置は本体，安全スイッチ，操作パネル，導光路，ハンドピースやスキャナ，フットスイッチ，煙吸引装置などから構成されている．

a．本　体

通常本体の中には，手術用の炭酸ガスレーザと，炭酸ガスレーザが目に見えない遠赤外光であることから，照射部分を示すため可視光のエイミングレーザが備えられている．そしてレーザの駆動用電源，レーザを水または空気で冷却するための冷却装置，それらをCPU制御・監視するための制御部が入っている．特別な電源は必要なく，100 Vの壁コンセントで動作する．直流励起のレーザでは，数十kVの電圧が扱われていて非常に危険であるため，装置を分解して開けたりすることは絶対に避けなくてはならない．

また，レーザは医療器の中でも安全性が特に要求される装置として，レーザの動作に関する監視システムやそれらの異常検出などが十分に備わっている．

b．導光路

レーザ光を患部まで導くための導光路は，通常ミラーが内蔵された関節を6〜7個つなぎ合せた多関節アームが使用される．また，可視光や近赤外光で用いられるフレキシブルなファイバや，中が中空になったパイプ状の導光路を備えた装置もある．いずれも精密な構造であるため，扱いには細心の注意が必要であり，落としたり，ぶつけたりすると，光軸がずれてしまい，レーザが正しく伝達されなくなる．

また，ハンドピースの先端に空気やガスを送り出すためのチューブが取り付けられていたり，アームのパイプの中にガスや空気を通している装置もある．

c．ハンドピース・スキャナ

導光路の先端に取り付けて，術者の操作により，患部にレーザを照射させる部分である．内部には，患部にレーザを集光させるためのレンズが取り付けてあるが，レンズが汚れるとその部分でレーザ光が吸収され，患部にレーザが届かないばかりでなく，レンズが割れることもある．その防止のため，レンズの前面に空気を流し（エアパージ）汚れるのを防止している装置もある．

d．煙吸引装置

炭酸ガスレーザを生体組織に照射すると，組織の蒸散とともに煙が発生する．煙の量が多いと手術の妨げになったり，蒸散された組織が飛散して感染のおそれもあるため，煙吸引装置で吸引する．装置の中には，交換可能なフィルタが装着されており，使用前に使用時間や汚れの程度を確認しておく．

Ⓑ 安全対策

レーザ光が眼や皮膚等に照射された場合，網膜・角膜損傷，皮膚の熱傷などを引き起こし大変危険である．そのため装置の使用にあたっては，レーザ光を直接見ないこと，対象とする部位以外への照射は絶対にしないこと．またそれらの保護のため，管理区域内への入室は，以下の保護が必要である．

① 患者には患者専用の保護めがねを着用させ，使用者や看護師，その他のスタッフにも必ず専用の保護めがねやゴーグルを着用させる．

② 眼瞼周辺部の治療をする場合，患者には角膜に直接レーザ光をシールドできる，コンタクトシールドなどを着用させる．

③ 保護めがねやゴーグルは，指定の波長，光学濃度，強度を持った装置専用の製品を使い，着用前にキズやひび割れ等の確認をすること．

Ⓒ 使用中の注意と点検

① 使用者は，定められた操作方法に従って使用し，対象部以外には絶対にレーザを向けないこと．

② 照射は必ず低い出力・短い照射時間・小さい面積の設定から始め，意図する効果が得られる最低限の設定の組合せを選択すること．

③ レーザ光遮蔽のために金属製のものは反射するため使用しないこと．また，照射を行う際は，患者の専用保護めがねなどの装着を再確認のうえ，目を閉じるように指示すること．

④ 感染組織等をレーザ照射した場合，煙や蒸散粒子に付着して細菌等が飛散する可能性がある．感染防止のため煙吸引装置を使用し，吸引管はできるだけ照射組織の近くで使用すること．また使用後，煙や蒸散粒子が付着した吸引チューブ等は適正な廃棄処置等を行うこと．

⑤ レーザ照射の際は，体内ガス（メタンガス等）に注意すること．

⑥ 消毒にアルコールを使用した場合は，完全に蒸発したことを確認してからレーザの照射を行うこと．

⑦ 炭酸ガスレーザは太い血管の止血には適していないため，太い血管への照射を避け，電気メスや結紮等の方法との併用による止血対策も考慮すること．

⑧ ガス塞栓症を引き起こす可能性のある部位へは，アシストガスを使用しない．

⑨ 可燃性または起爆性の媒体（麻酔薬）を使ってレーザを使用しない．

Ⓓ トラブル処理

代表的なトラブルとその原因，そして対処方法を**表 25** に示す．

Ⓔ 定期点検

① 装置本体や付属品のひび割れや損傷がないこと

② 保護めがね，コンタクトシールドの破損もしくは磨耗がないこと

③ 仮照射による作動状態の確認と記録

④ 緊急停止スイッチの作動状態

表 25　主なトラブルの原因と対処法

トラブル現象	原　因	対処法
電源が入らない	電源プラグが接続されていない ブレーカが入っていない 緊急停止スイッチが押されたまま 電源コードの断線	確実に接続する ブレーカを入れる 緊急停止を解除する メーカに連絡する
装置が起動しない レーザが出射しない	装置が STAND BY 状態ではないか リモートインターロックが作動している 関節アームやファイバの接続が不完全 フットスイッチの接続が不完全 本体内部の故障 　冷却装置の異常 　冷却水の温度が高い	READY 状態にする インターロックコネクタを接続する 接続状態を確認し確実に接続する フットスイッチの接続を確認し確実に接続する メーカに連絡する 冷却水の容量を確認し，不足している場合，補充する レーザ照射をいったんやめ，装置を起動のまま冷えるのを待つ

⑤ 煙吸引装置のフィルタは，使用時間や汚れの程度を確認し，次の使用に問題がありそうなら，事前に交換しておく．

⑥ 1年に1回は，エイミングレーザおよび炭酸ガスレーザのレーザ出力や照射時間の測定・較正，接地の抵抗測定試験，漏れ電流測定試験を実施し，装置の性能や安全確認を行うこと．

2-2　Nd:YAG レーザ装置

目　　的

Nd:YAG レーザの光の波長は，1,064 nm（近赤外線）であり，その波長における生体反応の特性を利用して，手術においてレーザ光を組織に照射することにより，組織の凝固，蒸散，止血を行う装置である．照射方法として，組織に接触する接触法と組織と離して使用する非接触法がある．

Ⓐ 基本構成

Nd:YAG レーザの基本構成は，レーザを発生させる光学系，光学系の発熱部を冷却する冷却系，さらに光学系のランプの電源と装置制御の電源となる電源系からなる．

a. 電　源

消費電流は，装置固有の値になるが，一般的に 15 A から 30 A 程度が必要となる．

よって，手術室に 200 V の電源設備が必要となるが，200 V 電源のコンセント形状は，共通規格がないため，コンセントの形状を確認して設備する必要がある．

b．光学系

レーザ光を発生させる共振器（リアミラー，フロントミラー，YAG ロッド，クリプトンランプなどで構成）でレーザ光が作られ，シャッタによって出力制御を行い，集光レンズによってファイバにレーザが供給される．

Nd:YAG レーザ光は，目に見えないため，ガイド光がレーザと同軸上に導光される．

c．ランプ電源系

レーザを発生させる YAG ロッドは，クリプトンランプによって励起されレーザが作り出される．このクリプトンランプを制御する電源部は，kV 単位の高電圧をランプに供給する．

d．冷却系

レーザ光を発生させる共振器で，YAG ロッドとクリプトンランプは，熱を発生するため，循環冷却水によって，常に冷却されている．

現在の装置の冷却方式は，冷却水をラジエータで冷やす空冷方式が採用されている．

B 使用前の準備

① ファイバやプローブに折れや汚れがないか確認する．
② ファイバやプローブが適正に滅菌されていることを確認する．
③ Nd:YAG レーザ専用の保護めがねを入室者の人数分用意する．

C 使用中の注意

① レーザ照射中は，入室者全員が保護めがねを掛けていることを確認する．
② ファイバやプローブにガイド光の漏れや発熱等の異常がないか常に確認する．
③ 引火性の物が近くにないか確認する．

D 定期点検

① ファイバやプローブに汚れ，焼け，折れがないか確認する．
② 電源コードやフットスイッチコードなどのコード類に断線や亀裂がないか確認する．
③ スイッチ，ボタン，ダイヤル等が正常に作動し，表示等に異常がないか確認する．
④ 装置内の冷却水が減っていないか確認する．また，冷却水のフィルタが劣化していないか，フィルタの汚れを点検する．
⑤ レーザ出力が，設定したとおり出力されるか，較正を実施して，設定出力とファイバ先端出力に相違がないか確認する．

（レーザを出力する場合は，保護めがねを着用すること）

⑥ しばらく使用していない場合は，冷却水が著しく劣化していたり，クリプトンランプが点灯しないことがあるため，必ず事前に正常に作動するか点検する．

2–3　Ho:YAG レーザ手術装置

概　要

石英ファイバで伝送でき，切開，蒸散能と凝固能を併せ持ち，さらに軟組織だけでなく軟骨などの硬組織の治療も可能な Ho:YAG レーザは，新時代のレーザ治療器として注目されている．

A 基本構成

装置は本体（レーザ発振器，電源，冷却装置，制御装置），フットスイッチ，操作パネル，ファイバスタンド，石英ファイバから構成されている．

B 入室管理と安全対策

1．入室管理

① 設置管理者は入室者が使用者登録名簿に記載されていることを確認し，見学者等記入者が入室する場合は，管理区域内での諸注意事項の説明を行い入室を許可する．

② 管理者は使用者登録名簿に記載されていることを確認のうえ，運転用キーを使用者に渡す．

2．安全対策

① レーザ光が眼に入らないよう，患者には患者専用の保護めがねを着用させる．

② 使用者や看護師，その他見学者にも必ず専用の保護めがねを着用させる．

③ 眼瞼周辺部の治療をする場合には，患者にはコンタクトシールドを着用させる．

④ 保護めがねは装置専用の波長，光学濃度および強度を持った製品を使用し，着用の前にキズやひび割れがないか確認する．

⑤ レーザ光の誤照射や反射光から守るために皮膚を露出しないようにする．

C 使用中の注意と点検

① 手術対象部以外には絶対にレーザを向けない．

② 必要な照射条件（出力，時間）にて使用し，過度の照射は避ける．

③ 太い血管への照射は避け，止血対策には電気メスや結紮等他の方法との併用も

考慮する．

④ ガス塞栓症を引き起こす可能性のある部位へは，アシストガスを使用しない．

⑤ 感染組織などに照射する際，細菌などが飛散しないように煙や蒸散粒子を吸引する．

⑥ 口腔内に照射する場合は，義歯などの金属による反射光に十分注意する．

⑦ 引火性の麻酔ガスなどを使用する場合には，レーザ防護付挿管チューブを使用するか，チューブを生理食塩液に浸したガーゼで覆うなど，レーザ光から保護する処置を行う．

D トラブル処理

代表的なトラブルとその原因，対処法を**表 26** に示す．

E 定期点検

① 装置本体や付属品のひび割れや損傷がないこと
② 保護めがね，コンタクトシールドの破損もしくは磨耗がないこと
③ 仮照射による作動状態
④ 緊急停止スイッチの作動状態
⑤ 接地の抵抗試験
⑥ 漏れ電流試験
⑦ 絶縁抵抗試験
⑧ 出力の較正，および安定性試験

表 26　主なトラブルの原因と対処法

トラブル現象	原　因	対処法
電源が入らない	電源プラグが接続されていない ブレーカが入っていない 電源コードの断線	確実に接続する ブレーカを入れる メーカに連絡する
装置が起動しない	緊急停止スイッチが作動している ドアインターロックが作動している ファイバの接続が不完全である フットスイッチの接続が不完全である 本体内部の故障 　冷却装置の異常 　冷却水の温度が高い	緊急停止を解除する ドアインターロックコネクタを接続する ファイバの接続状態を確認し確実に接続する フットスイッチの接続を確認し確実に接続する メーカに連絡 冷却水の容量を確認．不足している場合は補充 装置をいったん停止して室温が高くなっていないか確認

参考文献

1) 荒井恒憲：Ho：YAG（ホロニウム・ヤグ）レーザ治療器．医のあゆみ **168**(9): 813-816, 1994

2-4　KTP レーザ手術装置

概　要

KTP レーザ手術装置は，波長 532 nm のグリーン光を使用したレーザ手術装置である．グリーン光の波長特性としてヘモグロビンへの吸収度が高いことから，組織の止血的切開，蒸散に優れており，組織への浸透度も浅く熱変性は照射部位に比較的限局される．また導光用の石英ファイバが細いため，内視鏡下での手術に適している．

A 基本構成と原理

KTP レーザ手術装置は，YAG レーザ発振器，第 2 高調波発生器，ファイバカプラー，出力装置（ファイバなど），電源部，制御部，冷却システム，フットスイッチから構成される．

a. YAG レーザ発振器

ランプ電源により発振器内のアークランプが発光し，YAG レーザ光（1,064 nm）が出力される．532 nm の光は YAG レーザ光が KTP 結晶（第 2 高調波発生器）を通過することによって作り出される．この出力は電源部の電流値によってコントロールされる（出力減衰器）．照準光には半導体レーザを用いている．出力されたレーザ光は，エネルギー検出器を通過し測定される．設定条件が整ってフットスイッチが踏まれると，レーザ光はファイバカプラーに導かれる．

b. 冷却システム

クローズループで熱交換器を使用し，蒸留水で発振器内の冷却を行う．

c. 出力装置

本体のファイバカプラーと出力装置のコネクタ部が正しく接続されると，レーザ光は出力装置から出力される．出力装置として，ファイバ等がある．

B 安　全

レーザ手術装置を使用する際の注意事項は下記のとおりである．

a. 眼に対する障害

レーザ光（直接光，反射光，散乱光）が眼に入ると失明のおそれがあるので，専用の保護めがねを着用すること．

b. 皮膚に対する障害

皮膚へのレーザ誤照射に注意すること．

照射部位の近傍は濡れガーゼ等で保護すること．

表 27　滅菌方法と対象部品

用時滅菌対象部品	滅菌の方法		
	ガス滅菌法	薬液滅菌法	高圧蒸気滅菌法
ファイバストリッパー	○	○	×
ファイバカッター	○	○	○
ファイバ出力較正具	○	○	○
マイクロスタット各種（ハンドピース）	○	○	○
ラパロスタット（吸引灌流器）	○	○	○
ガスシール	○	○	×
顕微鏡用保護フィルタ	○	×	×
内視鏡用保護フィルタ	○	×	×

c．燃焼事故

気管・気管支内では酸素などの可燃性ガス濃度に注意すること．

プラスチックやゴム等の可燃性の気管チューブは使用しないこと．

燃えやすいもの（麻酔チューブ，ドレープ，カバー，着衣等）へのレーザ照射を避けること．

d．煙や蒸散微粒子の飛散

レーザ照射部位から飛び出す煙や飛散微粒子が眼や気管内に入らないように注意すること．

C 消毒・滅菌

滅菌方法および対象部品は**表 27** のとおりである．

D 定期点検

1．使用者による保守点検事項

随時下記の点検を行うこと

① 本体外装のクリーニング

② 出力ポート部防塵キャップ取り付け

③ 冷却水（脱イオン水）の補給

2．業者による定期保守点検事項

12ヵ月ごとに業者サービスエンジニアによる定期予防保守点検を行うこと

① 光学部品等，装置内部のクリーニングと調整

② 脱イオン水，DI フィルタ，アークランプ

③ 光学部，各種検出器，システムの調整および較正

④ 各操作部の検査，自動テストの実施，履歴（出力・エラー）情報の確認

3．超音波吸引手術装置

目　的

超音波吸引手術装置（超音波手術器ともいう）は，金属製の円管状のメス先（ホーン）を，超音波領域の周波数である数 10 kHz（1 秒間に数万回）で前後方向へ機械振動させ，その振動により腫瘍などの生体組織を破砕し，同時に，破砕した組織片を洗浄水とともに吸引する装置である．脳神経外科や一般外科において各種腫瘍摘出術やリンパ節郭清に使用される．

A 構成と仕組み

超音波手術器は，**図 52** に示すように装置本体，ハンドピースおよびチューブセットから構成されている．

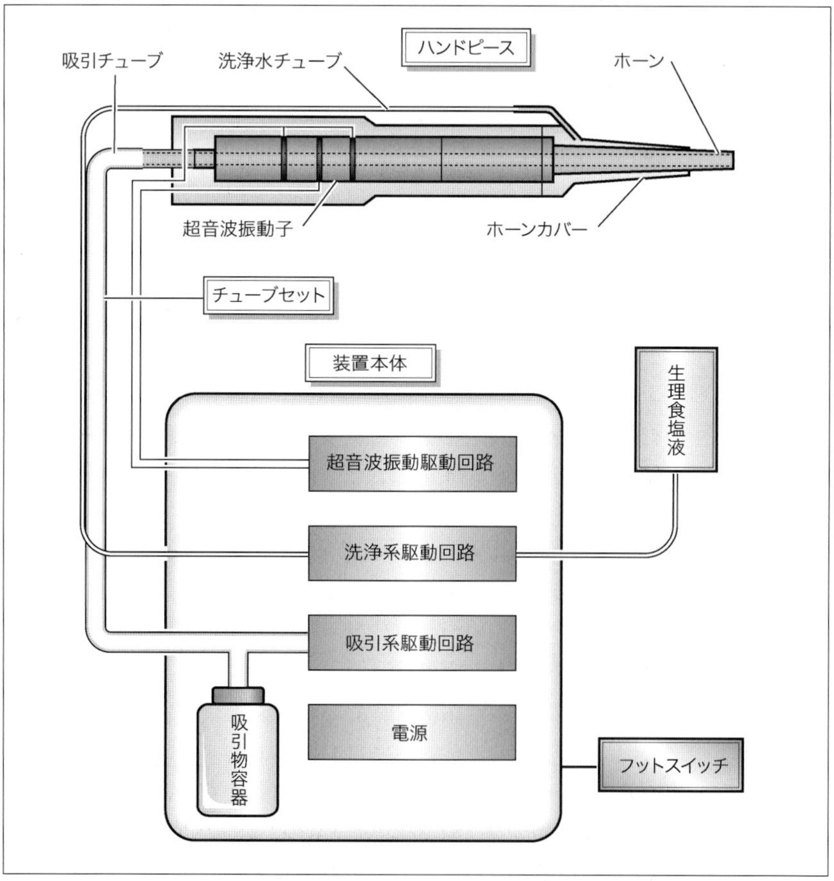

図 52　超音波手術器の構成

1．装置本体

装置本体は，超音波振動駆動回路，洗浄系駆動回路，吸引系駆動回路，電源，吸引物容器，フットスイッチなどから構成されている．

2．ハンドピース

術者が手で持ち操作する手術具であり，内蔵している超音波振動子で発生した超音波振動がホーンに伝わる．超音波振動しているホーン先端を生体組織に接触させると，その振動の衝撃により組織を破砕する．ホーンの側面にはホーンカバーが取り付けられており，ホーン先端以外が患者に接触しないようホーンを覆っている．

3．チューブセット

ハンドピースと装置本体との間に接続するチューブで，破砕した組織片を吸引物容器に貯留するための吸引チューブと洗浄水（生理食塩液）を術部へ供給する洗浄水チューブの2連チューブ構造をしている．

Ⓑ 使用前の準備と始業点検

① 装置本体を水のかからない場所に設置し，電源プラグを3ピン式の医用コンセントに接続する．
② ハンドピースにホーンが接続された状態で滅菌されていることを確認する．
③ 未使用の滅菌済みチューブセットを用意する．
④ 滅菌済み生理食塩液を用意する．
⑤ ディスポーザブルの吸引物容器を使用する場合は，未使用の吸引物バッグを用意し装置本体に正しく配管する．
⑥ 清潔区域でハンドピースにチューブセット（吸引チューブ，洗浄水チューブ）を正しく接続する．
⑦ ハンドピースのプラグおよびチューブセット（吸引チューブ，洗浄水チューブ）を装置本体の所定の位置に正しく取り付ける．

使用中のトラブルに備えて予備のハンドピースを滅菌された状態で用意することを推奨する．

表28に始業・終業点検チェックリスト例を示す．

ユーザは，これらをベースに，各病院独自の保守点検項目を加えて点検表を作成するのが望ましい．

Ⓒ 使用中の点検

① 超音波振動出力中はホーンが他の金属に接触しないよう常に注意する．
② 超音波振動出力中は必ず洗浄水が出ていることを確認する．
③ 洗浄水の残量を絶えず監視する．

表28　始業・終業点検チェックリスト例

手術年月日	年　月　日	術者	
患者名		手術室番号	
超音波手術器　形名		使用ハンドピース　形名	
製造番号		製造番号	

	チェック項目	チェック欄
始業点検	1．電源プラグは3ピンのコンセントに接続されていますか	
	2．滅菌済み生理食塩液ですか	
	3．生理食塩液の量は十分ですか	
	4．未使用の吸引物バッグですか	
	5．吸引物容器のふたはしっかり締まっていますか	
	6．ハンドピースおよびチューブは滅菌されていますか	
	7．ハンドピースのプラグはしっかり接続されていますか	
	8．洗浄水チューブがローラポンプに正しく接続されていますか	
	9．洗浄水チューブの針が生理食塩水容器に接続されていますか	
	10．吸引チューブが吸引物容器に接続されていますか	
終業点検	1．本装置の使用により患者に異常はありませんでしたか	
	2．装置に異常は起こりませんでしたか	
	3．「出力アラーム」ランプが点滅しませんでしたか	
	4．ハンドピースは破損していませんか	
	5．ホーン，ホーンカバーは破損していませんか	
	6．ハンドピース，ホーン，ホーンカバーの清掃を行いましたか	
	7．清掃後，ホーンを専用工具で締め付けましたか	
	8．ハンドピース組立て後，動作確認をしましたか	
	9．次回使用のためハンドピースを滅菌に出しましたか	

点検者サイン＿＿＿＿＿＿＿＿

④ 吸引物容器のあふれを絶えず監視する.

D トラブル処理

表29にトラブル処理を示す.

手術中にホーンを締め付けたり，清掃棒でホーン内部の詰まりを取り除いたりする場合には，滅菌済みの専用工具や清掃棒を使用すること.

E 使用後の点検

表28に始業・終業点検チェックリスト例を示す.

表 29　トラブル処理

現　象	考えられる原因	その対策
超音波振動出力しない	ハンドピースのプラグ未接続 手術スイッチ押し忘れ ホーンが破損 ホーンが締まっていない ホーンカバーと接触 フットスイッチ未接続 装置の故障	確実に接続する 手術スイッチを押す ホーンの交換 専用工具で締め付ける ホーンカバーを付け直す 接続する メーカへ連絡する
吸引しない	吸引チューブが接続されていない 吸引チューブが折れ曲がっている 吸引チューブの誤接続 吸引バッグのふたが締まっていない 吸引バッグがいっぱいになった ホーン内部に吸引物が詰まっている 吸引チューブが詰まっている 吸引ポンプの電源が入っていない 装置の故障	接続する 折れ曲がりを直す 正しく接続する ふたをしっかりと締める 新しい吸引バッグに交換 清掃棒で詰まりを取り除く 押しつぶし詰まりを取り除く 電源を入れる メーカへ連絡する
洗浄水が出ない	洗浄水チューブが接続されていない 洗浄水チューブが折れ曲がっている 洗浄水チューブの誤接続 生理食塩液がなくなった 装置の故障	接続する 折れ曲がりを直す 正しく接続する 新しい生理食塩液に交換 メーカへ連絡

Ⓕ 洗浄・消毒・滅菌

① 超音波振動を出力（60％設定）しながら，洗浄水を吸引して吸引経路の清掃を行う．

② ハンドピースからホーンカバーを取り外し，専用工具を用いてホーンを取り外して分解した後，各部品に破損や亀裂がないことを確認する．

③ 各部品を取扱説明書に記載された方法で清掃する．

④ 感染症症例に使用した場合は，分解した状態ですべての部品を消毒する．消毒液の種類によっては腐食性のものがあるので，使用可能な消毒液を取扱説明書で確認するか，メーカに問い合せる．

⑤ 1回使用（ディスポーザブル）の部品（チューブセット，吸引バッグ等）は，所定の方法で廃棄する．

⑥ 清掃後乾燥したら，ハンドピースにホーンを専用工具を用いて取り付け，ホーンカバーを取り付けた後，次回の使用に備えて滅菌する．可能な滅菌方法は各ハンドピースで異なるので，取扱説明書で確認する．

Ⓖ 定期点検

① 装置本体やフットスイッチ，およびハンドピース，ホーン，ホーンカバー等の

各部品に破損や汚れがないことを定期的に点検する.

② しばらく使用しなかった機器を再使用するときには，必ず機器が正常に，かつ安全に作動することを確認する.

③ 電気的安全性の点検については，メーカと保守契約を結んで定期的に行うのが望ましい.

4．ラジオ波焼灼装置

目　的

わが国におけるラジオ波焼灼治療は，肝癌への低侵襲な局所療法の一つとして，超音波ガイド下やCTガイド下で行われる経皮的治療，腹腔鏡手術や開腹手術時に併用される治療として普及している.

ラジオ波焼灼治療は，電極針を病変部に穿刺し，ジェネレータにより発せられたラジオ波（RF波）が電極針の先端から流入し，病変細胞およびその周辺細胞を抵抗加熱により熱凝固壊死させることを目的としている.

A 構　成

ラジオ波治療には，以下の装備が必要となる.

① ラジオ波（645 kHz前後）を発生させるジェネレータ（高周波発振器）

② 病変部を凝固させるモノポーラ電極針[脚注)]

③ ①から発せられるラジオ波を②と送受する対極板

B 使用前の準備

1．ジェネレータの電源

超音波ガイド下の手技の場合，術中にラジオ波と干渉し，画面に干渉波が現れるため，見えにくくなることがある．したがって，干渉を抑制するために，ジェネレータの電源は超音波診断装置とは別のコンセントから電源をとることを勧める.

また，干渉波は超音波装置本体の周波数を調整することで軽減できる.

2．対極板の設置

対極板は電気メスの場合と同様，その装着には熱傷のリスクを考慮する必要がある.

脚注：モノポーラ電極針には各メーカがそれぞれ異なる形状の電極針の輸入・販売認可を取得しており，カニューレ内部を冷却水で冷却しながら焼灼する単針型と，カニューレ先端部から傘状に展開する展開針を広げて焼灼する展開型とがある.

① 処置前に対極板を両大腿部前部に左右対称に貼る（ラジオ波焼灼装置各メーカの添付文書を参照し対極板を設置すること）．
② 長時間の焼灼（焼灼時間：30 分からを目安）の場合は対極板が熱を持つので，対極板の上は毛布のような熱がこもるもので覆わない．
③ 対極板の装着部位は通電性を高めるために，筋肉組織が発達した場所を選び，脂肪組織が多い部位，瘡痕，体毛が多い部位等の通電性が低い場所は避ける．なお，体毛が多い場合は剃毛する．
④ 対極板装着部位にアルコール等の液体消毒を施した場合は，その部位表面が十分に乾燥してから装着する．
⑤ 対極板装着部位に薬液等が浸み込まないように注意する．

Ⓒ 使用中の点検

1. 対極板の温度

長時間（累積焼灼時間が約 1 時間）の焼灼に及ぶ場合は，途中で対極板表面を手で触り，暖かく感じる程度の熱を持っているようであれば，低温熱傷を起こす可能性があるので新しいものに交換する．

2. 電極針カニューレの温度

肝表面の腫瘍や肝表面に近い腫瘍など，皮膚に近い病変部の焼灼の場合は，焼灼部位に発生する水蒸気の影響で電極針カニューレが熱を持つ場合があるので，適宜滅菌水や滅菌済み氷嚢等を用い皮膚の電極針カニューレ穿刺部を冷やすなどして皮膚の熱傷を防ぐ．

3. 電極針カニューレ絶縁被覆の損傷

超音波エコーガイド下の手技の場合，金属性のエコー・プローブ・ガイドを使用する場合があるが，これは電極針カニューレを覆う絶縁被覆を損傷させ，カニューレ本体がむき出しになる．

むき出しになった部位が患者の皮膚に接すると，その部分からラジオ波が流れるため，重篤な熱傷事故となる．

同様に，むき出しになったカニューレ本体と金属性のエコー・プローブ・ガイドが接触すると，そこからラジオ波が伝わるためエコー・プローブ・ガイドに接する患者の皮膚に重篤な熱傷事故を起こす．

Ⓓ 使用後の点検

① 使用後，ジェネレータは湿度の少ない場所に保管する．
② ジェネレータは，電源起動時に毎回セルフチェックを行う．ジェネレータがエラーを表示した場合，各装置添付文書の対処方法に従い対処する．

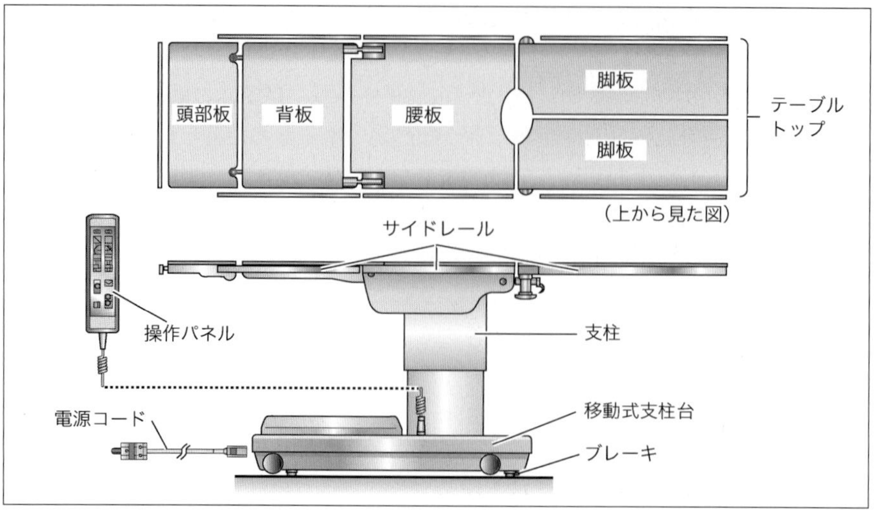

図 53　手術台の構造

③ 定期的にメーカの点検を受ける．

5. 手 術 台

目　的

① 手術中に患者の安全をはかること．
② 最適な患者の手術体位を確保すること．
③ 外科医，麻酔科医，看護職員が手術を行いやすい環境を提供すること．

Ⓐ 構成と仕組み

手術台の構造を**図 53** に示す．

a. **支柱台（脚台）**

テーブルを支え，偏荷重の場合でも転倒しない構造になっている．

移動手術台を固定するときはブレーキが出ることにより車輪を浮き上がらせる．

b. **支柱**

伸縮することによりテーブルの高さを変えることができる．

c. **テーブルトップ**

長さ 195 cm，幅 50 cm 程度で金属枠，合成樹脂板，マットレスで構成されている．

頭部板・背板・腰板・脚板に分かれており，各部分は関節構造で連結されているので，互いに可動性を有している．

頭部板，脚板は着脱が可能である．

各部分にはサイドレールが設置され，付属品を固定する．

d．操作パネル

ハンドスイッチタイプでテーブルの昇降・縦転・横転・前後のスライドなど手術台の機能に合わせた作動を行うことができる．

フットスイッチや赤外線方式のコードレスもある．

e．電源コード

手術台に電源を供給するとともにアースに接続する．

等電位化接地端子を用いることにより，よりいっそう安全性が確保される．

f．手術台のアクセサリー

① スクリーン掛：麻酔科医の作業域と清潔野を境界する．

② 上肢台：患者の上肢を固定し，肩関節の負担を軽減する．

③ 両支脚器：患者の足を挿入し，両下肢を開脚・固定する．

④ 各種支持器：体位の保持固定に用いる．
スポンジ，ゲル状の緩衝材により圧迫・損傷を防ぐ．

B 種　類

a．移動型と埋設型

支柱台にキャスタを埋め込んだ移動型手術台と床に埋没した固定式（埋設型）手術台がある．

移動型は手術台の入れ替えが可能であり，手術室を有効に使用することができる．

埋設型は手術台下のスペースを有効に使用することができる．

b．交流駆動型と電源内蔵型

常に交流電源が必要な機種とバッテリーを内蔵した機種がある．

c．汎用手術台

基本的な機能を備えた手術台．

d．全身透視用手術台

テーブルトップのスライド距離を長くすることにより，透視できる範囲を広くしている．

e．分離式手術台（図 54）

汎用テーブルやX線透視用，脳神経外科用などの各種テーブルを選ぶことができる．

C 使用前の準備と始業点検

① 所定の位置でブレーキをかけたとき，支柱台が安定していること．

② 交流駆動タイプの手術台はアースが確実にとれていること．

③ テーブルの回転や分離ができる手術台は確実に固定されていること．

④ 手術台の始業点検を**表 30** に示す．

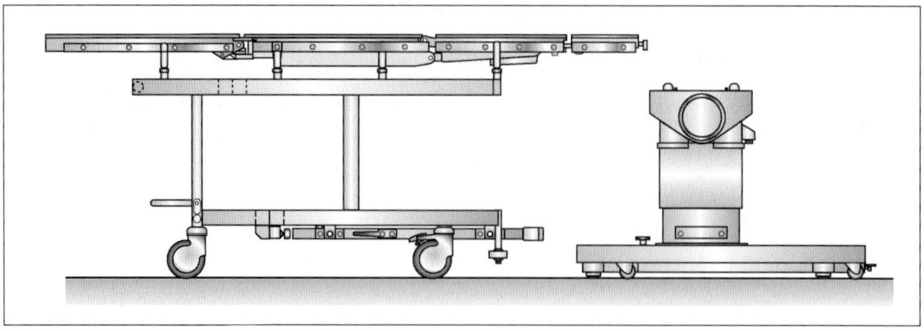

図 54　分離式手術台

表 30　手術台の始業点検

方　法	判定法
電源プラグ，コードの点検	破損，亀裂，紛失，汚れはないか
手術台本体の外観点検	破損，亀裂，紛失，汚れはないか サイドレールにゆるみはないか 各固定ネジ・固定装置にゆるみはないか 油漏れはないか
手術台本体の作動点検	昇降・縦転・横転などの作動中に異常音がないか また，作動はスムーズか 電源やバッテリーの供給は正常か
操作パネル	破損，亀裂，汚れはないか コードの断線，接触不良はないか 各ボタンと作動は正常か
アクセサリーの点検	サイドレールに正常に固定できるか 各固定ネジ・固定装置にゆるみはないか

D 使用中の点検

使用中の点検は始業点検に準ずるが，下記の事項をとくに注意する．

① アースが確実にとれているか（交流駆動タイプ）．
② 油漏れや自然降下がないか．
③ 着脱部分，アクセサリーにゆるみはないか．
④ テーブル，アクセサリーが他の機器や機械台に干渉していないか．

E 使用後の整理と洗浄・消毒・滅菌

① 機器本体およびアクセサリーの破損・亀裂・紛失の有無を確認する．
② バッテリー内蔵手術台は充電を行う．
③ 血液や体液が付着している部分は消毒用エタノールなどで清拭をする．
④ 油漏れがないか確認する．

表 31　手術台のトラブルマニュアル

症　状	考えられる原因	その対策
作動しない	電源プラグの未接続 電源コードの断線 バッテリーの充電不足，不良 ブレーカの切断 ヒューズの切断 操作パネルの断線，異常 本体の異常	確実に接続する 電源コードの交換 充電またはメーカに連絡 ブレーカを入れる ヒューズの交換 操作パネルの交換，メーカに連絡 メーカへ連絡する
作動中異音がする	作動油の減少 本体の破損，異常	作動油補充 メーカへ連絡する
測定器にノイズが乗る	アース線の断線	電源コードの交換，メーカに連絡する
テーブルにガタつきがある	ブレーキの不良 油漏れ 本体の異常	ブレーキに異物が付着していないか メーカへ連絡する メーカへ連絡する
アクセサリーが固定できない	固定装置の不良	メーカへ連絡する

⑤ アクセサリーの固定装置にゆるみがないか確認する．

Ⓕ トラブル処理

手術台のトラブルマニュアルを**表 31** に示す．

Ⓖ 定期点検

1．機械的安全性

① 本体・テーブルのガタ，たわみの有無を確認する．
② 本体・アクセサリーの破損・亀裂の有無を確認する．
③ 油漏れの有無を確認する．
④ 本体の作動・機能がスムーズに作動することを確認する．
⑤ アクセサリーの固定装置にゆるみがないか確認する．

2．電気的安全性

① 絶縁試験および漏れ電流（外装，接地）の測定
② バッテリー内蔵手術台はバッテリーの充電と電圧の測定

参考文献

1）上寺祐之・斉藤英昭：手術台．消外臨増 23 巻 5 号，2000

6．麻酔器

目　的

麻酔器は医療ガス，麻酔ガスおよび麻酔薬蒸気を調節して呼吸回路に供給する装置で，全身麻酔に必要な混合ガスによる呼吸管理が行えるよう呼吸装置（呼吸バッグや人工呼吸器）を兼ね備えている．したがって静脈麻酔，脊髄くも膜下麻酔および硬膜外麻酔の際の呼吸補助，さらに救急蘇生用に使用することができる．また，手術の過程で静脈麻酔や局所麻酔から吸入麻酔に切り替える必要が生じた場合にも対応できる．最近では，麻酔ガス吸入部と術中管理の患者情報モニタを一体とした各種安全装置と呼吸管理に必要なモニタなどを装備したワークステーションタイプが主流で，これを麻酔システムと呼んでいる．

吸入麻酔法には，循環式，非再呼吸式，往復式などがあるが，ほとんどすべての麻酔器が循環式に対応する型式となっている．循環式はさらに排気弁の使用法により閉鎖式と半閉鎖式に分けられるが，半閉鎖式が一般的となっている．

Ⓐ 構成と仕組み

機能的には麻酔器内ガス配管を持つ麻酔器本体からのガス供給部と患者へガスを運ぶための呼吸回路で構成される（**図55**）．

1．ガス供給部

ホース連結部または容器連結部の一方向弁から，ガス共通流出口にいたる麻酔器内の配管部をいう．酸素供給警報装置，圧力計，酸素フラッシュなどへ連結する配管も含んでいる．

a．ホース連結部

医療ガス配管設備からの医療ガスを受け入れる連結部をいう．ホース連結部は異種ボンベが接続できない構造（ガス別特定）になっている．

b．容器連結部

圧力調整器を付けた高圧ガス容器（ボンベ）からの医療ガスを受け入れる連結部で，逆流防止のための一方向弁と除塵フィルタを備えている．

c．圧力計

圧力計は，高圧ガス容器の内圧を示すものと，医療ガス配管設備から供給される医療ガスの供給圧を示すものがある．

d．圧力調整器

高い元圧を安全かつ安定した供給圧まで減圧（一次減圧）する機能と麻酔器内ガス配管の作動圧を一定にするために減圧（二次減圧）する装置をさす．圧力調整器の故障などで供給圧が異常に上昇した場合に，逆流を防止する装置を備えている．

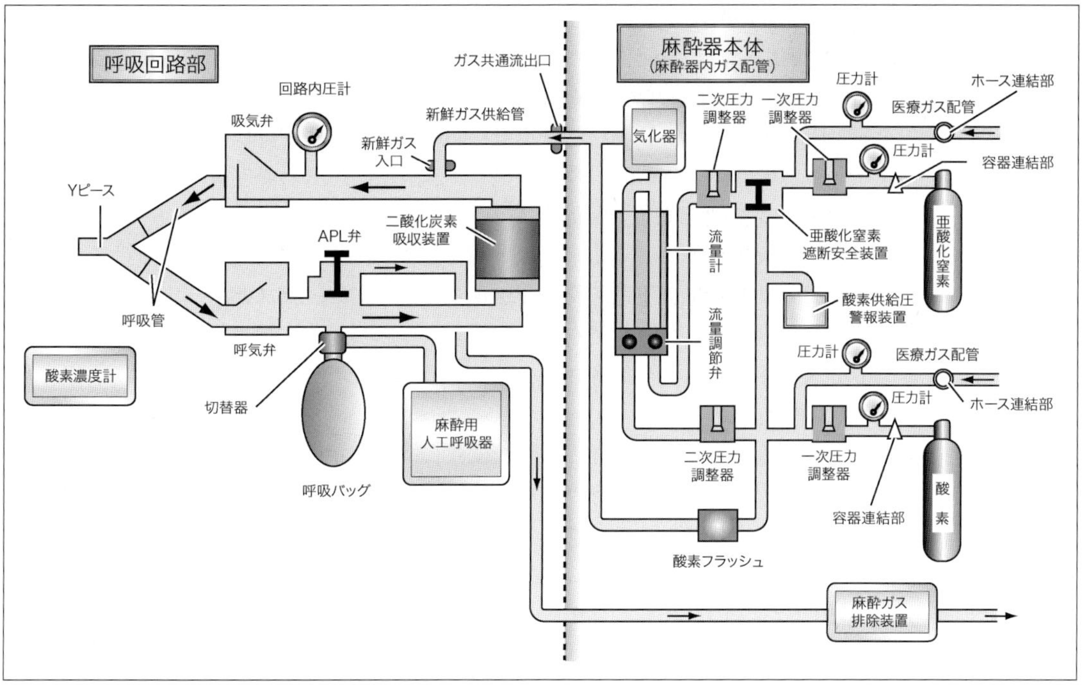

図 55　麻酔器の基本構成

［戸畑裕志ほか：麻酔器とセンサ技術，Clin Eng **17**(1): 2006］

e．亜酸化窒素遮断安全装置

酸素の供給がない場合に亜酸化窒素を遮断する装置．亜酸化窒素は必ず酸素とともに流れる機構になっていて，酸素の圧力低下や供給が遮断された場合に警報を発する装置を備えているものもある．

f．流量調節弁

医療ガスの流量を手動操作で調整する装置．酸素ガスの流量調節ノブは他のガスノブより突き出ていて，その形状も異なっているので，患者から目を離すことなく酸素の流量調整ノブが判別できる．通常，流量計の下部に位置する．

g．流量計

単位時間内の通過する特定の医療ガス流量を計測表示する装置．20℃標準大気圧の状態で，毎分 L, mL，またはその 1/10 で目盛られている．誤差範囲は目盛指示値の±10％以内となっている．流量計の目盛は直接流量計のチューブ（ガラス管）の上に表示されているか，またはチューブの正面から見て右側に表示される．

h．気化器

揮発性麻酔薬（ハロタン，エンフルラン，イソフルラン，セボフルランなど）を液体から気体への変化を促すように設計された装置．流量計からガス共通流出口の間に設置する回路外気化器と，呼吸回路内に設置する回路内気化器に分けられるが，現在使用されているのは回路外気化器である．

複数の揮発性麻酔薬が使用できる麻酔器では，それぞれの麻酔薬用の気化器を備えるが，他の麻酔薬による気化器内への混入を防止するため，気化器の気化室内に他の気化器からのガスが流入しないような防止方法が設けられている．気化器には麻酔薬の充填量の最大レベルと最小レベルを可視的に示す指示器が付いている．気化器の調節ダイヤルを半時計方向に回すことにより，麻酔薬の蒸気の濃度を上げることができるが，off の位置には回転止めが設けられ，不用意に回らないようになっている．

i.　酸素フラッシュ

比較的大流量の酸素を流量計および気化器を通さずに，ガス共通流出口に直接送る押しボタンあるいはレバーなどをいう．酸素フラッシュを作動させると，外気開放状態で，ガス共通流出口より毎分 35〜75 L の定常流の酸素が流れる．

j.　ガス共通流出口

ガス供給回路部と呼吸回路部との間に位置し，調整された混合ガスが供給部から流出してくる出口．そこから新鮮ガス供給管を介して新鮮なガスが呼吸回路部へ送られる．ガス共通流出口の上流には逆止弁が設けられているものもあり，呼吸回路からのガスがガス共通流出口を通って，麻酔器内ガス配管へ逆流するのを防いでいる．逆止弁のある麻酔器でのリークテストでは，麻酔器内ガス配管にあるリークを発見できないことがあるので注意する．

2.　呼吸回路部

ガス共通流出口とＹピースの患者側接続口との間にあって吸気ガスおよび呼気ガスを送る通路をいう．

a.　新鮮ガス供給管，新鮮ガス入口

新鮮ガス供給管は，ガス共通流出口から新鮮ガス入口へガスを送る管をいう．新鮮ガス入口は，新鮮ガスが呼吸回路に供給される呼吸回路付き付属装置の接続口．

b.　回路内圧計

呼吸回路内のガス圧を大気圧に対して表示する圧力計で，メータ式，電子式などがある．

c.　吸気弁，呼気弁

呼吸回路内のガスの流れを一方向にして，逆流を防ぐために設けられた一方向弁をいう．吸気弁は吸気時に開き，二酸化炭素を含まない新鮮ガスを患者に流す．呼気時には閉じて，回路内のガスが逆流しないようになっている．また，呼気弁は呼気時に開き，呼気ガスを呼気側に流す．吸気時には閉じて，呼気ガスが患者に流れないようになっている．

d.　二酸化炭素吸収装置

呼吸回路内の二酸化炭素を吸収除去する装置．二酸化炭素吸着剤を充填した状態で呼吸回路の中に配置し，ガスの流れを通過させることによって二酸化炭素を吸収除去する．

e.　切替器

患者へ換気用ガスを送り込むには，呼吸バッグで行う方法または人工呼吸器で行う

方法がある．この換気法を切り替えるための装置で麻酔の状況により選択する．電子式切替器の場合には停電により作動しないこともあるので注意する必要がある．

f. 呼吸バッグ

呼吸バッグは圧排可能なゴムまたはシリコン製のバッグで，容量は0.5, 1, 1.5, 2, 3および5Lなどがある．

g. 麻酔用人工呼吸器

麻酔用人工呼吸器は通常の人工呼吸器に比較して基本的な機能を有する．そのため操作は簡便になっている．詳細については“人工呼吸器”の項を参照する．

h. APL（adjustable pressure limiting）弁，ポップオフ弁

あらかじめ設定した以上に呼吸回路内圧が上昇すると，ガスを回路外に逃がすように働く用手調節弁をいう．ここから逃げるガスは麻酔ガス排除装置を介して排出される．

i. 呼吸管（蛇管）

非剛性チューブで，通常は蛇腹状になっている．麻酔器と患者をつないでガスまたは気化された麻酔薬を送るために用いられる管をいう．

j. Yピース

1つの患者側接続口（マスクまたは気管チューブと接続するところ）と，2本の呼吸管への接続口を持つ呼吸回路内の3方向の管状コネクタをいう．

k. 酸素濃度計

呼吸回路内の酸素濃度を測定して表示するための装置で，麻酔器を使用するときには必ず酸素濃度計を使用しなければならない．麻酔器本体の外部に装備する場合もある．精度は，±3%範囲内で，酸素濃度15～25%の範囲では±1%である．また，警報機能により，酸素濃度の下限の警報設定は16%以下にできないようになっている．

B 使用前の準備と始業点検

始業点検は麻酔科医の責任において行うべきで，日本麻酔科学会では，麻酔を始める前に，始業点検指針に従って始業点検を行わなければならないとしている．ここでは日本麻酔科学会が提示している「麻酔器の始業点検」項目を**表32**に示す．この始業点検の対象となる麻酔器は，セルフチェック機構を持たないものである．

C 使用中の注意と点検

麻酔器は麻酔のみならず人工呼吸にも用いられるため，その取扱いを誤ると適切な麻酔を維持できないばかりか，患者の呼吸が維持できなくなり，致命的な障害を患者に与えることになる．麻酔回路の不備により心停止をきたした事例もある．麻酔器のほとんどの呼吸回路には，回路内圧計と酸素濃度計が常備している．この他，呼気ガス中の二酸化炭素を測定する呼気二酸化炭素濃度計（カプノメータ），麻酔ガスの濃

表32　麻酔器の始業点検方法

1）補助ボンベ内容量および流量計 ①補助ボンベ（酸素，亜酸化窒素）を開き，圧を確認し，残量をチェックする ②ノブおよび浮き子の動きを点検する ③酸素の流量が5L/分流れることを確認する ④低酸素防止装置付き流量計（純亜酸化窒素供給防止装置付き流量計）が装備されている場合は，この機能が正しく作動することを確認する
2）補助ボンベによる酸素供給圧低下時の亜酸化窒素遮断機構およびアラームの点検 ①酸素および亜酸化窒素の5L/分にセットする ②酸素ボンベを閉じて，アラームが鳴り，亜酸化窒素が遮断されることを確認する（一部の機種ではアラームが装備されていない） ③酸素の流量を再び5L/分にセットすると，亜酸化窒素の流量が5L/分に自動的に回復することを確認する ④亜酸化窒素の流量計のノブを閉じる ⑤酸素の流量計のノブを閉じる ⑥酸素および亜酸化窒素のボンベを閉じ，メータが0に戻っていることを確認する
3）医療ガス配管設備（中央配管）によるガス供給 ①ホースアセンブリー（酸素，亜酸化窒素，圧縮空気など）を接続する際，目視点検を行い，また漏れのないことも確認する ②各ホースアセンブリーを医療ガス設備の配管末端器（アウトレット）あるいは医療ガス配管設備に正しく接続し，ガス供給圧を確認する．酸素供給圧：0.4 MPa．亜酸化窒素および圧縮空気：酸素供給圧よりも0.03 MPa低い ③ノブおよび浮子の動きを点検する ④低酸素防止装置付き流量計（純亜酸化窒素供給防止装置付き流量計）が装備されている場合は，この機能が正しく作動することを確認する ⑤酸素および亜酸化窒素を流した後，酸素のホースアセンブリーを外した際に，アラームが鳴り，亜酸化窒素の供給が遮断されることを確認する（一部の機能ではアラームが装備されていない） ⑥医療ガス配管設備のない施設では，主ボンベについて補助ボンベと同じ要領で圧，内容量の点検を行った後に使用する
4）気化器 ①内容量を確認する ②注入栓をしっかりと閉める ③offの状態で酸素を流し，臭いのないことを確認する ④ダイヤルが円滑に作動するか確認する ⑤接続が確実かどうか目視確認する．気化器が2つ以上ある場合は，同時に複数のダイヤルが回らないこと（気化器が2つ作動しないこと）を確認する
5）酸素濃度計 ①電池が十分であることを確認する ②センサを空気で21％になるように較正する ③センサを回路に組み込み，酸素をフラッシュして酸素濃度が上昇することを確認する
6）二酸化炭素吸収装置 ①吸収薬の色，量，一様に詰まっているかなどを目視点検する ②水抜き装置がある場合には，水抜きを行った後は必ず閉鎖する
7）患者呼吸回路の組立て ①正しく，しっかりと組み立てられているかどうかを確認する
8）患者呼吸回路，麻酔器内配管のリークテストおよび酸素フラッシュ機能 ①新鮮ガス流量を0または最小流量にする ②APL（ポップオフ）弁を閉め，患者呼吸回路先端（Yピース）を閉塞する ③酸素を5～10L/分流して呼吸回路内圧を30 cmH_2O に上昇させる ④少なくとも10秒間回路内圧が30 cmH_2O に保たれることを確認する ⑤APL弁を開き，回路内圧が低下することを確認する ⑥酸素フラッシュを行い，十分な流量があることを確認する

表 32　つづき

9）患者呼吸回路のガス流 ①テスト肺をつけ換気状態を点検する ②呼吸バッグを膨らました後，押して，吸気弁と呼気弁の動きを確認する ③呼吸バッグを押したり，放すことによりテスト肺が膨らんだり，しぼんだりすることを確認する ④APL（ポップオフ）弁の機能を確認する
10）人工呼吸器とアラーム ①人工呼吸器を使用時と同様な状態にしてスイッチを入れ，アラームも作動状態にする ②テスト肺の動きを確認する ③テスト肺を外して，低圧ならびに高圧アラームが作動することを確認する
11）麻酔ガス排除装置 ①回路の接続が正しいことを確認する ②吸引量を目視確認する ③呼吸回路内からガスが異常に吸引されないことを確認する
12）完了 ①点検完了を確認する

［日本麻酔科学会，2003 年 8 月 15 日制定より一部引用］

度を測定する麻酔ガス濃度計，患者が吸入または呼出するガス量を測定する換気量計が麻酔の安全を監視する装置として組み込まれている．麻酔器はメーカ・機種が異なっていても，機能・構造はどれも同じである．詳細については取扱説明書を熟読してから使用する．麻酔中の患者の安全を維持確保するために，日本麻酔科学会は「安全な麻酔のためのモニター指針」を示している（**表 33**）．

Ⓓ トラブル処理

主なトラブルの原因と対処法を**表 34** に示す．

麻酔器で起こるもっとも危険な事故は，酸素欠乏である．酸素供給圧の低下，酸素供給の途絶などによる酸素欠乏事故を防止するために，麻酔器には次のような安全機構が組み込まれている．ガス流量計の配列の標準化や酸素流量計の調節ノブの形状をガス別にして誤操作の防止対策，低酸素防止装置，酸素供給圧警報装置，酸素以外のガス遮断装置等が付加されている．トラブルの中で割に多いのは，電源コードプラグの断線である．使用ごとに電源コードを抜き差しするために劣化断線する確率が高くなっている．

通常，麻酔器をはじめ，生命に影響を与える機器は非常電源設備を有するコンセントに接続し，停電となった場合でも作動するようにする．ワークステーションタイプの麻酔器には，停電時の電源確保の面からバッテリーを内蔵した機種が多くなっている．バッテリー作動に切り替わるのは停電時のみである．したがって通常は電源コンセントにプラグが差し込まれた状態で電源を投入するのが原則である（コンセントに差し込まれていない場合は電源が入らない）．一般的にバッテリーでは 30 分以上作動するようになっている．内蔵バッテリーのチェックも忘れてはならない．バッテ

表 33　安全な麻酔のためのモニター指針

【前文】 麻酔中の患者の安全を維持確保するために，日本麻酔科学会は下記の指針が採用されることを勧告する．この指針は全身麻酔，硬膜外脊髄を行うとき適用される
【麻酔中モニタ指針】 現場に麻酔を担当する医師が居て，絶え間なく看視すること 2）酸素化のチェックについて 皮膚，粘膜，血液の色などを看視すること パルスオキシメータを装着すること 3）換気のチェックについて 胸郭や呼吸バッグの動きおよび呼吸音を監視すること 全身麻酔ではカプノメータを装着すること 換気量モニタを適宜使用することが望ましい 4）循環のチェックについて 心音，動脈の触診，動脈波形または脈波の何れか 1 つを監視すること 心電図モニタを用いること 血圧測定を行うこと 原則として 5 分間隔で測定し，必要ならば頻回に測定すること．観血式血圧測定は必要に応じて行う 5）体温のチェックについて 体温測定を行うこと 6）筋弛緩のチェックについて 筋弛緩モニタは必要に応じて行う
【注意】 全身麻酔器使用時は日本麻酔科学会作成の始業点検指針に従って始業点検を実施すること

［日本麻酔科学会，2002］

リーは消耗品のため1～2年ごとに交換するのが望ましい．

ワークステーションタイプの麻酔器はコンピュータ制御機構であるため電気を駆動源としている．したがって停電時の対応は非常に重要である．停電となるとバッテリーを搭載していない機器では作動しなくなる．手術室では停電時でも少なくとも麻酔器はバッテリーで作動するようになっているが，バッテリーがなくなるまでの間に行わなければならないことがある．麻酔器にはパニックカードが付属されているので熟読し，日頃からパニックにならないように理解し備えることが大切である．

E 使用後の整理と終業点検，消毒・滅菌

1. 使用後の整理と終業点検

使用後の麻酔器は汚れなどの清拭を行い，次の使用のため手入れする．このとき医療ガスのホースに亀裂がないことの確認も重要である．二酸化炭素吸着剤のチェックも同様で，通常白色であるが色がついた場合や使用期限が経過した場合には交換する．

2. 消毒・滅菌

時として，感染症患者の麻酔を行うこともあるので，麻酔器を介した感染防止に注意する．感染対策の面から患者呼吸回路にディスポーザブル回路を使用している施設

表 34　麻酔器で起こりやすいトラブルとその対処法

	トラブル内容	現　象	対処法
本体	作動しない	適切な麻酔実施不能	電源設備の点検 電源コンセント・コード・プラグの確認
医療ガス	医療ガス供給圧低下 医療ガス供給停止	低酸素症，高二酸化炭素症 適切な麻酔実施不能	医療ガスの予備供給設備の設置 患者の呼吸状態の監視
	酸素または笑気の誤投与	低酸素症	酸素濃度計の設置 麻酔器の保守点検の励行 患者の呼吸状態の監視
流量計	流量計の誤読 ノブの誤操作	低酸素症 適切な麻酔実施不能	正しい操作法の実施 酸素濃度計の設置 麻酔器の保守点検の励行 患者の呼吸状態の監視
気化器	間違った薬液の注入 ダイヤルの誤操作	適切な麻酔実施不能	麻酔ガス濃度計の設置 麻酔器の保守点検の励行 患者の呼吸状態の監視
酸素フラッシュ	過剰供給 供給不能	圧損傷 低酸素症	麻酔器の保守点検の励行 患者の呼吸状態の監視
APL 弁	排気不能	圧損傷	麻酔器の保守点検の励行 患者の呼吸状態の監視
吸気弁，呼気弁	弁の破損 弁の吸着	低酸素症，高二酸化炭素症 圧損傷	回路内圧警報装置の設置 麻酔器の保守点検の励行 患者の呼吸状態の監視
呼吸回路	接続部の脱落 不完全な接続 回路の亀裂または損傷	低酸素症，高二酸化炭素症 適切な麻酔実施不能	回路内圧警報装置の設置 麻酔器の保守点検の励行 患者の呼吸状態の監視
二酸化炭素吸収装置	二酸化炭素吸収能低下または停止	高二酸化炭素症	呼気二酸化炭素濃度計の設置 麻酔器の保守点検の励行 患者の呼吸状態の監視
麻酔ガス排除装置	排除能力の異常	手術室内の麻酔ガスによる汚染 適切な麻酔実施不能	吸引量の調節 麻酔ガス排除装置の保守点検励行
人工呼吸器	作動しない	換気不良	呼吸バッグによる換気に切り替える

［文献 2 より一部改変］

が多い．必要であれば麻酔器本体の消毒・滅菌も行う必要がある．

Ⓕ 保守点検・定期点検

1．保守点検

保守点検は医療機関が行うのが原則である．麻酔器の故障は患者の生命に大きく関わるもので，基本的な点検方法は麻酔器付属のマニュアルを参考に行うべきである．麻酔器の保守点検に関しては，日本麻酔科学会と日本医療機器学会で作製した麻酔器

表35　定期点検項目

目視点検	機能点検	電気的安全性点検
1．ガス供給部 1）ホースアセンブリ ホースアセンブリの破損，亀裂，汚れはないか ホースアセンブリ接続部の磨耗，変形はないか ピン方式のピンに紛失，破損，変形はないか 2）流量計 ガラス管，浮子，表示などに破損，亀裂，汚れがないか ノブの紛失，破損，亀裂がないか 浮子の位置異常（管壁への付着など）がないか 垂直性に異常がないか 3）気化器 破損，汚れがないか ダイヤル，スイッチなどに破損，亀裂，汚れがないか 充塡された麻酔薬に変色がないか 麻酔器との接続に異常がないか 4）酸素フラッシュ ボタン，レバーの紛失，破損がないか 5）モニタ装置 ①回路内圧 メータの針，表示などに破損，亀裂，汚れがないか メータの針の位置異常がないか ②換気量計 メータの針，表示などに破損，亀裂，汚れがないか メータの針の位置異常がないか ③酸素濃度計 メータの針，デジタル表示などに破損，亀裂，汚れがないか 6）キャスタ 破損や汚れ，糸屑の絡まりがないか ストッパに破損，亀裂がないか	1．ガス供給部 1）ガス供給源 ①ガスの供給圧および量に異常がないか ②接続部のリークの有無 麻酔器とホースアセンブリの間 ホースアセンブリと医療ガス配管端末器（アウトレット）の間 麻酔器とボンベの間 麻酔器本体内部 2）圧力調整器 3）流量計 ノブ，浮子が滑らかに動くか 設定した流量が出ているか 4）気化器 ダイヤルが円滑に動くか 十分な麻酔薬が入っているか 設定した濃度の麻酔ガスが出るか 5）酸素フラッシュ 酸素が正しく出るか 出しっ放しにならないか 6）安全装置 低酸素，無酸素ガス供給防止機構に異常がないか ピン方式（シュレーダ方式）が適正に作動するか 7）モニタ装置 ①回路内圧計の0点に異常がないか ②回路内圧計が適正に作動するか ③換気量計が適正に作動するか ④酸素濃度計 適正に作動するか センサ，電池に寿命がきていないか ⑤警報装置 気道内圧警報装置が適正に作動するか 低換気量警報装置が適正に作動するか 低酸素濃度警報装置が適正に作動するか 停電警報装置が適正に作動するか ⑥キャスタ 滑らかに動くか ストッパが作動するか	1．電源コード，プラグに破損，亀裂，汚れがないか 2．アース線に破損，亀裂，汚れがないか 3．内蔵電池に異常（電圧低下，腐食など）がないか 4．接地漏れ電流値の測定 5．外装漏れ電流値の測定 6．アース線導通テスト

表 35　つづき

目視点検	機能点検	電気的安全性点検
2．呼吸回路部 1）APL 弁 破損や汚れがないか 2）呼吸バッグ 破損，亀裂，劣化，汚れがないか 内面にゴムのべたつきなどがないか 3）吸気弁，呼気弁 破損，亀裂，変形，汚れ，位置異常，紛失がないか ドームの異常（亀裂，ゆるみなど）がないか 4）蛇管・Y ピース 破損，亀裂，汚れがないか 内面にゴムのべたつきなどがないか 5）二酸化炭素吸収装置 破損，汚れがないか 内部に粉末，アルカリ性液が溜まってないか 二酸化炭素吸収剤が，均等に充填されているか パッキンの破損，変形，紛失がないか 二酸化炭素吸収剤の変色がないか 6）麻酔ガス排除装置 ホースの破損，亀裂，汚れがないか インタフェイスに破損，亀裂，汚れがないか フローモニタに破損，亀裂，汚れがないか	2．呼吸回路部 1）APL 弁 滑らかに動くか 2）呼気弁，吸気弁 滑らかに動くか 弁の張り付きがないか 完全に閉まるか 3）二酸化炭素吸収装置 二酸化炭素吸収剤の疲労の有無がないか 4）リークテスト 5）麻酔ガス排除装置 ガスの排除能力に異常がないか	
3．組込み人工呼吸器 1）ダイヤル，ツマミの紛失，破損，亀裂がないか 2）切替器の紛失，破損，亀裂がないか 3）各種表示に破損，亀裂，汚れがないか 4）ベローズの破損，亀裂，劣化がないか 5）麻酔器本体との接続部に破損，亀裂がないか	3．組込み人工呼吸器 1）ダイヤル，ツマミ，切替器が滑らかに動くか 2）設定した換気条件で作動するか（Y ピースにバッグまたはテスト肺を接続して行う） 3）警報装置（回路内圧，換気量異常などが適正に作動するか） 4）安全装置（圧レリーフ機構など）が適正に作動するか）	

［日本麻酔科学会，日本医療機器学会］

の日常点検・定期点検指針に従って点検する．主な点検内容は，回路のリークの有無，気化器や流量計の精度，安全装置や警報装置の適正な作動等である．

2．定期点検

定期点検はメーカの推奨する時期に行う必要があり，業者に委託することが多い．6ヵ月ごとの点検では呼吸回路システムや気化器（最近ではメンテナンスフリーとなっているものもある）の濃度確認を行う必要がある．定期点検項目を**表 35** に示す．1年ごとの点検では，圧測定用ホースのバクテリアフィルタ交換，各測定用ホースの交換，ベンチレータのダイアフラム交換等がある．

3年使用後の保守点検はメーカのサービス部門が行うようになる．バックアップ電源用内部電池の交換，ベンチレータのOリングとダイアフラムの交換である．6年使用後の保守点検では圧力調節器（減圧器）のオーバーホールが追加される．

参考文献

1）釘宮豊城：図説 麻酔器 構造と機能，真興交易医書出版部，東京，1997
2）（社）日本生体医工学会 ME 技術教育委員会（監）：ME の基礎知識と安全管理 改訂第5版，南江堂，東京，2008
3）日本麻酔科学会ホームページ．http://www.anesth.or.jp/（2009.6 月現在）

付録

1．臨床工学技士の業務指針
2．通知　・診療の用に供するガス設備の保安管理について
　　　　・医療の用に供するガス設備の保安管理について
3．臨床工学技士法（抜粋）
4．臨床工学技士法施行令（抜粋）
5．医用電気機器—第１部：安全に関する一般的要求事項（抜粋）
6．病院電気設備の安全基準（抜粋）
7．医療ガス配管設備（抜粋）
8．ME 関係 JIS 一覧

付録 1

臨床工学技士の業務指針

（昭和63年 9 月13日作成）

近年の医療の高度化，専門分化等を背景として，チーム医療の円滑な推進は，より質の高い効率的，かつ，効果的な医療を提供する上で極めて重要になってきている．この業務指針は，臨床工学技士の諸業務及び業務の遂行に係る留意事項等を示し，以て臨床工学技士がその業務を適正に，かつ，医師，看護婦その他の医療関係職種と連携して，円滑に行うことができることを目的として定めるものである．

なお，当指針は医療の発展や変容等に応じて，必要があれば適宜見直されるべきものであり，**臨床工学技士の業務を定型化することを意図するものではない．**

Ⅰ．業務全般にわたる留意事項

1．臨床工学技士は，医師の指示の下に生命維持管理装置の操作及び保守点検を行うことを業務とし，以って，医療の普及及び向上に寄与することを目的とする．

2．臨床工学技士は，生命維持管理装置の操作に関する専門技術者であることを十分認識し，最善の努力を払って業務を遂行するものとする．

3．臨床工学技士は，医療チームの一員として医師をはじめ看護婦その他の医療関係職種と緊密に連携し，より円滑で効果的かつ全人的な医療を確保することに協力するものとする．

4．臨床工学技士は患者の治療に関する検討会等への参加に当たっては，患者の身体状況の情報把握に努めると同時に，呼吸療法装置，人工心肺装置，血液浄化装置その他の生命維持管理装置の操作に関して必要とされる情報を提供するよう努めるものとする．

5．臨床工学技士は，患者又はその家族から生命維持管理装置として使用する機器等について説明を求められたときは，医師の指示に基づき適切に対応するものとする．ただし，患者の容態や治療内容について説明を求められたときは，その旨を医師に報告し，医師による対応を求めるものとする．

6．臨床工学技士は，生命維持管理装置の動向等に関する情報収集や，関連分野の知識等に関心を払うこと等を通して常に研讃に励み，専門的な知織及び技術を保つように努めることが望ましい．

7．臨床工学技士は，業務の遂行に当たっては臨床工学技士法の趣旨を十分理解し，関連法規を遵守しなければならない．

8．臨床工学技士は，業務上知り得た秘密を正当な理由無くして他人に漏えいしてはならない．これは臨床工学技士でなくなった後でも同様とする．

Ⅱ．医師の指示に関する事項

9．臨床工学技士は業務を適切に行うため，運転条件及び監視条件等について医師の指示を受けなければならない．また，業務の遂行に当たり，疑義がある点についてはその都度医師に確認を求めるものとする．

10．臨床工学技士は，生命維持管理装置の操作のうち次に核当するものを行おうとするときはこれらの操作に係る装置の運転条件（運転時間，運転速度その他設定又は変更を行うべき条件），監視条件（監視時間，監視項目その他設定又は変更を行うべき条件），薬剤，薬液及び酸素ガス等の投与量，投与方法及び投与時期について，書面等により**医師のできる限り詳細な指示**を受けなければならない．

ただし，現に操作を行っている際に，医師の口頭による臨機応変の具体的な指示に従うときはこの限りではない．

1．身体への血液，気体又は薬剤の注入
2．身体からの血液又は気体の抜き取り（採血を含む．）
3．身体への電気的刺激の負荷

Ⅲ．個別業務に関する事項

次に掲げるのは，臨床工学技士の主な業務であり,「呼吸治療」「人工心肺」「血液浄化」「手術室・ICU」「高気圧治療」「その他の治療業務(補助循環,除細動器,ペースメーカー)」「保守点検関連業務」に分類し,さらに時系列的に治療開始前の業務,治療開始から終了までの業務,治療終了後の業務及びその他の業務の4種類に分類した.そして,臨床工学技士は,総体として医師の指示の下にその業務を行わなければならないが,特に引き続く一連の業務の各段階で医師の指示を受けなければならない業務には○印を付し.Ⅱ－10に示した医師の具体的指示を受けて行わなければならない法令上の特定の行為には◎印を付して示した.勿論それ以外の項目についても必要に応じて医師の指示を受けることにより,適正かつ円滑な業務の推進に努めることが望まれる.(なお,ここに掲げた業務はいずれも医師及び医師の指示の下に臨床工学技士,看護婦及び准看護婦が行えるものである.)また特記事項の項には,チーム医療を行う上で他の医療関係職種との関係において留意すべき点等を掲げてある.

呼吸治療業務

呼吸療法に関する業務

A. 治療開始前

1. 人工呼吸器,吸入療法機器及びその他人工呼吸装置として使用する機器・回路等の保守点検及びその記録

○2. 人工呼吸装置として使用する機器・回路等の確認

3. 人工呼吸装置として使用する機器・回路等の準備

4. 人工呼吸装置の組立及び回路の洗浄

○5. 人工呼吸装置の操作に必要な薬剤・治療材料の確認

6. 人工呼吸装置の操作に必要な薬剤・治療材料の準備

○7. 呼吸療法の使用機器等の操作条件(監視条件を含む)の確認

○8. 人工呼吸装置の始業点検

B. 治療開始から終了まで

○1. 人工呼吸装置の回路の先端部(コネクター部分)の気管内挿管チューブへの接続又は気管内挿管チューブからの除去

○2. 人工呼吸装置の回路の先端部のあらかじめ接続用に形成された気管切開部(気管カニューレの挿入部分等)への接続又は気管切開部からの除去

○3. 人工呼吸装置の回路の先端部(マスク,口腔内挿入用マウスピース及び鼻カニューレ等)の口,鼻への接続又は口,鼻からの除去

○4. 呼吸訓練に使用する人工呼吸装置の操作

◎5. 人工呼吸装置の運転条件及び監視条件(一回換気量,換気回数等)の設定及び変更

◎6. 吸入薬剤及び酸素等の投与量の設定及び変更

7. 呼吸療法の使用機器等の操作に必要な監視機器の監視(人工呼吸装置の監視部分の監視)

○8. 吸引及び吸引前の排痰の介助(人工呼吸装置の操作に限る)

9. 呼吸療法の使用機器等の操作及び監視機器の監視に関する記録

C. 治療終了後

1. 人工呼吸器,吸入療法機器の消費及び洗浄等

D. その他

1. 医師の確認を受けた呼吸訓練及び酸素療法に関する情報の患者への提供

E. 特記事項

1. 気管内挿管及び気管カニューレの挿入及び設置又は除去は医師が行う.

2. 気管内及び気管挿管内吸引は医師又は医師の指示の下に看護婦が行い,臨床工学技士は人工呼吸装置の接続部をつなぐ又ははずす等の操作を行う.気管内洗浄については洗浄行為自体は医師が行い,看護婦,臨床工学技士は上記吸引に準じてこれを補助するものとする.

3. 吸引前の排痰手技(軽打法,バイブレーション機器を用いる方法等)は医師又は看護婦が行い,臨床工学技士はその際人工呼吸装置の正常な作動状態を監視する.

4. 呼吸訓練に際しての人工呼吸装置の操作に関する医師の指示は具体的に受けるようにし,医師,看護婦及び理学療法士等と十分に連携した上業務を行う.

5. 医師の決めた人工呼吸装置の操作条件及び

薬剤の投与量等に従い，臨床工学技士はこれらの条件等の設定及び変更を行う．こうした指示については操作前に医師から受ける指示の他，操作中の指示についても，できる限り具体的に受けなければならない．

6．治療開始前に，人工呼吸装置の操作に必要な薬剤・治療材料及び使用する機器等の操作条件（監視条件を含む）の確認を医師から受けている場合であっても，業務を遂行するに当たり機器等の操作に関して疑義のある点については治療に先立ち，改めて医師の最終確認を受けなければならない．

7．身体に直接針を穿刺して行う血管からの採血及び血管内への輸血等を，臨床工学技士は行ってはならない．血管カテーテルが単独で留置されている場合にあっても同様である．

8．呼吸治療業務の対象と考えられる機器は人工呼吸器，吸入療法機器，酸素テント，給湿器，酸素濃縮器，気体流量計，酸素濃度計及び監視機器等である．

人工心肺業務

A．治療開始前

1．人工心肺装置として使用する機器・回路等の保守点検及びその記録

○2．人工心肺装置として使用する機器・回路（充塡液を含む）等の確認

3．人工心肺装置として使用する機器・回路（充塡液を含む）等の準備

4．人工心肺装置の組立及び回路の洗浄・充塡

○5．人工心肺装置の操作に必要な薬剤・治療材料の確認

6．人工心肺装置の操作に必要な薬剤・治療材料の準備

○7．人工心肺装置の操作条件の（監視条件を含む）の確認

○8．人工心肺装置の始業点検

B．治療開始から終了まで

○1．人工心肺装置の先端部（接続用部分）のあらかじめ術野に固定されたカニューレの末端への接続又はカニューレの末端からの除去

◎2．人工心肺装置の運転条件（血液流量，送吹ガス等）及び監視条件の設定及び変更

◎3．血液，補液及び薬剤の投与量の設定及び変更

4．人工心肺装置の操作に必要な監視機器の監視（血液温，体温，心電図，脈管内圧，心拍出量，血行動態等）

◎5．人工心肺装置の操作に必要な人工心肺装置からの採血

6．人工心肺装置の操作及び監視に関する記録

C．治療終了後

1．人工心肺装置の消毒及び洗浄等

2．医師への体外循環終了及び必要事項（抗凝固剤及び中和剤量等を含む）の報告

D．その他

1．医師の行う術前患者の回診及び術前症例検討会への参加

E．特記事項

1．身体（術野）側のカニューレはすべて医師により身体に接続・固定される．

2．医師の決めた人工心肺装置の操作条件及び薬剤の投与量等に従い，臨床工学技士はこれらの条件等の設定及び変更を行う．こうした指示については操作前に医師から受ける指示の他，操作中の指示についても，できる限り具体的に受けなければならない．

3．治療開始前に，人工心肺装置の操作に必要な薬剤・治療材料及び使用する機器等の操作条件（監視条件を含む）の確認を医師から受けている場合であっても，業務を遂行するに当たり機器等の操作に関して疑義のある点については治療に先立ち，改めて医師の最終確認を受けなければならない．

4．回診や術前検討会に際しては，医師又はその他の医療関係職種が必要とする情報の提供を十分に行う．

5．身体に直接針を穿刺して行う血管からの採血及び血管内への輸血等を，臨床工学技士は行ってはならない．血管カテーテルが単独で留置されている場合にあっても同様である．

6．人工心肺業務の対象となる装置は，人工心肺装置，冠灌流装置，拍動流生成装置，血液冷却装置等である．

血液浄化業務

A. 治療開始前

1. 血液浄化装置として使用する機器・回路等の保守点検及びその記録

○2. 血液浄化装置として使用する機器・回路（充填液を含む）等の確認

3. 血液浄化装置として使用する機器・回路（充填液を含む）等の準備

4. 血液浄化装置の組立及び回路の洗浄・充填

○5. 血液浄化装置の操作に必要な薬剤・治療材料（透析液及び置換液等の濃度調整を含む）の確認

6. 血液浄化装置の操作に必要な薬剤・治療材料（透析液及び置換液等の濃度調整を含む）の準備

○7. 血液浄化装置の操作条件(監視条件を含む)の確認

○8. 血液浄化装置の始業点検

B. 治療開始から終了まで

○1. 血液浄化装置の先端部（穿刺針）の内シャントへの穿刺及び内シャントからの抜去

○2. 血液浄化装置の先端部（回路チューブの接続用部分）の外シャント及びあらかじめ身体に設置されたカテーテルへの接続及び当核部分からの除去

◎3. 血液浄化装置の運転条件（血液流量，送血圧，限外濾過圧等）及び監視条件の設定及び変更

◎4. 血液，補液及び薬剤の投与量の設定及び変更

5. 血液浄化装置の操作に必要な監視機器の監視（血液流量，送血圧，限外濾過圧等）

◎6. 血液浄化装置の操作に必要な血液浄化装置からの採血

7. 血液浄化装置の操作及び監視に関する記録

C. 治療終了後

1. 血液浄化装置の消毒及び洗浄等

D. その他

○1. 血液浄化装置の接続及び除去に当たっての消毒及び止血等の処置

E. 特記事項

1. 血液浄化装置としては血液透析，血液濾過，血液透析濾過，血液吸着，プラズマフェレーシス等の業務に使用する装置が考えられる．

2. 医師の決めた血液浄化装置の操作条件及び薬剤の投与量等に従い，臨床工学技士はこれらの条件等の設定及び変更を行う．こうした指示については操作前に医師から受ける指示の他，操作中の指示についても，できる限り具体的に受けなければならない．

3. 治療開始前に，血液浄化装置の操作に必要な薬剤・治療材料及び使用する機器等の操作条件（監視条件を含む）の確認を医師から受けている場合であっても，業務を遂行するに当たり機器等の操作に関して疑義のある点については治療に先立ち，改めて医師の最終確認を受けなければならない．

4. 腹膜透析装置，腹水濃縮濾過装置の業務は血液浄化装置の業務に準ずる．

5. 腹膜透析用のカテーテル等が必要な時は，あらかじめ医師がそれを設置する．

6. 身体に直接針を穿刺して行う血管からの採血及び血管内への輸血等を，臨床工学技士は行ってはならない．血管カテーテルが単独で留置されている場合にあっても同様である．

手術室・ICUでの業務

手術室に関する業務

A. 治療開始前

1. 使用する生命維持管理装置の保守点検及びその記録

○2. 使用する生命維持管理装置(回路等を含む)の確認

3. 使用する生命維持管理装置(回路等を含む)の準備

4. 使用する生命維持管理装置の組立及び回路の洗浄・充填

○5. 使用する生命維持管理装置の操作に必要な薬剤・治療材料の確認

6. 使用する生命維持管理装置の操作に必要な薬剤・治療材料の準備

○7. 使用する生命維持管理装置の操作条件（監視条件を含む）の確認

○8. 使用する生命維持管理装置の始業点検

B．治療開始から終了まで

◎1．生命維持管理装置の操作条件及び監視条件の設定及び変更

C．治療終了後

1．生命維持管理装置の消毒及び洗浄等

D．特記事項

1．医師の決めた生命維持管理装置の操作条件及び薬剤の投与量等に従い，臨床工学技士はこれらの条件等の設定及び変更を行う．こうした指示については操作前に医師から受ける指示の他，操作中の指示についても，できる限り具体的に受けなければならない．

2．治療開始前に，生命維持管理装置の操作に必要な薬剤・治療材料及び使用する機器等の操作条件（監視条件を含む）の確認を医師から受けている場合であっても，業務を遂行するに当たり機器等の操作に関して疑義のある点については治療に先立ち，改めて医師の最終確認を受けなければならない．

3．身体に直接針を穿刺して行う血管からの採血及び血管内への輸血等を，臨床工学技士は行ってはならない．血管カテーテルが単独で留置されている場合にあっても同様である．

4．麻酔薬の使用及び医療ガスの供給を伴う機器に関する業務については特に注意を払うものとする．

5．手術室業務の対象となる機器は，麻酔の際に使用する人工呼吸器，人工心肺装置，補助循環装置，除細動器等の業務の必要性に応じて使用する生命維持管理装置である．

ICU での業務

A．治療開始前

1．使用する生命維持管理装置の保守点検及びその記録

○2．使用する生命維持管理装置（回路等を含む）の確認

3．使用する生命維持管理装置（回路等を含む）の準備

4．使用する生命維持管理装置の組立及び回路の洗浄・充塡

○5．使用する生命維持管理装置の操作に必要な薬剤・治療材料の確認

6．使用する生命維持管理装置の操作に必要な薬剤・治療材料の準備

○7．使用する生命維持管理装置の操作条件（監視条件を含む）の確認

○8．使用する生命維持管理装置の始業点検

B．治療開始から終了まで

◎1．生命維持管理装置の操作条件及び監視条件の設定及び変更

C．治療終了後

1．生命維持管理装置の消毒及び洗浄等

D．特記事項

1．医師の決めた生命維持管理装置の操作条件及び薬剤の投与量等に従い，臨床工学技士はこれらの条件等の設定及び変更を行う．こうした指示については操作前に医師から受ける指示の他，操作中の指示についても，できる限り具体的に受けなければならない．

2．治療開始前に，生命維持管理装置の操作に必要な薬剤・治療材料及び使用する機器等の操作条件（監視条件を含む）の確認を医師から受けている場合であっても，業務を遂行するに当たり機器等の操作に関して疑義のある点については治療に先立ち，改めて医師の最終確認を受けなければならない．

3．ICU 業務の対象となる機器は，人工呼吸器，酸素療法機器，補助循環装置（IABP, ECMO），除細動器，各種監視装置等の業務の必要性に応じて使用する生命維持管理装置である．

4．NICU, CCU での業務は ICU での業務に準ずる．

高気圧治療業務

A．治療開始前

1．高気圧酸素治療の安全基準（日本高気圧環境医学会による）による高気圧治療装置の保守点検とその記録

○2．高気圧治療装置その他必要な生命維持管理装置（回路等を含む）の確認

3．高気圧治療装置その他必要な生命維持管理装置（回路等を含む）の準備

4．高気圧治療に必要な生命維持管理装置の組

立及び回路の洗浄
○5. 高気圧治療装置その他必要な生命維持管理装置の操作に必要な薬剤・治療材料の確認
6. 高気圧治療装置その他必要な生命維持管理装置の操作に必要な薬剤・治療材料の準備
7. 監視機器，各種治療装置の変圧に対する準備等危険防止
○8. 高気圧治療装置その他必要な生命維持管理装置の操作条件（監視条件を含む）の確認と連絡業務
9. 高気圧治療装置の始業点検

B. 治療開始から終了まで

◎1. 高気圧治療装置その他使用する生命維持管理装置の監視条件を含む操作条件（加圧時間，加圧条件，換気条件等）の設定及び変更
2. 装置内入室者の圧変化への対応の観察と報告
3. 監視機器の監視
4. 治療中の加圧時間，加圧条件，換気条件等の経過の記録（高気圧治療装置の操作及び監視に関する記録を含む）

C. 治療終了後

1. 高気圧治療装置その他使用した生命維持管理装置の消毒及び洗浄等

D. その他

1. 医師の確認を受けた加圧時及び減圧時の注意事項の説明

E. 特記事項

1. 高気圧治療装置内で呼吸療法に使用する機器等他の生命維持管理装置を組合せて用いる場合は，装置内の機器の操作についても医師の指示を受けなければならない．
2. 患者等の変圧に対する準備等危険防止のための身体チェックは医師が行う．
3. 医師の決めた高気圧治療装置の操作条件及び薬剤の投与量等に従い，臨床工学技士はこれらの条件等の設定及び変更を行う．こうした指示については操作前に医師から受ける指示の他，操作中の指示についても，できる限り具体的に受けなければならない．
4. 治療開始前に，高気圧治療装置の操作に必要な薬剤・治療材料及び使用する機器等の操作条件（監視条件を含む）の確認を医師から受けている場合であっても，業務を遂行するに当たり機器等の操作に関して疑義のある点については治療に先立ち，改めて医師の最終確認を受けなければならない．
5. 身体に直接針を穿刺して行う血管からの採血及び血管内への輸血等を，臨床工学技士は行ってはならない．血管カテーテルが単独で留置されている場合にあっても同様である．

その他の治療関係業務

IABP

A. 治療開始前

1. IABP 装置の保守点検とその記録
○2. IABP に必要な治療材料及び薬剤の確認
3. IABP に必要な治療材料及び薬剤の準備
4. IABP 装置の組立
○5. IABP の操作条件（監視条件を含む）の確認
○6. IABP 装置その他使用する生命維持管理装置の始業点検

B. 治療開始から終了まで

○1. IABP 装置の気体供給器側の送気回路の体外部分の末端部のあらかじめ接続用に身体に設置されたカテーテルの接続部分への接続又はカテーテルの接続部分からの除去
◎2. IABP 装置の操作条件及び監視条件の設定及び変更
3. IABP 装置に必要な監視機器の監視
4. IABP 装置の操作及び監視に関する記録

C. 治療終了後

1. IABP 装置の消毒及び洗浄等

D. 特記事項

1. カテーテルの身体内への挿入・固定又は身体からの除去は医師が行う．

除細動器

A. 治療開始前

1. 除細動器の保守点検とその記録
○2. 使用する除細動器の確認
3. 使用する除細動器の準備
○4. 除細動器に使用に際し，必要な治療材料及び薬剤の確認

5．除細動器に使用に際し，必要な治療材料及び薬剤の準備
○6．除細動器の操作条件（監視条件を含む）の確認
○7．除細動器の始業点検

B．治療開始から終了まで

◎1．除細動器の操作条件（電圧，通電時間等）及び監視条件の設定及び変更
2．監視機器の監視
3．除細動器の操作及び監視に関する記録

C．治療終了後

1．除細動器の消毒及び洗浄等

D．特記事項

1．通電用（刺激）電極を身体に接触させ，保持し又は接続した後固定することは医師が行う（身体からの除去にあっても同様である.）
2．注射等により身体に対して直接行う薬剤の投与を臨床工学技士は行ってはならない.

ペースメーカー

A．治療開始前

1．体外式ペースメーカーの保守点検とその記録
○2．使用する体外式ペースメーカーの確認
3．使用する体外式ペースメーカーの準備
○4．体外式ペースメーカー装着に必要な治療材料と薬剤の確認
5．体外式ペースメーカー装着に必要な治療材料と薬剤の準備
○6．体外式ペースメーカーの操作条件（監視条件を含む）の確認
○7．体外式ペースメーカーの始業点検

B．治療開始から終了まで

○1．体外式ペースメーカーの刺激を発する機器部分側の先端部のあらかじめ接続用に身体に設置されたカテーテルへの接続又はカテーテルからの除去
◎2．体外式ペースメーカーの操作条件及び監視条件の設定及び変更
3．監視機器の監視（心内心電図，刺激域値等）
4．体外式ペースメーカーの操作及び監視に関する記録

C．治療終了後

1．体外式ペースメーカーの消毒及び洗浄等

D．特記事項

1．ペースメーカーの電極の身体への接続又は身体からの除去は医師が行う.

保守点検関連業務

A．日常の保守点検業務

1．業務に関連した機器の定期点検（安全性と性能）と記録
2．機器の日常的なトラブル（不具合）の調査と対処
3．故障時の点検と応急処置（一次サービス）
4．修理完了時の再点検と記録
5．新規購入機器の安全性・性能の調査・評価
6．機器の受入試験（安全性と性能）と記録

安全点検の実際

漏れ電流測定，接地線抵抗測定，エネルギー漏れ測定，アラーム作動性点検など

性能点検の実際

それぞれの機器の基本性能の点検と調整

B．その他

1．機器の保守点検に必要な機器と設備との整合性の調査及び設備の整備の企画等への参加
2．機器の保守点検に必要な機器安全管理に関する他の医療職種との合同勉強会等への参加

付録2　通　　知

○診療の用に供するガス設備の保安管理について

（昭和63年７月15日健政発第410号
各都道府県知事あて厚生省健康政策局長通知）

診療の用に供するガス（診療の用に供する酸素，各種麻酔ガス，吸引，医療用圧縮空気，窒素等（以下「医療ガス」という.））の設備については，医療法施行規則（昭和23年厚生省令第50号）第16条第１号の規定に基づき，危害防止上必要な方法を講ずることとされているが，昨今医療ガスの取り扱いに関して重大な事故が報告されていることに鑑み，下記事項を参考にされて医療ガス安全管理委員会の設置その他適切な措置を講じることにより，危害防止につき遺憾のないよう所管の病院及び診療所に対して指導されたい.

記

1　吸入麻酔器，人工呼吸器等を設置し，医療ガスを使用して診療を行う施設においては，医療ガス安全・管理委員会（以下「委員会」という.）を設置し，医療ガス設備の保守点検，工事の施工監理を行うこと.

2　委員会の構成及び業務に関しては別添１，委員会が行う保守点検業務の詳細については，別添２「医療ガスの保守点検指針」を参照されたい.

別添１，別添２（略）

付録2

○医療の用に供するガス設備の保安管理について

（平成５年10月５日健政発第650号
各都道府県知事あて厚生省健康政策局長通知）

医療の用に供するガス（医療の用に供する酸素，各種麻酔ガス，吸引，医療用圧縮空気，窒素等）の設備の保守点検については，昭和63年７月15日健政発第410号各都道府県知事あて当職通知により，吸入麻酔器，人工呼吸器等を設置し，医療ガスを使用して診療を行う施設においては，医療ガス安全・管理委員会を設置し，医療ガスの保守点検指針に基づいて医療ガス設備の保守点検を行う旨指導を行ってきたところであるが，このたび医療ガス配管設備（平成５年３月15日付）及び医療ガスホースアセンブリ（平成５年７月13日付）の日本工業規格（JIS）が制定され，また，病院，診療所等の医療の用に供するガスの供給設備の保守点検の業務の委託については，本年４月１日より医療法（昭和23年法律第205号）第15条の２，医療法施行令（昭和23年政令第326号）第４条の６，医療法施行規則（昭和23年厚生省令第50号）第９条の13及び「医療法の一部を改正する法律の一部の施行について（平成５年２月15日付け健政発第98号当職通知）」第３（業務委託に関する事項）により，取り扱いが定められたことに伴い，従来の「医療ガス安全・管理委員会について」及び「医療ガスの保守点検指針」を別添１及び別添２のとおり改めたので，貴管下の病院及び診療所に対して周知徹底を図り，危害防止につき遺憾のないよう指導されたい.

別添１

医療ガス安全・管理委員会について

1　目的

医療ガス安全・管理委員会（以下「委員会」と

いう.）は，医療ガス（診療の用に供する酸素，各種麻酔ガス，吸引，医用圧縮空気，窒素等をいう.）設備の安全管理を図り，患者の安全を確保することを目的とする.

2　構成

(1)　委員会は以下の委員によって構成するものとする.

①　医療施設の長又はその命を受けた者

②　医師又は歯科医師

③　薬剤師

④　看護婦

⑤　事務職員

⑥　その他（臨床工学技士等）

委員会の規模，及び委員の数は医療施設の規模によって決定してよい．麻酔科，ICU，CCU，手術部等を担当する麻酔科医がいる医療施設にあっては，原則として麻酔科医は委員会に参加するものとする.

(2)　委員会に総括責任者たる委員長を置く．委員長は医療施設の長又はその命を受けた者とする.

3　業務等

(1)　監督責任者及び実施責任者の選任

委員会は，医療ガスの安全点検に係わる業務の監督責任者及び実施責任者を定めること．監督責任者は当該医療施設における委員会の委員で，医療ガスに関する知識と技術を有する者の中から選任する．実施責任者は，医療ガスに関する専門的知識と技術を持つ者（高圧ガス取締法による主任者等）を任ずること.

(2)　名簿の設置

医療ガス安全・管理委員長は，医療ガスの安全点検に係わる業務の監督責任者及び実施責任者を明らかにした名簿を備えておくこと.

(3)　委員会の開催

委員長は委員会を主催し，年一回定期的に開催すること．また，必要に応じて開催すること.

(4)　委員会の業務

ア　委員会は，医療ガス設備について，別添2の指針に基づいて実施責任者に保守点検業務を行わせること．なお，配管設備等の部分については，医療法施行規則第9条の13に規定する基準に適合する者に委託して行ってもよい．監督責任者は，実施責任者による業務を指導，監督すること.

イ　委員会は，帳簿を備え，行った保守点検業務について記録を作成し，保存すること．保存期間は2年間とすること.

ウ　委員会は，医療ガス設備に係わる新設及び増設工事，部分改造，修理等に当たっては，臨床各部門にその旨周知徹底を図り，使用に先立って厳正な試験，検査を行い安全を確認すること.

エ　委員会は，医療施設内の各部門に，医療ガスに関する知識を普及し，啓発に努めること.

オ　その他医療ガスに関する事項.

別添2

医療ガスの保守点検指針

この指針は，医療ガスの使用上の安全確保を目的とした保守点検と，医療ガスに関する設備の部分的な改造，修理等に当たっての安全・管理上留意すべき事項を示すものである.

1　医療ガス設備は，使用に当たって安定した状態で目的とする医療ガスを間違いなく患者に投与するために，常に高度の安全性が要求されており，安全・管理に当たっては，次の諸点に慎重な考慮を払わなくてはならない.

(1)　設備に用いられる機材をガス別に特定，表示し，容易かつ確実に判断することを可能にすると共に非互換性を確保すること.

(2)　適正な使用材料，部品の選定及び清潔を維持するための施工監理を行うこと.

(3)　ガスの予備供給設備又は非常供給システムを保有すること.

(4)　警報設備（緊急警報と供給源警報）を完備すること.

(5)　厳正な試験・検査を実施すること.

2　医療ガス設備の保守点検及び改造・修理等の後の試験・検査等は，各医療施設の医療ガス安全・管理委員会が，正しい設備の施工・取扱方法及び高圧ガス，特に酸素と笑気の危険性について熟知している者を医療ガス安全・管理委員会の委員長が選任して，適切に実施するものとする.

3　医療ガス設備の保守点検は，下記の要領に従って行うものとする．

(1)　工事施行者が竣工に当たって竣工図と共に提出した保守点検要領書がある場合には，常備しておくこと．

(2)　保守点検は下記の点に留意して実施すること．

ア　日常点検

(ア)　日常使用している「配管端末器」について次の点をチェックすること．

a　ネジ類のゆるみはないか．

b　リングカバーのゆるみや損傷はないか．

c　アダプタプラグは確実にロックされているか．

d　ガス漏れの音はしないか．

e　配管端末器に使用していない器具やホースが接続されていないか．

(イ)　使用する「ホースアセンブリ」について次の点をチェックすること．

a　ホースはねじれていないか．

b　アダプタプラグに損傷や変形はないか．

c　ホースのガス別標識（記号，名称，色彩区分）は正しく，かつ明瞭か．

d　ホース締付具はゆるんでいないか．

(ウ)「警報の表示盤」について以下の項目をチェックすること．

a　表示灯及びランプカバーなどの損傷はないか．

b　緑灯の点灯状態はよいか．

c　警報作動時の可聴警報の消音，又は弱音の機能はよいか．

d　警報作動時に黄灯又は赤灯の点灯状態はよいか．

(エ)　供給源設備については次の点についてチェックを行うこと．

a　弁には常時，開閉の表示がされているか．また，その表示が正しい状態になっているか．

b　ガスの漏れの「音」はしないか．

c　圧力計，液面計は正常範囲か．酸素の場合にあっては，他のガスより送気配管圧力が約29.4 kPa（約0.3 kgf/cm^2）高くなっているか．

d　警報装置の表示灯の点灯はよいか．

e　可撓管（連結導管）のねじれ，凹み，折れはないか．

f　ボンベの転倒防止は万全か．

g　ガスの残量（例，重量を計って調べる等）はどうか．

h　液化ガスの場合，異常な霜付きがないか．

i　圧縮ガスの場合，圧力制御部の外側の着霜，又は結露と異常なガス流音はないか．

(オ)　供給源設備（吸引供給装置，圧縮空気供給装置）について以下の項目のチェックを行うこと．

a　起動，停止の運転状況は正常か．

b　運転中の異常音，異常振動はないか．

c　消音器があるものでは効果が正常か．

d　給水を要する設備では，水位や水の循環排水（弁の作動と水量）に異常（漏れ）はないか．

e　電流計，電圧計，その他各機器の計器類の指示値は適正か．

f　圧縮空気供給装置の安全弁に漏れはないか．また，圧縮空気供給装置の露点計の指示は正常か．

g　圧縮空気供給装置のオートドレンの作動は正常か．

イ　定期点検

(ア)　定期点検の実施に当たって，委員会は文書により関連する臨床部門の職員に対し，日程と実施内容の周知徹底を図ること．

(イ)　定期点検の実施内容は（様式1）に示すチェックリストに準拠して行うこと．点検間隔は施設の状況に応じて行ってよいものとする．竣工時に示された点検要領がある場合はそれを含んだ点検計画をたてること．

(ウ)　点検のため，パイプラインの一部を一時閉止する時は，

a　関連する区域の臨床部門の職員と事前に十分な打ち合わせを行うこと．

b　ガスを中断した遮断弁とその系統のすべての配管端末器に，「使用禁止」等の注意表示札を付けること．

(エ)　配管の一部を取り外す作業がある時は，

a　1系統ずつ行い，2系統以上を同時に実施しないこと．

b　本項(ウ)bと同様の「使用禁止」の表示札を付けること．

c　パイプ内の汚染防止対策を講じること．

d　この作業終了後に使用ガスによるパージと置換を行うこと．この時，不純ガスが残らないようにパージする配管端末器を選ぶこと．

e　使用開始の前に本項(3)に示す試験・検査の要領に従って厳正な試験・検査を行うこと．

f　「使用禁止」の表示札は試験・検査の合格前にはずしてはならないこと．

(3)　試験・検査

試験・検査は，医療ガス設備の臨床使用に先立って，この設備のすべてが安全で，かつ所定の機能を備えていることの立証を目的として行うこと．

ア　共通事項

(ア)　試験・検査の責任者

医療ガス設備の試験・検査は，その医療施設の医療ガス安全・管理委員会が定めた実施責任者が監督責任者のもとで行い，終了後はその設備の合格証明書を作成して委員会に提出すること．

(イ)　試験・検査の使用ガスは，その設備専用のガスで置換して行うガス同定試験以前は，清潔な脱脂乾燥空気あるいは窒素か炭酸ガスを用いること．

(ウ)　試験区域の配管端末器には，試験着手に先立って「使用禁止」等の表示をしておくこと．

イ　試験・検査の実施は以下の項目について行う．実施方法等はJIS T 7101「医療ガス配管設備」に基づいて行うこと．

(ア)　外観検査

(イ)　交差配管及び配管閉そくの有無の検査（系統検査）

(ウ)　気密検査

(エ)　配管内の清浄度の検査

(オ)　区域別遮断弁とその制御範囲の確認

(カ)　作動及び性能検査

(キ)　完工検査

付録 3

臨床工学技士法(抜粋)　(昭和62・6・2 法律60)

第一章　総則

(目的)

第一条　この法律は，臨床工学技士の資格を定めるとともに，その業務が適正に運用されるように規律し，もって医療の普及及び向上に寄与することを目的とする.

(定義)

第二条　この法律で「生命維持管理装置」とは，人の呼吸，循環又は代謝の機能の一部を代替し，又は補助することが目的とされている装置をいう.

2　この法律で「臨床工学技士」とは，厚生大臣の免許を受けて，臨床工学技士の名称を用いて，医師の指示の下に，生命維持管理装置の操作（生命維持管理装置の先端部の身体への接続又は身体からの除去であって政令で定めるものを含む. 以下同じ.）及び保守点検を行うことを業とする者をいう.

第二章　免許

(免許)

第三条　臨床工学技士になろうとする者は，臨床工学技師国家試験（以下「試験」という.）に合格し，厚生大臣の免許（以下「免許」という.）を受けなければならない.

(絶対的欠格事由)

第四条　目が見えない者，耳が聞こえない者又は口がきけない者には，免許を与えない.

(相対的欠格事由)

第五条　次の各号のいずれかに該当する者には，免許を与えないことがある.

一　罰金以上の刑に処せられた者

二　前号に該当する者を除くほか，臨床工学技士の業務に関し犯罪又は不正の行為があった者

三　素行が著しく不良である者

四　精神病者，麻薬，大麻若しくはあへんの中毒者又は伝染性の疾病にかかっている者

(臨床工学技士名簿)

第六条　厚生省に臨床工学技士名簿を備え，免許に関する事項を登録する.

(登録及び免許証の交付)

第七条　免許は，臨床工学技士名簿に登録することによって行う

2　厚生大臣は，免許を与えたときは，臨床工学技士免許を交付する.

(免許の取消し等)

第八条　臨床工学技士が第四条の規定に該当するに至ったときは，厚生大臣は，その免許を取り消さなければならない.

2　臨床工学技士が第五条各号のいずれかに該当するに至ったときは，厚生大臣は，その免許を取り消し，又は期間を定めて臨床工学技士の名称の使用の停止を命ずることができる.

3　前項の規定により免許を取り消された者であっても，その者がその取消しの理由となった事項に該当しなくなったとき，その他その後の事情により再び免許を与えるのが適当であると認められるに至ったときは，再免許を与えることができる. この場合においては，前条の規定を準用する.

(省令への委任)

第九条　この章に規定するもののほか，免許の申請，臨床工学技士名簿の登録，訂正及び消除並びに臨床工学技士免許証の交付，書換え交付，再交付，返納及び提出に関し必要な事項は，厚生省令で定める.

第四章　業務等

(業務)

第三七条　臨床工学技士は，保健婦助産婦看護婦法（昭和23年法律第203号）第三十一条第一項及び第三十二条の規定にかかわらず，診療の補助として生命維持管理装置の操作を行うことを業とすることができる.

2　前項の規定は，第八条第二項の規定により臨床工学技士の名称の使用停止を命ぜられている者については，適用しない.

(特定行為の制限)

第三八条　臨床工学技士は，医師の具体的な指示を受けなければ，厚生省令で定める生命維持管理装置の操作を行ってはならない.

*「厚生省令」＝規則三二　罰則＝法四六 2

(他の医療関係者との連携)

第三九条　臨床工学技士は，その業務を行うに当たっては，医師その他の医療関係者との緊密な連携を図り，適正な医療の確保に努めなければならない.

(秘密を守る義務)

第四〇条　臨床工学技士は，正当な理由がなく，その業務上知り得た人の秘密を漏らしてはならない．臨床工学技士でなくなった後においても，同様とする.

＊罰則＝法四五 2・Ⅱ

(名称の使用制限)

第四一条　臨床工学技士でない者は，臨床工学技士又はこれに紛らわしい名称を使用してはならない.

第五章　罰則

第四五条　次の各号のいずれかに該当する者は，30万円以下の罰金に処する.

一　(略)

二　第四十条の規定の規定に違反した者

2　前項第二号の罪は，告訴を待って論ずる.

第四六条　次の各号のいずれかに該当する者は，20万円以下の罰金に処する.

一　第八条第二項の規定により臨床工学技士の名称の使用の停止を命ぜられた者で，当該停止を命ぜられた期間中に，臨床工学技士の名称を使用したもの

二　第三十八条又は第四十一条の規定に違反した者

付録4

臨床工学技士法施行令(抜粋)

(昭和63・2・23 政令21)

改正　平元政令56

(生命維持管理装置の身体への接続等)

第一条　臨床工学技士法（以下「法」という.）第二条第二項の政令で定める生命維持管理装置の先端部の身体への接続又は身体からの除去は，次のとおりとする.

一　人工呼吸装置のマウスピース，鼻カニューレその他の先端部の身体への接続又は身体からの除去（気管への接続又は気管からの除去にあっては，あらかじめ接続用に形成された気管の部分への接続又は当該部分からの除去に限る.）

二　血液浄化装置の穿(せん)刺針その他の先端部のシャントへの接続又はシャントからの除去

三　生命維持管理装置の導出電極の皮膚への接続又は皮膚からの除去

法施行規則(抜粋)

(法第三十八条の厚生省令で定める生命維持管理装置の操作)

第三二条　法第三十八条の厚生省令で定める生命維持管理装置の操作は，次のとおりとする.

一　身体への血液，気体又は薬剤の注入

二　身体からの血液又は気体の抜き取り（採血を含む.）

三　身体への電気的刺激の負荷

付録 5

日本工業規格

医用電気機器―第 1 部：安全に関する一般的要求事項（抜粋）

JIS T 0601-1：1999

Medical Electrical Equipment Part 1：General Requirements for Safety

序 文 この規格は 1988 年に第 2 版として発行された **IEC 60601-1**, Medical electrical equipment—Part 1 : General requirements for safety 並びに **Amendment 1**（1993）及び **Amendment 2**（1995）を翻訳し，技術的内容を変更することなく作成した日本工業規格である．ただし，二つの追補（Amendment）については，編集し一体とした．

項目番号の左上の＊印は，**附属書 A（参考）**に概説及び解説があることを示す．また，文中の太字の用語は，2.（定義）で規定している用語を示す．

なお，この規格で点線の下線を施してある部分又は左右両側に縦線を施してある部分は，原国際規格にはない事項である．

第 1 章 一 般

***1. 適用範囲及び目的**

1.1 適用範囲 この規格は，**医用電気機器**（2.2.15 の定義による）の安全に適用する．

この規格は，主として安全に関するものであるが，作動の信頼性が安全に関係する場合には，幾つかの要求事項も含める．

この規格が適用される**医用電気機器**の意図した生理学的機能に起因する**危害**は，考慮しない．

この規格の**附属書**は，本文中に明確な規定がない限り，強制されるものではない．

1.2 目 的 この規格の目的は，**医用電気機器**の安全に関する一般的な要求事項を規定し，かつ，個別規格の安全上の要求事項に関する基礎を与えることにある．

1.3 *個別規格 個別規格は，この規格に優先する．

2. 定 義 この規格で用いる主な用語の定義は，次による．

—“電圧”及び“電流”という用語を使用している場合，それらは交流，直流又は合成の電圧及び電流の実効値を意味する．

—助動詞は，次の意味で使用する．

• “する”，“とする”，“による”，“(し) なければならない”，“してはならない”は，この規格に適合するためには，要求事項又は試験に適合することが強制されることを意味する．

• “望ましい”は，この規格に適合するためには，要求事項又は試験に適合することを勧告するが強制はしないことを意味する．

• “してもよい”，“すればよい”は，要求事項又は試験に対する適合性を達成するための許容される方法を述べるときに使用する．

参 考 “取り扱わない．”及び“一般的要求事項ではない．”は，IEC 60601-1 の初版では規定されていた内容が，その第 2 版で削除又は他の項に移動したことによって使われていないことを意味する．よって，この規格においても，同様に使われていないことを意味する．

2.1 機器の部分，補助具及び附属品

2.1.2 接触可能金属部（ACCESSIBLE METAL PART） 工具を使用せずに接触できる金属部分（2.1.22 参照）．

2.1.3 附属品（ACCESSORY） **機器**の意図した使用を可能にするか，便利にするか若しくはより良くするか，又は付加的な機能を完全にするために，**機器**と併用することが必要及び/又は適切な随時使用する部品.

2.1.4　附属文書（ACCOMPANYING DOCU－MENTS）　**機器**又は**附属品**に附属し，かつ，**機器**の**使用者**，**操作者**，設置業者又は組立業者にとって重要な，特に安全に関する，すべての情報を記載した文書.

***2.1.5　装着部**（APPLIED PART）　**正常な使用**において，次のどれかに該当する**機器**の部分.

—その機能を遂行するために，**患者**を**機器**と物理的に接触させる必要がある.

—**患者**と接触する可能性がある.

—**患者**が触れる必要がある.

2.1.6　外　装（ENCLOSURE）　次の部分を含めた，**機器**の外側の表面.

—すべての**接触可能金属部**，ノブ，グリップ及び同様のもの

—接触可能なシャフト

—試験の場合には，低導電性の材料又は絶縁材料製の外側表面に接触させる規定の寸法［19.4 g）5）に規定した.］の金属はく（箔）.

2.1.7　F 形絶縁（浮いた）装着部（以下，**F 形装着部**という.）［F-TYPE ISOLATED(FLOATING) APPLIED PART (hereinafter referred to as F-TYPE APPLIED PART)］外部からの意図しない電圧が患者に加わり，それによってその電圧が**装着部**と大地との間に加わった場合，**単一故障状態**において許容される**患者漏れ電流**より大きい電流が流れない程度に，**機器**の他の部分から絶縁された**装着部**.

F 形装着部は，**BF 形装着部**又は **CF 形装着部**のどちらかである.

2.1.9　内部電源（INTERNAL ELECTRICAL PO-WER SOURCE）　**機器**を作動させるために必要な電力を与えることを意図し，かつ，その**機器**の一部として組み込まれる電源.

***2.1.15　患者回路**（PATIENT CIRCUIT）　一つ以上の**患者接続部**をもつ電気回路．**患者回路**には，耐電圧の要求事項（20．参照）に適合するために必要な程度に**患者接続部**から絶縁されていないか，又は**空間距離**及び**沿面距離**の要求事項（57.10参照）に適合するために必要な程度に**患者接続部**から分離されていない，すべての導電性部分を含める.

2.1.18　信号入力部（SIGNAL INPUT PART）　例えば，ディスプレイ，レコーディング又はデータ処理のために，他の機器からの入力信号としての電圧又は電流を受け入れることを意図した，**装着部**以外の部分（**図 1** 参照）.

2.1.19　信号出力部（SIGNAL OUTPUT PART）　例えば，ディスプレイ，レコーディング又はデータ処理のために，他の機器に出力信号としての電圧又は電流を与えることを意図した，**装着部**以外の部分（**図 1** 参照）.

***2.1.24　B 形装着部**（TYPE B APPLIED PART）　特に許容**漏れ電流**について，電撃に対する保護を備えるためのこの規格に規定した要求事項に適合し，かつ，**附属書 D**，**表 D2** の図記号 1 を表示した装着部.

備　考　B 形装着部は，**心臓への直接使用**には適しない.

***2.1.25　BF 形装着部**（TYPEBFAPPLIED PART）

B 形装着部によって備える保護より高い程度の電撃に対する保護を備えるためのこの規格に規定した要求事項に適合し，かつ，**附属書 D**，**表 D2** の図記号 2 を表示した **F 形装着部**.

備　考　BF 形装着部は，心臓への直接使用には適しない.

***2.1.26　CF 形装着部**（TYPE CF APPLIED PART）　**BF 形装着部**によって備える保護より高い程度の，電撃に対する保護を備えるためのこの規格に規定した要求事項に適合し，かつ，**附属書 D**，**表 D2** の図記号 3 を表示した F 形装着部.

***2.1.27　耐除細動形装着部**（DEFIBRILLATION-PROOF APPLIED PART）　**患者**への除細動器の放電による影響に対する保護をもつ**装着部**.

2.2.2　AP 類機器（CATEGORY AP EQUIP-MENT）　空気・可燃性麻酔ガス内において点火源とならないように，構造，表示及び文書の提供について，規定された要求事項に適合する**機器**又は**機器**の部分.

2.2.3　APG 類機器（CATEGORY APG EQUIP-MENT）　**酸素又は亜酸化窒素（笑気ガス）・可燃性麻酔ガス**内において点火源とならないように，構造，表示及び文書の提供について，規定された要求事項に適合する**機器**又は**機器**の部分.

2.2.4　クラス I 機器（CLASS I EQUIPMENT）　電撃に対する保護を**基礎絶縁**だけに依存せず，**基礎絶縁**の事故時に**接触可能金属部**が**生き**にならないように，追加安全策として，その**機器**を設備の固定配線中の接地線に接続するための手段を備えた**機器**

(**図2**参照).

2.2.5　クラスⅡ機器（CLASS Ⅱ EQUIPMENT）　電撃に対する保護を**基礎絶縁**だけに依存せず，**二重絶縁**又は**強化絶縁**のような追加安全策を備えることによって，保護接地の手段をもたず設置の条件に依存しない**機器**（**図3**参照）.

2.2.7　心臓への直接使用（DIRECT CARDIAC APPLICATION）　**患者**の心臓に**直接導電接続**が生じる可能性のある**装着部**の使用方法.

2.2.15　医用電気機器（以下，**機器**という.）［MEDICAL ELECTRICAL EQUIPMENT（hereinafter referred to as EQUIPMENT）］　**患者**を診断，治療又は監視することを意図した，次の機能をもつ**機器**.

―**患者**と物理的又は電気的な接触をもつ，及び/又は

―**患者**にエネルギーを与えるか又は**患者**からエネルギーを受け入れる，及び/又は

―**患者**に与えるか又は**患者**から受け入れるエネルギーを検出する.

機器には，**機器**の**正常な使用**を可能にするために必要な，製造業者が指定するそれらの**附属品**を含める.

なお，特定の**電源（商用）**へ接続する場合は，その接続を1か所で行う.

2.2.17　永久設置形機器（PERMANENTLY INSTALLED EQUIPMENT）**工具**を使用しなければ取り外せない永久的な接続の方法で，**電源（商用）**に接続する**機器**.

2.2.29　内部電源機器（INTERNALLY POWERED EQUIPMENT）　**内部電源**によって作動させることができる**機器**.

2.3　絶　縁

***2.3.2　基礎絶縁**（BASIC INSULATION）　電撃に対する基礎的な保護のために**生きている**部分に使用する絶縁.

***2.3.4　二重絶縁**（DOUBLE INSULATION）　**基礎絶縁**と**補強絶縁**とで構成した絶縁.

***2.3.7　強化絶縁**（REINFORCED INSULATION）この規格に規定した条件において，**二重絶縁**と同等な程度の電撃に対する保護を備えた**生きている**部分に使用する一つの絶縁系.

2.3.8　補強絶縁（SUPPLEMENTARY INSULAT–ION）　**基礎絶縁**の不良時における電撃に対する保護のために，**基礎絶縁**に追加して使用する独立した絶縁.

2.4　電　圧

2.4.1　高電圧（HIGH VOLTAGE）　交流1000 Vを超えるか，又は直流1500 V若しくはピーク値1500 Vを超える電圧.

2.4.2　電源電圧（MAINS VOLTAGE）　**電源（商用）**において，多相系の場合は二つの位相線の間の電圧，単相系の場合は位相線と中性線との間の電圧.

***2.4.3　SELV（安全特別低電圧）**［SAFFETY EXTRA–LOW VOLTAGE（SELV）］　変圧器又はコンバータに**定格**電圧を与えたとき，**安全特別低電圧変圧器**又は同等の電気的分離をもつ装置によって得られる，**電源（商用）**及び大地から切り離された導線間の定格値が交流25 V又は直流60 Vを超えない電圧.

2.5　電　流

2.5.1　接地漏れ電流（EARTH LEAKAGE CURRENT）　**電源部**から，絶縁の内部又は表面を通って，**保護接地線**に流れる電流.

2.5.2　外装漏れ電流（ENCLOSURE LEAKAGE CURRENT）　**装着部**を除き，**正常な使用**時に**操作者**又は**患者**が接触できる，**外装**又は**外装**の部分から，**保護接地線**以外の外部の**導電接続**を通って，大地又はその外装の他の部分に流れる電流.

2.5.3　漏れ電流（LEAKAGE CURRENT）　機能とは関係のない電流．次の**漏れ電流**を定義した.
接地漏れ電流，**外装漏れ電流**及び**患者漏れ電流**.

***2.5.4　患者測定電流**（PATIENT AUXILIARY CURRENT）　**正常な使用**時に**装着部**の部分間に**患者**を介して流す，生理的な効果の発生を意図しない電流．例えば，増幅器のバイアス電流．インピーダンスプレチスモグラフィに使用する電流.

2.5.6　患者漏れ電流（PATIENT LEAKAGE CU–RRENT）　**装着部**から**患者**を経由して大地へ流れるか，又は外部の電源から**患者**に意図しない電圧が現れることに起因し，**患者**から**F形装着部**を経由して大地に流れる電流.

2.6　接地端子及び接地線

2.6.3　機能接地線（FUNCTIONAL EARTH CONDUCTOR）　**機能接地端子**に接続する導線（**図1**参照）.

***2.6.4　機能接地端子**（FUNCTIONAL EARTH TERMINAL）　機能上の目的で接地することを意図する，測定用電源，制御回路の一点又はシールド部

分に直接接続した端子（**図 1** 参照）.

2.6.6 等電位化導線（POTENTIAL EQUALIZATION CONDUCTOR） **機器**と電気設備の等電位化母線との間を接続する導線.

2.6.7 保護接地線（PROTECTIVE EARTH CONDUCTOR） **保護接地端子**と外部の保護接地系との間を接続する導線（**図 1** 参照）.

2.6.8 保護接地端子（PROTECTIVE EARTH TERMINAL） 安全の目的で，**クラスⅠ機器**の導電性部分を接続した端子．この端子は，**保護接地線**によって外部の保護接地系に接続することが意図されている（**図 1** 参照）.

2.7 電気的接続（電気的接続器）

2.7.1 電源接続器（APPLIANCE COUPLER） 工具を使用することなく，可とう（撓）コードを**機器**に接続することができる器具.

備 考 **電源コネクタ**と**電源ソケット**との二つの部品で構成される（**図 5 参照**）.

2.7.4 補助電源ソケット（AUXILIARY MAINS SOCKET–OUTLET） 工具を使用することなく，かつ，他の**機器**又はその**機器**の分離した他の部分への電源の供給を意図する**機器**に取り付けた**電源電圧**をもつソケット.

*__2.7.6 着脱電源コード__（DETACHABLE POWER SUPPLY CORD） **電源接続器**によって**機器**へ接続する**電源コード**（**図 1**，**図 2**，**図 5** 及び 57.3 参照）.

2.7.11 電源プラグ（MAINS PLUG） 固定電源ソケットに差し込むための，**機器の電源コード**と一体にするか又は取り付けることを意図した部品（**図 5** 参照）.

2.10 機器の作動

2.10.7 正常状態（NORMAL CONDITION） 危害に対する保護のために備えられたすべての手段が完全な状態.

2.10.8 正常な使用（NORMAL USE） 取扱説明に従い**操作者**が行う，日常の点検及び調整を含む操作及び事前準備.

2.10.11 単一故障状態（SINGLE FAULT CONDITION） **機器**に備えた**危害**に対する保護手段の一つが故障するか，又は外部に一つの異常状態が存在する状態（3.6 参照）.

2.12 その他

2.12.4 患 者（PATIENT） 医科又は歯科の検査（診断）又は処置（治療）を受けている生物（人又は動物）.

2.12.10 電源（商用）（SUPPLY MAINS） この規格の適用範囲以外の電気装置にも給電するための，永久的に設置された電源.

備 考 これには，救急車及び同様なものにおける永久的に設置されたバッテリも含める．また船舶などの共通電源も含める.

2.12.13 使用者（USER） **機器**の使用及び保守に関する責任者.

2.12.17 操作者（OPERATOR） **機器**を取り扱う人.

2.12.18 危 害（SAFETY HAZARD） 直接**機器**から発生して，**患者**，他の人々，動物，又はその周囲に与える有害な影響.

3．一般的要求事項

3.1 **機器**は，製造業者の説明書に従って，輸送，保管，設置，**正常な使用**における操作及び保守されたとき，**正常状態**及び**単一故障状態**で当然予測される危害を生じてはならない．ただし，**機器**の意図されていない使用方法で生じる**危害**は除く.

3.2 取り扱わない.

3.3 取り扱わない.

3.4 **機器**及び**機器**の部品は，同等の安全度をもつことが保証できる場合には，この規格の詳細な規定と異なる材料を使用したり，異なる構造としてもよい．54．も参照する.

3.5 取り扱わない.

***3.6** この規格では，次の**単一故障状態**を規定の要求事項及び試験の対象とする.

a) **保護接地線**の断線（**第 3 章**参照）

b) 一つの電源導線の断線（**第 3 章参照**）

***e)** **F 形装着部**に外部の電圧が現れる（**第 3 章**参照）.

d) **信号入力部**又は**信号出力部**に外部の電圧が現れる（**第 3 章**参照）.

e) **酸素又は亜酸化窒素・可燃性麻酔ガス**の外装からの漏れ（**第 6 章**参照）

f) 液体の漏れ（44.4 参照）

g) **危害**の原因になるおそれのある電気部品の事故（**第 9 章**参照）

h) **危害**の原因になるおそれのある機械部品の事故（**第 4 章**参照）

j) 温度制限器の事故（**第 7 章**参照）

ある**単一故障状態**がもう一つの**単一故障状態**を必然的に誘発する場合には，その二つの事故を一つの単一故障状態とみなす.

3.7　この規格においては，次の現象は発生するおそれがないと考える.

a)　**二重絶縁**の両方の電気的破壊

b)　**強化絶縁**の電気的破壊

c)　固定して永久的に設置した**保護接地線**の断線

3.8　**患者**が接地された状態は，**正常状態**とみなす.

3.9　取扱説明に特に指定がない限り，**機器**は，附属していない他の防じん（塵）カバー又は滅菌カバーを取り付けた状態の作動（運転）で生じる影響に耐える必要はない（52.5.5 参照).

（試　験）**機器**は，この規格の関連する検査及び試験の基準を満足したとき，この章の要求事項に適合しているとみなす.

6.5　導線の絶縁被覆の色

a)　**保護接地線**は，全長にわたる緑と黄の絶縁被覆で区別する.

b)　保護機能をもつ**接触可能金属部**又は**保護接地**した部分を，**保護接地端子**に接続するための，**機器**内部の導線の絶縁被覆は，少なくとも端末部を緑と黄の絶縁被覆で区別する.

c)　緑と黄の絶縁被覆による区別は，次のものに限って使用する.

—保護接地線［18. b）参照］

—6.5b）に規定した導線

—**等電位化導線**［18. e）参照］

—18. l）に規定した機能接地線

d)　**電源コード**内の電源系の中性線に接続することを意図する導線の絶縁被覆の色は，IEC 60227 の**追補 1** 又は **IEC 60245** の規定に従い“薄い青色”とする. ただし，JIS C3301 若しくは JIS C3306 に適合する**電源コード**又はこれらと同等の構造をもった**電源コード**の場合の導線の絶縁被覆の色は，JIS C0446 による.

e)　**電源コード**内の導線の絶縁被覆の色は，IEC 60227 の改正第 1 版又は IEC 60245 による. ただし，JIS C3301 若しくは JIS C3306 に適合する**電源コード**又はこれらと同等の構造をもった**電源コード**の場合の導線の絶縁被覆の色は，**JIS C0446** による.

f)　多心ケーブルが**機器**の部分間に使用され，かつ，緑と黄の絶縁被覆の導線だけを使用すると保護接地接続の最大許容抵抗値を超える場合には，その端末部を緑と黄で表示した同一ケーブル内の他の導線を，緑と黄の導線と並列に接続してもよい.

表 3　機器の表示光の推奨色とその意味

色	意　味
黄	警告又は注意の喚起
緑	操作準備の完了
その他の色	赤及び黄以外のあらゆる意味

（試　験）6.5 の要求事項に対する適合性は，調査によって確認する.

***6.7　表示光及び押しボタン**

a)　**表示光の色**　**機器**については，赤は危険の警告及び/又は緊急対処の要求に限って使用する. ドットマトリックス及びその他の文字・数字表示は，表示光とは考えない.

b)　**非発光押しボタンの色**　赤は，緊急時に機能を停止するための押しボタンだけに使用する.

6.8　附属文書

***6.8.1　一般的事項**　**機器**には，少なくとも，取扱説明書，技術解説書及び使用者が照会できる住所を記載した文書を附属しなければならない. この**附属文書**は，**機器**の構成部品とみなす.

取扱説明書と技術解説書が分冊になっている場合には，5. に規定した分類のうち該当するすべての分類を，その両方に記載する.

製造業者が，6.1 に規定したすべての表示を**機器**に“永久的に固定”していない場合には，これらを**附属文書**に記載する［6.1 d）参照].

注意書き及び注意記号（**機器**に表示した）は，その説明を**附属文書**に記載する.

6.8.2　取扱説明書

***a)**　**一般的情報**

—取扱説明書には，**機器**の機能及び意図する使用方法を記載する.

—取扱説明書には，**機器**をその仕様に従って操作するために必要なすべての情報を含める. これには，制御器の機能，ディスプレイ及び信号，操作の手順，着脱可能な部品及び附属品の着脱方法，作動中に消耗する材料の交換などに関する説明を含める.

—取扱説明書には，**機器**と他の装置との間の電磁的又はその他の干渉の可能性に関する情報を，このような干渉の除去に関する勧告とともに，**使用者**又は**操作者**に提供する.

—取扱説明には，他の部品又は材料の使用によって最低安全限界を下回る可能性がある場合には，組み合わせてもよい**附属品**，着脱可能な部品及び材料に関する指定を含める．

—取扱説明には，**使用者**又は**操作者**が行う，清掃，予防点検及び保守並びにこのような保守の周期に関する，十分な詳細を記載する．

このような説明には，日常保守の安全な実施方法に関する情報を含める．

なお，取扱説明書には，他の人が予防点検及び保守を行わねばならない部分について，その実施周期を含め，明示する．ただし，この記述には，このような保守の実施に関する詳細を含める必要はない．

—**機器**に使用した数字，記号，注意書き及び省略語の意味を，取扱説明書に解説する．

***b）　製造業者の責任**　取り扱わない（**附属書 A** 参照）．

c）　信号出力部及び信号入力部　信号出力部又は**信号入力部**を，この規格の要求事項に適合する指定の機器に限って接続することを意図する場合には，その旨を取扱説明書に記述する［19.2 b）及び 19.2 c）参照］．

d）　患者と接触する部分の清掃，消毒及び滅菌

正常な使用時に**患者**と接触する**機器**の部分については，取扱説明書に，使用してもよい清掃，消毒又は滅菌（44.7 参照）に関する詳細，また，必要な場合には，適切な滅菌剤の明示，並びにその部分が耐えることができる温度，圧力，湿度及び制限時間の一覧表を含める．

e）　追加電源をもつ電源（商用）で作動する機器

十分に使用可能な状態を自動的には維持しない追加電源を内蔵している，**電源（商用）**で作動する機器の取扱説明書には，このような追加電源の定期的な点検又は交換が必要である旨の注意書きを含める．

クラス I 機器が，**電源（商用）**に接続するか，又は内部電源を使用する作動に切り替えるように指定されている場合には，取扱説明書に“施設内の接地線又はその配線が疑わしい場合には，**機器**を**内部電源**によって作動させる．”という記述を含める．

f）　一次電池の取外し　一次電池を内蔵する**機器**の取扱説明書には，**危害**を生じるリスクがある限り，“**機器**をある期間使用しない場合には一次電池を取り外すこと．”という注意を含める．

g）　再充電可能な電池　再充電可能な電池を内蔵する機器の取扱説明書には，安全な使用及び適切な保守を確立するための説明を含める．

h）　指定の電源又は充電器をもつ機器　取扱説明書に，この規格の要求事項に対する適合性を確立するために必要な，電源又は充電器を明記する．

j）　環境保護　取扱説明書には，

—消耗品，残留物など，並びに寿命の終わった**機器**及び**附属品**の廃棄に伴ういずれのリスクも明確にする．及び

—これらのリスクを最少にするための助言を提供する．

6.8.3　技術解説書

***a）　一　般**　技術解説書は，安全な操作に必す（須）のすべてのデータを提供しなければならない．これには，次の事項を含める．

—6.1 に規定したデータ．

—表示された値又はそれらを知ることができる表示の範囲，正確さ及び精密さを含め，**機器**のすべての特性．

取扱説明に含めることを要求されている詳細事項に加えて，技術解説書には**機器**の設置及び**機器**を使用できるようにするために遵守しなければならない，特定の手段又は特定の条件を記述する．

b）　ヒューズ及びその他の部品の交換

—**永久設置形機器**の外部の電源回路に使用するヒューズの種類及び定格が，その**機器**の**定格**電流及び作動（運転）モードに関する情報からは明らかにならない場合には，要求するヒューズの種類及び定格を，少なくとも技術解説書に指示する．

—技術解説書には，**正常な使用**中に劣化する交換可能及び/又は着脱可能な部品の取換えに関する説明を含める．

c）　回路図，部品表など　技術解説書には，製造業者によって**使用者**が修理してもよいと指定している**機器**の部分を，**使用者**側の適切な資格をもつ技術職員が修理するための補助となる回路図，部品表，解説，校正の説明又はその他の情報を，要求に応じて提供できるという旨の記述を含める．

d）　輸送及び保管に関する環境条件　技術解説書に，輸送及び保管に関して，許容できる環境条件の指定を記載し，かつ，**機器**の包装の外側にも表示する［6.1v）参照］．

6.8.4　取り扱わない．

6.8.5　取り扱わない．

（試　験）6.8 の要求事項に対する適合性は，**附属文書**の調査によって確認する．

第3章　電撃の危険に対する保護

13. 一　般　機器は，正常な使用時及び単一故障状態における電撃の危険をできる限り未然に防止するように，設計しなければならない．

（試　験）機器がこの章の該当する要求事項を満足するとき，適合性があるとみなす．

14. 分類に関する要求事項

14.1　クラスⅠ機器

a)　クラスⅠ機器は，二重絶縁か強化絶縁の部分，若しくはSELVで作動する部分があってもよく，又は機器を機能させるため電気回路の導電性部分に接触させなければならない場合には，保護インピーダンスで保護された接触可能部分があってもよい．

***b)**　外部の直流電源に接続することを指定している機器において，接触可能金属部が電源部から基礎絶縁だけで分離されている場合には，別個の保護接地線を備えなければならない．

14.2　クラスⅡ機器

a)　クラスⅡ機器は，次の形のどれか一つとする．

1)　絶縁外箱をもつクラスⅡ機器：少なくとも強化絶縁に等しい絶縁によって生きている部分から切り離された銘板，ねじ及びリベットのような小部品を除き，すべての導電性部分を覆う耐久性のある実質的に連続した絶縁物の外装をもつ機器．クラスⅡ機器を包む絶縁物の外装は，補強絶縁の一部又は全体を形成してもよい．

2)　金属外箱のクラスⅡ機器：電源部全体にわたって二重絶縁を使用した（二重絶縁の使用が不可能な場合には，強化絶縁を使用した部分があってもよい.）実質的に連続した導電性外装をもつ機器．

3)　上記1）及び2）の形を組み合わせた機器．

b)　機器にクラスⅠ機器からクラスⅡ機器の保護に切り換える装置を取り付ける場合には，次のすべての要求事項を満足しなければならない．

—切換装置には，選択した“クラス”を明りょうに表示する．

—切換えには，工具の使用が必要である．

—機器は，常に選択した“クラス”に関する要求事項のすべてに適合しなければならない．

—クラスⅡ機器の位置にあるとき，切換装置は機器への保護接地線の接続を切り離すか，又は18. の要求事項に適合する機能接地線に切り換える．

c)　クラスⅡ機器には，機能接地端子又は機能接地線を備えてもよい［18. k）及びl）参照］．

14.3　取り扱わない．

14.4　クラスⅠ機器及びクラスⅡ機器

a)　機器には，基礎絶縁のほかに，クラスⅠ機器又はクラスⅡ機器（**図2**及び**図3**参照）の要求事項に従う，追加保護手段を備えなければならない．

b)　外部の直流電源から電力の供給を受けることを指定している機器（例えば，救急車内で使用する機器）は，極性を逆に接続したとき危害を生じてはならない．

14.5　内部電源機器

a)　取り扱わない．

***b)**　電源（商用）に接続する手段をもつ内部電源機器は，電源（商用）に接続されている場合は，クラスⅠ機器又はクラスⅡ機器に関する要求事項に適合し，かつ，電源（商用）に接続されていない場合は，内部電源機器に関する要求事項に適合しなければならない．

***14.6　B形装着部，BF形装着部及びCF形装着部**

a)　取り扱わない．

b)　取り扱わない．

c)　心臓への直接使用に適するとして附属文書に指定されている装着部は，CF形装着部でなければならない．

d)　取り扱わない．

14.7　取り扱わない

（試　験）14. の要求事項に対する適合性は，調査及び該当する試験によって確認する．

18. 保護接地，機能接地及び等電位化

***a)**　基礎絶縁によって生きている部分から分離されたクラスⅠ機器の接触可能部分は，十分低いインピーダンスで，保護接地端子に接続する．17. g）も参照する．

（試　験）適合性は，調査並びに18. f）及びg）の試験によって確認する．

b)　保護接地端子は，電源コード内の保護接地線及び該当する場合には，適切なプラグによるか，又は固定して永久的に設置した保護接地線のどちらかによって，施設内の接地線に接続するのに適していなければならない．接地接続に関する構造上の要求事項については，58. を参照する．

（試　験）適合性は，調査によって確認する［18.

f）を参照する.].

c)　取り扱わない.

d)　取り扱わない.

e)　**機器**に**等電位化導線**への接続手段を備えている場合には，この接続は次の要求事項に適合しなければならない.

—容易に接近できる.

—**正常な使用**時における，不慮の切離しが防止されている.

—その導線は，**工具**を使用せずに取り外しできる.

—**電源コード**には，**等電位化導線**を含めない.

—接続手段には，**表 D1** の記号 9 が表示されている.

（試　験）適合性は，調査によって確認する.

f)　**電源コード**をもたない**機器**については，**保護接地端子**と**保護接地**したあらゆる**接触可能金属部**との間のインピーダンスの値が，0.1 Ω を超えてはならない.

電源ソケットをもつ**機器**については，**電源ソケット**の保護接地刃（**保護接地端子**）と**保護接地**したあらゆる**接触可能金属部**との間のインピーダンスが，0.1 Ω を超えてはならない．着脱式ではない**電源コード**をもつ**機器**については，**電源プラグ**の保護接地刃と**保護接地したあらゆる接触可能金属部**との間のインピーダンスの値が，0.2 Ω を超えてはならない.

（試　験）適合性は，次の試験によって確認する.

無負荷時の電圧が 6 V を超えない，周波数 50 Hz 又は 60 Hz の電流源から 25 A か又は**機器の定格**電流の 1.5 倍の電流の内どちらか大きい方の電流値（±10%）を少なくとも 5〜10 s 間，**保護接地端子**，**電源ソケット**の保護接地刃（**保護接地端子**）又は**電源プラグ**の保護接地刃と，**基礎絶縁**の不良時に**生き**になるおそれのある各**接触可能金属部**との間に流す.

上記の部分間の電圧降下を測定し，そのインピーダンスを電流と電圧降下から求める．インピーダンスの値は，この項に規定した値を超えてはならない.

19．連続漏れ電流及び患者測定電流

19.1　一般的要求事項

a)　電撃に対する保護のために備える電気的な絶縁は，それを通って流れる電流を規定値以内に制限する性能をもたなければならない.

b)　連続的な**接地漏れ電流**，**外装漏れ電流**，**患者漏れ電流**及び**患者測定電流**の規定値は，次の条件のあらゆる組合せに適用する.

—作動温度，並びに 4.10 及び 19.4 に規定した湿度前処理後の両方.

—**正常状態**及び規定した**単一故障状態**（19.2 参照）.

—**機器**の待機状態で給電している状態，及び全負荷で作動している状態，並びに電源部のあらゆるスイッチをあらゆる位置にした状態.

—電源の最高**定格**周波数.

—最高**定格**電源電圧の 110%の電源を供給している状態.

測定値は，19.3 に示した許容値を超えてはならない.

c)　**SELV** 電源に接続することを指定された**機器**は，その電源がこの規格に適合し，かつ，その機器をそのような電源と組み合わせて試験したとき，**許容漏れ電流**に関する要求事項に適合する場合に限り，この規格の要求事項に適合するものとする.

このような**機器**及び**内部電源機器**は，19.4 g）3）に規定した場合に限り，**外装漏れ電流**について調べる.

***d)**　**クラスⅠ機器**の**外装漏れ電流**の測定は，次の部分間についてだけ実施する.

—**保護接地**しない**外装**の部分があれば，その部分から大地へ.

—**保護接地**しない**外装**の部分があれば，それらの部分間.

e)　**患者漏れ電流**は，次の電流を測定する.（**附属書 K** 参照）.

—**B 形装着部**については，すべての**患者接続部**を一括接続した点又は製造業者の指定に従って負荷した**装着部**の**患者接続部**を経由する電流.

—**BF 形装着部**については，一つの機能に関係する患者接続部を一括接続したすべての点を経由する電流．これに，製造業者の指定に従って**装着**部を負荷した各**患者接続部**を経由する電流.

—**CF 形装着部**については，各**患者接続部**を経由する電流.

製造業者が**装着部**の着脱部品（例えば，**患者**コード及び電極）の交換品に関して指定している場合には，**患者漏れ電流**の測定は最も不利な条件を与える，指定の着脱部品を用いて測定する.

f)　**患者測定電流**は，一つの**患者接続部**とその他

***表 4　連続漏れ電流及び患者測定電流の許容値**

（単位：mA）

電　流	B 形		BF 形		CF 形	
	正常状態	単一故障状態	正常状態	単一故障状態	正常状態	単一故障状態
接地漏れ電流 一般機器	0.5	1[(1)]	0.5	1[(1)]	0.5	1[(1)]
注[(2)]及び[(4)]に従う機器	2.5	5[(1)]	2.5	5[(1)]	2.5	5[(1)]
注[(3)]に従う機器	5	10[(1)]	5	10[(1)]	5	10[(1)]
外装漏れ電流	0.1	0.5	0.1	0.5	0.1	0.5
患者漏れ電流 患者漏れ電流−I 機器→装着部→患者→大地 直　流 交　流[(5)]	 0.01 0.1	 0.05 0.5	 0.01 0.1	 0.05 0.5	 0.01 0.01	 0.05 0.05
患者漏れ電流−II 他の機器→ 信号入力部・信号出力部 →患　者→大　地	—	5	—	—	—	—
患者漏れ電流−III 他の機器→ 患者→装着部→大地	—	—	—	5	—	0.05
患者測定電流 直　流 交　流[(5)]	 0.01 0.1	 0.05 0.5	 0.01 0.1	 0.05 0.5	 0.01 0.01	 0.05 0.05

注 (1) 接地漏れ電流に関する唯一の単一故障状態は，電源導線の 1 本の断線である［19.2a）及び図 16 参照］.
(2) 保護接地した接触可能部分がなく，他の機器への保護接地接続手段をもたず，かつ，外装漏れ電流及び患者漏れ電流（該当する場合は）に関する要求事項に適合する機器.
例　シールドした電源部をもつコンピュータ
(3) 工具を使用しなければ緩められないように電気的に接続した保護接地を用い，かつ，工具を使用しなければ取り外せないように特定の場所に機械的に締め付けるか固定することによって永久的に設置することが指定されている機器.
例
- X 線発生装置，透視撮影台，治療台のような X 線設備の主要部分.
- 無機質の材料で絶縁したヒータをもつ機器.
- 無線周波干渉防止に関する要求事項に適合するため，表 4 の第 1 行に示した値より大きい接地漏れ電流をもつ機器.

(4) 移動形 X 線装置及び無機質の絶縁材料で分離した絶縁をもつ移動形機器.
(5) 表 4 に規定した患者漏れ電流及び患者測定電流の交流成分に関する最大値は，その電流の交流成分だけに関係するものである.

のすべての**患者接続部**を一括接続した点との間を，あらゆる組合せについて測定する.

g） 複数の**患者接続部**をもつ**機器**は，一つ以上の**患者接続部**が次の状態になったとき，**患者漏れ電流**及び**患者測定電流**が許容値（**正常状態**）を超えないことを調べる.

—**患者**から切り離されている状態．及び

—**患者**から切り離され，かつ，接地された状態.

機器の回路の調査によって，**患者漏れ電流**又は**患者測定電流**が，上記の条件において，著しいレベルで増加するかもしれないことが分かった場合には，試験を実施する．この場合，実際の測定は多くの組み合わせのうち代表的なものに制限することが望ましい.

19.2　単一故障状態

***a）** **接地漏れ電流**，**外装漏れ電流**，**患者漏れ電流**及び**患者測定電流**は，次の**単一故障状態**において測定する.

—各電源導線の交互に 1 本ずつの切断.

—**保護接地線**の断線（**接地漏れ電流**の場合は適用

しない）．ただし，**保護接地線**を固定して永久設置することが指定されている場合は除く．

—17. a）及び 17. g）も参照する．

b)　上記に加えて，**患者漏れ電流**は次の**単一故障状態**で測定する．

—大地と，**保護接地**しないあらゆる**信号入力部**又は**信号出力部**との間に，最高**定格電源電圧**の 110％に等しい電圧を加える．この要求事項は，次の場合には適用しない．

• **信号入力部**又は**信号出力部**が，外部の電圧によるリスクがない状態で**機器**に接続するように製造業者が指定している場合（JIS T 0601-1-1 参照）．

• **B 形装着部**をもつ**機器**については，回路及び物理的な配置を調べて，**危害**の存在が認められない場合．

• **F 形装着部**をもつ**機器**．

—あらゆる **F 形装着部**と大地との間に，最高**定格電源電圧**の 110％に等しい電圧を加える．

—大地と**保護接地**しないあらゆる**接触可能金属部**との間に，最高**定格電源電圧**の 110％の電圧を加える．この要求事項は，次の場合には適用しない．

• **B 形装着部**をもつ**機器**については，回路及び物理的な配置を調べて，**危害**の存在が認められない場合．

• **F 形装着部**をもつ**機器**．

c)　上記に加えて，**外装漏れ電流**は大地とあらゆる**信号入力部**又は**信号出力部**との間に，最高**定格電源電圧**の 110％に等しい電圧を加えて測定する．

この要求事項は，**信号入力部**又は**信号出力部**が外部の電圧によるリスクがある状態で，**機器**に接続するように製造業者が指定している場合に限って適用する（JIS T0601-1-1 参照）．

***19.3　許容値**

a)　直流，交流及び合成波形の連続**漏れ電流**及び**患者測定電流**の許容値を，**表 4** に示す．特に規定がない限り，それらの値は直流又は実効値とする．

b)　**表 4** に示した許容値は，**図 15** の回路を通って流れ，この図に示したように（又は**図 15** に示したように電流の周波数特性を測定する装置によって）測定した電流に適用する．

なお，波形及び周波数に関係なく，（**図 15** の回路のスイッチ S を接点 2 側に切り替えたとき）**正常状態**又は**単一故障状態**において**漏れ電流**は 10 mA を超えてはならない．

c)　取り扱わない．

d)　取り扱わない．

e)　取り扱わない．**表 4** の注 (3) 及び (4) 参照．

19.4　試　験

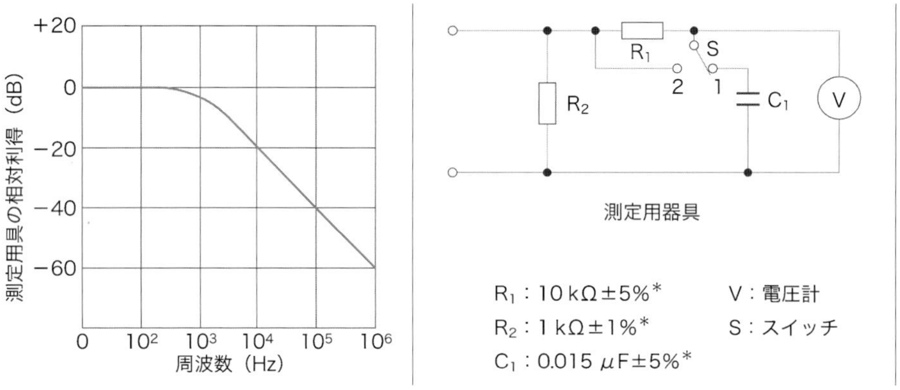

注*　無誘導部品

備考　スイッチ S は，周波数が 1 kHz を超える場合に接点 2 側に切り換え，1 kΩ の無誘導抵抗器だけで測定した値が 10 mA を超えないことを確認するためのものである．

測定用器具は，以下 ─[MD]─ で表す．

図 15　測定用器具の一例及びその周波数特性（スイッチ S を接点 1 側に切り替えた場合．）［19.4e）参照］

e) 測定用器具（MD）

1） 測定用器具は，直流及び周波数1MHz以下の交流並びに合成波形に対して，約1000Ωの抵抗性のインピーダンスをもち，これに**漏れ電流**及び**患者測定電流**の電流源を負荷する．

2） **図15**に従うか又は同様の周波数特性をもつ類似回路の測定器を使用する場合には，19.3のa)及びb）に従う電流又は合成電流の換算値が，自動的に得られる．したがって，一つの計測器を用いて，すべての周波数の総合的な影響の測定が可能になる．

1kHzを超える周波数をもち，かつ，10mAを超える値をもつ電流又は合成電流が発生する可能性がある場合には，**図15**のSを接点2側に切り換えて測定する．

3） 取り扱わない．

*4） **図15**に示した測定器（V）は，直流から1MHzまでの周波数に対して約1MΩ以上のインピーダンスをもつ．測定用インピーダンスを流れる直流又は1MHz以下の周波数（**図15の備考**を参照）をもつ交流，若しくは合成波の電圧の実効値の真値が，指示値の±5%を超えない指示誤差で表示されなければならない．

目盛は，**表4**と読み値を直接比較できるように，1kHzを超える周波数をもつ成分の自動的な換算を含め，測定用器具を流れる電流を表示してもよい．

指示誤差のパーセント及び校正に関する要求事項は，測定電流中にその上限値を超える周波数が生じないことを，証明できる（例えば，オシロスコープを使用して）場合には，周波数範囲の上限値を1MHzより低く制限してもよい．

第7章 過度の温度及びその他の危害に関する保護

42. 過度の温度

42.3 患者に熱を与えることを意図しない**機器**の**装着部**の表面温度は，41℃を超えてはならない．

付属書D（規定） 表示用記号（6. 参照）

序文 記号は，言語の相違を除去し，かつ，表示［固定した表示（marking）及び変化する状態の表示（indication)］の理解を容易にすることを意図し，ときにはスペースの制限のため，言語に優先して**機器**に使用される．

この規格においては，記号を必要とする場合には，次の記号を使用することにしている．IEC 60417及びIEC 60878を参照する．

なお，JIS T 1006を参照してもよい．ただし，IEC 60417及びIEC 60878と一部異なる部分があるので注意する必要がある．

次の表にない記号については，まず既刊のIEC又はISOの記号を使用する．ただし，必要な場合には，特殊な意味を表現するために．二つ以上の図記号を組み合わせてもよく，また，基本図記号の伝達しようとする本質的な意味を変えることなく，図形を若干変えることは容認されている，ということに注意する．

表 D1

No.	記 号	IEC	説 明
1		60417-5032	交 流
2		60335-1	三相交流
3		60335-1	中性線をもつ三相交流
4		60417-5031	直 流
5	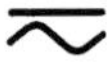	60417-5033	交流及び直流
6	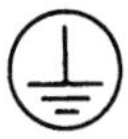	60417-5019	**保護接地**（大地）
7	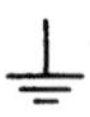	60417-5017	接 地（大地）
8	**N**	60445	**永久設置形機器の**中性線接続点
9	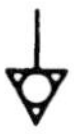	60417-5021	等電位
10	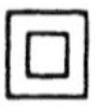	60417-5172	**クラスⅡ機器**
11	—		取り扱わない.
12	—		取り扱わない.
13	—		取り扱わない.
14		60348	注意，**附属文書**を見よ
15	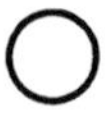	60417-5008	OFF（電力：電源からの切り離し）
16		60417-5007	ON（電力：電源への接続）
17		60417-5265	"OFF"（電源：機器の一部分だけの）
18	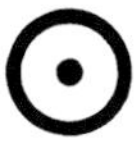	60417-5264	"ON"（電源：機器の一部分だけの）

表 D2

No.	記 号	IEC	説 明
1		60417-5840 60878-02-02	**B 形装着部**
2		60417-5333 60878-02-03	**BF 形装着部**
3		60417-5335 60878-02-05	**CF 形装着部**
4	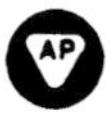	60878-02-07	**AP 類機器**
5	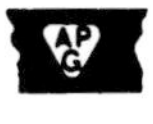	60878-02-08	**APG 類機器**
6	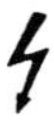	60878-03-01	危険電圧
7	—		取り扱わない.
8	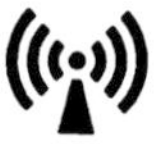	60878-03-04	**非電離放射線**
9	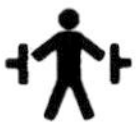	60417-5841 60878-…	**耐除細動形の B 形装着部**
10		60417-5334 60878-02-04	**耐除細動形の BF 形装着部**
11	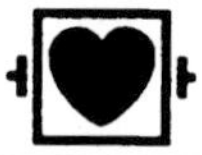	60417-5336 60878-02-06	**耐除細動形の CF 形装着部**

備考 図記号 9 は，後程 IEC 60878 に追加される．図記号 10 及び 11 は，IEC 60878 に追加される．

付録 6

日本工業規格

病院電気設備の安全基準（抜粋）

JIS T 1022-2006

Safety Requirements of Electrical Installations for Medically Used Rooms in Hospitals and Clinics

1．適用範囲　この規格は，医用電気機器などの使用上の安全確保のため，病院，診療所などに設ける電気設備のうち，医用接地方式，非接地配線方式，非常電源及び医用室の電源回路に対する安全基準について規定する．

2．引用規格　省略

3．定　義　省略

4．医用接地方式，非接地配線方式及び非常電源の適用基準

4.1　医用接地方式　医用室には，その使用目的に応じて，次の医用接地方式を適用しなければならない．

a）保護接地　医用電気機器を使用する医用室には，医用室ごとに保護接地のための設備を設ける．

b）等電位接地　医用電気機器の電極などを直接心臓に挿入又は接触して医療を行う医用室には，等電位接地のための設備を設ける．

4.2　非接地配線方式　電源の遮断による機能の停止が医療に重大な支障をきたすおそれがある医用電気機器を使用する医用室のコンセント用分岐回路には，電路の一線地絡時にも電力の供給を継続するため，非接地配線方式を適用しなければならない．

4.3　非常電源　電源の遮断による機能の停止が医療に重大な支障をきたすおそれがある医用電気機器などを使用する医用室の電源回路には，その使用目的に応じて，次の非常電源を適用しなければならない．

備考　非接地配線方式の電源回路には，非常電源を設ける必要がある．

a）一般非常電源　商用電源が停止したとき，40 秒以内に電力供給を回復しなければならない次の医用電気機器などに電力を供給する回路には，一般非常電源を設ける．

1） 生命維持装置のうち，40 秒以内に電力供給の回復が必要なもの．

備考　生命維持装置には，人工呼吸器，人工心肺装置，保育器などがあるが，それぞれの電力供給回復要求時間に合わせて，非常電源を選ぶ必要がある．

2） 病院機能を維持するための基本作業に必要な照明．

3） その他病院機能を維持するための重要な機器又は設備．

備考　その他病院機能を維持するための重要な機器又は設備とは，次のような機器又は設備をいう．

①医療用冷蔵庫，冷凍庫及び温度の保持が必要な装置
②滅菌器などの設備
③通信・情報機器（医療情報，電話，ナースコール，ドクターコール，インターホンなど）
④警報装置（火災警報設備など）
⑤医療ガス供給設備（吸引設備を含む）
⑥自動化装置（X 線フィルム自動現像装置，自動科学分析装置など）
⑦非常時に電力供給が最低限必要と思われる搬送装置（エレベータなど），給排水ポンプ，換気装置など

a）特別非常電源　商用電源が停止したとき，10 秒以内に電力供給を回復しなければならない次の医用電気機器などに電力を供給する回路

には，特別非常電源を設ける.

1)　生命維持装置のうち，10 秒以内に電力供給の回復が必要なもの.

2)　照明設備のうち，10 秒以内に電力供給の回復が必要なもの.

b)　瞬時特別非常電源　商用電源が停止したとき，0.5 秒以内に電力供給を回復しなければならない次の医用電気機器に電力を供給する回路には，瞬時特別非常電源（交流無停電電源装置によるものを含む.）を設ける.

1)　生命維持装置のうち，0.5 秒以内に電力供給の回復が必要なもの.

2)　手術灯.

4.4　医用室への適用　医用室には，医療処置内容によって，医用接地方式，非接地配線方式及び非常電源を適用しなければならない（医用室への適用例：省略.「第 5 章，表 5–9」参照）.

5.　医用接地方式　4.1 に基づく医用接地方式は，次に適合しなければならない.

備考　医用接地方式の概念を，**参考図 1** に示す（省略.「第 5 章，図 5–4」参照）.

a)　保護接地　医用室に，4.1a）によって設ける保護接地のための設備は，次による.

1)　医用室ごとに，保護接地のための医用接地センタ，医用コンセント及び医用接地端子を設ける．ただし，隣接する医用室との床面積の合計が 50 m^2 以下の場合は，医用接地センタを共用してもよい.

2)　医用コンセント及び医用接地端子の接地用リード線は，医用接地センタのリード線に接地分岐線によってそれぞれ直接接続する.

3)　接地分岐線は，JIS C 3307 又は JIS C 3612 に適合し，公称断面積が 5.5 mm^2 以上で，かつ，絶縁体の色が緑/黄又は緑の絶縁電線を使用する.

4)　医用コンセントの接地極刃受け又は医用接地端子の端子部と，医用接地センタとの間の電気抵抗は，無負荷電圧が 6 V 以下の交流電源によって約 25 A の電流を流し，電圧降下法で測定したとき，0.1 Ω 以下とする.

5)　医用接地センタ及び医用接地端子は，JIS C 2808 に適合するものを使用する.

6)　100 V 系に使用する医用コンセントは，JIS T 1021 に適合するものを使用する.

7)　X 線装置などの据置形の医用電気機器などの保護接地は，その露出導電性部分を，JIS C 3307 又は JIS C 3612 に適合する絶縁電線で，公称断面積が**表 1**（省略）に適合し，かつ，絶縁体の色が緑/黄又は緑の接地線を使用して，次のいずれかによって接続する.

7.1)　接地線の公称断面積が 5.5 mm^2 の場合は，その接地線を，装置などを設備する医用室の医用接地センタのリード線へ直接接続する.

7.2)　接地線の公称断面積が 8 mm^2 以上の場合は，その接地線を，装置などを設備する医用室の医用接地センタに近接した箇所に設けたプルボックスなどの中で接地幹線に接続する.

7.3)　接地線の公称断面積が 5.5 mm^2 の場合は，その接地線を，装置などを設備する医用室の医用接地センタのリード線へ直接接続する.

7.4)　接地線の公称断面積が 8 mm^2 以上の場合は，その接地線を，装置などを設備する医用室の医用接地センタに近接した箇所に設けたプルボックスなどの中で接地幹線に接続する.

b)　等電位接地　医用室に，4.1b）によって設ける等電位接地のための設備は，5.a）によるほか，次による.

1)　医療を行うため患者が占める場所から水平方向 2.5 m，床上高さ 2.3 m の範囲（**参考図 2**．省略）にある固定設備の露出導電性部分及び系統外導電性部分は，5.a）2）の医用接地センタのリード線へ，5.a）3）に規定する接地分岐線によってそれぞれ直接接続する.

この場合において，1 患者に対する上記範囲内の等電位接地に用いる医用接地センタは，同一のものとする.

なお，系統外導電性部分で，表面積が 0.02 m^2 以下のものは，等電位接地を施す対象から除外してもよい.

2)　等電位接地を施した導電性部分と医用接地センタとの間の電気抵抗は，無負荷電圧が 6 V 以下の交流電源によって約 25 A の電流を流し，電圧降下法で測定したとき，0.1 Ω 以下とする.

3)　導電床をもつ手術室などにおいて，導電床の下敷きとなっている銅テープ又は金属網などは，通常，医用接地センタに接続する.

c)　接地幹線　接地幹線は，次による.

1)　鉄骨造，鉄筋コンクリート造及び鉄骨鉄筋コンクリート造の建物には，接地極から医用室のある階までの接地幹線は，建物の鉄骨又は 2

条以上の主鉄筋を使用する.

備考 建物の鉄骨又は鉄筋を接地幹線に用いる場合は，接地極までの電気的接続が確実でなければならない.

2) 建物の同一階で横引きする接地幹線は，JIS C 3307 又は JIS C 3612 に適合し，公称断面積が 14 mm² 以上で，かつ，絶縁体の色が緑/黄又は緑の絶縁電線を使用する.

なお，X 線装置などの据置形の医用電気機器などの接地線を接続する場合の接地幹線の公称断面積は，接続する接地線のうち最大の公称断面積以上とする.

3) 1) によることができない場合は，接地極から医用室のある階までの接地幹線に，2) の横引きに用いる接地幹線と同等な電線を使用する.

備考 1) によることができない場合には，医用接地設備の設けられていない建物に新規に医用接地を設ける場合，鉄骨又は主鉄筋と建物の構造体の地下部分との接続が確実でない建築工法がとられる場合のような例がある.

4) 二つ以上の医用接地センタが接続される横引きした接地幹線の接地極への接続は，次による.

4.1) 1) の場合は，建物の鉄骨又は 2 条以上の主鉄筋に 2 か所以上で接続する.

4.2) 3) の場合は，接地極から医用室のある階までの接地幹線は，2 系統以上で接地極に接続する.

備考 1. 4.1) においては，建物の鉄骨又は 2 条以上の主鉄筋に横引きされた接地幹線を接続することによって接地極への接続がなされたものとみなす.

2. 4.2) の場合，系統ごとに接地極を設ける.

3. 1) に示す構造の建物の医用接地を 4.2) に基づいて設ける場合は，接地幹線を建物の鉄骨又は主鉄筋の一部にも接続することが望ましい.

4. 医用接地センタが一つの場合については，接地極から医用室のある階までの接地幹線の接地極への接続は 1 か所としてよい.

5) 接地幹線を医用接地センタへ接続する場合は，医用接地センタボディーのリード線 2 本を一括して堅固に接続する.

d) **接地極** 接地極は，次による.

1) 鉄骨造，鉄筋コンクリート造及び鉄骨鉄筋コンクリート造の建物には，その建築構造体の地下部分を接地極として使用する.

2) 1) 以外であって，専用の接地極を打込み又は埋設する場合は，亜鉛めっき鋼棒，銅被覆鋼棒，銅棒，亜鉛めっき鋼管，ステンレス鋼鋼管，炭素被覆鋼棒，銅板などを用い，これをなるべく水気のある所で，かつ，ガス，酸などのため腐食するおそれがない場所を選び，地中に埋設又は打ち込む.

3) 医用接地方式に用いる接地抵抗値は，通常，10 Ω 以下とする．ただし，10 Ω 以下とすることが困難な場合には，医用室に b) の等電位接地を行うことによって，接地抵抗値を 100 Ω 以下とすることができる.

参考 建物の建築構造体の地下部分を使用した接地極の接地抵抗値は，**附属書**に示す方法によって計算してもよい.

6. 非接地配線方式 4.2 によって施設する医用室のコンセント用分岐回路の非接地配線方式は，次に適合しなければならない.

備考 非接地配線方式を行った場合でも，4.1 の医用接地方式による設備を設ける.

また，絶縁変圧器を医用室内に設ける場合は，これを据置形の医用電気機器などとして 5.a) 7) を適用する.

a) 電源に次の規定に適合する絶縁変圧器を使用し，その二次側電路は接地してはならない.

備考 絶縁監視装置の高インピーダンスを介した検出用接地は，電路の接地とはみなさない.

1) 定格容量は，7.5 kVA 以下とする.

2) 二次側電路の定格電圧は，100 V で，単相 2 線式とする.

3) 絶縁変圧器に定格電圧を加え，JIS T 0601-1 に規定する漏れ電流測定用器具によって，**図 1**（省略）のように二次巻線から一次巻線及び金属製外箱（金属製外箱がない場合は，鉄心.）への漏れ電流を測定したとき，その値は 0.1 mA 以下とする.

4) 絶縁変圧器に定格電圧を加え，JIS T 0601-1 に規定する漏れ電流測定用器具によって，**図 2**（省略）のように一次巻線から金属製外箱（金属製外箱がない場合は，鉄心）への漏れ電流を測定したとき，その値は 0.5 mA 以下とする.

b） 非接地式電路には，次の規定に適合する絶縁監視装置を設ける．

1） 電路の対地インピーダンスを計測・監視する方式とする．

2） 事故時に異常を知らせるため，表示灯及び音響による警報装置を備える．

また，警報装置を作動させないためのスイッチなどを設けてはならない．ただし，音響による警報だけを止めるためのスイッチは設けてもよい．

3） 警報装置は，非接地式電路のいずれかの一線を低インピーダンスの導体で大地へ接続した場合に流れる地絡電流の値が 2 mA となるような状態となったとき，動作するものとする．

c） 絶縁変圧器の一次側電路には，漏電遮断器は施設してはならない．

なお，漏電検知が必要な場合は，漏電警報器を施設する．

d） 非接地配線方式とするための分電盤は，電源を非接地配線方式とする医用室の室内に設ける．ただし，当該医用室の室内に設置できない場合には，可能な限り当該医用室に近接した場所に設ける．

7.　非常電源

7.1　一般非常電源　4.3a）によって施設する一般非常電源は，次に適合しなければならない．

a） 一般非常電源は，次の性能をもつ自家用発電設備とする．

1） 商用電源が停止したとき，40 秒以内に電圧が確立し，自動的に負荷回路に切換接続され，かつ，商用電源が復旧したとき，自動的に切り換えられて復帰できるものとする．

2） 自家用発電設備は，10 時間連続運転可能なものとする．

3） 地震，水害などに耐えるような有効な処置を講じる．

b） 一般非常電源が設けられた医用コンセントの外郭表面の色などは，8.e）に規定する方法による．

7.2　特別非常電源　4.3b）によって施設する特別非常電源は，次に適合しなければならない．

a） 特別非常電源は，次の性能をもつ自家用発電設備とする．

1） 商用電源が停止したとき，10 秒以内に電圧が確立し，自動的に負荷回路に切換接続され，かつ，商用電源が復旧したとき，自動的に切り換えられて復帰できるものとする．

2） 自家用発電設備は，10 時間連続運転可能なものとする．

3） 地震，水害などに耐えるような有効な措置を講じる．

b） 特別非常電源が設けられた医用コンセントの外郭表面の色などは，8.e）に規定する方法による．

7.3　瞬時特別非常電源　4.3c）によって施設する瞬時特別非常電源は，次に適合しなければならない．

a） 瞬時特別非常電源は，蓄電池設備又は交流無停電電源装置と自家用発電設備とを組み合わせたものとし，次の性能をもつ．

備考 1.　ここでいう蓄電池設備とは，直流負荷に対しては直流で，交流負荷に対しては直流を交流に変換して電源を供給する設備をいう．

2.　自家用発電設備には，一般非常電源又は特別非常電源に用いる自家用発電設備を使用する．

3.　電源を遮断することなく連続的な電力供給を必要とする負荷へは，交流無停電電源装置による供給とする．

1） 商用電源が停止したとき，0.5 秒以内に自動的に蓄電池設備が負荷回路に切換接続され，次いで電圧が確立した自家用発電設備に自動的に切換接続され，かつ，商用電源が復旧したとき，自動的に切り換えられて復帰できるものとする．

2） 蓄電池設備は，充電を行うことなく，10 分間継続して負荷に電力を供給できるものとする．

3） 蓄電池設備に用いる蓄電池は，JIS C 8704-1，JIS C 8704-2 及び JIS C 8705，充電装置は JIS C 4402 に規定するもの又はこれらと同等以上の特性をもつものとする．

4） 地震，水害などに耐えるような有効な措置を講じる．

b） 瞬時特別非常電源が設けられた医用コンセントの外郭表面の色などは，8.e）に規定する方法による．

8.　医用室の電源回路　医用室の電源回路は，次に適合しなければならない．

a） 医用室の電源回路は，通常，JIS C 8371 に規定する高速高感度形漏電遮断器を施設する．ただし，次の場合は除く．

1)　6. に規定する絶縁変圧器の一次側及び二次側の電路.

2)　電源の遮断が医療に重大な支障をきたすおそれがある医用電気機器の電源回路であって，かつ，6. に規定する非接地配線方式でない電源回路に漏電警報器を施設する場合.

3)　床上高さが 2.3 m を超える位置に取り付ける照明器具への電源回路.

4)　乾燥した場所に設置する医用電気機器への電源回路.

5)　対地電圧が 150 V 以下の電路で，水気のない状態にある医用室へ供給する電源回路.

なお，この場合，漏電警報器を施設することが望ましい.

b)　6. に規定する電源の分電盤について，主幹部分の過電流遮断器が動作する状態になったとき，これを警報する電流監視装置を設ける.

c)　医用室のコンセントは，次によって施設する.

1)　使用する医用電気機器などの消費電力及び数量を考慮して，必要な数量のコンセントを設ける.

2)　1 分岐回路に接続するコンセントの口数は，通常，10 口以下とし，必要な数量の分岐回路を設ける.

3)　定格電流が 10 A を超える医用電気機器を使用する医用室には，専用の分岐回路を設け，かつ，コンセントには見やすい箇所にその旨を表示する．また，分岐回路の過電流遮断器が動作する状態になったとき，これを警報する電流監視装置を設ける.

d)　医用室の電源回路の配電盤及び分電盤には，分岐回路ごとに，供給先の医用室名，医用電気機器などの名称又はコンセント番号などが容易に分かるように表示を施す.

e)　医用室のコンセントは，次に示す方法によって，電源の種別を明示する.

1)　商用電源だけから供給されるコンセントは，外郭表面の色を白とする.

2)　一般非常電源から供給されるコンセントは，外郭表面の色を赤とする.

3)　特別非常電源から供給されるコンセントは，外郭表面の色を赤とし，見やすい箇所に特別非常電源であることを表示する.

4)　瞬時特別非常電源から供給されるコンセントは，外郭表面の色を赤とし，見やすい箇所に瞬時特別非常電源であることを表示する．ただし，交流無停電電源装置から供給されるコンセントは，外郭表面の色を緑としてもよい.

5)　非接地配線方式によるコンセントは，他の配線方式によるコンセントと識別できるようにする.

9.　検査及び保守　検査及び保守は，次に適合しなければならない.

a)　病院，診療所などで電気設備が完成したときは，検査を行い，この規格に適合することを確かめる.

備考　完成検査の項目例（一般の電気設備の点検項目は除く.）を，次に示す.

①接地抵抗の測定（規定値以下であることの確認）．ただし，5.d）1）による場合は，測定を行わなくてもよい.
②絶縁変圧器の漏れ電流の測定
③絶縁監視装置及び電流監視装置の動作試験（附属する機器を含む.）
④医用接地設備の接地線の電気的接続の確認
⑤医用接地設備の接地分岐線の電気抵抗の測定
⑥商用電源から非常電源への切換時間の測定
⑦8.e）に規定する表示の確認

b)　病院電気設備は，定期的に検査を行い，この規格に適合することを確かめる.

備考　定期点検の項目例（一般の電気設備の点検項目は除く.）を，次に示す.

①接地抵抗の測定（規定値以下であることの確認）．ただし，5.d）1）による場合は，測定を行わなくてもよい.
②絶縁変圧器の漏れ電流の測定（実施可能な範囲とするが，異常が疑われる場合はすべて実施する.）
③非接地配線方式とするための分電盤の充電部（特に変圧器）のねじ類の緩みの点検
④絶縁監視装置及び電流監視装置の動作試験（附属する機器を含む.）
⑤医用接地設備の接地線の緩み，外れなどの点検
⑥コンセント接地極の保持力が著しく低下しているものの有無の点検
⑦商用電源から非常電源への切換時間の測定

附属書（参考）建築構造体の接地抵抗の計算

この附属書は，本体に関連する事柄を補足するもので，規定の一部ではない．

1.　大地抵抗率の計算式　建物の建築構造体の地下部分の接地抵抗 R（Ω）は，2. 及び 3. によって大対地抵抗率 ρ（Ωm）及び建物地下部分の延べ表面積 A（m^2）を求め，次の式によって算出する．

$$R=3\times\frac{0.4p}{\sqrt{A}}$$

備考　式中の数値 **3** は，論理値に対する安全係数である．

2.　大地抵抗率の測定　大地抵抗率は，掘削前又は掘削後の地表面で建築面積 50×50（m^2）につき 1 点を次のいずれかによって求め，その相加平均とする．

（測定法は省略）

3.　建築物地下部分の延べ表面積の算定　建築物が大地と接触している部分の全表面積を算定する．ただし，基礎ぐい（**附属書図 3.** 省略）どの表面積は除く．

付録7

日本工業規格

医療ガス配管設備（抜粋）

JIS T 7101 : 2006

Medical gas pipeline systems

1. 適用範囲　この規格は，次に示す患者の治療のための医療用圧縮ガス用，吸引用，呼吸装置用，手術機器駆動用及び麻酔ガス排除用に医療施設に設ける医療ガス配管設備において，適正な医療用圧縮ガスの連続供給，吸引の連続吸気及び麻酔ガスの排除を確実にするために，その設計，設置，据付，表示，性能，記録，試験・検査及びしゅん（竣）工図の基準について規定する．

それらは，供給設備，送気配管，制御機器，監視・警報設備，配管端末器，及び異なるガス又は同じガスの異なる標準送気圧力間で互換性をもたせないことに関する事項を含む．

a)　酸素

b)　酸素濃縮空気

c)　亜酸化窒素（一酸化二窒素，笑気）

d)　医療用空気

1)　治療用空気

2)　手術機器駆動用空気

3)　非治療用空気

e)　二酸化炭素（炭酸ガス）

f)　窒素

g)　混合ガス（上記の各種ガスを特定に混合したもの．）

h)　吸引

i)　麻酔ガス排除

3. 定　義　この規格で用いる主な用語の定義は，次による．

3.1　医療ガス（medical gas）　患者の治療，診断，予防及び手術機器駆動用として使用するガス・混合ガス．

3.2　医療ガス配管設備（medical gas pipeline system）　供給設備，監視・警報設備，送気配管，並びに医療ガス，吸引及び麻酔ガス排除を必要とする場所に設けた配管端末器を含む系統的な配管設備（**図1**参照）．

3.3　供給設備（supply system）　送気配管に送気する2系列以上の供給源装置をもつ設備．

3.4　供給源装置（source of supply）　送気のための供給装置（ガス源）と制御機器とをもつ供給設備の部分．

a)　マニフォールド（manifold）　1本以上の同種の，高圧ガス容器（以下，ボンベという．），可搬式超低温液化ガス容器（以下，LGCという．）又はボンベバンドルのガス出口を制御機器に接続する集合装置．

b)　ボンベバンドル（cylinder bundle）　複数のボンベを束ねて連結し，充てん及び消費用の一つのコネクタを備えた装置．

c)　第一供給装置（primary supply）　送気配管に現に送気している供給源装置の一部．

d)　第二供給装置（secondary supply）　第一供給装置を消費し尽くすか，又は失調のときに自動的に送気する供給源装置の一部．

e)　予備供給装置（reserve supply）　第一供給装置及び第二供給装置を消費し尽くすか，失調のときに送気する供給源装置の一部．

3.5　超低温液化ガス供給設備（cryogenic liquid system）　定置式超低温液化ガス貯槽による供給源装置（以下，CEという．）又はLGCによる供給源装置をもつ設備．

3.6　空気圧縮機供給設備（air compressor system）　治療用，手術器械駆動用又はその両方用に設計された圧縮機による医療用空気の供給設備．

3.7　医療用空気（medical air）　特定比率の酸素と窒素とで構成する，汚染物質の濃度限界を規

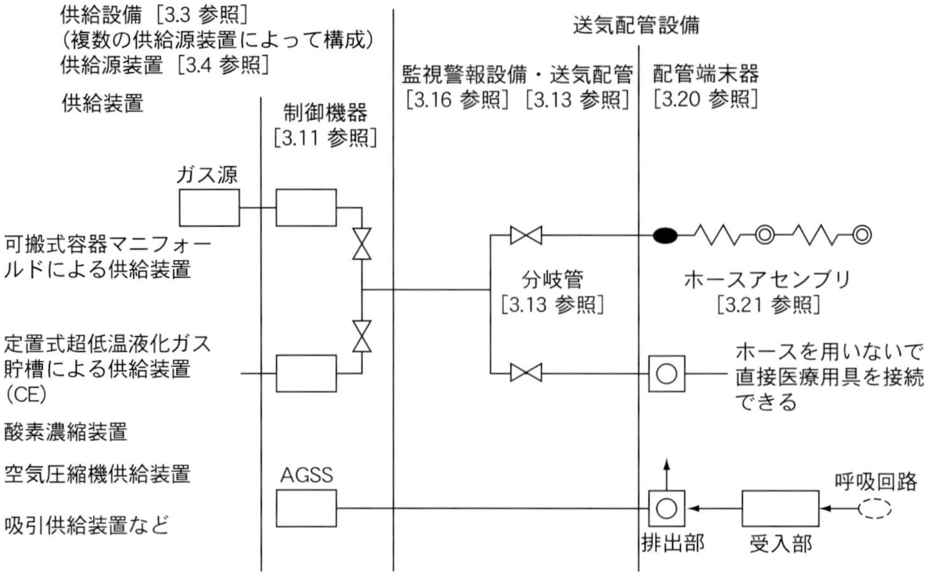

図 1 医療ガス配管設備の全体図

定した自然又は合成の医療用混合ガスで，次の三種類がある．

備考 大気の酸素と窒素との体積分率は，酸素約 21% と窒素約 79% とである．

a）治療用空気（air for breathing） 患者の治療を目的とする医療用空気．

b）手術機器駆動用空気（air for driving surgical tools） 手術機器の駆動を目的とする医療用空気（以下，駆動用空気という．）．

c）非治療用空気 非治療的用途に使用するために医療用空気から分岐し，必要な措置を設けた医療用空気（**5.5.1.2R** 参照）．

3.8 混合ガス供給設備（proportioning system） ガスを指定の比率で，自動的に混合する供給設備．

3.9 吸引供給設備（vacuum system） 真空（以下，吸引という．）ポンプを装備した陰圧の供給設備．

3.10 酸素濃縮装置（oxygen concentrator） 周囲空気から窒素を除去し，酸素濃度の濃い気体を生成する装置．

3.11 制御機器（control equipment） 医療ガス配管設備の運転諸元を，指定された範囲に維持するための機器類．

f）主遮断弁（supply shut off valve） 供給設備からのガスを遮断するバルブ．

3.12 麻酔ガス排除設備（anaesthetic gas scavenging system） 呼吸回路の排気口から，呼気及び余剰の麻酔ガスを適切な処理装置に導く配管設備（以下，AGSS という．）．

備考 AGSS は，移送部，受入部，排出部及び動力装置で構成される．

3.13 送気配管（pipeline distribution system） 供給設備から遮断弁を経て，配管端末器に連結する配管設備．

d）送気操作用遮断弁（service shut off valve） 主遮断弁の下流においてガスを遮断するバルブ．

e）区域別遮断弁（area shut off valve） 区域ごとにガスを遮断するバルブ．

f）供給装置標準圧力（nominal supply system pressure） 送気圧力調整器の入口に与える意図で設定した標準圧力．

g）標準送気圧力（nominal distribution pressure） 配管端末器に加えられる当該送気配管の標準圧力（**表 1** 参照）．

h）最低送気圧力（minimum distribution pressure） 配管設備が設計流量を送気中の配管端末器における最低圧力．

i）最高送気圧力（maximum distribution pressure） 配管設備が流量ゼロのときの配管端

末器における最高圧力.

3.16 監視・警報設備（monitoring and alarm systems） 医療ガス設備の情報信号を連続して観察でき，運転警報などの異常を設備関係者に知らせる設備.

a） 情報信号（information signal） 正常状態の可視信号.

b） 運転警報（operation alarm） ガスの補充，又は誤作動の是正を要することを，設備関係者に知らせる警報.

c） 緊急運転警報（emergency operating alarm） 配管の異常圧力を，設備関係者に知らせる警報.

d） 緊急臨床警報（emergency clinical alarm） 配管の異常圧力を，医療関係者と設備関係者とに知らせる警報.

e） 消音（silencing） 手動操作で，可聴信号を一時的に停止すること.

3.17 ガス別特定（gas specific） 異なる種類又は異なる標準送気圧力のガス間の接続を防止する機能をもつこと.

3.18 ガス別特定コネクタ（gas-specific connector） DISS (diameter-indexed safety system) 若しくはNIST（non-interchangeable screw-threaded）方式のねじ込みコネクタ，又はガス別特定をもつ迅速継手.

3.19 迅速継手（クイックコネクタ）（quick-connector） 工具を使用せずに，片手又は両手の一回の動作で，容易，かつ，迅速に着脱ができる，ガス別特定のソケットとアダプタプラグとで構成する接続具.

3.20 配管端末器（アウトレット）（terminal unit） 使用者が，日常的に着脱を行う医療ガス配管設備のガス出口(吸引では入口)のコネクタ.

5. 供給設備

5.1 設備を構成する装置 供給設備は，少なくとも二つ以上の供給源装置で構成されなければならない.

5.1.1 圧縮医療ガスの各供給設備は，次の供給設備又は二つ以上の供給源装置をもつ供給設備でなければならない.

a） ボンベ又はボンベバンドルのマニフォールドによる供給設備（**附属書 A 図 A.1**）

b） LGC のマニフォールドによる供給設備（**附属書 A 図 A.2**）

c） CE による供給設備（**附属書 A 図 A.3** 及び **図 A.4**）

d） 空気圧縮機による供給設備（**附属書 A 図 A.5〜図 A.7**）

e） 混合ガス供給設備（**附属書 A 図 A.8**）

f） 酸素濃縮供給設備（例えば，**ISO 10083：1992** 参照）

5.1.2 吸引の供給設備は，吸引ポンプによる（**附属書 A 図 A.9**）.

5.1.3 AGSS の専用動力装置は，圧縮空気による排気エジェクタ［**附属書 A 図 A.10a), b)**］，又は吸引による［**附属書 A 図 A.10c)**］.

5.2 一般的要求事項

5.2.1 貯蔵量 貯蔵量は，次による.

a） 供給設備の容量は，推定使用量及び配送の頻度に基づかなければならない.

b） 医療施設の管理者が，施工業者及びガス供給者と相談して定めることが望ましい.

c） 供給設備の第一供給及び第二供給は，それぞれが 7 日分，CE では満量の 2/3 が 10 日分，予備供給は 1 日分以上になるように算出する.

d） 供給設備内に保管する容器の数を定め，かつ，適切な容器貯蔵施設を設けることが望ましい.

5.2.2 供給の継続

5.2.2.1 すべての供給設備は，通常の状態及び単一故障状態でも，供給の中断を生じさせてはならない.

5.2.3 第二供給装置 第二供給装置は，常に接続され，第一供給装置が配管に供給できなくなったときに，自動的に供給できなければならない.

5.2.4 予備供給装置 予備供給装置が要求される場合，それは常に接続され，第一供給装置及び第二供給装置の両方が配管に供給できなくなったとき又はそれら保守点検時に，手動又は自動のいずれかで供給できなければならない.

5.2.10 電源 電源は，商用電源と **JIS T 1022** に規定する一般非常用電源との両方が常に使用できなければならない.

ただし，空気圧縮機及び吸引ポンプの全機を，非常用電源によって同時に運転できるようにする必要はない.

5.2.11 接地 接地は，経済産業省令・電気設備技術基準によるほか，制御機器の外箱に，D

種接地工事を施す.

5.3　ボンベによる供給設備

備考　圧縮ガス及び常温の液化ガスのボンベを使用する供給設備の例を，**附属書 A 図 A.1** に示す.

5.3.1　ボンベ方式による供給設備は，次の装置を含まなければならない.

a)　配管に供給する第一供給装置

b)　第一供給装置が消費又は故障したときに，配管に自動的に供給する第二供給装置

c)　酸素及び治療用空気のボンベによる予備供給装置

5.3.2　ボンベ方式による供給源装置の構造は，次による.

a)　配管に交互に供給する二つのバンクをもたなければならない．消費した第一供給装置のボンベを交換したときに，運転警報は手動又は自動でリセットできるものとする.

5.4　LGC 又は CE を使用する供給設備

5.4.2　CE を使用する供給設備は，次のうちの一つでなければならない.

a)　1 系列の CE，及び二つのバンクをもつボンベ式マニフォールド

b)　2 系列の CE

5.4.4　タンクローリから CE への液化ガスの補充ホースの接続部に異なるガス間で互換性をもたせてはならない.

5.5　医療用空気供給設備

5.5.1　一般的要求事項

5.5.1.1　医療用空気の供給設備は，次のいずれかでなければならない.

a)　**5.3** に規定するボンベを使用する供給設備（**附属書 A 図 A.1**）

b)　**5.5.2** に規定する空気圧縮機を使用する供給設備（**附属書 A 図 A.5～附属書 A 図 A.7**）

c)　**5.5.3** に規定する混合ガス供給設備（**附属書 A 図 A.8**）

5.5.2　空気圧縮機を使用する供給設備

5.5.2.5　圧縮機を使用する治療用空気の供給設備　圧縮機を使用する治療用空気用の供給設備は，次による.

a)　供給源装置は，少なくとも二つ以上で構成し，そのうち少なくとも二つは空気圧縮機装置でなければならない．可能ならば，供給源装置は，三つとすることが望ましい．この場合，三つ目の供給源装置は，1 系列のボンベ装置でもよい.

備考　二つの供給源装置で構成される場合には，保守点検中に一つを停止するとき，運転中の一つの供給源装置とは別に，予備として，その期間中に要求される消費流量と同容量の供給手段を準備する必要がある.

b)　供給設備は，一つの供給源装置で，設備の設計流量を供給することができなければならない．1 系列のボンベによる供給装置は，1 日分の容量をもつことが望ましい.

5.5.2.6　圧縮機を使用する駆動用空気の独立供給設備

a)　この設備を設ける場合は，少なくとも二つ以上の供給源で構成されなければならない.

b)　供給源装置は，少なくとも一つは空気圧縮機装置でなければならない.

5.5.3　混合ガス供給設備

5.5.3.1　酸素と窒素とを自動的に混合して，合成空気（酸素 22 ± 1 体積分率％と窒素 78 ± 1 体積分率％との混合ガス）を生成する混合ガス供給設備の構成は，次による（**附属書 A 図 A.8**）.

a)　混合ガス供給設備は，少なくとも三つの供給源装置で構成し，そのうちの最低一つは，ガス混合装置でなければならない.

b)　供給設備は，いずれか二つの供給源装置が失調したときに，この設備の設計流量を送気できなければならない.

備考 1.　一般的には，一つのガス混合装置と 2 列のマニフォールドとの構成である.

5.7　吸引供給設備

5.7.1　構成　吸引供給設備の例を，**附属書 A 図 A.9** に示す.

吸引供給設備は，2 基以上の吸引ポンプ，1 基以上のリザーバタンク，2 個の除菌フィルタ，1 個のドレントラップで構成されなければならない．3 基以上の吸引ポンプとすることが望ましい.

備考　2 基の吸引ポンプで構成される場合には，保守点検中に 1 基を停止するとき，運転中の 1 基の供給源とは別に，予備として，その期間中に要求される消費流量と同容量の供給手段を準備しなければならない.

5.7.2　吸引供給設備は，1 基の吸引ポンプで設計流量の供給ができなければならない.

5.7.3　運転中の1基のポンプが，適切な吸引圧を維持できなくなったときに，他のポンプを自動的に追従運転させる制御回路を，装備しなければならない.

5.8　AGSSの動力装置

5.8.1　AGSSの動力装置　**5.1.3**に示すAGSSの動力源は，AGSS専用の吸引ポンプ，又は非治療用空気若しくは吸引とする.

5.8.2　AGSSの排出動力　AGSSの排出動力は，次による.

a)　受入部からの排気流を1型配管端末器を経て，**12.6.6.3c)1)**に規定する要件に調整して吸い出すための非治療用空気によるエジェクタ又は吸引ポンプ装置［**附属書A図A.10a)**］.

7.　送気及びAGSS排出配管設備

7.2　送気圧力

7.2.1　標準送気圧力は，**表1**に示す範囲内でなければならない．同じ医療施設で異なるガスは，異なる標準送気圧力で送気できる．例えば，亜酸化窒素が酸素配管内に流入するのを防止するために，酸素は，亜酸化窒素より高い送気圧力がよい.

7.2.2　駆動用空気又は窒素以外の医療ガスにおいて，送気配管設備に設計流量が流れている状態で，その設計流量を流すのに使用していない配管端末器で測定した圧力は，どの配管端末器においても，流量0のときの圧力の90%を下回ってはならない.

7.2.3　駆動用空気又は窒素は，送気配管設備に設計流量が流れている状態で，その設計流量を流すのに使用していない配管端末器で測定した圧力は，どの配管端末器においても，流量0のときの圧力の85%を下回ってはならない.

7.2.4　吸引配管の場合，設計流量を流しているとき，配管端末器で測定した圧力は，どの配管端末器においても，水封式で−40 kPa，油回転式で−50 kPaより低真空度でなければならない.

7.2.5R　駆動用空気又は窒素以外の医療ガスの場合，配管端末器における圧力は，設備内に据え付けられた圧力調整器の単一故障状態で，1 000 kPaを超えてはならない.

7.2.6R　駆動用空気又は窒素の場合，配管端末器における圧力は，設備内に据え付けられた圧力調整器の単一故障状態で，2 000 kPaを超えてはならない.

8.　遮断弁

8.1　一般的要求事項

8.1.1　緊急時，保守，修理，又は将来の延長工事のときに送気配管の区画を分離するため，及び定期検査などを容易にするために，次の遮断弁を設ける.

a)　主遮断弁

b)　送気操作用遮断弁

c)　区域別遮断弁

8.1.3　主遮断弁及び区域別遮断弁には，次の表示をしなければならない.

a)　ガス名又は記号，及び識別色

b)　制御する区域又は室名

a)は，配管又は弁箱に，**b)**は，弁箱又はその近くの見えるところに表示しなければならない.

9.　配管端末器，ガス別特定コネクタ，サプライユニット及び圧力計

9.1　配管端末器

9.1.1　一般的要求事項

a)　共通事項　配管端末器は，**1.**に示す医療ガスに使用するに当たって，機能面，安全面において十分に適合するものとし，異なる種類のガス，異なる圧力又は異なる用途の間での共用防止を確保する“ガス別特定のコネクタ”でなければならない.

b)　種類　配管端末器は，壁取付式（サプライユニットを含む）と，ホース取付式（天井つり下げ式，天井巻き上げ式など）の2種類とし，その主要構成を**図2**及び**図3**に示す．AGSS配管端末器は，**附属書A図A.10**に示すように動力装置を下流に配置する又は内蔵するものを1型，動力装置を上流に配置するものを2型という.

c)　ガス別特定コネクタ　迅速継手のガス別特定方式は，**表3**に示す医療ガスのピン方式又はシュレーダ方式いずれかとし，1施設に1種類が望ましい．その他のコネクタは，**JIS T 7111**に規定するNISTコネクタ及びDISSコネクタのいずれかによる．ただし，AGSSのカプラは，K方式又はC方式のいずれかとし，1施設に1種類が望ましい.

9.1.2.2　送気圧力の異なる同種ガスの配管端末器　異なる標準送気圧力の同種ガス（**例**　駆動用空気及び治療用空気）の配管端末器は，各ガス

表 1　医療ガス配管設備諸元表

単位 kPa，吸引は－kPa（NL/min は 1 気圧 0℃でのガス量）

		酸素	亜酸化窒素	治療用空気	吸引		二酸化炭素	手術機器駆動用窒素	圧縮空気		非治療用空気
					水封式	油回転式			治療用[1]	手術機器駆動用[2]	
標準送気圧力[3]		400±40	400±40	400±40	40～70	50～80	400±40	600～900[4]	400±40	600～900[4]	300±30
配管端末器最大流量[5]（NL/min）		≧60[6]	≧40	≧60[6]	≧40	≧40	≧40	≧300	≧60[6]	≧300	—
送気圧力調整器の調整圧力		450±50	450±50	450±50	—	—	450±50	900±100	450±50	900±100	330±30
ポンプ及び空気圧縮機の作動圧力	発進	—	—	500±50[7]	45±3	55±3	—	—	1200±50[7]		
	停止	—	—	750±100[7]	67±3	77±3	—	—	1400±50[7]		
送気配管	安全弁の作動圧力	600～800	600～800	600～800（750～950）[8]	—	—	600～800	1300～1600	600～800（1600～2000）[8]	1300～1600（1600～2000）[8]	
	上限警報[9]	480±20	480±20	480±20	—	—	480±20	1200±30	480±20	1200±30	350±20
	下限警報[9]	320±20	320±20	320±20	33±3	43±3	320±20	720±30	320±20	720±30	—

注 (1) 手術機器駆動用圧縮空気と同一の供給源から，治療用空気を得る場合の数値を示す．
(2) 手術機器駆動用圧縮空気の品質についても，治療用空気と同等とする．
(3) 静止圧状態において，酸素は治療用空気，亜酸化窒素又は二酸化炭素よりも 30 kPa 程度高くする．
(4) 配管端末器（アウトレット）に内蔵する圧力調整器を用いて標準送気圧力を使用者が現場で調整できる機構とする．
(5) 当該配管端末器だけを使用した場合に標準圧力範囲内で得られる流量．ただし，吸引の場合は開放状態で得られる流量．
(6) 同一配管区域内の一つの配管端末器において，流量が 120 NL/min の場合，その圧力は 300 kPa まで低下することが許される．
(7) 空気圧縮機の性能に応じて変更してよい．
(8) 送気圧力調整器の上流側の安全弁の作動圧力を示す．
(9) 緊急臨床警報・緊急運転警報（**6.5** 及び **6.6R** 参照）の値を示す．

表 3　ガス別特定コネクタの方式一覧

利用目的	治療用ガス及び吸引					駆動用ガス		AGSS 用	
型式＼ガス	酸素	亜酸化窒素	空気	吸引	二酸化炭素	空気	窒素	1 型	2 型
ピン方式	○	○	○	○					
シュレーダ方式	○	○	○	○					
DISS コネクタ					○		○		
NIST コネクタ						○			
AGSS カプラ K 方式								○	○
AGSS カプラ C 方式								○	○

単位 mm

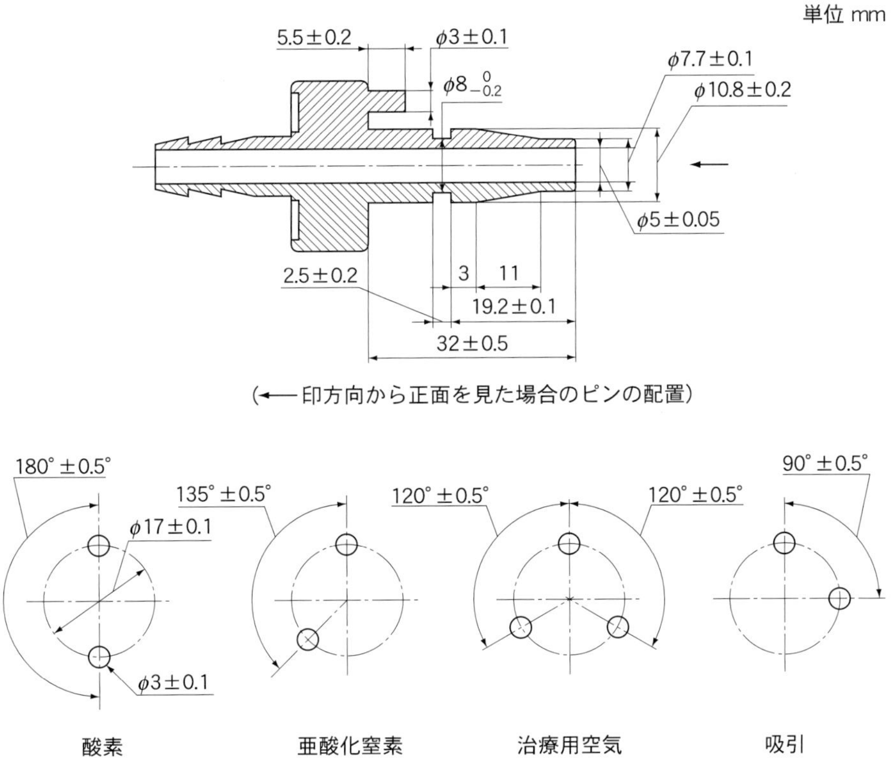

図 4a)　ピン方式アダプタプラグ

圧力別のガス別特定の接続具をもたなければならない.

9.1.2.4　ガス別特定のコネクタ　ガス別特定のコネクタは，次による.

a)　各配管端末器は，正しいガス別特定のアダプタプラグだけを受け入れるソケットをもつ(**表 3** 参照).

b)　迅速継手の各種方式は，医療ガス用を**図 4** 及び**図 5** に，AGSS 用を**図 6** に示すアダプタプラグだけを結合できる構造，形状及び寸法でなければならない.

9.1.4　配管端末器の表示及び識別色　配管端末器の表示及び識別色は，次による.

a)　表示及び識別色　表示及び識別色は，次

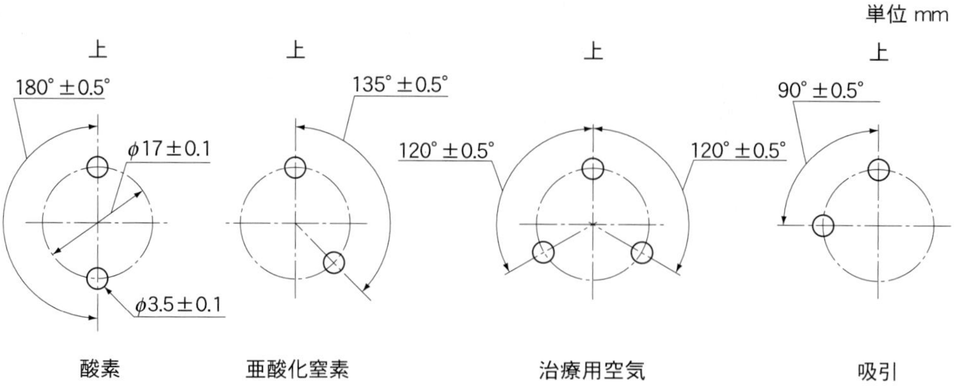

（壁取付式のアダプタプラグ挿し込み方向から見て）

図 4b） ピン方式ソケットのピン穴配置角度

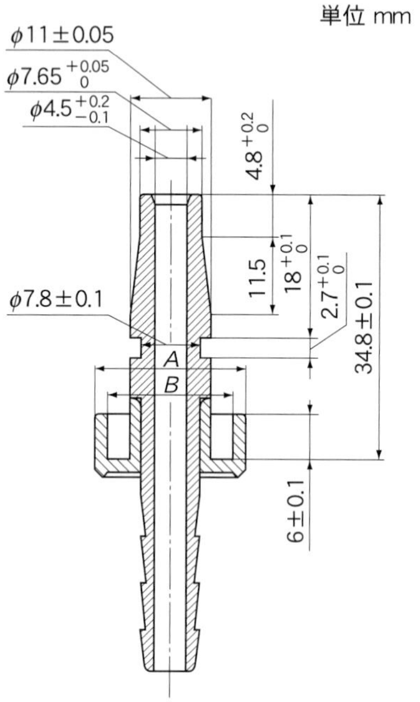

ガスの種類	ϕ*A* 寸法±0.05	ϕ*B* 寸法±0.05
酸素	20.6	17.4
亜酸化窒素	23.9	20.7
治療用空気	22.6	19.4
吸引	24.6	21.4

図 5a） シュレーダ方式アダプタプラグ

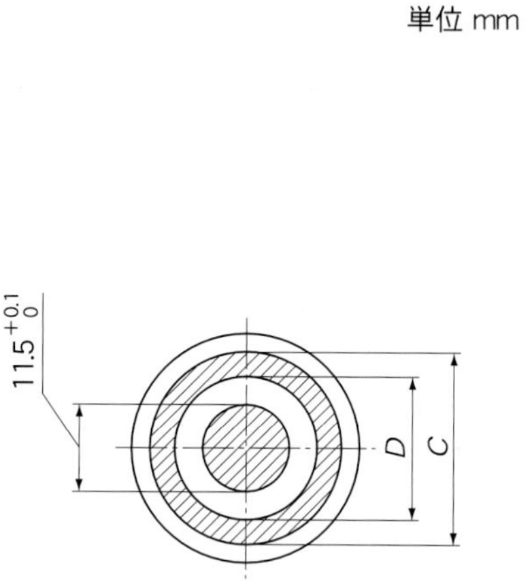

ガスの種類	ϕ*C* 寸法±0.05	ϕ*D* 寸法±0.05
酸素	21.0	16.9
亜酸化窒素	24.3	20.2
治療用空気	23.0	18.9
吸引	25.0	20.9

図 5b） シュレーダ方式ソケットの同心円溝

単位 mm

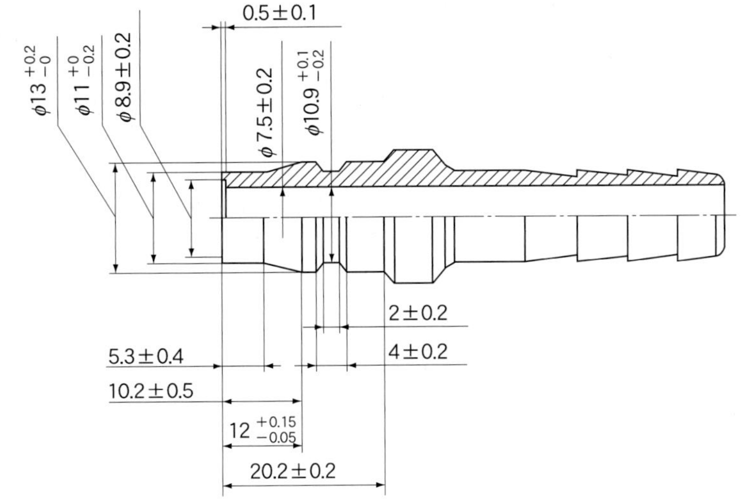

（ただし，ソケットアセンブリとアダプタプラグの異なる製造業者間の互換性を保証するものでない．）

図 6a）　AGSS カプラ K 方式のアダプタプラグ及びソケット

単位　mm

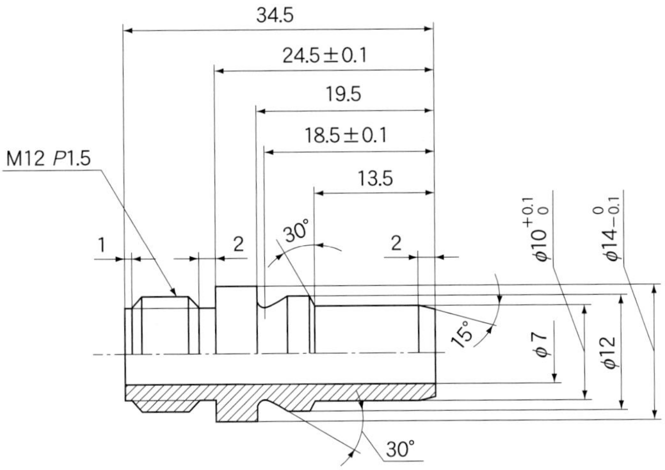

（ただし，ソケットアセンブリとアダプタプラグの異なる製造業者間の互換性を保証するものでない．）

図 6b）　AGSS カプラ C 方式のアダプタプラグ及びソケット

による．

1）　配管端末器，アダプタプラグ及びガス別特定部品には見やすい場所に，**表 5** に示すガス名及び/又は記号並びに識別色を容易に消えない方法で表示する．

2）　ガス名表示文字は，縦長 2.5 mm 以上とする．

3）　配管端末器には，製造業者名又はその商標に加えて，形式，ロット番号若しくは通し番号，又は製造年のような経歴が認識できる補助的

表５　表示及び識別色

ガスの種類	識別色	ガス名	記号
酸素	緑	酸素	O_2
亜酸化窒素	青	笑気	N_2O
治療用空気	黄色	空気	AIR
吸引	黒	吸引	VAC
二酸化炭素	だいだい色	炭酸ガス	CO_2
窒素	灰色	窒素	N_2
駆動用空気	褐色	駆動空気	STA
非治療用空気	うす黄色	非治療用空気	LA
麻酔ガス排除	マゼンタ	排ガス	AGS

備考　識別色は，**JIS Z 8102** 及び **JIS Z 8721** に基づき，次の色調を参考とする．緑は 10 GY4/7，青は 2.5 PB3.5/10，黄色は 7.5 Y9/12，黒は N1.5，だいだい色は 5 YR7/14，灰色は N7.5，かっ（褐）色は 2 YR3.5/4，うす黄色は 5 Y9/3，マゼンタは 5 RP5/14 を標準とする．

手段を適切に表示する．

b）ソケットにガス名及び識別色を表示せず，配管端末器の周辺のパネルに表示する場合には，容易に消えない方法で明りょうに表示する．

9.1.5　配管端末器の設置及び配列

b）配列　１か所にまとめて，２種以上の配管端末器を設置するときの配列は，通常，次による．

1）水平の場合は，向かって左から酸素，亜酸化窒素，治療用空気及び吸引の順序とする．

2）上下の場合は，上から **1**）の順とする．

備考　上下と水平とが混在する場合は，上から **1**）の順とする．

3）円形の場合は，向かって時計回りに **1**）の順とする．

4）天井つり下げのホース取付式の場合は，部屋の中央から見て向かって左から **1**）の順とする．

10.　配管の表示及び識別色

10.1　表示（表 5 参照）

10.1.1　配管

a）管には，遮断弁の前後，接合点・分岐点，天井，方向の変わる箇所，壁及び間仕切りの前後，直線部分で見通しのよいところでは，5 m 未満の間隔，及び配管端末器の近くに，ガス名及び/又は記号の効果的な表示を行わなければならない．

b）銅管は，着色熱収縮性合成樹脂をあらかじめ被覆した製品を使うものとする．ただし，被覆が脱落して識別が困難な場合には，金属札，ステンシル，刻印，粘着銘板，塗装又は着色テープによって表示しなければならない．

10.1.2　配管の表示　配管の表示は，次の要件を満たさなければならない．

a）高さが 6 mm 以上の文字を使用する．

b）配管の長手方向に沿って，ガス名及び/又は記号を施す．

c）流れ方向を示す矢印を施す．

10.2　配管の識別色　配管に識別のための色分けをする場合は，**9.1.4** 及び **JIS T 7111** の規定に合致しなければならない．

付録8

ME関係JIS一覧

規格番号	規格名称
T 0601-1	医用電気機器—第1部：安全に関する一般的要求事項
T 0601-1-1	医用電気機器—第1部：安全に関する一般的要求事項 —第1節：副通則—医用電気システムの安全要求事項
T 0601-1-2	医用電気機器—第1部：安全に関する一般的要求事項 —第2節：副通則—電磁両立性—要求事項及び試験
T 0601-1-3	医用電気機器—第1部：安全に関する一般的要求事項 —第3節：副通則—診断用X線装置における放射線防護に関する一般的要求事項
T 0601-2-2	医用電気機器—第2-2部：電気手術器（電気メス）の安全に関する個別要求事項
T 0601-2-3	第2-3部：超短波療法機器の安全に関する個別要求事項
T 0601-2-5	第2-5部：超音波物理療法機器の安全に関する個別要求事項
T 0601-2-6	第2-6部：マイクロ波治療器の安全に関する個別要求事項
T 0601-2-10	第2-10部：神経及び筋刺激装置の安全に関する個別要求事項
T 0601-2-18	第2-18部：内視鏡機器の安全に関する個別要求事項
T 0601-2-21	第2-21部：乳幼児用放射式加温器の安全に関する個別要求事項
T 0601-2-24	第2-24部：輸液ポンプおよび輸液コントローラの安全に関する個別要求事項
T 0601-2-25	第2-25部：心電計の安全に関する個別要求事項
T 0601-2-31	第2-31部：内部電源形体外式心臓ペースメーカの安全に関する個別要求事項
T 0601-2-34	第2-34部：観血式血圧監視用機器の安全と基本性能に関する個別要求事項
T 0601-2-35	第2-35部：医療用ブランケット，パッド及びマットレス加温装置の安全に関する個別要求事項
T 0601-2-37	第2-37部：医用超音波診断装置及びモニタ機器の安全に関する個別要求事項
T 0601-2-39	第2-39部：自動腹膜かん（灌）流用装置の安全に関する個別要求事項
T 0601-2-40	第2-40部：筋電計及び誘発反応機器の安全に関する個別要求事項
T 0601-2-201	第2-201部：水治療法用圧注装置および温浴療法用装置の安全に関する個別要求事項
T 0601-2-202	第2-202部：紫外線治療器の安全に関する個別要求事項
T 0601-2-203	第2-203部：赤外線治療器の安全に関する個別要求事項
T 0601-2-204	第2-204部：空気圧式マッサージ器の安全に関する個別要求事項
T 0601-2-205	第2-205部：医療用マッサージ器の安全に関する個別要求事項
T 0601-2-206	第2-206部：乾式ホットパック装置の安全に関する個別要求事項
T 0601-2-207	第2-207部：キセノン光線治療器の安全に関する個別要求事項
T 1011	医用電気機器用語（共通編）
T 1021	医用差込接続器
T 1022	病院電気設備の安全基準
T 1113	心音計
T 1115	非観血式電子血圧計
T 1117	長時間心電図携帯形記録装置（ホルタ心電計）
T 1140	電子体温計
T 1141	医用赤外撮像装置
T 1160	眼振計
T 1170	臨床用電子式スパイロメータ
T 1190	重心動揺計
T 1201-1	オージオメータ第1部：純音オージオメータ
T 1201-2	オージオメータ第2部：語音聴覚検査に用いる機器
T 1203	脳波計
T 1204	レーザ光凝固装置
T 1205	超音波眼軸長測定装置
T 1206	自動視野計
T 1213	脳波用せん（閃）光刺激装置
T 1214	医用トレッドミル
T 1301	患者監視装置通則
T 1303	分べん（娩）監視装置
T 1304	心電図監視装置
T 14971	医療機器—リスクマネジメントの医療機器への適用

規格番号	規格名称
T 1501	パルス反射法超音波診断装置の性能測定方法通則
T 1506	超音波手持探触子形ドプラ胎児心拍検出装置性能要求事項，試験方法及び表示
T 1553	医用内視鏡装置
T 1603	人工心肺用電動式血液ポンプ
T 3231	人工心肺回路用貯血槽
T 3232	人工心肺回路用血液フィルタ
T 3248	透析用血液回路
T 3249	血液透析用留置針
T 3250	血液透析器，血液透析ろ(濾)過器，血液ろ(濾)過器及び血液濃縮器
T 4203	血圧計
T 4204	血球計
T 4205	血色素計
T 4206	ガラス製体温計
T 4207	耳用赤外線体温計
T 7101	医療ガス配管設備
T 7111	医療ガスホースアセンブリ
T 7201-1	吸入麻酔システム―第 1 部　麻酔器（本体）
T 7201-2-1	吸入麻酔システム―第 2-1 部　麻酔用及び呼吸用機器―円錐コネクタ―円錐及びソケット
T 7201-2-2	吸入麻酔システム―第 2-2 部　麻酔用及び呼吸用機器―円錐コネクタ―ねじ式耐重量コネクタ
T 7201-3	吸入麻酔システム―第 3 部　麻酔用呼吸バッグ
T 7201-4	吸入麻酔システム―第 4 部　麻酔器用及び人工呼吸器用の呼吸管
T 7201-5	吸入麻酔システム―第 5 部　麻酔用循環式呼吸回路
T 7202	酸素テント
T 7203	医療用酸素濃度計
T 7204	医療用人工呼吸器
T 7205	用手そ（蘇）生器
T 7206	ガス動力そ（蘇）生器
T 7207	医用加湿器―加湿システムの一般的要求事項
T 7208-2	医療用吸引器―第 2 部：手動式吸引器
T 7209	医療用酸素濃縮器―安全条件
T 7211	麻酔および呼吸に使用する呼吸回路フィルタ―第 1 部：ろ過性能を試験するための食塩試験方法

規格番号	規格名称
T 7212	麻酔および呼吸に使用する呼吸回路フィルタ―第 2 部：ろ過性能以外の要求事項
T 7221	気管チューブ及びコネクタ
T 7227	気管切開チューブ及びコネクタ
T 7301	煮沸消毒器
T 7303	保育器
T 7306	検眼鏡
T 7307	大形弱視鏡
T 7308	レフラクターヘッド
T 7309	視力検査装置
T 7311	検影器
T 7312	眼圧計
T 7316	細げき（隙）灯顕微鏡
T 7317	手術用顕微鏡
T 7318	オフサルモメータ
T 7319	レフラクトメータ
T 7320	眼底カメラ
T 7321	高気圧酸素治療装置
T 7322	医療用高圧蒸気滅菌装置
T 7323	医療用酸化エチレンガス滅菌装置
T 7324	医療用小形高圧蒸気滅菌器
T 7325	医療用小形酸化エチレンガス滅菌器
T 7327	医療用電動式吸引器
T 9201	手動車いす
T 9203	電動車いす
T 9205	病院用手動式ギャッチベッド
C 5512	補聴器
C 6310	低周波治療器
Z 4102	医用 X 線管
Z 4620	アフタローディング式治療装置―安全
Z 4702	医用 X 線高電圧装置通則
Z 4704	医用 X 線管装置
Z 4714	医用電子加速装置―性能特性
Z 4721	医用 X 線イメージインテンシファイア
Z 4751-2-29	放射線治療シミュレーター安全
Z 4751-2-43	IVR 用 X 線装置―安全
Z 4751-2-44	医用 X 線 CT 装置―安全
Z 4751-2-45	乳房用 X 線装置及び乳房撮影定位装置―安全
Z 4951	磁気共鳴画像診断装置―安全

索　引

あ

い

う　え

お

か

き

し

す

せ

そ

た

ひ

ふ

へ

ほ

ま

み　む

め　も

や　ゆ

よ

ら　り

ME 機器保守管理マニュアル（改訂第 3 版）
—臨床工学技士の業務を中心として—

1990 年 7 月 20 日　第 1 版第 1 刷発行
1995 年 5 月 10 日　第 1 版第 3 刷発行
1996 年 4 月 20 日　第 2 版第 1 刷発行
2008 年 3 月 10 日　第 2 版第 8 刷発行
2009 年 7 月 25 日　第 3 版第 1 刷発行
2019 年 3 月 15 日　第 3 版第 5 刷発行

監　修　公益財団法人 医療機器センター
編　集　渡辺　敏，小野哲章，峰島三千男
発行者　小立鉦彦
発行所　株式会社 南　江　堂
〒113-8410 東京都文京区本郷三丁目 42 番 6 号
☎（出版）03-3811-7236（営業）03-3811-7239
ホームページ https://www.nankodo.co.jp/
振替口座 00120-1-149

印刷・製本 小宮山印刷工業

定価は表紙に表示してあります.
乱丁·落丁の場合はお取り替えいたします.

Printed and Bound in Japan
ISBN 978-4-524-24208-5